Thieme

Fallbuch Innere Medizin

Bernhard Hellmich

4. überarbeitete Auflage

150 Fälle aktiv bearbeiten

Georg Thieme Verlag
Stuttgart • New York

Anschrift

Hellmich, Bernhard, Prof. Dr. med.
Medizinische Klinik
Kreiskliniken Esslingen
Klinik Plochingen
Am Aussichtsturm 5
73207 Plochingen

Impressum

Bibliografische Information
der Deutschen Nationalbibliothek

Die Deutsche Nationalbibliothek verzeichnet diese Publikation in der Deutschen Nationalbibliografie; detaillierte bibliografische Daten sind im Internet über
http://dnb.d-nb.de abrufbar.

1. Auflage 2003
2. Auflage 2005
3. aktualisierte Auflage 2007
4. überarbeitete Auflage 2012

Rüdigerstraße 14
70469 Stuttgart
Deutschland
Telefon: +49/(0)711/8931-0
Unsere Homepage: www.thieme.de

Printed in Germany

Grafiken: Karin Baum, Paphos, Zypern
Umschlaggestaltung: Thieme Verlagsgruppe
Umschlagfotos: fotolia.com
Satz: medionet Publishing Services Ltd, Berlin
Druck: Grafisches Centrum Cuno GmbH & Co KG, Calbe

ISBN 978-3-13-132224-1 1 2 3 4 5 6
eISBN 978-3-13-151294-9

Vorwort

Das vorliegende Fallbuch ist als Ergänzung zu den vielen qualitativ guten Standardlehrbüchern zu verstehen und soll die Studenten im klinischen Studienabschnitt auf die ärztliche Tätigkeit im klinischen Alltag und auf Prüfungen vorbereiten. Bei der Planung des Fallbuchs Innere Medizin war es nicht das Ziel den zahllosen Lehrbüchern der Inneren Medizin ein Exemplar eines weiteren Autors hinzuzufügen. Eine der wesentlichen Anforderungen an die ärztliche Tätigkeit im klinischen Alltag besteht darin, aus der Vielzahl der über einen Patienten zur Verfügung stehenden Informationen die wenigen zielführenden Hinweise herauszufiltern und eine Verdachtsdiagnose durch sinnvolle Maßnahmen zu sichern. Aber längst nicht alle der theoretisch möglichen und in „klassischen Lehrbücher" oft in langen Tabellen aufgeführten Diagnose- und Therapiernaßnahmen sind in einer bestimmten Situation auch sinnvoll. In der Gestaltung der Fragen, Antworten und Kommentare des vorliegenden Buches ist daher besonderes Augenmerk darauf gerichtet worden, die Relevanz bestimmter Befunde in verschiedenen klinischen Situationen darzustellen. Daher wurden Begründungen von Entscheidungsabläufen und die Wertung bestimmter Maßnahmen untereinander bewusst ausführlich gehalten, während weniger praxis- oder prüfungsrelevante Inhalte nur komprimiert im Kommentarteil aufgeführt sind.

Zum Umgang mit diesem Buch: Die Fälle dieses Buches entstammen meinen Erfahrungen aus der klinischen Praxis. Dennoch richtet sich die Darstellung des Stoffes streng nach den aktuellen Erkenntnissen der Evidenz-basierten Medizin und dem Gegenstandskatalog zur Ärztlichen Prüfung. Somit beschränkt sich das Buch nicht auf einige typische Erkrankungen. Alle wichtigen Krankheitsbilder und Problemstellungen der Inneren Medizin wurden mit einem Fall „gewürdigt".

Obwohl die Fallbeschreibungen jeweils typische Elemente der im Vordergrund stehenden Erkrankung abbilden, kann es vorkommen, dass, wie im klinischen Alltag, nicht alle der in den Lehrbüchern aufgeführten typischen Symptome einer Erkrankung gleichzeitig auftreten. Auch können in den Kasuistiken Symptome oder Befunde beschrieben werden, die mit der aktuellen Erkrankung gar nichts zu tun haben. Im Sinne einer optimalen Prüfungsvorbereitung unterscheidet sich auch der Schwierigkeitsgrad der Fragen von Fall zu Fall und reicht z. B. vom Basiswissen über „Volkskrankheiten" bis zu Fragen nach seltenen Autoimmunerkrankungen als Herausforderung für potenzielle „1er"-Kandidaten. Aufgrund der fall- und problemorientierten Darstellung ist das Fallbuch sicherlich auch für Kollegen hilfreich, die sich auf die Facharztprüfung in den Fächern „Innere Medizin" oder „Allgemeinmedizin" vorbereiten. Da bei einem ganz neuen Werk Fehler nicht ganz vermeidbar sind und sich die Medizin im stetigen Wandel befindet, bitte ich alle Leser um Kritik und Anregungen, wie dieses Buch zukünftig weiter verbessert werden kann. Da die Innere Medizin ständig im Fluss ist, wurden für diese 4. Auflage sämtliche Inhalte kritisch überprüft und umfangreich überarbeitet.

Mein besonderer Dank geht an meine klinischen Lehrer, Prof. Dr. H. Schatz (Bochum) und Prof. Dr. W. L. Gross (Lübeck/Bad Bramstedt), ohne deren vorbildliche und breite Ausbildung in der Inneren Medizin dieses Buch niemals möglich gewesen wäre. Ein ausdrücklicher Dank gilt auch Frau Dr. Fode vom Georg Thieme Verlag sowie Frau Dr. Trendelenburg, Herrn Dr. Roll und Herrn Dr. Neuberger, die mit einem hohen Maß an Sachkenntnis und großer Sorgfalt und Genauigkeit die Gestaltung und Überarbeitung des Manuskripts sowie der Neuauflage begleitet haben. Danken möchte ich auch allen Kolleginnen und Kollegen der einzelnen Fachbereiche der Inneren Medizin, die durch die kompetente und geduldige Beantwortung vieler meiner Fragen oder die Bereitstellung von Abbildungen an der Entstehung dieses Buchs mitgewirkt haben.

Allen Kolleginnen und Kollegen, die dieses Fallbuch zur Hand nehmen wünsche ich nicht nur einen Gewinn an Information und eine erfolgreiche Prüfungsvorbereitung, sondern hoffe auch etwas von der Freude vermitteln zu können, die das Fach "Innere Medizin" durch die tagtäglichen Herausforderungen der Differenzialdiagnose und -therapie immer wieder bietet.

Plochingen, im Juli 2012 Bernhard Hellmich

Inhaltsverzeichnis nach Fällen

! = Schwieriger Fall

! = Schwieriger Fall

! = Schwieriger Fall

Inhaltsverzeichnis nach Themen

Hämatologie

Kardiologie

Pneumologie

Gastroenterologie

Endokrinologie

Stoffwechselstörungen

Infektiologie

Nephrologie

Störungen des Wasser-Elektrolyt- und Säure-Basen-Haushalts

Angiologie

Rheumatologie/Immunologie

Inhaltsverzeichnis nach Antworten

Abkürzungen

5-ASA	5-Aminosalicylacetat
ACE	angiotensin converting enzyme
ACTH	adrenocorticotropic hormone / adrenokortikotropes Hormon
ADH	antidiuretisches Hormon, synonym zu Vasopressin
AICD	automatic implantable cardioverter defibrillator / implantierbarer Kardioverter-Defibrillator
AIDS	acquired immune deficiency syndrome / erworbenes Immundefekt-syndrom
ALL	akute lymphatische Leukämie
ALP	alkalische Leukozytenphosphatase
AML	akute myeloische Leukämie
ANA	antinukleäre Antikörper
ANCA	anti-neutrophil cytoplasmic antibodies / antineutrophile zytoplasmatische Antikörper
ANV	akutes Nierenversagen
AP	Angina pectoris
APC	antigen presenting cells / antigenpäsentierende Zellen
APC	aktiviertes Protein C
APCA	Anti-Parietalzell-Antikörper
APL-Syndrom	Antiphospholipid-Syndrom
amPTT	activated partial thromboplastin time / aktivierte partielle Thromboplastinzeit
ARDS	acute respiratory distress syndrome / akutes Lungenversagen
ARVCM	arrythmogene rechtsventrikuläre Kardiomyopathie
ASS	Acetylsalicylsäure
AT	Angiotensin
ATIII	Antithrombin III
ATP	Adenosintriphosphat
ATPase	Adenosintriphosphatase
AV	atrioventrikulär
AVK	arterielle Verschlusskrankheit
AVNRT	AV-Knoten-Reentry-Tachykardie
AZT	Azidothymidin = Zidovudin
BAL	bronchoalveoläre Lavage
BE	Base-Excess oder Broteinheit
BGA	Blutgasanalyse
BMI	Body-Mass-Index
BSG n.W.	Blutkörperchensenkungsgeschwindigkeit nach Westergren
BWS	Brustwirbelsäule
c-ANCA	cytoplasmatische ANCA
CA	cancer antigen / Tumorantigen
CEA	karzinoembryonales Antigen
CFTR	cystic fibrosis transmembrane conductance regulator
CHE	Cholinesterase
CHOP	Cyclophosphamid, Hydroxydaunorubicin (= Doxorubicin), Oncovin (= Vincristin), Prednisolon
CK-MB	Isoenzyme der Creatinkinase; m steht für muscle und b steht für brain
CLL	chronisch lymphatische Leukämie
CML	chronisch myeloische Leukämie
CMV	Zytomegalievirus
COPD	chronic obstructive pulmonal disease / chronisch obstruktive Lungenerkrankung
CPAP	continous positive airway pressure
CRH	Corticotropin releasing hormone
CRP	C-reaktives Protein
CT	Computertomografie
CVI	chronisch venöse Insuffizienz
CYFRA	Cytokeratin-Fragment
DCC	deleted in colorectal cancer
DCM	dilatative Kardiomyopathie
DIC	disseminated intravasal coagulation / disseminierte intravasale Gerinnung
DLCO	diffusing capacity of the lung for carbon monoxide / Kohlenmonoxid-Diffusionskapazität
DNA	Desoxyribonukleinsäure
DSA	digitale Subtraktionsangiografie
EBV	Epstein-Barr-Virus
EDTA	Ethylendiamintetraacetat
EEG	Elektroenzephalogramm
EKG	Elektrokardiogramm
ELISA	enzyme-linked immunosorbent assay
EMG	Elektromyografie
EOG	Elektrookulografie
ERC	endoskopisch retrograde Cholangiografie
ERCP	Endoskopische retrograde Cholangiopankreatikografie
ESWL	extrakorporale Stosswellenlithotripsie

FAB	French-American-British
FAP	familiäre adenomatöse Polyposis
FEV_1	forciertes Exspirationsvolumen in der 1. Sekunde
FFP	fresh frozen plasma
FSME	Frühsommermeningoenzephalitis
FTA-abs	fluorescent treponemal antibody absorption / Fluoreszenz-Treponema-pallidum-Absorptionstest
G-CSF	granulocyte colony-stimulating factor
GERD	gastroesophageal reflux disease / gastroösophageale Refluxkrankheit
GM-CSF	granulocyte-macrophage colony-stimulating factor
GN	Glomerulonephritis
GOT	Aspartat-Amino-Transferase (AST), früher Glutamat-Oxalacetat-Transaminase
GPT	Alanin-Aminotransferase (ALT), früher Glutamat-Pyruvat-Transaminase
γGT	γ-Glutamyltransferase
HAV	Hepatitis-A-Virus
Hb	Hämoglobin
HbA_{1C}	Glykohämoglobin
Hbc	Hepatitis-B-core
HbsAg	Hepatitis-B-surface-Antigen
HBV	Hepatitis-B-Virus
HCC	hepatocellular carcinoma / hepatozelluläres Karzinom
HCM	hypertrophische Kardiomyopathie
HCO_3^-	Bikarbonat
HCV	Hepatitis-C-Virus
HDL	high density lipoproteins / Lipoproteine hoher Dichte
HIT	Heparin-induzierte Thrombozytopenie
HIV	human immunodeficiency virus
HLA	human leukocyte antigen / humanes Leukozytenantigen
HMG-CoA	Hydroxymethylglutaryl-Coenzym A
HNPCC	hereditary non polyposis colorectal carcinoma
HOCM	hypertrophische obstruktive Kardiomyopathie
HR-CT	high resolution Computertomografie
HSV	Herpes-simplex-Virus
HTLV	Humanes-T-Zell-Leukämie-Virus
HWS	Halswirbelsäule
ICA	islet-cell antibodies / Inselzellantikörper
ICR	Interkostalraum
IE	internationale Einheiten
IF	Intrinsic Faktor
Ig	Immunglobulin
INR	international normalized ratio
KHK	koronare Herzkrankheit
LAP	Leucinarylamidase
LDH	Laktatdehydrogenase
LDL	low density lipoproteins / Lipoproteine niedriger Dichte
LGL-Syndrom	Lown-Ganong-Levine-Syndrom
LWS	Lendenwirbelsäule
MAK	Mikrosomale Antikörper, synonym zu TPO-Antikörper
MALT	mucosa associated lymphoid tissue / mukosaassoziiertes lymphatisches Gewebe
MCH	mean corpuscular haemoglobin / mittlere Hämoglobinkonzentration in einem Blutkörperchen
MCP	metakarpophalangeal
MCV	mean corpuscular volume, mittleres Erythrozyteneinzelvolumen
MDS	myelodysplastisches Syndrom
MEN	multiple endokrine Neoplasie
MIBG	Metajodbenzylguanidin
MODY	maturity-onset diabetes of the young
MRA	Magnetresonanzangiographie
MRCP	Magnetresonanzcholangiopankreatikografie
MRT	Magnetresonanztomografie
nCPAP	nasal continous positive airway pressure
NERD	non erosive esophageal reflux disease / gastroösophageale Refluxkrankheit ohne nachweisbare Erosionen
NHL	Non-Hodgkin-Lymphom
NOD2-Gen	nucleotide oligomerization domain 2-Gen
NSAR/NSAID	nichtsteroidale Antirheumatika / non-steroidal anti-inflammatory drug
NSE	neuronenspezifische Enolase
NYHA	New York Heart Association
ÖGD	Ösophagogastroduodenoskopie
p-ANCA	perinukleäre ANCA

pAVK	periphere arterielle Verschlusskrankheit
pCO_2	Kohlendioxidpartialdruck
PCR	polymerase chain reaction / Polymerase-Kettenreaktion
PCWP	pulmonary capillary wedge pressure / pulmonalkapillärer Verschlussdruck
PE	Probenentnahme
PEG	perkutane endoskopische Gastrostomie
PIP	proximal interphalangeal
PMR	Polymyalgia rheumatica
PNS	peripheres Nervensystem
pO_2	Sauerstoffpartialdruck
PPI	Protonenpumpeninhibitor
PRIND	prolongiertes reversibles neurologisches Defizit
PSA	prostata-spezifisches Antigen
PTA	perkutane transluminale Angioplastie
PTCA	perkutane transluminale koronare Angioplastie
PTH	Parathormon
PTHrP	parathormone related protein / parathormonverwandtes Peptid
PTT	partial thormboplastin time / partielle Thromboplastinzeit
RA	Rheumatoide Arthritis
RAST	Radioallergosorbenstest
RNA	Ribonukleinsäure
RSV	respiratory syncytial virus
rt-PA	recombinant tissue plasminogen activator
SARS	severe acute respiratory syndrome
SI	sacroiliacal
SIADH	Syndrom der inadäquaten ADH-Sekretion
SLE	systemischer Lupus erythematodes
STH	somatotropes Hormon, Somatotropin
SVT	supraventrikuläre Tachykardien
TAK	Thyreoglobulinantikörper
TBC/Tbc	Tuberkulose
TEA	Thrombendarteriektomie
TEE	transösophageale Echokardiografie
TG	Triglyceride
TIA	transitorische ischämische Attacke
TIPS	transjugulärer intrahepatischer portosystemischer Shunt
TNF	Tumornekrosefaktor
TNM	Tumor, Nodulus, Metastase
TPHA	Treponema-Pallidum-Hämagglutination
TPO-AK	Thyreoperoxidase-Antikörper, synonym zu MAK-Antikörper
TRAK	TSH-Rezeptor-Autoantikörper
TSH	thyreoid stimulating hormone / thyreoideastimulierendes Hormon
UDP	Urindiphosphat
UICC	unio internationalis contra canerum / Internationale Gesellschaft für Krebsbekämpfung
UÖS	unterer Ösophagussphinkter
UV	Ultraviolett
VDRL	venereal disease research laboratories
VLDL	Very low density lipoproteins / Lipoproteine sehr niedriger Dichte
VZV	Varizella-Zoster-Virus
WHO	World Health Organisation
WPW-Syndrom	Wolff-Parkinson-White-Syndrom
ZNS	Zentralnervensystem
ZVD	zentraler Venendruck

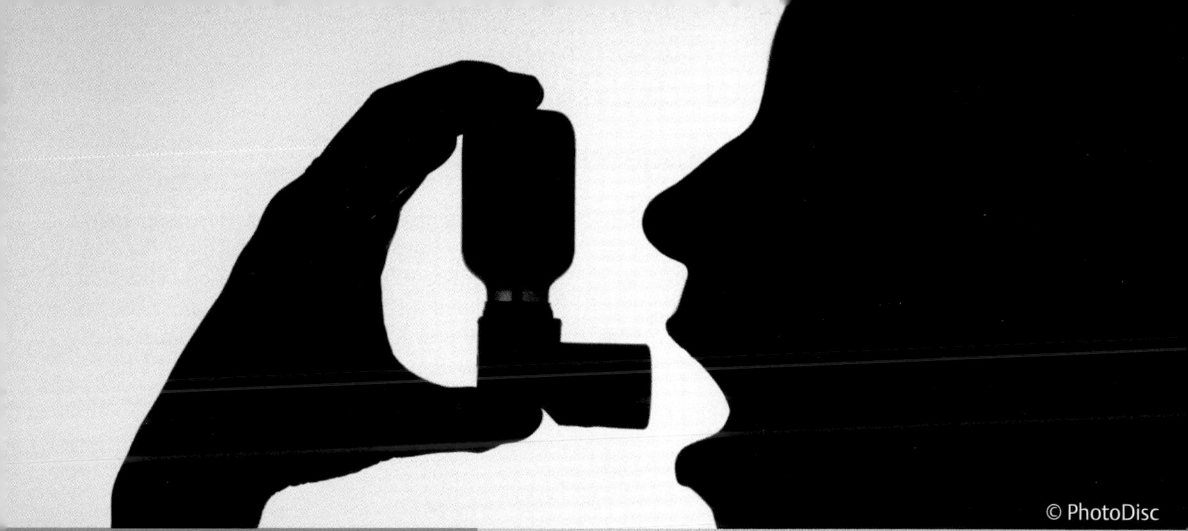
© PhotoDisc

Fälle

67-jährige Patientin mit ausgeprägter Luftnot

Eine 67-jährige Patientin stellt sich mit ausgeprägter Luftnot, nicht produktivem Husten und thorakalem Engegefühl in Ihrer hausärztlichen Praxis vor. Die Dyspnoe sei während einer mehrstündigen Busfahrt schlagartig aufgetreten. Außer einer chronischen Bronchitis bei Nikotinabusus sind keine Vorerkrankungen bekannt. Zur Vorbeugung einer Osteoporose nehme sie ein Hormonpräparat ein. Bei der körperlichen Untersuchung der Patientin (Größe: 165 cm, Gewicht: 79 kg) beträgt die Herzfrequenz 110/min, die Atemfrequenz 30/min und der Blutdruck 130/90 mmHg. Der Auskultationsbefund über Herz und Lunge ist unauffällig.

1.1 **Welche Verdachtsdiagnose stellen Sie?**

1.2 **An welche Differenzialdiagnosen denken Sie hier? Nennen Sie deren typische Leitbefunde!**

1.3 **Welche Untersuchungen schlagen Sie vor, um die Verdachtsdiagnose zu sichern?**

1.4 **Welche therapeutischen Erstmaßnahmen ergreifen Sie nun?**

1.5 **Welche weiteren therapeutischen Möglichkeiten gibt es nach Erreichen der Klinik?**

 Seite 170

72-jährige Patientin mit makrozytärer Anämie

Eine 72-jährige Frau wird mit einer Oberschenkelhalsfraktur stationär aufgenommen. Weitere Vorerkrankungen sind nicht bekannt. Im Labor fällt eine makrozytäre Anämie (Hb 10,4 g/dl, MCV 104 fl) auf. Sie werden als internistischer Konsiliarius zu Rate gezogen. Die weiterführende Diagnostik ergibt folgende Befunde: Leukozyten 4,5/nl, Thrombozyten 334/nl, Kreatinin 1,5 mg/dl, Elektrolyte und Transaminasen normwertig, Eisen 55 µg/dl, Ferritin 324 µg/dl. Eiweißelektrophorese ▶ Abb. 2.1. Im Urinstix sind Leukozyten und Protein positiv, sonst keine Auffälligkeiten.

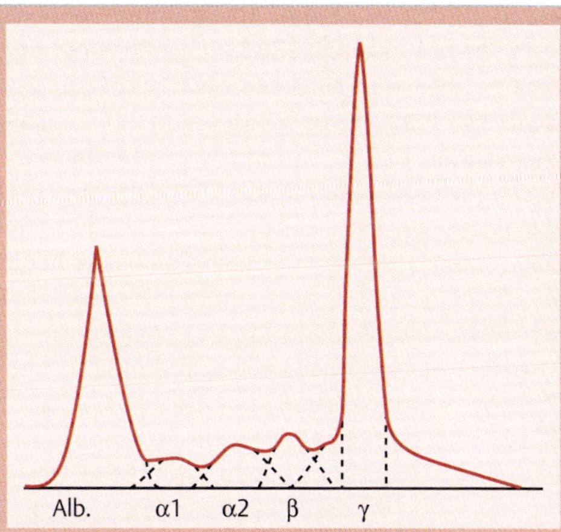

Alb. = Albumin

Abb. 2.1 Serumelektrophorese (aus Baenkler et al., Duale Reihe Innere Medizin, Thieme, 2009).

2.1 **Welche Verdachtsdiagnose stellen Sie?**

2.2 **Welche weiteren Untersuchungen sind erforderlich?**

2.3 **Welche Therapiemöglichkeiten gibt es?**

2.4 **Welche Ursache könnte die Oberschenkelhalsfraktur haben? Welche Therapieoptionen gibt es bezüglich dieser Ursache?**

26-jährige Patientin mit rezidivierendem Fieber und Husten

Eine 26-Jährige asiatischer Abstammung stellt sich wegen eines trockenen Hustens, Fieber und einer Belastungsdyspnoe in Ihrer hausärztlichen Praxis vor. Die Frau ist vor 10 Monaten aus Thailand eingewandert und spricht nur wenig Deutsch. Der aus Deutschland stammende Ehemann berichtet, seine Frau leide seit 6 Wochen an rezidivierenden Fieberschüben und Nachtschweiß und habe in dieser Zeit ungewollt 9 kg abgenommen. Eine antibiotische Behandlung über 8 Tage (Cephalosporin der 1. Generation p.o.) habe die Symptomatik nicht gebessert. Bei der körperlichen Untersuchung fallen ein verschärftes Atemgeräusch, generalisierte Lymphknotenschwellungen, weißliche Beläge im Bereich der Mundschleimhaut sowie einzelne bräunlich-livide und erhabene Maculae an beiden Beinen auf (► Abb. 3.1). Das Röntgenbild des Thorax ist unauffällig.

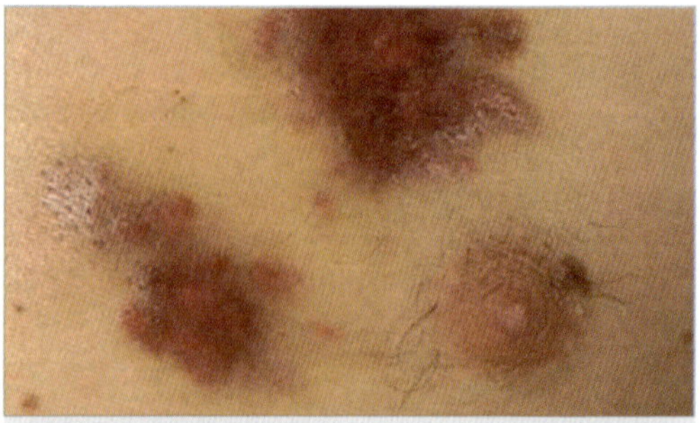

Abb. 3.1 Beispiel einer Effloreszenz bei einem anderen Patient (aus Moll, Duale Reihe Dermatologie, Thieme, 2011).

3.1 **An welche Grunderkrankung müssen Sie vorrangig denken?**

3.2 **Welche Untersuchung ist zur Abklärung dieser Verdachtsdiagnose primär sinnvoll?**

3.3 **Nehmen wir an, Ihre primäre Diagnose trifft zu. Was ist dann wahrscheinlich die Ursache von Husten, Fieber und Dyspnoe? Nennen Sie mögliche Erreger!**

! **3.4** **Welche Untersuchungen sollten zur definitiven Abklärung der pulmonalen Symptomatik auch bei unauffälligem Röntgenbild angestrebt werden? Warum ist dies wichtig?**

Routineuntersuchung bei 51-jährigem Typ I-Diabetiker

Ein 51-jähriger Patient mit bekanntem Diabetes mellitus Typ I stellt sich zu einer halbjährlichen Routineuntersuchung in Ihrer hausärztlichen Praxis vor. Bei der ansonsten unauffälligen körperlichen Untersuchung wird ein Blutdruck von 150/90 mmHg gemessen.

4.1 **Was ist Ihre nächste diagnostische Maßnahme?**

4.2 **Sie diagnostizieren bei o.g. Patienten eine arterielle Hypertonie. Ihr Praxisbudget erlaubt Ihnen zwei weitere diagnostische Maßnahmen. Welche ordnen Sie an?**

4.3 **Welche Antihypertensiva würden Sie diesem Patienten primär verordnen?**

4.4 **Welchen Zielblutdruck streben Sie mit Ihrer Therapie an?**

Antworten und Kommentar Seite 176

26-jähriger Patient mit Gelenkschmerzen

Ein 26-jähriger Patient stellt sich wegen Schmerzen im linken Knie, im rechten Sprunggelenk sowie in der rechten Ferse in Ihrer hausärztlichen Praxis vor. Die Schmerzen bestehen seit 2 Wochen. Derartige Beschwerden seien noch nie zuvor aufgetreten. Vor 3 Wochen habe er zudem ein unangenehmes Brennen beim Wasserlassen verspürt, das im Laufe der Zeit nachgelassen habe. Bei der körperlichen Untersuchung finden Sie eine Schwellung des linken Kniegelenkes und des rechten Sprunggelenks. An beiden Fußsohlen zeigt sich ein schuppendes Erythem. Die Konjunktiven sind beidseits gerötet. Die Auskultation von Herz und Lunge ist unauffällig. Blutdruck und Puls liegen im Normbereich, die Körpertemperatur beträgt 36,6 °C (axillär gemessen).

Die erste Labordiagnostik zeigt folgende Befunde: BSG 43 mm n.W., CRP 45 mg/l, Hb 11,9 g/dl, Thrombozyten 334/nl, Rheumafaktor negativ.

5.1 **Wie lautet Ihre Verdachtsdiagnose?**

5.2 **Welche diagnostischen Maßnahmen schlagen Sie zur Sicherung Ihrer Verdachtsdiagnose vor? Begründen Sie Ihren Vorschlag!**

5.3 **Machen Sie einen Therapievorschlag!**

! **5.4** **Wie bezeichnet man die schuppenden Hautveränderungen bei dieser Erkrankung?**

62-jähriger Patient mit akutem Thoraxschmerz

Sie werden als Notarzt zu einem 62-jährigen Patienten gerufen, der einen seit 30 Minuten bestehenden zentralen Thoraxschmerz mit Ausstrahlung in den Hals angibt. Sie finden einen ängstlichen, unruhigen, schwitzenden Patienten vor, der mehrfach erbricht. Der Blutdruck beträgt 160/90 mmHg, die Herzfrequenz 60/min.

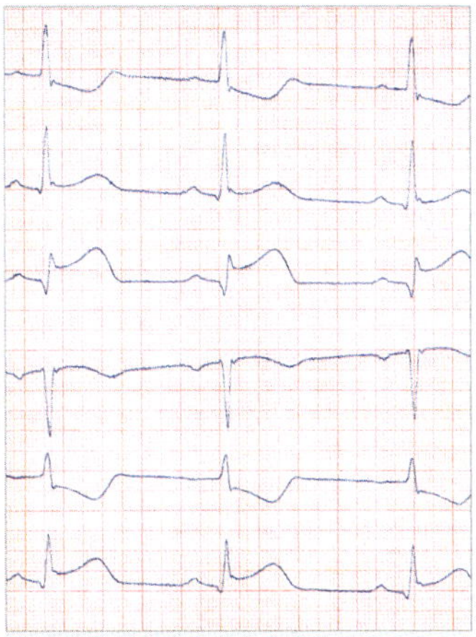

Abb. 6.1 EKG (aus Schuster, Trappe; EKG-Kurs für Isabel, Thieme, 2009).

6.1 Welche Verdachtsdiagnose stellen Sie?

6.2 An welche Differenzialdiagnosen denken Sie hier?

6.3 Welche Maßnahmen ergreifen Sie bereits im Rettungswagen?

6.4 In der Klinik wird das EKG (▶ Abb. 6.1) abgeleitet. Wie gehen Sie therapeutisch weiter vor?

63-jähriger Patient mit Husten, Übelkeit und Gewichtsabnahme

Ein 63-jähriger Patient kommt wegen chronischen Hustens, ständiger Übelkeit und einer starken Gewichtsabnahme innerhalb der letzten 2 Wochen in Ihre hausärztliche Praxis. Auf Nachfrage gibt er an, dass er in den vergangenen (mindestens 6) Monaten, allerdings nicht mehr in den letzten Wochen, häufig und viel Wasser gelassen habe, auch nachts. An Vorerkrankungen besteht eine chronische Bronchitis bei langjährigem Nikotinabusus. Außer einem inhalativen β_2-Mimetikum nimmt der Patient derzeit keine Medikamente ein. Bei der ansonsten unauffälligen körperlichen Untersuchung fallen Ihnen eine trockene Zunge und die faltige Haut mit stehenden Hautfalten auf. Wegen des Hustens fertigen Sie ein Röntgenbild des Thorax an (▶ Abb. 7.1). Die Labordiagnostik ergibt folgende Befunde: Glukose 76 mg/dl, Kalium 4,1 mmol/l, Kalzium 3,3 mmol/l, Hb 11,4 g/dl, Leukozyten 9800/µl, Thrombozyten 226 000/µl. Der Urinstatus und das Urinsediment sind unauffällig. Aufgrund des erhöhten Serumkalziumwertes (Normwert 2,1–2,6 mmol/l) diagnostizieren Sie eine Hyperkalzämie.

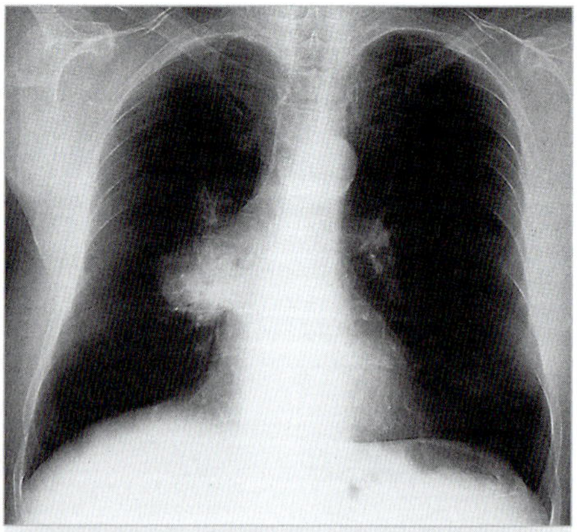

Abb. 7.1 Röntgen-Thorax p. a. (aus Reiser, Kuhn, Debus; Duale Reihe Radiologie, Thieme, 2011).

7.1 **Was ist die wahrscheinlichste Ursache der Hyperkalzämie? Beschreiben Sie die Pathomechanismen!**

7.2 **Nennen Sie die anderen möglichen Ursachen der Hyperkalzämie!**

7.3 **Was ist eine hyperkalzämische Krise? Wie äußert sie sich und wie wird sie behandelt?**

51-jähriger Patient mit Hämatemesis

Ein 51-jähriger Patient wird von seiner Ehefrau zu Ihnen in die Notfallaufnahme gebracht. Der Patient habe 2-mal schwallartig Blut erbrochen und im Laufe des Tages mehrfach teerartigen Stuhlgang abgesetzt. An Vorerkrankungen sind eine arterielle Hypertonie, eine Hyperlipidämie und eine rheumatoide Arthritis bekannt. Die letzte Medikation bestand aus Captopril 3 × 25 mg, Atorvastatin 10 mg, Prednisolon 15 mg und Diclofenac 3 × 50 mg. Der Patient ist schläfrig, aber erweckbar, das Hautkolorit blass. Der Blutdruck beträgt 90/50 mmHg, die Herzfrequenz 140/min.

8.1 **Wie lautet Ihre Verdachtsdiagnose?**

8.2 **Welche diagnostischen und therapeutischen Notfallmaßnahmen führen Sie durch?**

8.3 **Welche Untersuchungen führen Sie – in der Reihenfolge des praktischen Vorgehens – durch, um nach einer Blutungsquelle im Gastrointestinaltrakt zu suchen?**

8.4 **Nennen Sie die häufigsten Ursachen einer Blutung im oberen Gastrointestinaltrakt!**

Antworten und Kommentar Seite 184

26-jährige Patientin mit Abgeschlagenheit und Gewichtsverlust

Eine 26-jährige Patientin stellt sich wegen einer seit 3 Monaten bestehenden Abgeschlagenheit, einem Gewichtsverlust von 5 kg in diesem Zeitraum und nächtlichen Schweißausbrüchen in Ihrer hausärztlichen Praxis vor. Bei der körperlichen Untersuchung finden Sie mehrere deutlich verdickte Lymphknoten im Halsbereich sowie in den Axillae. Die Milz ist 2 Querfinger unter dem linken Rippenbogen zu tasten. Der HIV-Test ist negativ.

9.1 **Welche Verdachtsdiagnose stellen Sie?**

9.2 **Welche diagnostischen Maßnahmen schlagen Sie zur weiteren Abklärung vor?**

9.3 **Welche prognostisch bedeutsamen Parameter werden für die Stadieneinteilung der vermuteten Erkrankung herangezogen?**

! **9.4** **Welche histologischen Subtypen der vermuteten Erkrankung kennen Sie?**

51-jähriger Patient mit progredientem Anstieg der Nierenretentionswerte

Ein 51-jähriger Patient wird wegen eines progredienten Anstiegs der Nierenretentionswerte vom Hausarzt in Ihre internistische Fachpraxis überwiesen. Die vom Patienten mitgebrachten Laborwerte zeigen einen Anstieg des Kreatinins und des Harnstoffs im Serum über einen Zeitraum von 5 Jahren. Der aktuell gemessene Kreatinin-Wert beträgt 9,1 mg/dl. Die Ursache der Kreatininerhöhung ist ungeklärt. An Vorerkrankungen ist bei dem Patienten nur eine arterielle Hypertonie bekannt. In den vergangenen 12 Monaten sei er zweimal wegen Frakturen (Unterarm, Wirbelkörper) konservativ behandelt worden.

10.1 **Nennen Sie die häufigsten Ursachen der chronischen Niereninsuffizienz!**

10.2 **Was könnte die Entstehung der Frakturen bei dem Patienten begünstigt haben? Beschreiben Sie die Pathomechanismen!**

10.3 **Wie kann die vermutete „Knochenerkrankung" diagnostiziert werden?**

10.4 **Wie kann die „Knochenerkrankung" bei der chronischen Niereninsuffizienz behandelt werden?**

Antworten und Kommentar Seite 188

66-jähriger Patient mit Belastungsdyspnoe

Ein 66-jähriger Mann stellt sich wegen seit Monaten bestehender Luftnot bei leichter bis mittlerer Belastung und rascher Ermüdbarkeit in Ihrer hausärztlichen Praxis vor. Auf Nachfrage gibt er an, seit mindestens 5 Jahren an Husten zu leiden. Das Sputum sei mal gräulich, mal gelblich gefärbt. In den vergangenen 6 Monaten habe das Körpergewicht um 5 kg zugenommen. Als einzige Vorerkrankung ist eine Hyperurikämie bekannt. Der Patient raucht seit dem 16. Lebensjahr ca. 20 Zigaretten pro Tag. Bei der körperlichen Untersuchung finden Sie Ödeme der Unterschenkel und Fußrücken beidseits. Über den Lungen ist ein raues Atemgeräusch mit exspiratorischem Giemen und Brummen auskultierbar. Über der Pulmonalklappe auskultieren Sie einen lauten, fixiert gespaltenen 2. Herzton.

11.1 **Welche Erkrankung ist die wahrscheinlichste Ursache von Luftnot und Husten?**

11.2 **Nennen Sie mehrere Untersuchungen zur Abklärung dieser Ursache (in der Reihenfolge des praktischen Vorgehens) sowie jeweils einen für Ihre Verdachtsdiagnose typischen Befund!**

11.3 **Was ist die wahrscheinlichste Ursache der Ödeme?**

11.4 **Nennen Sie mehrere Untersuchungen zur Sicherung Ihrer Verdachtsdiagnose bezüglich der Ödemursache und nennen Sie typische Befunde der vermuteten Erkrankung!**

11.5 **Machen Sie einen Therapievorschlag für diesen Patienten!**

 Antworten und Kommentar Seite 190

39-jährige Patientin mit Schilddrüsenknoten

Eine 39-jährige Patientin stellt sich zur Verlaufskontrolle eines Schilddrüsenknotens in Ihrer internistischen Praxis vor. Der Knoten ist 6 Monate zuvor entdeckt worden und war damals etwa 1 cm groß. Sie tasten einen kaum schluckverschieblichen Knoten medial im rechten Schilddrüsenlappen und führen dann eine Sonografie der Schilddrüse durch. Das Sonogramm zeigt einen 1,7 ml großen, echoarmen, unregelmäßig begrenzten Knoten kaudal im rechten Schilddrüsenlappen. Die restliche Schilddrüse ist echonormal und frei von Knoten.

12.1 **Welche diagnostischen Maßnahmen schlagen Sie vor (in der Reihenfolge des praktischen Vorgehens)?**

12.2 **Welche Formen maligner Schilddrüsentumoren kennen Sie und wie sind diese prognostisch zu bewerten?**

12.3 **Wie werden maligne Schilddrüsentumoren behandelt?**

! **12.4** **Welcher maligne Schilddrüsentumor tritt gehäuft im Rahmen einer multiplen endokrinen Neoplasie (MEN) auf? Welche weiteren Erkrankungen sind Bestandteil dieser MEN?**

Antworten und Kommentar **Seite 192**

39-jährige Patientin mit Gelenkschmerzen und Morgensteifigkeit

Eine 39-jährige Patientin stellt sich in Ihrer internistischen Praxis vor, weil seit 7 Wochen Schmerzen in den Fingermittel- und Fingergrundgelenken, den Hand- und Kniegelenken sowie im Vorfußbereich beidseits bestehen und die Gelenke in den Morgenstunden steif sind. Die Morgensteifigkeit dauere ca. 2 Stunden an. Die übrige Anamnese der Patientin ist unauffällig. Bei der körperlichen Untersuchung finden sich Schwellungen der Handgelenke, der Metakarpalgelenke (MCP) II–IV rechts und I–V links, der proximalen Interphalangealgelenke (PIP) I–V rechts und II–IV links sowie eine diffuse Schwellung im Vorfußbereich. Bei der Untersuchung der Kniegelenke stellen Sie beidseits eine tanzende Patella fest. Eine Rötung oder Überwärmung der Gelenke liegt nicht vor. In der ersten Labordiagnostik fallen folgende pathologische Werte auf: BSG 64 mm n. W., CRP 69 mg/l, Thrombozyten 439/nl, Rheumafaktor positiv (mehr als das Dreifache der oberen Normgrenze).

13.1 **Wie lautet Ihre Verdachtsdiagnose?**

13.2 **Welche Differenzialdiagnosen kommen in Frage? Nennen Sie jeweils mindestens ein Abgrenzungskriterium zu Ihrer Verdachtsdiagnose!**

13.3 **Wie wird die Erkrankung typischerweise behandelt?**

 Seite 194

26-jähriger Patient mit Fieber und Erbrechen

Sie werden als ärztlicher Notdienst zu einem 26-jährigen Patienten in ein Asylantenwohnheim gerufen. Der Mann klagt über Übelkeit und diffuse Kopf- und Nackenschmerzen, die seit wenigen Stunden bestehen. Er habe bisher einmalig Nahrungsreste erbrochen. Zudem gibt der Patient eine zunehmende Müdigkeit an.

Die körperliche Untersuchung ergibt folgenden Befund: Der Patient wirkt schläfrig. Der passiven Anteflexion der Halswirbelsäule setzt er fühlbaren Widerstand entgegen. Unauffälliger kardiopulmonaler Befund, regelrechte Darmperistaltik, weiche Bauchdecken, kein Druckschmerz im Abdomen, Pulsstatus unauffällig. Sie messen axillär eine Körpertemperatur von 39,2 °C.

14.1 **Wie lautet Ihre Verdachtsdiagnose? Nennen Sie weitere klinische Untersuchungsverfahren, die Ihren Verdacht bereits vor Ort erhärten können!**

14.2 **Nennen Sie die häufigsten Auslöser der Erkrankung!**

14.3 **Welche diagnostische Maßnahme hat die höchste Priorität und welche Befunde erwarten Sie bei pathologischem Ausfall dieser Untersuchung? Falls es mehrere Möglichkeiten gibt, nennen Sie diese!**

14.4 **Welche Maßnahmen sollten nach Einlieferung des Patienten in ein Krankenhaus abgesehen von Diagnostik und Therapie ergriffen werden?**

14.5 **Was verstehen Sie unter einem Waterhouse-Friderichsen-Syndrom?**

Antworten und Kommentar Seite 197

71-jähriger Patient mit plötzlichen Bauchschmerzen

Bei einem 71-jährigen, zuvor beschwerdefreien Mann treten morgens plötzlich im linken unteren Quadranten äußerst heftige Bauchschmerzen in wechselnder Intensität auf. Innerhalb von 3 Stunden verschwinden sie spontan. Am Abend treten erneut Bauchschmerzen auf, nun diffus im gesamten Abdomen, begleitet von Übelkeit. Als der Patient blutigen Durchfall bekommt, ruft er den Notarzt, der ihn in Ihre Klinik bringt. Bei der körperlichen Untersuchung stellen Sie spärliche Darmgeräusche und eine diffuse Abwehrspannung mit Druckschmerz über dem gesamten Abdomen fest. Die Labordiagnostik ergibt folgende Befunde: Kreatinin 1,3 mg/dl, Hb 16,2 g/dl, Leukozyten 22 000/µl, Thrombozyten 412 000/µl, CRP 349 mg/l, Laktat erhöht, LDH erhöht, Lipase normwertig. Urinstatus unauffällig. Blutgasanalyse (BGA): pH 7,13, pO_2 59 mmHg, pCO_2 34 mmHg, BE –5,1. ▶ Abb. 15.1 zeigt das EKG des Patienten. Die Röntgenaufnahme des Thorax ist unauffällig.

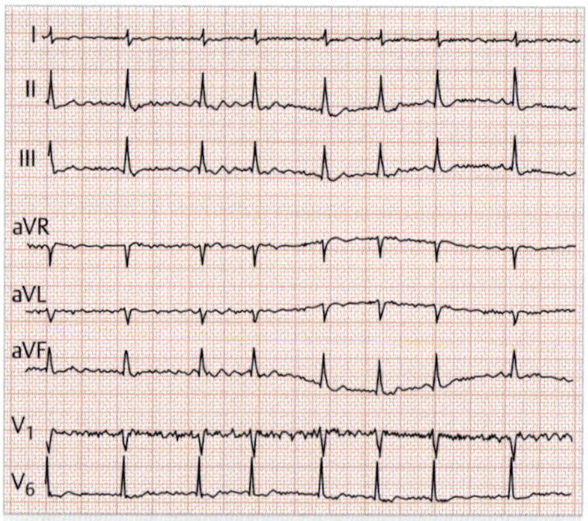

Abb. 15.1 EKG (aus Hamm, Willems; Checkliste EKG, Thieme, 2007).

15.1 **Wie lautet Ihre Verdachtsdiagnose?**

15.2 **Was ist bei diesem Patienten die wahrscheinlichste Ursache des akuten Ereignisses?**

15.3 **Machen Sie einen Therapievorschlag und begründen Sie ihn!**

 Seite 199

49-jähriger Patient mit retrosternalem Druckgefühl

Ein 49-jähriger Gärtner stellt sich erstmalig in Ihrer hausärztlichen Praxis vor. Der Grund seines Kommens ist ein retrosternales Druckgefühl, welches seit einigen Tagen bei der Arbeit auftrete, mehrere Minuten anhalte und nach einer kurzen Arbeitspause (schmerzbedingt) wieder verschwinde.

16.1 **Welches Symptom weist der Patient auf?**

16.2 **Wie lautet Ihre Verdachtsdiagnose?**

16.3 **Nennen Sie diagnostische Maßnahmen in der Reihenfolge des praktischen Vorgehens und geben Sie jeweils einen für Ihre Verdachtsdiagnose typischen Befund an!**

16.4 **Nennen Sie mehrere Abbruchkriterien des Belastungs-EKGs!**

Antworten und Kommentar Seite 202

21-jährige Patientin mit Luftnot, Schwindel sowie Kribbeln in den Fingern

Am späten Samstagabend kommt eine 21-jährige Patientin wegen Luftnot, Schwindel sowie Kribbeln und Krämpfen in den Fingern zu Ihnen in die Notaufnahme. Die Symptomatik sei akut in einer Diskothek aufgetreten. Bei den Fingerkrämpfen sei der Daumen beidseits zur Handfläche hingezogen worden. Vorerkrankungen sind nicht bekannt. Bei der körperlichen Untersuchung der unruhigen Patientin (Größe 176 cm, Gewicht 55 kg, guter Allgemeinzustand) auskultieren Sie über beiden Lungen ein vesikuläres Atemgeräusch. Die Atemfrequenz beträgt 29/min. Das Herz schlägt rhythmisch, die Herztöne sind rein. Die Herzfrequenz beträgt 96/min. Der übrige körperliche Untersuchungsbefund ist unauffällig. Die Blutgasanalyse (BGA) ergibt folgenden Befund: pH 7,62, pO_2 97,8 mmHg, pCO_2 28,6 mmHg, HCO_3^- 15 mmol/l, Sauerstoffsättigung 99 %. Gleichzeitig mit dieser Patientin kommt eine 17-jährige Patientin mit bekannter Anorexia nervosa in die Notaufnahme. Sie habe in den vergangenen Tagen mehrfach erbrechen müssen. Da sie sich „aufgeschwemmt" fühlte, habe sie täglich 3 Tabletten Furosemid aus dem Bestand ihres Großvaters zu sich genommen. Der Allgemeinzustand der Patientin ist reduziert (Größe 167 cm, Gewicht 43 kg). Haut und Schleimhäute sind trocken. Die BGA zeigt folgenden Befund: pH 7,53, pO_2 99,1 mmHg, pCO_2 51 mmHg, HCO_3^- 39 mmol/l, Sauerstoffsättigung 99 %.

17.1 **Wie interpretieren Sie die Blutgasanalyse bei der 21-Jährigen?**

17.2 **Wie lautet Ihre Verdachtsdiagnose bei dieser Patientin?**

17.3 **Nennen Sie mindestens 2 Ursachen für die Symptomatik der 17-Jährigen!**

17.4 **Welche anderen Erkrankungen oder Umstände führen zu einer ähnlichen Befundkonstellation in der Blutgasanalyse wie bei der 21-Jährigen?**

17.5 **Welche anderen Erkrankungen oder Umstände führen zu einer ähnlichen Befundkonstellation in der Blutgasanalyse wie bei der 17-Jährigen?**

17.6 **Machen Sie einen Therapievorschlag für die 21-Jährige!**

36-jährige Patientin mit Bauchschmerzen

Eine 36-jährige Patientin stellt sich wegen rezidivierender Bauchschmerzen, die wechselnd links, rechts oder beidseits lokalisiert sind, in Ihrer internistischen Praxis vor. Bei der Sonografie des Abdomens finden sich vergrößerte Nieren sowie multiple, unterschiedlich große Zysten in beiden Nieren (▶ Abb. 18.1) und in der Leber.

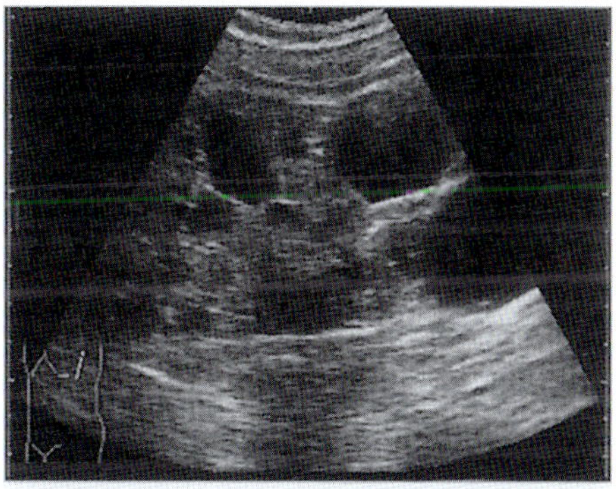

Abb. 18.1 Multiple, unterschiedlich große Zysten in der vergrößerten Niere (aus Schmidt, Checkliste Sonographie, Thieme, 1999).

18.1 Wie lautet Ihre Verdachtsdiagnose?

18.2 Welche zystischen Nierenerkrankungen kennen Sie?

18.3 Wie sind die einzelnen Formen prognostisch zu bewerten?

! **18.4** Was sind Markschwammnieren?

! 29-jährige Patientin mit Schwellung des rechten Beins

Eine 29-jährige Patientin kommt mit einer akut aufgetretenen Schwellung des rechten Beins zu Ihnen in die Notaufnahme. Sie berichtet, die Symptomatik sei ähnlich wie bei einer Beinvenenthrombose des linken Beins vor 3 Jahren. Die weitere Anamnese ergibt, dass im Urlaub ein Jahr zuvor eine vorübergehende Lähmung der linken Körperhälfte aufgetreten sei, welche die Ärzte in Spanien auf einen „Schlaganfall" zurückgeführt hätten. Außerdem gibt die Patientin an, dass sie schon 2 Fehlgeburten gehabt hätte. Bei der klinischen Untersuchung finden sich eine Schwellung des rechten Ober- und Unterschenkels mit Umfangsdifferenz zur Gegenseite sowie eine Livedo reticularis. Unter den Laborbefunden fallen eine Thrombopenie von 33 000/µl und eine Verlängerung der aktivierten partiellen Thromboplastinzeit (aPTT) auf 63 Sekunden auf. Die Farbduplexsonografie (▶ Abb. 19.1) bestätigt Ihre Verdachtsdiagnose einer tiefen Beinvenenthrombose der V. femoralis.

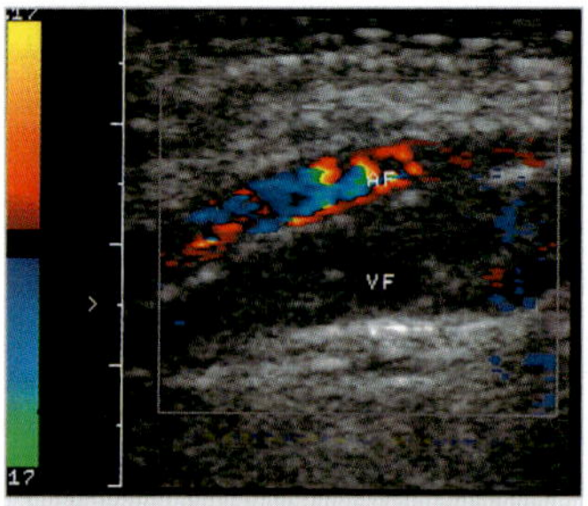

Abb. 19.1 Farbduplexsonografischer Befund bei Thrombose der V. femoralis: Lumenaufweitung, Strukturbesatz, fehlender Dopplerfluss und mangelnde Komprimierbarkeit der Vene beweisen die Thrombose (AF = Arteria femoralis, VF = Vena femoralis) (aus Schmidt, Checkliste Sonographie, Thieme, 2005).

19.1 **Welche Ursache einer Phlebothrombose sollte bei der Patientin vorrangig abgeklärt werden? Begründen Sie Ihre Vermutung!**

19.2 **Welche zwei Untersuchungen müssen Sie zum Ausschluss oder Beweis dieser Diagnose noch veranlassen?**

19.3 **Machen Sie einen Vorschlag zur Behandlung der Patientin!**

19.4 **Welche therapeutischen Möglichkeiten kommen in Betracht, wenn trotz dieser Therapie weiterhin schwere thrombembolische Ereignisse auftreten?**

76-jährige Patientin mit Verstopfung

Eine 76-jährige Patientin stellt sich wegen chronischer Verstopfung in Ihrer hausärztlichen Praxis vor. Die Stuhlfrequenz betrage ca. 1–2 Stuhlentleerungen pro Woche. Die Beschwerden bestehen seit ca. 1 Jahr. Der Stuhl sei verhärtet und die Darmentleerung gelinge nur mit größter Anstrengung. Eine Blutauflagerung auf dem Stuhl habe sie nicht beobachtet, allerdings sehe sie auch sehr schlecht.

20.1 **Welche Ursachen einer Obstipation kennen Sie?**

20.2 **Welche Untersuchungen (in der Reihenfolge des praktischen Vorgehens) sind zur Abklärung einer chronischen Obstipation sinnvoll?**

20.3 **Wie kann eine funktionelle Obstipation behandelt werden?**

Antworten und Kommentar Seite 209

67-jähriger Patient mit Belastungsdyspnoe

Ein 67-jähriger Mann stellt sich wegen einer seit Jahren bestehenden, allmählich zunehmenden Luftnot in Ihrer hausärztlichen Praxis vor. Die Luftnot bestehe vor allem bei körperlicher Anstrengung. Zudem trete immer wieder produktiver Husten auf. Der Patient raucht seit dem 18. Lebensjahr ca. 20 Zigaretten pro Tag. Bei der körperlichen Untersuchung des Patienten (Größe 171 cm, Gewicht 104 kg) fällt eine Lippenzyanose auf. Sie auskultieren ein leises vesikuläres Atemgeräusch bei verlängertem Exspirium. Der Klopfschall über beiden Lungen ist hypersonor. Die Blutgasanalyse zeigt folgendes Resultat: pO_2 62 mmHg, pCO_2 49 mmHg, pH 7,42, Sauerstoffsättigung 91 %. Das Ergebnis der Laboruntersuchung lautet Hb 17,4 g/dl, Leukozyten 12 000/µl, Thrombozyten 270 000/µl, übrige Parameter im Normbereich. Sie fertigen daraufhin zur weiteren Abklärung der Dyspnoe ein Röntgenbild des Thorax an (▶ Abb. 21.1).

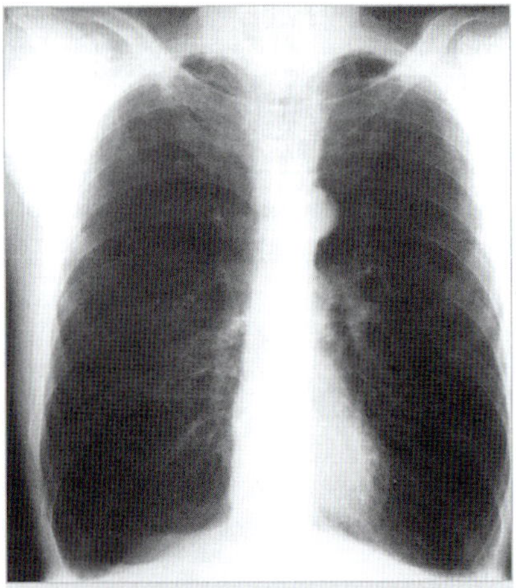

Abb. 21.1 Röntgen-Thorax p. a. (aus Greten, Rinninger, Greten; Innere Medizin, Thieme, 2010).

21.1 **Wie lautet Ihre Diagnose?**

21.2 **Nennen Sie mehrere Faktoren, die die Entstehung dieser Erkrankung begünstigen!**

21.3 **Welchen Befund erwarten Sie bei der Lungenfunktionsanalyse? Welche Parameter sind bei dieser Erkrankung verändert? Beschreiben Sie die Veränderungen!**

34-jährige Patientin mit einer Hautrötung am Unterschenkel

Eine 34-jährige Patientin sucht Ihre hausärztliche Praxis wegen einer vor 4 Tagen aufgetretenen Hautrötung am linken Unterschenkel auf. Sie sehen an der Außenseite des linken Unterschenkels etwa 5 cm oberhalb des Sprunggelenks ein kreisrundes Erythem mit einer zentralen Aufhellung und einem Durchmesser von etwa 6 cm. Die ringförmige Hautrötung habe sich innerhalb der letzten Tage ausgedehnt. Weitere Beschwerden gibt die Patientin nicht an. Sie sei erst Anfang August, d. h. 2 Wochen zuvor, von einem Wanderurlaub in den Bergen zurückgekehrt. Vorerkrankungen sind nicht bekannt.

22.1 **Wie lautet Ihre Verdachtsdiagnose (begründen Sie diese!) und was ist die Ursache der Erkrankung?**

22.2 **Welches diagnostische Vorgehen schlagen Sie vor?**

22.3 **Welche Stadien der Erkrankung kennen Sie und wodurch sind diese charakterisiert?**

22.4 **Machen Sie einen Behandlungsvorschlag!**

Antworten und Kommentar Seite 212

19-jährige Patientin mit akuter Gesichtsschwellung und Luftnot

Sie werden als Notarzt zu einer 19-jährigen Patientin gerufen, bei der akut eine Schwellung der Lippen, Augenlider, der Zunge und des Rachens aufgetreten ist und die zunehmend Luftnot bei der Inspiration verspürt. Abgesehen von einer Urtikaria sind keine Vorerkrankungen bekannt. Bei der Auskultation hören Sie einen inspiratorischen Stridor. Bei der ersten Labordiagnostik im Krankenhaus zeigt sich eine deutliche Verminderung des C4-Komplements.

23.1 **Wie lautet Ihre Verdachtsdiagnose?**

23.2 **Welche zwei Formen der Erkrankung werden aufgrund der unterschiedlichen Ätiologie unterschieden?**

23.3 **Machen Sie einen Vorschlag zur Therapie und Prophylaxe!**

23.4 **Welche diagnostische Maßnahme sollten Sie sofort, welche weiteren diagnostischen Maßnahmen im Anschluss an die Therapie ergreifen?**

 Antworten und Kommentar Seite 214

53-jährige Patientin mit Abgeschlagenheit und Gewichtszunahme

Eine 53-jährige Patientin stellt sich wegen seit mehreren Monaten bestehender Abgeschlagenheit in Ihrer hausärztlichen Praxis vor. In den 2 Jahren zuvor habe sie ständig an Gewicht zugenommen. Bisher hat die Patientin keinen Arzt konsultiert. Sie ist alleinstehend und derzeit arbeitslos. Bei der körperlichen Untersuchung der Patientin (Größe 168 cm, Gewicht 112 kg, guter Allgemeinzustand) auskultieren Sie ein 2/6-Systolikum über der Aorta ohne Fortleitung. Der Blutdruck beträgt 160/95 mmHg. Abgesehen von Xanthelasmen ist der übrige Untersuchungsbefund unauffällig. Die Labordiagnostik (nüchtern) liefert folgende Ergebnisse: Glukose 137 mg/dl (Kontrolle 123 mg/dl), Kreatinin 1,2 mg/dl, GOT 14 U/l, Hb 14,1 g/dl, Leukozyten 8100/µl, Thrombozyten 212 000/ml, Cholesterin 298 mg/dl, Triglyceride 372 mg/dl, Harnsäure 9,1 mg/dl.

24.1 **Welche Diagnosen stellen Sie und unter welchem Sammelbegriff lassen sich diese zusammenfassen?**

metabol. Syndrom
Adipositas
art HT > 130/80
Xanthelasmen – Dyslipoproteinämie (HDL ↓ < 40/< 50)
Nüchtern-Glukose: >126 mg/dl

24.2 **Welche weiteren Untersuchungen (in der Reihenfolge des praktischen Vorgehens) schlagen Sie vor? Begründen Sie Ihren Vorschlag!**

Langzeit-RR
24h-RR
Urin ~~BB~~ Glukose, Proteine, Elektrolyte, Urea
BB: HDL, LDL, Cholesterin, TAG
BZ 24h / OGTT
EKG, Sono Leber   Orthopädie

24.3 **Wie sollte eine Diät für diese Patientin aussehen? Geben Sie konkrete Empfehlungen (Kalorien, BE-Zahl etc.)!**

24.4 **Nennen Sie mehrere endokrine Erkrankungen, welche die Entstehung einer Adipositas begünstigen!**

Hypothyreose
Leptin ↓
Cushing

47-jährige Patientin mit Abgeschlagenheit, Fieber und Nachtschweiß

Eine 47-jährige Patientin stellt sich wegen einer seit 10 Tagen bestehenden Abgeschlagenheit, Fieber und Nachtschweiß in Ihrer allgemeinmedizinischen Praxis vor. Bei der körperlichen Untersuchung fällt ein blasses Hautkolorit auf; die Milz ist 2 Querfinger unter dem linken Rippenbogen zu tasten. Lymphknotenschwellungen sind nicht nachzuweisen. Sie veranlassen ein Blutbild und erhalten folgendes Resultat: Hämoglobin 7,6 g/dl, Leukozyten 8700/µl, Thrombozyten 52 000/µl. Im Differenzialblutbild sind Myeloblasten nachweisbar. Die Röntgenuntersuchung des Thorax und der Urinstatus sind unauffällig. Die Abdomensonografie bestätigt die klinisch vermutete Splenomegalie.

25.1 Wie lautet Ihre Verdachtsdiagnose?

25.2 Welche Untersuchung ist zur weiteren Abklärung vordringlich und welches Ergebnis erwarten Sie?

25.3 An welche Therapieoption sollten Sie vor allem bei jüngeren Patienten denken?

! **25.4** Bei welcher Erkrankung sind Auer-Stäbchen nachweisbar?

32-jährige Patientin mit progredienter Muskelschwäche

Eine 32-jährige Patientin stellt sich wegen einer seit 3 Monaten bestehenden progredienten Muskelschwäche in Ihrer hausärztlichen Praxis vor. Insbesondere das Aufstehen aus dem Sitzen und Liegen, das Treppensteigen sowie das Heben der Arme seien zunehmend erschwert. Ein wesentlicher Muskelschmerz bestehe nicht, jedoch seien immer wieder Schmerzen und Schwellungen der Finger- und Handgelenke aufgetreten. Bei der körperlichen Untersuchung fällt vor allem eine symmetrische proximal betonte Muskelschwäche auf. Zudem finden sich ein periorbitales Ödem mit rötlich-livider Verfärbung der Augenlider und rötliche, teilweise schuppende Papeln an den Handrücken. Die Labordiagnostik zeigt folgende Befunde: BSG 43 mm n. W., CRP 34 mg/l, γ-Globuline 23,4 %, Creatinkinase (CK) 2567 U/l, CK-MB 27 U/l (ca. 1 % der Gesamt-CK), C3-Komplement vermindert, antinukleäre Antikörper (ANA) 1: 1024, Rheumafaktor negativ.

26.1 **Wie lautet Ihre Verdachtsdiagnose?**

! **26.2** **Welche Erkrankung tritt bei Patienten mit der Verdachtsdiagnose überdurchschnittlich häufig auf und muss daher ausgeschlossen werden?**

26.3 **Welche weitere Diagnostik (mindestens 5 Untersuchungen, in der Reihenfolge des praktischen Vorgehens) schlagen Sie vor? Begründen Sie Ihren Vorschlag!**

26.4 **Wie wird die von Ihnen vermutete Erkrankung behandelt?**

Antworten und Kommentar Seite 219

39-jähriger Patient mit diffusen Oberbauchschmerzen

Ein 39-jähriger Patient kommt mit diffusen Schmerzen im Bereich des gesamten Oberbauchs mit Ausstrahlung in den Rücken zu Ihnen in die Notaufnahme. Zudem klagt der Patient über Übelkeit und erbricht einmalig. Vorerkrankungen sind nicht bekannt. Bei der körperlichen Untersuchung fallen Ihnen ein Sklerenikterus sowie eine Klopfschalldämpfung und ein abgeschwächtes Atemgeräusch über den basalen Abschnitten der rechten Lunge auf. Die Darmgeräusche sind spärlich, die Bauchdecke ist diffus gummiartig verspannt. Die Labordiagnostik zeigt folgende Befunde: Hb 11,2 g/dl, Leukozyten 16 000/µl, Thrombozyten 344 000/µl, CRP 59 mg/l, Bilirubin 3,7 mg/dl, Amylase 766 U/l. Der Urinstatus ist unauffällig.

27.1 **Wie lautet Ihre Verdachtsdiagnose?**

27.2 **Nennen Sie verschiedene Ursachen der Erkrankung!**

27.3 **Welche Komplikationen der vermuteten Erkrankung kennen Sie?**

27.4 **Welche Therapiemöglichkeiten gibt es?**

 Antworten und Kommentar Seite 221

81-jährige PatientIn mit Brennen beim Wasserlassen

Eine 81-jährige Patientin kommt wegen eines seit 4 Tagen bestehenden Brennens beim Wasserlassen in Ihre hausärztliche Praxis. Ähnliche Beschwerden habe sie in letzter Zeit häufiger verspürt. Sie vermuten einen Harnwegsinfekt als Ursache der Beschwerden.

28.1 **Welche diagnostischen Maßnahmen schlagen Sie vor? Begründen Sie Ihren Vorschlag!**

28.2 **Ab welcher Keimzahl im Urin gehen Sie von einer Harnwegsinfektion aus?**

28.3 **Was tun Sie, wenn die Keimzahl erhöht ist, aber unter dem von Ihnen angegebenen Grenzwert für eine gesicherte Harnwegsinfektion liegt?**

28.4 **Nennen Sie prädisponierende Faktoren für eine Harnwegsinfektion!**

44-jährige Patientin mit Fieber, Arthralgien und Belastungsdyspnoe

Eine 44-jährige Patientin kommt wegen seit 2 Wochen bestehenden intermittierenden Fiebers bis 39,5 °C, Schüttelfrost, Arthralgien und Luftnot bei leichter bis mittlerer Belastung in Ihre allgemeinmedizinische Praxis. Bei der körperlichen Untersuchung fallen Ihnen beidseitige Unterschenkelödeme, Petechien sowie mehrere kleine druckschmerzhafte rote Knötchen an den Zehen auf. Über dem Herzen auskultieren Sie ein 4/6-Systolikum mit Punctum maximum über der Mitralklappe mit Fortleitung in die rechte Axilla. ▶ Abb. 29.1 zeigt die Röntgenaufnahme des Thorax.

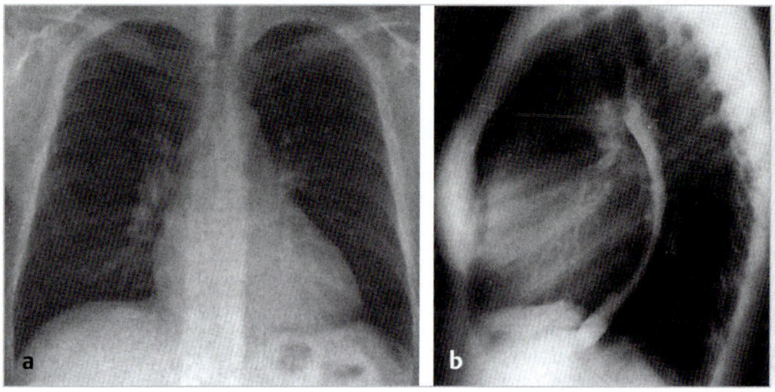

Abb. 29.1 Röntgen-Thorax
a p. a.-Aufnahme
b seitliche Aufnahme
(aus Greten, Rinninger, Greten; Innere Medizin, Thieme, 2010).

29.1 Welche Verdachtsdiagnose stellen Sie?

29.2 Nennen Sie die beiden wichtigsten diagnostischen Maßnahmen in dieser Situation!

29.3 Nennen Sie Komplikationen dieses Krankheitsbildes!

! **29.4** Wie bezeichnet man die Hautknötchen der Patientin?

49-jährige Patientin mit innerer Unruhe, Herzklopfen und Gewichtsverlust

Eine 49-jährige Patientin stellt sich wegen einer seit mehreren Wochen zunehmenden inneren Unruhe, Nervosität und Herzklopfen in Ihrer hausärztlichen Praxis vor. Zudem schlafe sie schlecht. Trotz guten Appetits habe sie 4 kg Gewicht verloren. Neu seien auch eine Schwellungsneigung der Augäpfel und Augenlider sowie eine zunehmende Lichtempfindlichkeit der Augen. Bei der körperlichen Untersuchung fallen Ihnen die leicht gerötete und überwärmte Haut und eine geringe Schwellung beider Lider mit beginnender Oberlidretraktion rechts und verstärkter Tränensekretion auf. Die Schilddrüse scheint mäßig homogen vergrößert ohne tastbare Knoten. Der Blutdruck beträgt 160/70 mmHg, die Herzfrequenz 105/min. Der übrige kardiopulmonale Befund ist unauffällig. Im Bereich beider Unterschenkel anterolateral fällt eine nicht eindrückbare livide Verdickung der Haut mit leichter Hyperkeratose auf.

30.1 **Stellen Sie eine möglichst genaue Verdachtsdiagnose! Begründen Sie Ihre Entscheidung!**

30.2 **Welche diagnostischen Maßnahmen schlagen Sie vor, um die Verdachtsdiagnose zu sichern? Welche Befunde erwarten Sie?**

30.3 **Welche Therapiemöglichkeiten gibt es? Unter welchen Umständen kommen die einzelnen Verfahren bevorzugt zum Einsatz?**

Antworten und Kommentar Seite 226

47-jähriger Patient mit Müdigkeit und Einschlafneigung

Ein 47 Jahre alter Fernfahrer kommt wegen ständiger Müdigkeit und Neigung zum Einschlafen am Tage während der Arbeit in Ihre hausärztliche Praxis. Zweimal habe er einen Verkehrsunfall nur mit Mühe vermeiden können. Der Nachtschlaf sei nicht erholsam. Seine Frau klage oft darüber, dass er sehr laut schnarche. An Vorerkrankungen sind eine Hypercholesterinämie und eine arterielle Hypertonie bekannt. Bei der körperlichen Untersuchung des Patienten (Größe 176 cm, Gewicht 102 kg) messen Sie einen Blutdruck von 170/105 mmHg. Der übrige körperliche Untersuchungsbefund ist unauffällig.

31.1 **Stellen Sie eine Verdachtsdiagnose!**

31.2 **Erklären Sie in Stichworten kurz den Pathomechanismus der Erkrankung!**

31.3 **Welche diagnostischen Maßnahmen (in der Reihenfolge des praktischen Vorgehens) schlagen Sie zur weiteren Abklärung vor?**

31.4 **Wie kann die vermutete Erkrankung behandelt werden?**

 Antworten und Kommentar Seite 228

31-jähriger Patient mit Flankenschmerz

Ein 31-jähriger Patient kommt wegen stärkster Schmerzen in der linken Flanke zu Ihnen in die Notaufnahme. Der Schmerz habe akut vor 1 Stunde begonnen und seither an Intensität zugenommen. Er strahle in das Genitale aus; zudem bestehen Übelkeit und Harndrang. Sie führen eine Abdomensonografie durch und finden außer einer Dilatation von Ureter, Kelchen und Pyelon der linken Niere (▶ Abb. 32.1) keine weiteren Auffälligkeiten.

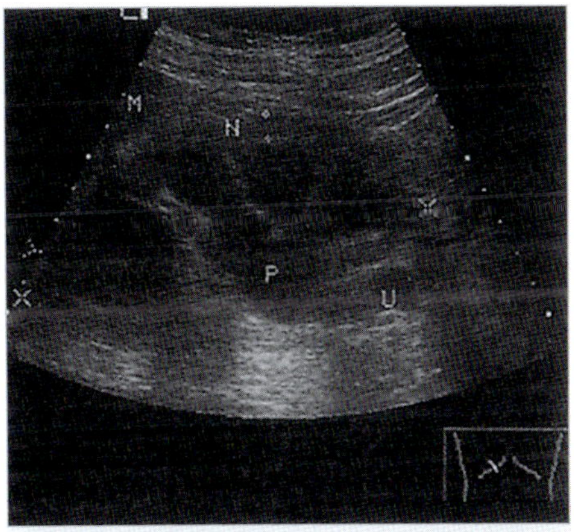

Abb. 32.1 Abdomensonogramm: ausgeprägte Dilatation von Kelchen, Pyelon (P) und Ureter (U) mit Rarefizierung des Nierenparenchyms (N). M = Milz (aus Hahn, Checkliste Innere Medizin, Thieme, 2010).

32.1 **Wie lautet Ihre Verdachtsdiagnose und welche Erstmaßnahmen ergreifen Sie?**

32.2 **Welche diagnostischen Maßnahmen schlagen Sie zur Abklärung der Ursache vor? Begründen Sie Ihren Vorschlag!**

32.3 **Welche Ratschläge geben Sie dem Patienten bzgl. der Prävention eines solchen Schmerzereignisses?**

39-jährige Patientin mit Anämie

Eine 39 Jahre alte Patientin wird zur Abklärung einer Anämie vom Hausarzt in Ihre internistische Praxis überwiesen. Das von der Patientin mitgebrachte kleine Blutbild zeigt folgende Befunde: Hb 8,5 g/dl, MCV 75 fl, Leukozyten 7800/µl, Thrombozyten 190 000/µl.

33.1 **Nennen Sie mögliche Ursachen einer mikrozytären Anämie!**

33.2 **Welche diagnostischen Maßnahmen (in der Reihenfolge des praktischen Vorgehens) schlagen Sie vor? Begründen Sie Ihren Vorschlag!**

33.3 **Nennen Sie mögliche Ursachen einer Eisenmangelanämie!**

 Seite 232

26-jährige Patientin mit Abgeschlagenheit und intermittierendem Fieber

Eine 26-jährige Patientin stellt sich wegen seit Wochen bestehender Abgeschlagenheit, nächtlicher Schweißausbrüche und intermittierenden Fiebers in Ihrer allgemeinmedizinischen Praxis vor. Zudem habe sie ungewollt 4 kg Gewicht verloren. Eine 2-wöchige antibiotische Behandlung mit Doxycyclin habe die Beschwerden nicht gebessert. Bei der körperlichen Untersuchung finden sich schmerzhafte Schwellungen der Metakarpal- und proximalen Interphalangealgelenke und ein Gesichtserythem mit Betonung der Wangen. Dieses Erythem bestehe schon seit einigen Jahren und sei im Sommer stärker ausgeprägt. Bei der Auskultation der Lunge ist das Atemgeräusch rechts basal und lateral abgeschwächt, zudem besteht dort eine Klopfschalldämpfung. Die Labordiagnostik ergibt die folgenden pathologischen Befunde: BSG 70 mm n. W., CRP 39 mg/l, Hb 11,2 g/dl, Leukozyten 2800/µl, Thrombozyten 175 000/µl, Kreatinin 1,8 mg/dl, Harnstoff 56 mg/dl, Rheumafaktor negativ, antinukleäre Antikörper 1:2048, ANCA negativ, anti-ds-DNA-Antikörper positiv. Im Urinstatus Erythrozyten und Protein deutlich positiv, Leukozyten und Nitrit negativ.

34.1 **Wie lautet Ihre Verdachtsdiagnose?**

34.2 **Welche typischen Manifestationen der Erkrankung liegen bei der Patientin wahrscheinlich vor?**

34.3 **Welche weiteren Manifestationen sind für diese Erkrankung typisch?**

34.4 **Welche Therapieverfahren zur Behandlung dieser Erkrankung kennen Sie?**

Antworten und Kommentar Seite 233

67-jähriger Patient mit Schmerzen im linken Bein

Ein 67-jähriger Patient kommt wegen Schmerzen in der linken Wade in Ihre hausärztliche Praxis. Die Schmerzen treten immer nach einer Gehstrecke von ca. 150 m auf und verschwinden, wenn er stehen bleibt. Sie bestehen seit ca. 6 Monaten und sind in dieser Zeit stärker geworden. Ein Ruheschmerz besteht nicht. An Vorerkrankungen sind eine arterielle Hypertonie und ein Diabetes mellitus Typ II bekannt. Der Patient raucht seit etwa 50 Jahren eine Schachtel Zigaretten pro Tag. Bei der körperlichen Untersuchung fällt ein leises Strömungsgeräusch über beiden Leisten auf. Die Pulse der Aa. femoralis sind beidseits zu tasten. Die Pulse der A. poplitea, A. tibialis anterior und A. dorsalis pedis sind auf der rechten Seite zu tasten, links jedoch nicht. Die Knie- und Sprunggelenke sind frei beweglich und nicht geschwollen.

35.1 **Stellen Sie eine möglichst präzise Verdachtsdiagnose und geben Sie das klinische Krankheitsstadium an!**

35.2 **Welche diagnostischen Maßnahmen (in der Reihenfolge des praktischen Vorgehens) schlagen Sie zur Abklärung vor? Begründen Sie Ihren Vorschlag!**

35.3 **Welche Therapieverfahren sollten in den einzelnen Krankheitsstadien bevorzugt eingesetzt werden?**

! **35.4** **Was muss bei der Interpretation einer Doppler-Druckmessung bei dem oben beschriebenen Patienten berücksichtigt werden?**

 Seite 235

61-jährige Patientin mit Ikterus

Eine 61-jährige Patientin wird zur Abklärung eines Ikterus vom Hausarzt zu Ihnen in die Klinik überwiesen. Die vom Hausarzt mitgegebenen Laborbefunde zeigen eine Erhöhung des direkten Bilirubins im Serum und eine vermehrte Bilirubinausscheidung im Urin. Alkalische Phosphatase, γ-GT und LAP sind auf mehr als das 10-Fache der Norm erhöht. GOT und GPT sind etwa auf das Doppelte der Norm erhöht. Hämoglobin, Leukozyten und Differenzialblutbild sind unauffällig. Das indirekte Bilirubin und das Urobilinogen im Urin sind nicht pathologisch verändert. Der Stuhlgang der Patientin ist hell.

36.1 **Welche Formen des Ikterus kennen Sie und wodurch entstehen diese? Welche Form liegt bei der Patientin vor?**

36.2 **Welche Befundkonstellation würden Sie bei den anderen beiden Formen des Ikterus erwarten?**

36.3 **Welche ergänzenden diagnostischen Maßnahmen schlagen Sie bei der Patientin vor? Begründen Sie Ihren Vorschlag! Welche Befunde erwarten Sie?**

! **36.4** **Welche Erkrankungen mit einer hereditären hepatischen Hyperbilirubinämie kennen Sie?**

Erstuntersuchung bei 49-jährigem Typ-I-Diabetiker

Ein 49-jähriger Patient mit einem seit dem 9. Lebensjahr bekannten Diabetes mellitus Typ I stellt sich erstmalig in Ihrer hausärztlichen Praxis vor.

37.1 **Welche diagnostischen Maßnahmen ergreifen Sie, um die Einstellung des Diabetes mellitus bei diesem Patienten zu überprüfen? Nennen Sie Zielwerte, die Sie mit Ihrer Therapie anstreben werden!**

BZ Spontan / Nüchtern
↓ >200 ↓ >126

HbA1c 6-8% <6,5%

37.2 **Welche weiteren diagnostischen Maßnahmen führen Sie bei diesem Patienten durch?**

Augenarzt → Funduskopie
Nephro → Kreatinin,
Neuro → Vibrationsempfinden, Lageempfinden
Füße → DFS ?
? RR-Einstellung
Urin → Proteinurie

37.3 **Welche Folgekomplikationen des Diabetes mellitus kennen Sie? Wie stellen Sie fest, ob diese bei o. g. Patienten vorliegen? Nennen Sie zu jeder Komplikation mindestens eine Untersuchung!**

Makroangiopathie
KHK
aVK HT

Mikroangiopathie
Nephro
Retino

37.4 **Wie wird der Diabetes mellitus Typ I behandelt?**

Insulintherapie
Konventionell Mischinsulin morgen / abend
Basis-Bolus Verzögerungsinsulin + kurzwirksam

34-jährige Patientin mit Polydipsie und Polyurie

Eine 34-jährige Patientin kommt wegen eines seit mehreren Monaten zunehmenden Durstgefühls in Ihre allgemeinmedizinische Praxis. Sie müsse ständig große Mengen Flüssigkeit zu sich nehmen. Zudem lasse sie tags und nachts häufig und viel Wasser. Des Weiteren klagt die Patientin über Schlafstörungen und eine zunehmende Nervosität. Die Labordiagnostik zeigt folgende Ergebnisse: Glukose 82 mg/dl, Kreatinin 1,0 mg/dl, Plasmaosmolarität erhöht (410 mosmol/l), Urinosmolarität vermindert (240 mosmol/l). Nach nächtlicher Flüssigkeitskarenz erfolgt eine zweite Bestimmung der Plasma- und Urinosmolarität, die Werte sind jedoch annähernd unverändert.

38.1 **Wie lautet Ihre Verdachtsdiagnose? Begründen Sie Ihre Vermutung!**

38.2 **Welche Erkrankungsformen kennen Sie? Beschreiben Sie ihre Pathogenese und nennen Sie typische Ursachen!**

38.3 **Wie kann man die beiden Erkrankungsformen unterscheiden?**

38.4 **Welche Therapiemöglichkeiten gibt es?**

19-jähriger Patient mit Thoraxschmerz und Atemnot

Ein 19-jähriger Patient kommt wegen akuter rechtsthorakaler Schmerzen mit geringer Atemnot in Ihre hausärztliche Praxis. Schmerz und Atemnot seien gleichzeitig und plötzlich aufgetreten, der Schmerz sei stechend und verstärke sich bei tiefer Einatmung. Derartige Beschwerden seien noch nie zuvor aufgetreten. Bei der Auskultation der Lunge fällt Ihnen auf, dass das Atemgeräusch über der rechten Lunge abgeschwächt ist. Die Herzfrequenz beträgt 110/min, die Herzaktion ist rhythmisch, der Blutdruck beträgt 160/80 mmHg. Der Auskultationsbefund über dem Herzen sowie die übrige körperliche Untersuchung sind unauffällig. Sie fertigen ein Röntgenbild des Thorax an (▸ Abb. 39.1).

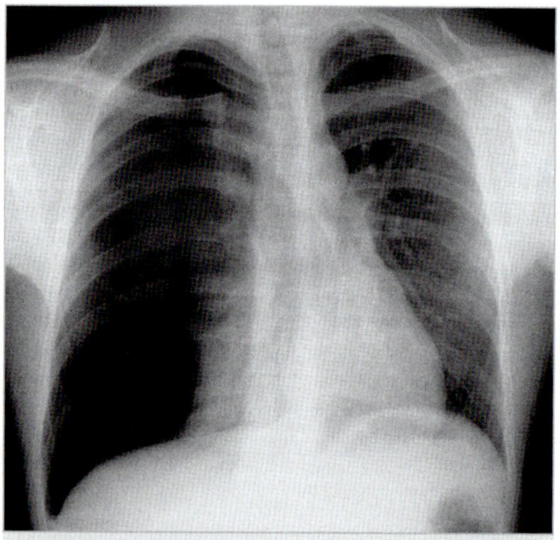

Abb. 39.1 Röntgen-Thorax p. a. (mit freundlicher Genehmigung von Dr. med. Christoph Heyer, Institut für Radiologie, Diagnostik und Nuklearmedizin [Direktor: Prof. Dr. med. V. Nicolas], BG Kliniken Bergmannsheil, Klinikum Ruhr-Universität Bochum).

39.1 **Wie lautet Ihre Verdachtsdiagnose?**

39.2 **Nennen Sie die Ursachen für diesen Befund!**

39.3 **Welche Therapiemöglichkeiten gibt es in Abhängigkeit von der Ausprägung des Befundes?**

! **39.4** **Worauf ist bei Anfertigung der Thorax-Röntgenaufnahme zu achten, wenn Verdacht auf oben genannten Befund besteht?**

31-jährige Patientin mit Herzrasen

Eine 31-jährige Patientin stellt sich wegen rezidivierender kürzerer Episoden von Herzrasen erstmalig in Ihrer allgemeinmedizinischen Praxis vor. Das Herzrasen trete unabhängig von körperlicher Belastung auf, halte wenige Sekunden bis zu mehreren Minuten an und ende spontan. Sonst sei sie beschwerdefrei. Eine regelmäßige Medikamenteneinnahme besteht nicht. Der körperliche Untersuchungsbefund ist unauffällig. Die Herzfrequenz beträgt 79/min, der Blutdruck 120/70 mmHg. Sie fertigen ein EKG an (▶ Abb. 40.1).

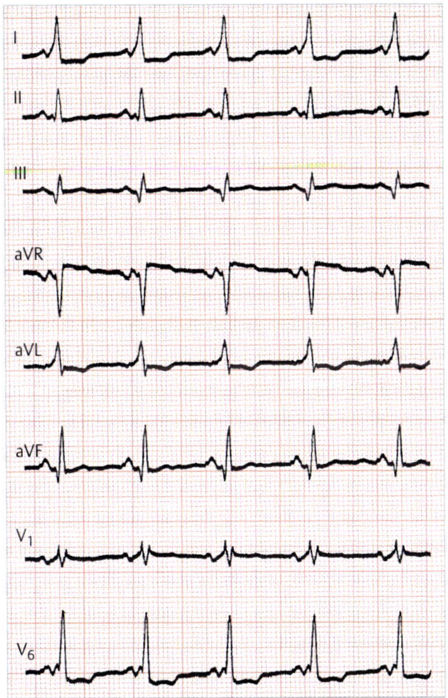

Abb. 40.1 EKG (Extremitätenableitungen I–aVF, Brustwandableitungen V_1 und V_6) (aus Hamm, Willems; Checkliste EKG, Thieme, 2007).

40.1 **Befunden Sie das EKG und stellen Sie eine Verdachtsdiagnose!** R/S-Umschlag nicht zu …

normofrequenter SR, Linkstyp?

40.2 **Nennen Sie die beiden wahrscheinlichsten Ursachen der Tachykardie bei dieser Erkrankung sowie die Mechanismen, die zur Entstehung der Tachykardie führen!**

40.3 **Welche anderen tachykarden Herzrhythmusstörungen kennen Sie? Begründen Sie anhand des jeweils typischen EKG-Befundes, warum diese Differenzialdiagnosen in dem hier beschriebenen Fall nicht zutreffen!**

40.4 **Was ist die medikamentöse Therapie der Wahl bei anhaltender Tachykardie im Rahmen der vermuteten Erkrankung? Welche Medikamente sind kontraindiziert?**

40.5 **Was ist heute die Standardtherapie bei rezidivierenden Tachykardien im Rahmen dieser Erkrankung?**

46-jährige Patientin mit Bauchschmerzen und Verstopfung

Eine 46-jährige Patientin wird zur Abklärung von seit 5 Monaten bestehenden rezidivierenden Bauchschmerzen vom Hausarzt zu Ihnen in die Klinik überwiesen. Die Patientin berichtet, sie neige seit Beginn der Bauchschmerzen zu Verstopfung und der Stuhl sei eher fest. Gelegentlich sei der Stuhl aber auch ungeformt und die Darmentleerung gehäuft. Die Schmerzen seien vor allem im Unterbauch lokalisiert, träten gehäuft ca. 1–2 Stunden nach dem Essen auf und ließen nach einer „erfolgreichen" Darmentleerung nach. Die körperliche Untersuchung einschließlich rektaler Austastung ergibt keinen pathologischen Befund. Die Labordiagnostik (inkl. Blutbild, BSG, Hämoccult-Test und Urinstatus) zeigt keine Auffälligkeiten. Die Abdomensonografie und Gastroskopie mit tiefer Duodenal-PE sind ebenfalls unauffällig. Sie führen daraufhin eine Koloskopie durch, die keinen pathologischen Befund vom Rektum bis zum terminalen Ileum zeigt. Stuhlkulturen und ein Laktose-H_2-Atemtest sind unauffällig. Eine fachgynäkologische Untersuchung zeigte keinen pathologischen Befund.

41.1 **Welche Verdachtsdiagnose stellen Sie?**

41.2 **Welche Therapiemöglichkeiten gibt es?**

41.3 **Wie ist die Prognose der vermuteten Erkrankung?**

 Antworten und Kommentar Seite 249

37-jähriger Patient mit Fieber und Nackensteifigkeit

Ein 37-jähriger Patient stellt sich im Juni wegen eines am Vortag aufgetretenen Fiebers in Ihrer hausärztlichen Praxis vor. Vor 1 Woche sei ein erster Fieberschub mit Glieder- und Kopfschmerzen aufgetreten. Heute fühle er sich zudem ständig müde und benommen und sein Nacken sei steif. 3 Tage vor Beginn der Symptome sei er von einem Wanderurlaub in Bayern zurückgekehrt. Auf Nachfrage gibt der Patient an, während des Urlaubs zweimal von einer Zecke gebissen worden zu sein. Zeckenbisse bei früheren Reisen oder Hauterscheinungen sind ihm nicht erinnerlich. Die Meningismuszeichen sind positiv. Die Körpertemperatur beträgt 39,1 °C (rektale Messung). Die übrige körperliche Untersuchung ist unauffällig.

42.1 **Wie lautet Ihre Verdachtsdiagnose und was ist die Ursache der Erkrankung?**

42.2 **Welche andere durch Zecken übertragene Erkrankung mit z.T. ähnlicher Symptomatik kennen Sie? Begründen Sie, weshalb diese Erkrankung bei diesem Patienten höchstwahrscheinlich nicht vorliegt!**

42.3 **Nennen Sie mehrere Meningismuszeichen!**

42.4 **Unter welchen Umständen ist eine Impfung zur Prophylaxe sinnvoll?**

Antworten und Kommentar Seite 251

67-jähriger Patient mit Abgeschlagenheit

Ein 67-jähriger Patient stellt sich aufgrund allgemeiner Abgeschlagenheit in Ihrer hausärztlichen Praxis vor. Bei der körperlichen Untersuchung fällt eine ausgeprägte Hepatosplenomegalie auf. Das Blutbild zeigt folgendes Resultat: Hämoglobin 9,4 g/dl, Leukozyten 2000/µl, Neutrophile 900/µl, Thrombozyten 102 000/µl. Bei der mikroskopischen Untersuchung des Blutausstrichs sehen Sie kleine lymphoide Zellen mit einem breiten Zytoplasmasaum, der kleine haarförmige Ausläufer aufweist.

Mittels zytochemischer Untersuchung lässt sich saure Phosphatase nachweisen, auch noch nach Zusatz von Tartrat.

43.1 **Welche Erkrankung liegt vor?**

43.2 **In welche Gruppe von Erkrankungen würden Sie die Erkrankung einordnen?**

43.3 **Welche Erkrankungen kommen differenzialdiagnostisch noch in Betracht?**

43.4 **Wie wird die Erkrankung typischerweise behandelt?**

 Antworten und Kommentar Seite 252

36-jährige Patientin mit Mundtrockenheit und Gelenkschmerzen

Eine 36-jährige Patientin stellt sich wegen seit 12 Monaten zunehmender Mundtrockenheit, eines Fremdkörpergefühls in beiden Augen, allgemeiner Abgeschlagenheit sowie Gelenkschmerzen in Ihrer allgemeinmedizinischen Praxis vor. Zu den Mahlzeiten müsse sie vermehrt Wasser trinken, um überhaupt Nahrung zu sich nehmen zu können. Seit einigen Wochen bestehe zudem ein nichtproduktiver Reizhusten. Bei der körperlichen Untersuchung finden sich eine konjunktivale Injektion beidseits mit trockener Bindehaut sowie eine ausgeprägte Karies, Fissuren im Bereich der Zunge sowie eine auffällig trockene Mundschleimhaut. Die erste Labordiagnostik zeigt folgende auffällige Befunde: BSG 43 mm n. W., CRP 32 mg/l, antinukleäre Antikörper (ANA) 1:1024, C3-Komplement und C4-Komplement vermindert, breitbasige Hypergammaglobulinämie (21,2 %). Eine Sputumdiagnostik ist wegen fehlender Sputumproduktion nicht möglich. Die Befunde der Thorax-Röntgenaufnahme und einer Breischluck-Untersuchung des Ösophagus sind unauffällig.

44.1 **Welche Erkrankung könnte bei der Patientin vorliegen?**

44.2 **Nennen Sie eine einfache Untersuchungstechnik zur Objektivierung der verminderten Tränenproduktion!**

44.3 **Welche weiteren diagnostischen Maßnahmen können zur weiteren Abklärung durchgeführt werden?**

! **44.4** **Welche weiteren Autoantikörper sind für die vermutete Erkrankung besonders typisch?**

44.5 **Wie kann die Erkrankung behandelt werden?**

39-jähriger Patient mit Schüttelfrost, Husten und Auswurf

Ein 39-jähriger Patient stellt sich wegen Schüttelfrost, Husten und gelblich gefärbtem Auswurf in Ihrer hausärztlichen Praxis vor. Weitere Vorerkrankungen sind nicht bekannt. Bei der Auskultation der Lungen hören Sie ohrnahe klingende Rasselgeräusche über dem rechten Lungenunterfeld dorsal. Der Blutdruck beträgt 140/75 mmHg, die Herzfrequenz 87/min, die Körpertemperatur 39,6 °C. Der übrige körperliche Untersuchungsbefund einschließlich der Auskultation des Herzens ist unauffällig.

45.1 **Wie lautet Ihre Verdachtsdiagnose?**

45.2 **Welche weiteren Untersuchungen würden Sie bei diesem Patienten durchführen? Begründen Sie Ihren Vorschlag!**

45.3 **Was ist der häufigste „Auslöser" der vermuteten Erkrankung?**

45.4 **Machen Sie einen Therapievorschlag!**

Antworten und Kommentar **Seite 257**

77-jährige Patientin mit zunehmender Luftnot

Eine 77-jährige Patientin ruft Sie, den Notarzt, wegen seit mehreren Stunden bestehender und zunehmender Luftnot. Schmerzen gibt sie nicht an. Aus der Vorgeschichte sind eine arterielle Hypertonie und ein Myokardinfarkt bekannt. Sie sehen eine Patientin mit deutlicher Ruhedyspnoe und Zyanose. Bei der körperlichen Untersuchung im Sitzen – die Rückenlage toleriert die Patientin nicht – fallen Ihnen Rasselgeräusche über den basalen und mittleren Lungenabschnitten beidseits sowie ein Galopprhythmus auf. Der Blutdruck beträgt 170/100 mmHg. Das Pulsoxymeter zeigt eine Sauerstoffsättigung von 81 %. ▶ Abb. 46.1 zeigt einen Ausdruck des 1-Kanal-EKG-Monitors.

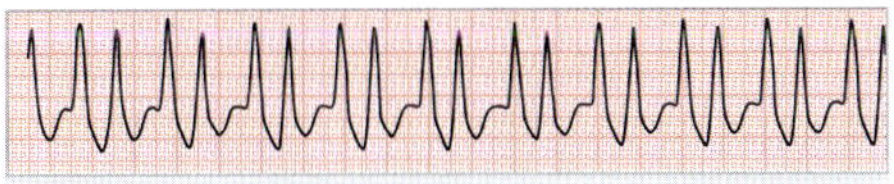

Abb. 46.1 EKG der Patientin.

46.1 **Was ist die wahrscheinlichste Ursache der Dyspnoe? Begründen Sie Ihre Entscheidung!**

46.2 **Welche Maßnahmen (in der Reihenfolge des praktischen Vorgehens) ergreifen Sie akut? Begründen Sie Ihren Vorschlag!**

46.3 **Nennen Sie die weltweit gebräuchliche klinische Stadieneinteilung dieses Krankheitszustandes! Welches Stadium liegt bei der Patientin vor?**

69-jähriger Patient mit reduzierter Belastbarkeit

Ein 69-jähriger Patient stellt sich zum alljährlichen „Routinecheck" in Ihrer hausärztlichen Praxis vor. Er gibt an, dass wesentliche Beschwerden im vergangenen Jahr nicht aufgetreten seien, jedoch habe die allgemeine Belastbarkeit abgenommen. Die körperliche Untersuchung ergibt, abgesehen von einer reduzierten Vibrationsempfindung im Stimmgabeltest (3/8 beidseits) an beiden Fußknöcheln, keinen pathologischen Befund. Die Abdomensonografie und das EKG sind unauffällig. Die Routinelaboruntersuchung liefert folgendes Ergebnis: Kreatinin 0,8 mg/dl, Kalium 4,2 mmol/l, Hb 10,1 g/dl, MCV 108 fl, MCH 36 pg, Leukozyten 5400/µl, Thrombozyten 210 000/µl, CRP < 5 mg/l, GOT 12 U/l, CK 14 U/l, INR 1,1, PTT 25 s.

47.1 **Wie lautet Ihre Verdachtsdiagnose?**

47.2 **Nennen Sie die beiden „Auslöser" einer makrozytären Anämie und deren Ursachen!**

47.3 **Welche diagnostischen Maßnahmen (in der Reihenfolge des praktischen Vorgehens) veranlassen Sie zur Sicherung Ihrer Verdachtsdiagnose und zum Ausschluss der Differenzialdiagnosen?**

47.4 **Beschreiben Sie den Ablauf des Schilling-Tests und nennen Sie mögliche Resultate!**

 Antworten und Kommentar Seite 261

74-jähriger Patient mit Verstopfung

Ein 74-jähriger Patient wird von seinem Hausarzt wegen seit Monaten zunehmender Neigung zu Verstopfung in Ihre internistische Fachpraxis überwiesen. Die vom Patienten mitgebrachten Befunde zeigen, dass eine mikrozytäre Anämie besteht und Blut im Stuhl ist (positiver Hämoccult-Test). Bei der Koloskopie finden Sie bei 10 cm ab ano im mittleren Rektumdrittel einen exulzerierten Tumor, der mit dem Koloskop kaum zu passieren ist. Die histologische Untersuchung von Biopsaten ergibt den Befund eines Adenokarzinoms.

48.1 **Welche diagnostischen Maßnahmen (in der Reihenfolge des praktischen Vorgehens) schlagen Sie zum Tumorstaging und zur Komplettierung der Diagnostik vor? Begründen Sie Ihren Vorschlag!**

48.2 **In welchen Organen erwarten Sie zuerst Fernmetastasen?**

48.3 **Welche Wege der lymphogenen Metastasierung sind bei einem Rektumkarzinom zu erwarten? Welchen lymphogenen Metastasierungsweg erwarten Sie bei diesem Patienten?**

48.4 **Das Staging ergibt ein Tumorstadium T_3 N_0 M_0 (= UICC II oder Dukes B). Machen Sie einen Therapievorschlag!**

Fall 49

68-jähriger Patient mit Schmerzen im rechten Bein

Ein 68-jähriger Patient stellt sich mit akuten starken Schmerzen im rechten Bein bei Ihnen in der Notaufnahme vor. Die Schmerzen seien plötzlich im Liegen aufgetreten und gingen mit einem Kältegefühl einher. Er könne das Bein kaum bewegen. Abgesehen von gelegentlichem „Herzstolpern" gibt der Patient keine Beschwerden an. Medikamente nehme er keine ein. Der Umfang des rechten Oberschenkels und der Wade entspricht dem der Gegenseite, jedoch ist das rechte Bein distal des Oberrandes der Patella kalt und blass. Die Pulse der A. poplitea, A. dorsalis pedis und A. tibialis posterior sind nicht zu tasten. Die Notfall-Labordiagnostik zeigt folgendes Ergebnis: Hb 15,6 g/dl, Leukozyten 12 000/µl, Thrombozyten 213 000/µl. ▶ Abb. 49.1 zeigt das EKG bei Aufnahme.

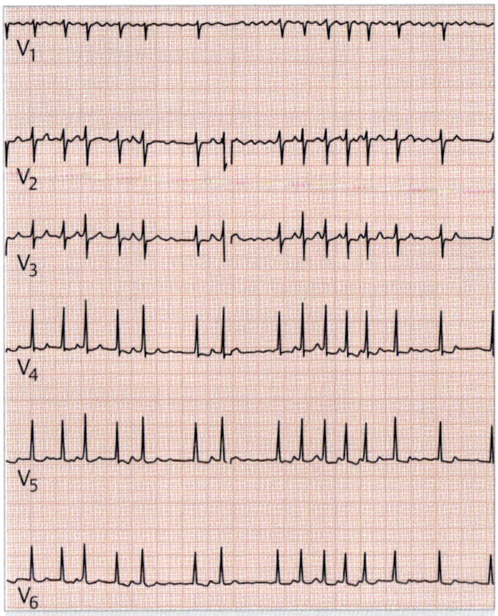

Abb. 49.1 **EKG** des Patienten (Brustwandableitungen V_1 –V_6, 25 mm/s).

49.1 **Wie lautet Ihre Verdachtsdiagnose?**

49.2 **Nennen Sie die diagnostischen und therapeutischen Maßnahmen, die in dieser Situation erforderlich sind! Begründen Sie jede Maßnahme!**

Nach einer primär erfolgreichen Therapie wird der Patient mit unfraktioniertem Heparin i. v. weiterbehandelt und weiter kardiologisch untersucht. Nach 9 Tagen tritt trotz wirksamer Heparinisierung eine Ischämie des rechten Beins und des linken Arms auf. Die PTT ist auf das Zweifache der Norm verlängert, der INR-Wert beträgt 1,5, die Thrombozytenzahl 69 000/µl.

49.3 **Welche Ursache vermuten Sie und welche therapeutischen Maßnahmen ergreifen Sie?**

81-jährige Patientin mit Thoraxschmerzen

Eine 81-jährige, fast blinde Patientin stellt sich in Ihrer hausärztlichen Praxis vor, da sie Schmerzen in der linken Thoraxseite verspürt. Die Schmerzen bestünden seit 2 Tagen ohne Unterbrechung. Bei der körperlichen Untersuchung finden Sie an der linken Thoraxwand, etwa dem Verlauf der 8 und 9. Rippe folgend, teilweise konfluierende Erytheme, die z.T. mit gruppiert stehenden Bläschen bedeckt sind. Der kardiopulmonale Befund ist unauffällig. Der Blutdruck beträgt 160/80 mmHg, die Herzfrequenz 80/min. Die Wirbelsäule ist frei beweglich und nicht klopfschmerzhaft. Das EKG zeigt einen regelmäßigen Sinusrhythmus ohne Störungen der Erregungsausbreitung.

50.1 **Wie lautet Ihre Verdachtsdiagnose?**

50.2 **Was ist die Ursache der Erkrankung?**

50.3 **Welche Rolle spielt die Antikörperdiagnostik bei dieser Erkrankung?**

50.4 **Wie wird die Erkrankung behandelt?**

50.5 **Nennen Sie typische Komplikationen der Ersterkrankung!**

24-jähriger Patient mit Durchfall

Ein 24-jähriger Patient stellt sich mit seit 4 Tagen bestehendem Durchfall in Ihrer hausärztlichen Praxis vor. Er berichtet über bis zu 10 Darmentleerungen pro Tag. Der Stuhl sei wässrig, entfärbt und ungeformt. Vorerkrankungen sind nicht bekannt. Der Patient nimmt keine Medikamente ein.

51.1 **Versuchen Sie, durch Befragung des Patienten die Zahl der in Frage kommenden Ursachen zu reduzieren! An welche Ursachen denken Sie und wonach fragen Sie?**

51.2 **Welche diagnostischen Maßnahmen sollten Sie bei einer akuten Diarrhö durchführen? Begründen Sie Ihren Vorschlag!**

Antworten und Kommentar **Seite 267**

49-jährige Patientin mit Diabetes mellitus und Ödemen

Eine 49-jährige Patientin mit bekanntem Diabetes mellitus Typ I stellt sich zur Kontrolle ihrer Stoffwechsellage in Ihrer hausärztlichen Praxis vor. Sie berichtet über neu aufgetretene Beinödeme.

52.1 **Welche diagnostischen Maßnahmen schlagen Sie zur Abklärung der Ödeme vor?**

52.2 **Welche weiteren diagnostischen Maßnahmen schlagen Sie der Patientin vor?**

52.3 **Welche Stadien der diabetischen Nephropathie kennen Sie? Nennen Sie typische Befunde des jeweiligen Stadiums!**

52.4 **Welche Maßnahmen ergreifen Sie bei einer manifesten diabetischen Nephropathie?**

52.5 **Welche Substanzklassen sollten zur Behandlung einer arteriellen Hypertonie bevorzugt eingesetzt werden, wenn gleichzeitig eine diabetische Nephropathie vorliegt? Begründen Sie Ihren Vorschlag!**

Antworten und Kommentar Seite 269

26-jähriger Patient mit Bluthochdruck und Leistungsschwäche

Ein 26-jähriger Patient wird wegen einer schwer einstellbaren arteriellen Hypertonie vom Hausarzt in Ihre internistische Fachpraxis überwiesen. Der Patient klagt zudem über eine allgemeine Leistungsschwäche. Unter Therapie mit einem Kalziumantagonisten messen Sie einen Blutdruck von 175/115 mmHg. Bereits bei der Begrüßung des Patienten fällt Ihnen auf, dass sein rundes Gesicht aufgedunsen wirkt und er adipös ist. Bei der körperlichen Untersuchung des Patienten (Größe 179 cm, Gewicht 120 kg) stellen Sie Folgendes fest: Es besteht eine Akne der Gesichtshaut. Die Adipositas ist stammbetont; am Abdomen sowie an den Hüften finden sich breite livide Streifen. Die mitgebrachten Laborwerte zeigen eine geringe Hyperglykämie (Nüchternblutzucker 129 mg/dl) und ein grenzwertiges Serumkalium (3,5 mmol/l).

53.1 **Wie lautet Ihre Verdachtsdiagnose?**

53.2 **Welche diagnostischen Maßnahmen schlagen Sie zur Sicherung der Verdachtsdiagnose vor? Welche Befunde erwarten Sie?**

53.3 **Durch welche dieser Untersuchungen lässt sich die vermutete Erkrankung am sichersten ausschließen?**

53.4 **Nennen Sie weitere Ursachen der sekundären Hypertonie!**

 Antworten und Kommentar Seite 270

27-Jähriger mit progredienter Fußheberschwäche und Abgeschlagenheit

Ein 27-jähriger Patient stellt sich wegen einer rasch progredienten Fußheberschwäche und allgemeiner Abgeschlagenheit bei Ihnen in der Notaufnahme vor. Der neurologische Konsiliarius stellt eine Schwerpunktneuropathie fest. Bei der körperlichen Untersuchung stellen Sie bei der Leberpalpation fest, dass diese vergrößert und von fester Konsistenz ist. An den Unterschenkeln fällt Ihnen eine feinfleckige Purpura auf. Die Labordiagnostik ergibt deutlich erhöhte Werte für GOT (244 U/l) und GPT (321 U/l) sowie eine Verminderung des C3- und C4-Komplements. Die telefonische Nachfrage beim Hausarzt des Patienten ergibt, dass die Konzentration der Transaminasen bereits seit 1 Jahr erhöht ist. Sie ordnen daraufhin eine Hepatitisserologie an. Das Ergebnis lautet: anti-HAV negativ, HbsAg negativ, anti-Hbc negativ, anti-HCV positiv.

54.1 **Wie lautet Ihre Verdachtsdiagnose?**

54.2 **Welche Diagnostik schlagen Sie zur Sicherung Ihrer Verdachtsdiagnose vor?**

54.3 **Welche weiteren diagnostischen Maßnahmen (in der Reihenfolge des praktischen Vorgehens) schlagen Sie vor Einleitung einer Therapie vor? Begründen Sie Ihren Vorschlag!**

54.4 **Wie wird eine chronische Hepatitis C behandelt?**

! **54.5** **Welche Ursache könnten die Schwerpunktneuropathie und die Purpura haben?**

29-jähriger Patient mit Kreuz- und Knieschmerzen

Ein 29-jähriger Patient stellt sich wegen seit 9 Monaten bestehender Kreuzschmerzen sowie eines Steifigkeitsgefühls in Wirbelsäule, Brustkorb und Nacken in Ihrer hausärztlichen Praxis vor. Die Schmerzen seien nachts und in den frühen Morgenstunden besonders stark und besserten sich etwas bei Bewegung. Sie strahlten beidseitig in das Gesäß aus. Eine Kraftminderung oder ein Taubheitsgefühl besteht nicht. Seit 2 Wochen seien Schmerzen und eine Schwellung im linken Kniegelenk hinzugetreten. Bei der körperlichen Untersuchung finden sich eine Einschränkung der Wirbelsäulenbeweglichkeit, eine Verminderung der Thoraxexkursion sowie eine Schwellung des linken Kniegelenks. Die erste orientierende Labordiagnostik zeigt eine beschleunigte BSG (51 mm n. W.) und ein erhöhtes CRP (47 mg/l).

55.1 **Wie lautet Ihre Verdachtsdiagnose?**

55.2 **Nennen Sie mehrere klinische Funktionsprüfungen, die bei der vermuteten Erkrankung typischerweise pathologisch ausfallen!**

55.3 **Welche weiteren diagnostischen Maßnahmen (in der Reihenfolge des praktischen Vorgehens) sind sinnvoll? Begründen Sie Ihren Vorschlag!**

55.4 **Welche therapeutischen Möglichkeiten gibt es?**

52-jährige Patientin mit Hyponatriämie

In der chirurgischen Klinik Ihres Hauses fällt bei einer 52-jährigen Patientin im Rahmen einer Laboruntersuchung eine Hyponatriämie (Serumnatrium 122 mmol/l) auf. Das Serumnatrium wird daraufhin nochmals kontrolliert, das Ergebnis lautet 120 mmol/l. Sie als internistischer Konsiliarius werden gebeten, die Patientin zu untersuchen und eine Stellungnahme abzugeben. Weitere Informationen zu der Patientin liegen Ihnen bisher nicht vor.

56.1 **Nennen Sie die 8 Pathomechanismen und die Ursachen der Hyponatriämie!**

56.2 **Welche Fragen stellen Sie der Patientin bzw. den behandelnden Ärzten, um die Zahl der in Frage kommenden Ursachen der Hyponatriämie zu reduzieren?**

56.3 **Worauf achten Sie bei der klinischen Untersuchung, um die Zahl der in Frage kommenden Ursachen der Hyponatriämie zu reduzieren?**

56.4 **Welche beiden weiteren diagnostischen Maßnahmen sind erforderlich, um die Zahl der in Frage kommenden Ursachen der Hyponatriämie zu reduzieren?**

51-jährige Patientin mit Schwäche des Arms sowie Belastungsdyspnoe

Eine 51-jährige Patientin stellt sich wegen einer vor 1 Stunde plötzlich aufgetretenen Schwäche des linken Arms und Taubheitsgefühl in diesem Arm bei Ihnen in der Notaufnahme vor. Zudem leide sie seit Monaten bei mittlerer Belastung unter Luftnot. Bei der Patientin ist eine dilatative Kardiomyopathie bekannt. Eine koronare Herzerkrankung wurde kürzlich durch eine Koronarangiografie ausgeschlossen. Die Behandlung erfolgte zuletzt mit einem ACE-Hemmer und einem Diuretikum. Die Patientin ist Nichtraucherin. Bei der körperlichen Untersuchung ist der Auskultationsbefund über den Halsgefäßen unauffällig. Die Herzaktion ist arrhythmisch, die Herzfrequenz beträgt ca. 130/min. Die muskuläre Schwäche des linken Arms bestätigt sich, jedoch bessert sich die Symptomatik noch während der Untersuchung in der Notaufnahme. Nach 2 Stunden ist hinsichtlich der groben Kraft keine Seitendifferenz mehr festzustellen.

57.1 **Wie lautet Ihre Verdachtsdiagnose?**

57.2 **Befunden Sie das bei Aufnahme der Patientin abgeleitete EKG (► Abb. 57.1)!**

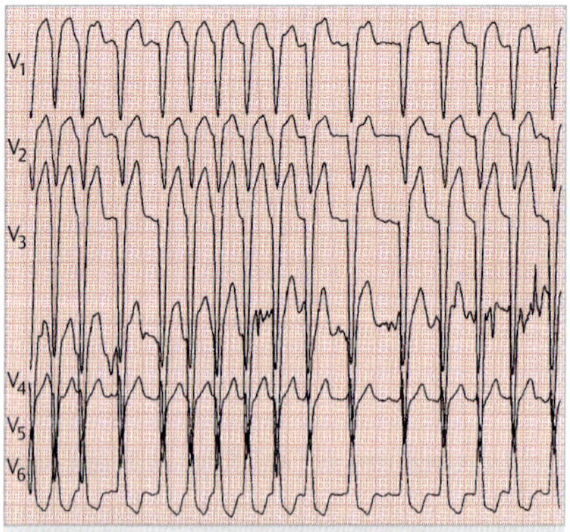

Abb. 57.1 EKG der Patientin (nur Brustwandableitungen) (aus Hamm, Willems; Checkliste EKG, Thieme, 2007).

57.3 **Was halten Sie für die Ursache Ihrer Verdachtsdiagnose?**

57.4 **Sind bei der nun beschwerdefreien Patientin weitere diagnostische oder therapeutische Maßnahmen erforderlich? Wenn ja, welche?**

73-jährige Patientin mit Fieber und Schüttelfrost

Eine 73-jährige Patientin stellt sich wegen akut aufgetretenen Fiebers und Schüttelfrosts in Ihrer hausärztlichen Praxis vor. Auf Nachfrage berichtet sie von Husten mit etwas Auswurf und Brennen beim Wasserlassen. An Vorerkrankungen sind ein Diabetes mellitus Typ II sowie eine chronisch-obstruktive Lungenerkrankung bei Nikotinabusus bekannt. Bei der Auskultation der Lunge fällt Ihnen ein raues Atemgeräusch mit Giemen und Brummen auf. Im Bereich der linken Flanke ist ein Klopfschmerz auslösbar. Die Körpertemperatur beträgt 39,2 °C. Der übrige körperliche Untersuchungsbefund ist unauffällig.

58.1 **Wie lautet Ihre Verdachtsdiagnose?**

58.2 **Welche Untersuchungen (in der Reihenfolge des praktischen Vorgehens) schlagen Sie vor, um die Verdachtsdiagnose zu sichern und Differenzialdiagnosen auszuschließen? Begründen Sie Ihren Vorschlag!**

58.3 **Nennen Sie die häufigsten Erreger der vermuteten Erkrankung!**

58.4 **Nennen Sie die 5 Komplikationen der vermuteten Erkrankung!**

51-jährige Patientin mit Sepsis und disseminierten Hautblutungen

Sie behandeln auf der internistischen Intensivstation eine 51-jährige Patientin wegen einer Sepsis infolge einer schweren Pneumonie. Über Nacht treten bei der Patientin disseminierte Hautblutungen mit zentralen Nekrosen auf. Bei der Anlage eines zentralen Venenkatheters fällt eine lang andauernde Nachblutung auf. Eine Medikation mit gerinnungshemmenden Substanzen oder Thrombozytenaggregationshemmern besteht nicht. Die Thrombozytenzahl im Blut beträgt 72 000/µl.

59.1 **Was ist die wahrscheinlichste Ursache der vermehrten Blutungsneigung?**

59.2 **Nennen Sie Laborparameter, die Sie in dieser Situation bestimmen sollten! Welche Veränderungen erwarten Sie, falls Ihre Diagnose zutrifft?**

59.3 **Welche therapeutischen Möglichkeiten gibt es? Unter welchen Umständen kommen die einzelnen Optionen bevorzugt zum Einsatz?**

29-jährige Patientin mit rezidivierendem Durchfall

Eine 29-jährige Patientin stellt sich zur Abklärung seit Jahren auftretender Episoden von Durchfall in Ihrer hausärztlichen Praxis vor. Während dieser Episoden betrage die Häufigkeit der Darmentleerungen ca. 5 pro Tag und meist verspüre sie diffuse Bauchschmerzen bei vermehrter Darmgasbildung. Diese Symptomatik trete vor allem nach Genuss von Milch und Buttermilch auf. Das Körpergewicht habe sich dadurch nicht verändert, trotz guten Appetits sei aber auch keine Gewichtszunahme eingetreten. Die körperliche Untersuchung der Patientin (Gewicht 51 kg, Größe 179 cm, guter Allgemeinzustand) und die Routinelabordiagnostik sind unauffällig.

60.1 **Wie lautet Ihre Verdachtsdiagnose?**

60.2 **Erläutern Sie kurz die Pathogenese der Erkrankung!**

60.3 **Nennen Sie die beiden wichtigsten funktionellen Tests zur Sicherung der Verdachtsdiagnose und erläutern Sie kurz den Ablauf der Untersuchung und den zu erwartenden Befund!**

60.4 **Machen Sie einen Behandlungsvorschlag!**

Antworten und Kommentar Seite 283

59-jährige Patientin mit Hyperlipidämie und Z. n. Herzinfarkt

Eine 59-jährige Patientin kommt wegen eines grippalen Infektes in Ihre hausärztliche Praxis. Aus der Vorgeschichte sind eine Divertikulose und ein Myokardinfarkt bekannt. Außer Aspirin 100 mg besteht keine regelmäßige Medikation. Die körperliche Untersuchung der Patientin (Größe 170 cm, Gewicht 62 kg) ist bis auf einen Blutdruck von 150/90 mmHg unauffällig. Die Labordiagnostik zeigt neben einer erhöhten BSG (35 mm n. W.) eine Hypercholesterinämie (Cholesterin 280 mg/dl, HDL 29 mg/dl, LDL 170 mg/dl) und Hypertriglyceridämie (Triglyceride 290 mg/dl). Das EKG zeigt einen regelmäßigen Sinusrhythmus und Zeichen eines alten Hinterwandinfarktes.

61.1 **Nennen Sie 3 Medikamente, die Sie dieser Patientin verordnen würden! Begründen Sie Ihren Vorschlag!**

61.2 **Welche Zielwerte für Gesamtcholesterin, HDL-, LDL-Cholesterin und Triglyzeride streben Sie bei dieser Patientin an?**

61.3 **Nennen Sie weitere kardiovaskuläre Risikofaktoren, zu denen diese Fallbeschreibung keine Informationen aufweist!**

 Seite 284

51-jährige Patientin mit Schwellung des linken Beins

Als diensthabender Internist werden Sie im Wochenenddienst in die gynäkologische Abteilung zu einer 51-jährigen Patientin gerufen, die seit dem Morgen eine zunehmende, schmerzhafte Schwellung des linken Beins beklagt. Schwellungen der Beine seien bisher niemals aufgetreten. Von der 4 Tage zurückliegenden Operation (Hysterektomie) habe sie sich sonst gut erholt. Bei der klinischen Untersuchung fällt Ihnen eine Schwellung des linken Ober- und Unterschenkels mit gespannter glänzender Haut und livider Vefärbung auf. Sie messen am Oberschenkel eine Umfangsdifferenz von 4 cm gegenüber rechts. Ein Wadenkompressionsschmerz lässt sich nicht auslösen.

62.1 **Wie lautet Ihre Verdachtsdiagnose?**

62.2 **Welche Diagnostik schlagen Sie – in der Reihenfolge des praktischen Vorgehens – zur Sicherung der Diagnose vor?**

62.3 **Welche Risikofaktoren für diese Erkrankung kennen Sie?**

62.4 **Machen Sie einen Therapievorschlag! Nennen Sie, wo möglich, „Zielwerte" für Ihre Therapie!**

62.5 **Nennen Sie mindestens 3 Indikationen für eine systemische Fibrinolysetherapie bei der vermuteten Erkrankung!**

46-jähriger Patient mit Bauchschmerzen und Übelkeit

Ein 46-jähriger Patient stellt sich wegen diffuser Bauchschmerzen und Übelkeit bei Ihnen in der Notaufnahme vor. Zudem habe er in den letzten 3 Monaten 5 kg an Gewicht zugenommen, ohne besonders fette Speisen bevorzugt zu haben. Vorerkrankungen sind nicht bekannt. Die Anamnese ergibt, dass der Patient seit Jahren täglich 1 Flasche Schnaps und 8 Flaschen Bier konsumiert. Bei der körperlichen Untersuchung fallen Ihnen ein Ikterus, Spider-Nävi und ein Palmarerythem auf. Das Abdomen ist gewölbt und diffus druckschmerzhaft, die Bauchdecken sind leicht verhärtet. Die Leber ist vergrößert und grobknotig verhärtet. Die Körpertemperatur beträgt 38,0 °C. Sonografisch zeigt sich perihepatisch eine große Menge an Flüssigkeit. Sie führen eine transabdominelle Punktion durch und lassen die gewonnene trüb-seröse Flüssigkeit (4½ l) im Labor untersuchen. Folgendes Ergebnis wird Ihnen mitgeteilt: spezifisches Gewicht 1037 g/l, Eiweiß 4,1 g/dl, Leukozyten 2000/µl, Erythrozyten negativ, pH 7,2, bakteriologische Untersuchung steht noch aus. In der Gastroskopie zeigen sich Ösophagusvarizen Grad II ohne Blutungszeichen.

63.1 **Was ist sehr wahrscheinlich die Ursache der abdominellen Beschwerden?**

63.2 **Handelt es sich bei dem Aszites-Punktat um ein Transsudat oder ein Exsudat? Begründen Sie Ihre Aussage!**

63.3 **Machen Sie einen Therapievorschlag!**

! **63.4** **Was ist die Erklärung für den bevorzugten Einsatz von Spironolacton bei Leberzirrhose mit Aszites?**

63.5 **Welche Folgen und Komplikationen einer Leberzirrhose kennen Sie?**

34-jähriger Patient mit Muskelschwäche

Ein 34-jähriger Patient stellt sich wegen einer seit mehreren Tagen bestehenden Abgeschlagenheit und Schwäche bei Ihnen in der Notaufnahme vor. Er kann kaum stehen und gehen. Zuvor sei er immer gesund gewesen. Sie bemerken einen urinartigen Foetor ex ore. Bei der klinischen Untersuchung fällt eine generalisierte Muskelschwäche auf. Eine Muskelatrophie liegt nicht vor. Der Patient wirkt müde und unkonzentriert. Das Notfall-Labor zeigt folgende Befunde: Kreatinin 6,8 mg/dl, Kalium 7,6 mmol/l, Hb 10,2 g/dl, Leukozyten 82 000/µl, Thrombozyten 87 000/µl. ▶ Abb. 64.1 zeigt das EKG des Patienten bei Aufnahme.

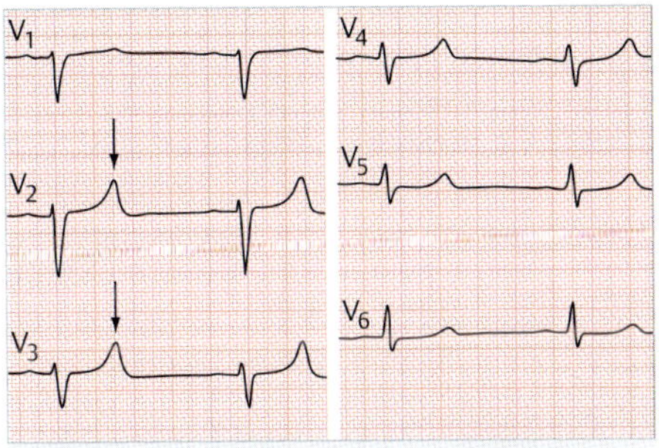

Abb. 64.1 EKG des Patienten (Brustwandableitungen V_1–V_6).

64.1 **Was ist die Ursache der Muskelschwäche?**

64.2 **Welche anderen Ursachen einer Hyperkaliämie kennen Sie?**

Azidose
Kaliumreiche Ernährung: Tomaten, Bananen
Kaliumsparende Diuretika, Aldosteronmangel
B-Blocker
Niereninsuff.
Tumorlyse

64.3 **Wie kann eine Hyperkaliämie medikamentös behandelt werden?**

Insulin + Glucose
B2-Sympathomimetika
Diuretika → Furosemid
Plasmapherese
Alkalose erzeugen → HCO_3^-

Trotz Ihrer Therapie tritt bei diesem Patienten 1 Stunde nach Aufnahme eine Asystolie auf. Sie beginnen mit der kardiopulmonalen Reanimation.

! **64.4** **Welche weitere(n) Maßnahme(n) müssen Sie jetzt ergreifen, um das Leben des Patienten zu retten?**

Dialyse

66-jähriger Patient mit Luftnot und Schwindel bei Belastung

Ein 66-jähriger Patient stellt sich wegen Luftnot und Schwindel bei Belastung in Ihrer hausärztlichen Praxis vor. Während die Beschwerden früher nur bei starker Anstrengung aufgetreten seien, träten sie seit mehreren Monaten bereits bei geringer Anstrengung auf, z.B. beim Steigen von mehr als 5 Treppenstufen. Gelegentlich verspüre er dann auch ein Druckgefühl in der Brust. Vor 2 Tagen sei er bei der Gartenarbeit für wenige Sekunden ohnmächtig geworden, habe sich aber nicht verletzt. Bei der körperlichen Untersuchung auskultieren Sie ein raues, spindelförmiges systolisches Geräusch mit Punctum maximum im 2. Interkostalraum rechts, das in die Karotiden fortgeleitet wird. Sie fertigen Röntgenaufnahmen des Thorax an; ▸ Abb. 65.1 zeigt die p.a.-Aufnahme.

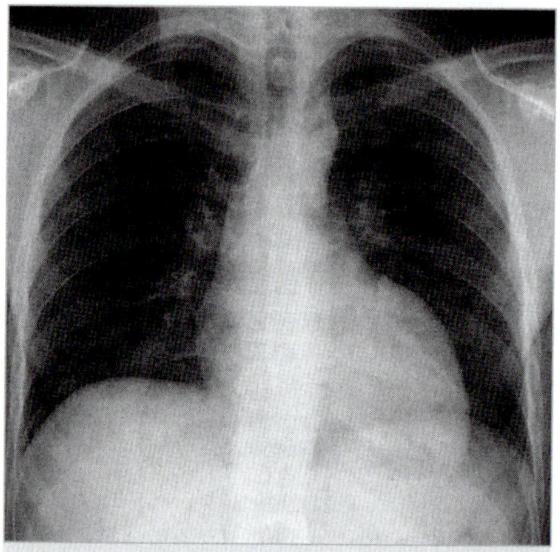

Abb. 65.1 Röntgen-Thorax p.a. (aus Oestmann, Radiologie, Thieme, 2005).

65.1 **Welche Verdachtsdiagnose stellen Sie?**

65.2 **Welche weiteren diagnostischen Maßnahmen (in der Reihenfolge des praktischen Vorgehens) schlagen Sie vor? Begründen Sie Ihren Vorschlag!**

65.3 **Nennen Sie die Therapieoptionen! Unter welchen Umständen kommen die einzelnen Optionen bevorzugt zum Einsatz?**

! **65.4** **Erläutern Sie kurz die Mechanismen, die bei dieser Erkrankung zur Entstehung der thorakalen Beschwerden führen!**

68-jährige Patientin mit zunehmender Luftnot bei Belastung und Husten

Eine 68-jährige Patientin kommt wegen einer seit Monaten zunehmenden Luftnot bei Belastung in Ihre allgemeinmedizinische Praxis. Seit einigen Wochen bestehe die Luftnot auch in Ruhe, unabhängig von der Körperlage. Zudem leide sie unter einem trockenen Husten. Sie auskultieren über beiden Lungen ein Knisterrasseln bei Inspiration. Die übrige körperliche Untersuchung ist unauffällig. Die Ergebnisse der Blutgasanalyse lauten: pO_2 58 mmHg, pCO_2 34 mmHg, pH 7,43, Sauerstoffsättigung 90 %. Sie fertigen ein Röntgenbild an (Ausschnitt s. ► Abb. 66.1). Die Lungenfunktionsanalyse ergibt eine Reduktion von Vitalkapazität, Lungencompliance und Diffusionskapazität (DLCO 59 %).

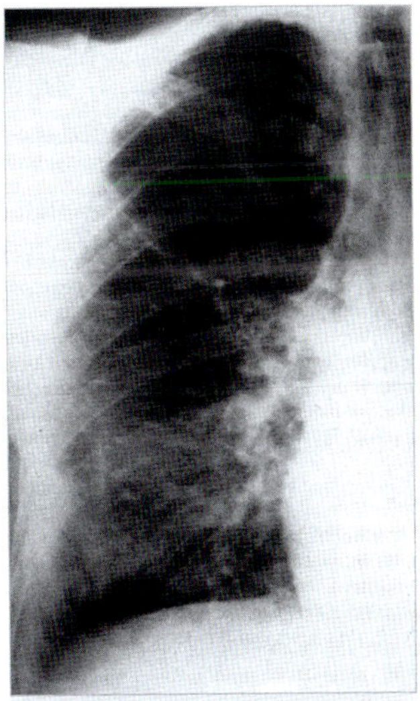

Abb. 66.1 Röntgen-Thorax p. a. (Ausschnitt rechte Lunge) (aus Thurn et al., Einführung in die radiologische Diagnostik, Thieme, 1998).

66.1 **Wie lautet Ihre Verdachtsdiagnose?**

66.2 **Nennen Sie die typische Komplikation dieser Erkrankung!**

66.3 **Nennen Sie 7 Ursachen dieser Erkrankung, die Sie bei der weiteren Abklärung berücksichtigen sollten!**

66.4 **Nennen Sie mehrere Untersuchungen, die zur weiteren Abklärung der Erkrankungsursache hilfreich sind!**

66.5 **Welche Therapiemöglichkeiten gibt es, sofern keine Ursache zu finden ist?**

55-jähriger Patient mit Fieber, Schwäche und Tachykardie

Ein 55-jähriger Patient wird vom Hausarzt wegen eines akut aufgetretenen hohen Fiebers (39,2 °C) zur stationären Behandlung eingewiesen und kommt zu Ihnen in die Notaufnahme. Er klagt über ausgeprägte Schwäche. Schmerzen und Husten oder andere Beschwerden werden verneint. An Vorerkrankungen ist lediglich ein insulinpflichtiger Diabetes mellitus bekannt. Bei der Untersuchung von Herz und Lunge zeigt sich eine Ruhetachykardie (Frequenz ca. 100/min). Die Haut ist warm und trocken. An der rechten Fußsohle finden Sie ein etwa 3 cm großes und etwa 1 cm in die Tiefe sondierbares Ulkus im Bereich des 1. Metatarsophalangealgelenks mit Rötung und Schwellung des Fußballens. Die übrige körperliche Untersuchung, das Röntgenbild des Thorax und der Urinstatus sind unauffällig. Das Labor zeigt folgende Befunde: CRP 347 mg/l, Hb 12,1 g/dl, Leukozyten 19 000/µl, Thrombozyten 123/µl.

Wenige Stunden später werden Sie erneut zu dem Patienten gerufen. Dieser ist nun somnolent und kaum ansprechbar. Sie stellen eine Zunahme der Tachykardie (Herzfrequenz 130/min) und eine Tachypnoe fest. Der Blutdruck beträgt 80/40 mmHg.

67.1 **Wie lautet Ihre Verdachtsdiagnose?**

67.2 **Welche diagnostischen Maßnahmen schlagen Sie vor? Begründen Sie Ihren Vorschlag!**

67.3 **Welche therapeutischen Maßnahmen schlagen Sie vor? Begründen Sie Ihren Vorschlag!**

67.4 **Welche Formen des Schocks kennen Sie?**

! **67.5** **Wie verhalten sich Herzzeitvolumen, peripherer Gefäßwiderstand und pulmonalkapillärer Verschlussdruck (PCWP) bei diesen Schockformen?**

 Antworten und Kommentar Seite 299

52-jährige Patientin mit Schwellung des rechten Beins

Eine 52-jährige Patientin stellt sich wegen einer seit 6 Monaten bestehenden Schwellung des rechten Fußes und Unterschenkels in Ihrer hausärztlichen Praxis vor. Die Symptomatik habe damals innerhalb von 3 Tagen nach einer Busfahrt nach Spanien eingesetzt. Seitdem seien die Füße schwer und ermüdeten rasch, im Bereich der Waden bestünden Juckreiz und Spannungsgefühl. Die Symptomatik bessere sich, wenn sie die Beine hochlege. Am rechten Unterschenkel fallen Ihnen im Bereich der Knöchel bräunliche, abschnittsweise auch helle Hautareale auf. Perimalleolär und auf dem Fußrücken findet sich eine Weichteilschwellung.

68.1 Was ist am ehesten Ursache der Bein- bzw. Fußschwellung?

68.2 Nennen Sie die wichtigsten Differenzialdiagnosen einer Schwellung des Unterschenkels und Fußes sowie die typischen Leitbefunde!

68.3 Welches diagnostische Verfahren schlagen Sie vor, um Ihre Verdachtsdiagnose zu sichern?

68.4 Welche Therapiemöglichkeiten gibt es?

Antworten und Kommentar Seite 301

79-jährige Patientin mit Schüttelfrost, Durchfall, Husten und Luftnot

Eine 79-jährige Patientin kommt zu Ihnen in die Notaufnahme, weil sie seit einigen Stunden Schüttelfrost, Durchfall, Husten und Luftnot hat. Fieber habe sie bereits seit einigen Tagen. Aus der Vorgeschichte sind eine arterielle Hypertonie und eine rheumatoide Arthritis bekannt. Die Patientin wurde zuletzt mit Diclofenac (2 × 100 mg/d), Captopril (3 × 25 mg/d) und Methotrexat (1 × 25 mg wöchentlich) behandelt. Wegen des Fiebers habe sie in den letzten Tagen zudem täglich 3–4 Tabletten eines Antibiotikums (Cotrimoxazol) aus dem Bestand ihres Ehemanns eingenommen. Bei der körperlichen Untersuchung stellen Sie eine diffuse Rötung des Mund- und Rachenraums fest. Die Körpertemperatur beträgt 39,4 °C (axillär gemessen). Der übrige körperliche Befund ist unauffällig. Die Laboruntersuchung in der Notaufnahme zeigt folgendes Ergebnis: Hb 10,5 g/dl, Leukozyten 310/µl, Thrombozyten 125 000/µl, Kreatinin 2,2 mg/dl, CRP 298 mg/l.

69.1 **Nennen Sie mehrere Faktoren, die zur Entwicklung der Leukopenie beigetragen haben!**

69.2 **Welche diagnostischen Maßnahmen ordnen Sie an?**

69.3 **Welche therapeutischen Maßnahmen schlagen Sie vor?**

 Antworten und Kommentar Seite 303

46-jährige Patientin mit Fieber, Husten und Kopfschmerzen

Eine 46-jährige Krankenschwester ist wegen eines Diabetes mellitus Typ I in Ihrer hausärztlichen Behandlung. Der Diabetes mellitus war unter einer intensivierten Insulintherapie nach dem Basis-Bolus-Konzept zuletzt gut eingestellt. Aktuell stellt sich die Patientin außerplanmäßig vor, da sie seit dem Vortag unter trockenem Husten, Schnupfen, Hals- und Muskelschmerzen und Schüttelfrost leidet. Zudem fühle sie sich sehr schwach. Sie huste nur wenig, klaren Auswurf ab. Bei der körperlichen Untersuchung stellen Sie eine Rachenrötung fest. Über beiden Lungen sind nur vereinzelt feuchte Rasselgeräusche auskultierbar. Sie messen axillär eine Körpertemperatur von 39,0 °C. Die Labordiagnostik zeigt folgende Befunde: Glukose 104 mg/dl, BSG 18 mm n. W., CRP < 5 mg/l, Hb 15,1 g/dl, Leukozyten 8200/µl, Thrombozyten 229 000/µl.

70.1 **Wie lautet Ihre Verdachtsdiagnose?**

70.2 **Welche weitere Diagnostik ist zu diesem Zeitpunkt erforderlich? Begründen Sie Ihre Aussage!**

70.3 **Machen Sie einen Therapievorschlag!**

70.4 **Welche Ratschläge geben Sie der Patientin im Hinblick auf ihr Verhalten in den nächsten Tagen?**

70.5 **Würden Sie der Patientin zu einer späteren Grippeimpfung raten? Begründen Sie Ihre Aussage!**

51-jähriger Patient mit Rückenschmerzen

Ein 51-jähriger Patient stellt sich in Ihrer allgemeinmedizinischen Praxis vor, weil er seit dem Vortag Schmerzen im Bereich der mittleren Brustwirbelsäule verspürt. Der Schmerz habe plötzlich eingesetzt. Die körperliche Untersuchung ist unauffällig. Zum Ausschluss eines akuten Myokardinfarkts fertigen Sie ein EKG an. Es zeigt einen unauffälligen Stromkurvenverlauf. Die Labordiagnostik zeigt normale Werte für CK, CK-MB und Troponin T. Sie ordnen ein Röntgenbild des Thorax an. Dieses zeigt einen unauffälligen Herz- und Lungenbefund, jedoch fallen in der seitlichen Aufnahme eine Höhenminderung und eine keilförmige Verformung des 5. Brustwirbelkörpers auf. Die Wirbelsäule zeigt insgesamt eine auffällig hohe Strahlentransparenz.

71.1 **Wie lautet Ihre Verdachtsdiagnose?**

71.2 **Welche diagnostische(n) Maßnahme(n) schlagen Sie zur Sicherung Ihrer Verdachtsdiagnose vor?**

71.3 **Welche Formen und Ursachen dieser Erkrankung kennen Sie?**

71.4 **Welche Möglichkeiten der medikamentösen Therapie gibt es?**

71.5 **Welche Möglichkeiten der Prophylaxe gibt es?**

 Seite 306

44-jährige Patientin mit Oberbauchschmerzen

Eine 44-jährige Patientin kommt wegen starker Schmerzen im rechten Oberbauch zu Ihnen in die Notaufnahme. Die Schmerzen seien vor einigen Stunden plötzlich – beim Studium von Akten am Schreibtisch – aufgetreten und strahlten in die rechte Schulter aus. Zudem sei ihr übel. Eine ähnliche Symptomatik sei einige Monate zuvor erstmalig aufgetreten und habe etwa 30 Minuten lang angehalten. Bei tiefer Palpation im rechten Oberbauch ist ein Druckschmerz auslösbar. Die Peristaltik ist regelrecht, eine Resistenz ist nicht palpabel. Sie führen eine Abdomensonografie durch und sehen eine vergrößerte Gallenblase, in der zwei echoreiche Signale mit dorsaler Schallauslöschung darstellbar sind. Leber, Nieren und die abdominellen Gefäße (Aorta, Mesenterialgefäße) sind unauffällig. Die Labordiagnostik zeigt eine geringe Erhöhung des direkten Bilirubins; CRP, Nierenretentionswerte, GOT, GPT, Lipase, Blutbild, Hämoccult-Test und Urinstatus sind unauffällig.

72.1 **Wie lautet Ihre Verdachtsdiagnose?**

72.2 **Nennen Sie Risikofaktoren für diese Erkrankung!**

72.3 **Nennen Sie typische Komplikationen der Erkrankung!**

72.4 **Welche Behandlungsmöglichkeiten gibt es?**

72.5 **Welches Analgetikum verordnen Sie der Patientin?**

Antworten und Kommentar Seite 308

62-jährige Patientin mit Übelkeit, Abgeschlagenheit und Juckreiz

Eine 62-jährige Patientin stellt sich wegen zunehmender Übelkeit und Abgeschlagenheit in Ihrer hausärztlichen Praxis vor. Zudem bestünden ein erheblicher diffuser Juckreiz und Luftnot bei geringer Belastung. Bei der Patientin sind ein Diabetes mellitus Typ I sowie eine diabetische Retinopathie und Nephropathie bekannt. Bei der körperlichen Untersuchung fällt Ihnen ein bräunlich-gelbliches Hautkolorit auf. Über dem Herzen hören Sie ein reibendes Geräusch über allen Ostien. Der Blutdruck beträgt 175/100 mmHg (unter antihypertensiver Dreifachtherapie). Die Labordiagnostik zeigt folgende Befunde (Werte vom Vormonat in Klammern): Glukose 154 mg/dl (134 mg/dl), HbA_{1c} 8,1 % (7,7 %), Hb 8,1 g/dl, Kreatinin 8,6 mg/dl (6,9 mg/dl), Harnstoff-Stickstoff 210 mg/dl, Kalium 5,4 mmol/l (4,8 mmol/l), Cholesterin 332 mg/dl (287 mg/dl).

73.1 **Was ist die wahrscheinlichste Ursache der von der Patientin beklagten Beschwerden?**

73.2 **Nennen Sie die 4 Stadien und die zugehörigen Leitbefunde der die Beschwerden verursachenden Erkrankung!**

73.3 **Welche Ratschläge geben Sie der Patientin bezüglich ihrer Ernährung?**

73.4 **Würden Sie die Patientin zur Shuntanlage anmelden? Begründen Sie Ihre Aussage!**

45-jähriger Patient mit Schmerzen im Bereich des linken Fußes

Ein 45-jähriger Patient stellt sich in den frühen Morgenstunden bei Ihnen in der Notaufnahme vor. Er sei in der Nacht durch sehr starke Schmerzen im Bereich des linken Fußes aufgewacht. Derartige Beschwerden seien noch nie zuvor aufgetreten. Er sei im Übrigen kerngesund, nehme keine Medikamente ein und sei noch nie beim Arzt gewesen. Bei der körperlichen Untersuchung des Patienten (Größe 178 cm, Gewicht 114 kg, guter Allgemeinzustand) fallen Ihnen eine Schwellung, Rötung und Überwärmung des linken Großzehengrundgelenks auf. Der Blutdruck beträgt 160/95 mmHg, die Herzfrequenz 89/min, die Körpertemperatur 36,7 °C (axillär gemessen). Der übrige körperliche Untersuchungsbefund ist unauffällig.

74.1 **Wie lautet Ihre Verdachtsdiagnose?**

74.2 **Welche diagnostischen Maßnahmen schlagen Sie vor?**

74.3 **Nennen Sie weitere Manifestationen der Grunderkrankung!**

74.4 **Machen Sie einen Therapievorschlag!**

66-jähriger Patient mit Husten und Auswurf

Ein 66-jähriger Patient stellt sich wegen eines seit mehreren Wochen bestehenden Hustens in Ihrer hausärztlichen Praxis vor. Der Patient gibt an, reichlich gräulichen, teilweise auch bräunlich gefärbten Auswurf abzuhusten. Eine chronische Bronchitis sei seit vielen Jahren bekannt, ein Nikotinkonsum besteht seit etwa 50 Jahren. In den vergangenen 4 Monaten habe er 7 kg Gewicht abgenommen. Über beiden Lungen auskultieren Sie ein bronchiales Atemgeräusch ohne Nebengeräusche. Sie lassen eine Röntgenaufnahme des Thorax anfertigen (▶ Abb. 75.1).

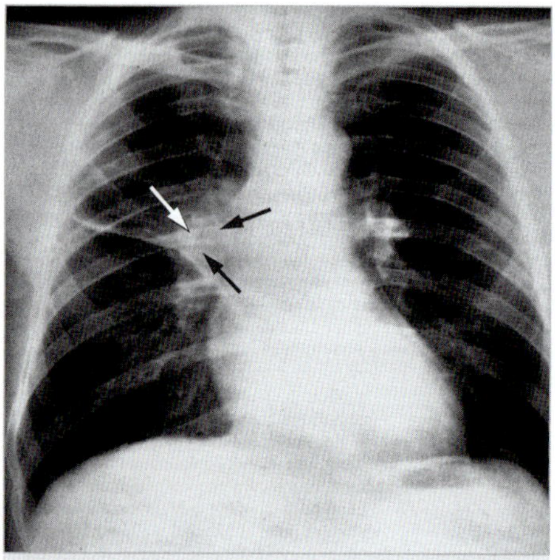

Abb. 75.1 Röntgenthorax p. a. (aus Thurn et al., Einführung in die radiologische Diagnostik, Thieme, 1998).

75.1 **Wie lautet Ihre Verdachtsdiagnose?**

75.2 **Welche diagnostischen Maßnahmen schlagen Sie vor? Begründen Sie Ihren Vorschlag!**

75.3 **Welche histologischen Typen der vermuteten Erkrankung kennen Sie und wie sind diese prognostisch zu bewerten?**

21-jährige Patientin mit Herzklopfen

Eine 21-jährige Patientin sucht wegen seit Tagen rezidivierender Episoden von Herzklopfen, die ca. 2–10 Minuten andauern, Ihre fachinternistische Praxis auf. Es sind keine Vorerkrankungen bekannt. Bei der Auskultation des Herzens hören Sie im Bereich der Herzspitze einen Klick in der Systole. Der übrige körperliche Untersuchungsbefund ist unauffällig. Zur weiteren Abklärung fertigen Sie ein EKG (▸ Abb. 76.1) und ein Echokardiogramm an. Das Echokardiogramm zeigt ein Zurückschlagen des anterioren und des posterioren Mitralsegels in den linken Vorhof mit Zeichen einer leichten Mitralinsuffizienz. Der übrige echokardiografische Befund ist unauffällig.

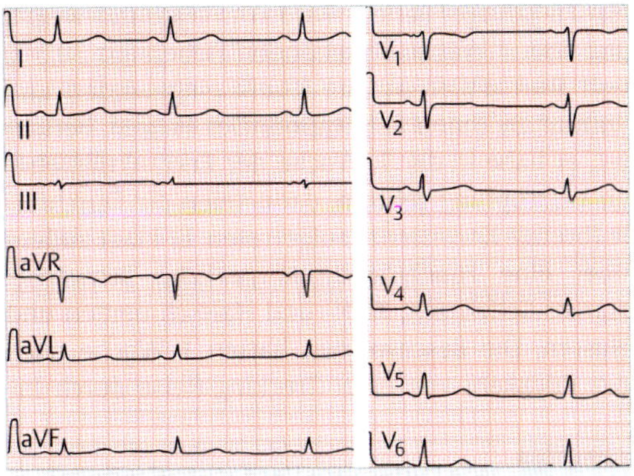

Abb. 76.1 EKG (aus Klinge, Das Elektrokardiogramm, Thieme, 2002).

76.1 **Wie bezeichnet man den in der Echokardiografie auffälligen Befund?**

76.2 **Welche diagnostischen Maßnahmen schlagen Sie bezüglich der Beschwerden vor?**

76.3 **Nennen Sie die häufigsten Komplikationen dieser Erkrankung!**

76.4 **Die Patientin fragt Sie, ob eine Therapie erforderlich ist. Wie lautet Ihre Antwort?**

41-jährige Patientin mit Schwellung des rechten Beins

Eine 41-jährige Patientin stellt sich wegen eines Schwellungs- und Spannungsgefühls des rechten Beins in Ihrer hausärztlichen Praxis vor. Die Schwellung betreffe vor allem Fuß und Unterschenkel, trete täglich gegen Mittag in Erscheinung, nehme dann im Lauf des Tages zu und bessere sich nach Hochlagern der Beine am Abend. Die Patientin ist als OP-Schwester in einem Krankenhaus tätig. Bei der Untersuchung der Beine (nachmittags 15.30 Uhr) messen Sie an der rechten Wade eine Umfangsdifferenz von 2,5 cm zur Gegenseite. Bei der stehenden Patientin zeigt sich eine Dilatation der rechten V. saphena magna. Das Homans- und das Payr-Zeichen sind negativ. Der Trendelenburg-Test fällt positiv aus.

79.1 **Wie lautet Ihre Verdachtsdiagnose?**

79.2 **Wie wird der Trendelenburg-Test durchgeführt und welche Aussage ermöglicht er?**

79.3 **Welche weiteren diagnostischen Verfahren schlagen Sie vor, um die Verdachtsdiagnose zu sichern? Begründen Sie Ihren Vorschlag!**

79.4 **Welche Therapieverfahren gibt es und wann kommen diese bevorzugt zum Einsatz?**

 Antworten und Kommentar Seite 321

27-jährige Patientin mit HIV-Infektion und Thoraxschmerz

Eine 27-jährige Patientin mit bekannter HIV-Infektion als Folge eines intravenösen Drogenabusus stellt sich zur Kontrolluntersuchung in Ihrer Praxis vor. Sie berichtet über eine seit 6 Monaten bestehende Abgeschlagenheit, Nachtschweiß, rechtsthorakale Schmerzen und gelegentliches Fieber. Bei der körperlichen Untersuchung stellen Sie eine Kandidainfektion im Oropharynx fest. Rechtsthorakal, etwa in Projektion auf die Dermatome Th4–6, findet sich ein Exanthem mit Bläschenbildung und Verschorfung (▶ Abb. 80.1). Die Zahl der T-Helferzellen beträgt 290/µl. Blutbild: Hb 11,1 g/dl, Leukozyten 4600/µl, Thrombozyten 124 000/µl.

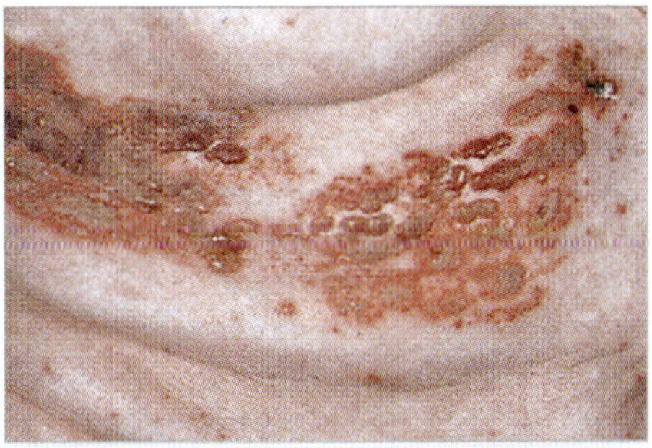

Abb. 80.1 Exanthem mit Bläschenbildung und Verschorfung (aus Sterry, Paus; Checkliste Dermatologie, Thieme, 2010).

80.1 **Welches Stadium/welche Kategorie der HIV-Erkrankung liegt bei der Patientin vor? Begründen Sie Ihre Aussage!**

80.2 **Nennen Sie mehrere AIDS-definierende Erkrankungen!**

80.3 **Nennen Sie die beiden wichtigsten Laborparameter zur Beurteilung der Effektivität einer antiretroviralen Therapie!**

! **80.4** **3 Monate später wird die Patientin schwanger. Welche Maßnahmen sollten zur Minimierung des Infektionsrisikos des Neugeborenen ergriffen werden und wie hoch ist dieses Risiko bei Beachtung dieser Maßnahmen?**

41-jähriger Patient mit Bluterbrechen

Ein 41-jähriger Patient wird nach zweimaligem plötzlichem Erbrechen von hellrotem Blut vom Notarzt zu Ihnen in die Notaufnahme gebracht. Abgesehen von einem allgemeinen Schwächegefühl gibt der Patient keine weiteren Beschwerden an. Medikamente nehme er keine ein. Bei der körperlichen Untersuchung fallen Ihnen ein Sklerenikterus sowie Spider-Nävi im Bereich der Bauchhaut auf. Auf Nachfrage gibt der Patient an, dass vor 2 Jahren eine Leberzirrhose festgestellt worden sei. Der damaligen Empfehlung des behandelnden Arztes, den langjährigen Alkoholabusus zu beenden, sei er jedoch nicht nachgekommen.

81.1 **Was ist die wahrscheinlichste Ursache der Hämatemesis?**

81.2 **Welche anderen Ursachen kommen bei dem Patienten noch in Betracht?**

81.3 **Nennen und erläutern Sie verschiedene Therapieverfahren, durch die die Blutung bei der vermuteten Ursache behandelt werden kann!**

 Antworten und Kommentar Seite 325

67-jährige Patientin mit Muskelkrämpfen und Parästhesien

Eine 67-jährige Patientin stellt sich wegen wiederholter sehr schmerzhafter Muskelkrämpfe – insbesondere der Beine – in Ihrer hausärztlichen Praxis vor. Zudem beklagt die Patientin Parästhesien der Beine und in der Umgebung des Mundes. Die derzeitige Medikation besteht aus ASS 100, 2 × 50 mg Metoprolol und 100 µg L-Thyroxin. Bei der körperlichen Untersuchung fällt eine Hyperreflexie auf. Es finden sich unauffällige Wundverhältnisse nach einem Kocher-Kragenschnitt am Hals. Die Labordiagnostik zeigt als auffälligsten Befund eine Hypokalzämie (Serumkalzium 1,68 mmol/l).

82.1 **Was ist bei dieser Patientin die wahrscheinlichste Ursache der Hypokalzämie? Nennen Sie auch andere Ursachen der Hypokalzämie!**

PTH ↓ → Neben-SD entfernt
Malabsorption
Osteoblasten ↔ Osteoklasten
Vit D - Mangel (Leber u. Niereninsuff.)
Kalzitonin ↓
Diurese → Furosemid
Azidose
Hypothyreose

82.2 **Welche Parameter sollten zur Klärung der Ursache einer Hypokalzämie bestimmt werden?**

PTH, Phosphat, Ca^{2+}, AP
Vit D
art BGA
TSH

82.3 **Welche dieser Parameter sind bei der Patientin wahrscheinlich verändert? Beschreiben Sie den Befund!**

PTH ↓
Ca^{2+} ↓
PO_3^- ↑

82.4 **Wie würden Sie die Patientin behandeln, falls Ihre Verdachtsdiagnose zutrifft? Geben Sie bei Medikamenten auch die Dosis an!**

Ca^{2+}

77-jährige Patientin mit Pneumonie und Anstieg des Serumkreatinins

Eine 77-jährige Patientin mit bekanntem Diabetes mellitus wird vom Hausarzt wegen einer fieberhaften beidseitigen Pneumonie zur stationären Behandlung eingewiesen und kommt zu Ihnen auf Station. Die Patientin gibt an, sie schwitze viel und scheide kaum Urin aus. Der Stationsarzt verordnet Cefuroxim und Gentamicin i.v., Sauerstoff und zur Thromboseprophylaxe ein niedermolekulares Heparin. Am 3. Tag des stationären Aufenthaltes zeigt sich in der Labordiagnostik ein Anstieg des Serumkreatinins von zunächst 1,5 auf 2,2 mg/dl. In den nächsten Tagen steigt das Kreatinin auf 3,5 mg/dl an.

83.1 **Nennen Sie die verschiedenen Formen des akuten Nierenversagens sowie jeweils Auslöser und Beispiele!**

83.2 **Nennen Sie die 4 Stadien des akuten Nierenversagens und beschreiben Sie, wie sich die Harnproduktion jeweils verhält!**

83.3 **Durch welche 4 im Urin bestimmbaren Parameter lässt sich ein akutes Nierenversagen von einer funktionellen Oligurie abgrenzen?**

83.4 **Welche therapeutischen Maßnahmen schlagen Sie bei der Patientin vor?**

 Seite 328

54-jähriger Patient mit Leistungsminderung

Ein 54-jähriger Patient stellt sich bei Ihnen zur betriebsärztlichen Kontrolluntersuchung vor. Vorerkrankungen sind nicht bekannt. Abgesehen von einem seit 2 Monaten bestehenden Spannungsgefühl im linken Oberbauch und einer allgemeinen Leistungsminderung ist der Patient beschwerdefrei. Die Milz ist 5 cm unter dem linken Rippenbogen tastbar. Das Blutbild zeigt folgendes Ergebnis: Hämoglobin 13,5 g/dl, Leukozyten 74 000/µl, Thrombozyten 310 000/µl. Im Differenzialblutbild findet sich eine Linksverschiebung, jedoch keine Vermehrung der Lymphozyten. Undifferenzierte Myeloblasten sind nicht nachweisbar.

84.1 **Welche Verdachtsdiagnose stellen Sie?**

84.2 **Welche zytogenetische Abnormalität liegt bei dieser Erkrankung vor und dient als diagnostischer Marker?**

! **84.3** **Welche molekulargenetische Veränderung liegt dieser Abnormalität zugrunde?**

84.4 **Welche 2 weiteren diagnostischen Maßnahmen schlagen Sie bei dem Patienten zur Diagnosesicherung vor? Welches Ergebnis erwarten Sie?**

91-jährige Patientin mit akuter Luftnot und Husten

Eine 91-jährige Patientin mit bekannter seniler Demenz wird wegen akut aufgetretener Luftnot und trockenem Husten zu Ihnen in die Notaufnahme eingeliefert. Luftnot und Husten seien am Vortag während des Essens von Erdnüssen aufgetreten. Die Patientin selbst kann keine weiterführenden Angaben machen, zuvor habe sie sich aber wohlgefühlt. Bei der orientierenden körperlichen Untersuchung fallen eine Tachykardie, eine diskrete Lippenzyanose, ein rechtsseitig abgeschwächtes Atemgeräusch und einzelne grobe Rasselgeräusche über der rechten Lunge auf. Der Blutdruck beträgt 160/90 mmHg, die Herzfrequenz 105/min, die Körpertemperatur 36,3 °C. Die pulsoxymetrisch gemessene Sauerstoffsättigung liegt bei 90 %. Sie fertigen ein Röntgenbild des Thorax an (▶ Abb. 85.1). Die Labordiagnostik ergibt, dass Blutbild, CRP, Elektrolyte und Gerinnung normwertig sind.

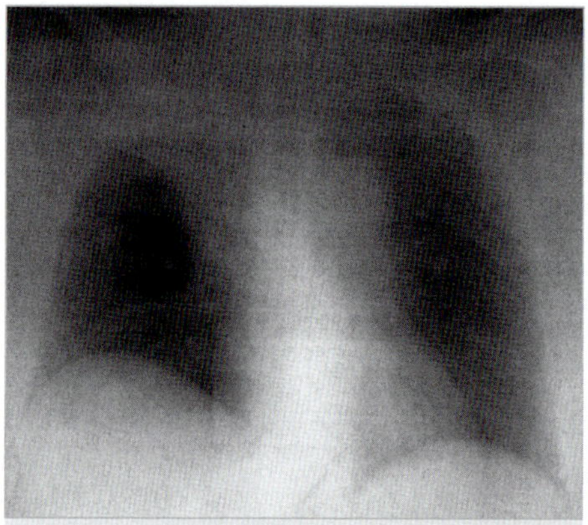

Abb. 85.1 Röntgen-Thorax p. a. (aus Oestmann, Radiologie, 2. Auflage, Thieme, 2005).

85.1 **Wie lautet Ihre Verdachtsdiagnose?**

85.2 **Welche Untersuchung sollte zur Klärung der Ursache der Beschwerden und aus therapeutischen Erwägungen heraus durchgeführt werden?**

85.3 **Welche anderen Ursachen für den oben beschriebenen Befund kennen Sie?**

61-jährige Patientin mit Sodbrennen

Eine 61-jährige Patientin stellt sich wegen seit Monaten bestehenden retrosternalen nächtlichen Brennens in Ihrer hausärztlichen Praxis vor. Die Patientin bringt eine Röntgenaufnahme (▶ Abb. 86.1) mit, die wegen ähnlicher Beschwerden 6 Monate zuvor angefertigt worden war. Sie führen eine Gastroskopie durch und diagnostizieren eine Refluxösophagitis im Stadium II.

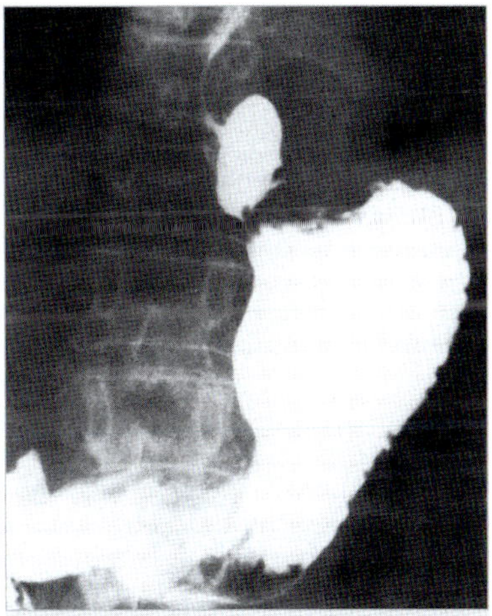

Abb. 86.1 Röntgen-Ösophagusbreischluck (aus Schumpelick, Bleese, Mommsen; Kurzlehrbuch Chirurgie, Thieme, 2010).

86.1 **Was ist am ehesten Ursache der Refluxösophagitis bei dieser Patientin?**

86.2 **Welche Formen dieser Erkrankung bzw. Anomalie kennen Sie?**

86.3 **Wie würden Sie die Patientin akut behandeln?**

86.4 **Bei welcher Form dieser Anomalie sollte ein operatives Vorgehen erwogen werden?**

33-jährige Patientin mit vergrößerter Schilddrüse

Eine 33-jährige Patientin stellt sich wegen einer Vergrößerung der Schilddrüse in Ihrer hausärztlichen Praxis vor. Die Schilddrüse habe sich in den zurückliegenden Jahren langsam vergrößert. Die Patientin neige zu Nervosität und habe in den vergangenen 2 Jahren 4 kg Gewicht zugenommen. Bei der Palpation der Schilddrüse stellen Sie fest, dass beide Schilddrüsenlappen knotig vergrößert sind. Von der Patientin mitgebrachte Laborwerte zeigen ein normwertiges basales TSH und normwertige periphere Schilddrüsenhormonwerte (T_3, T_4). Schilddrüsenantikörper (TPO-AK, TAK, TRAK) sind nicht nachweisbar.

87.1 **Wie lautet Ihre Verdachtsdiagnose?**

87.2 **Was ist die häufigste Ursache für diese Erkrankung?**

87.3 **Welche weiteren diagnostischen Maßnahmen schlagen Sie vor? Begründen Sie Ihre Vorschläge!**

87.4 **Welche Therapiemöglichkeiten gibt es? Führen Sie auf, unter welchen Bedingungen die einzelnen Therapieformen besonders geeignet oder ungeeignet sind!**

Antworten und Kommentar Seite 333

32-jährige Patientin mit retrosternalen Schmerzen und allgemeiner Schwäche

Eine 32-jährige Patientin stellt sich wegen seit 1 Tag bestehender retrosternaler Schmerzen, allgemeiner Schwäche, Nachtschweiß sowie Schmerzen in Finger- und Handgelenken bei Ihnen in der Notaufnahme vor. Die Patientin gibt an, dass außer einem systemischen Lupus erythematodes (SLE) keine anderen Erkrankungen bekannt seien. Eine regelmäßige Medikation bestehe nicht. Bei der Auskultation hören Sie ein leises systolisch-diastolisches reibendes Geräusch mit Punctum maximum parasternal links, welches bei Inspiration und vorgebeugtem Oberkörper am besten zu hören ist. Das Labor bei Aufnahme zeigt folgende Laborbefunde. CK 98 U/l, CK-MB 9 U/l, Thrombozyten 334/nl, Leukozyten 12/nl, CRP 32 mg/l, BSG 93 mm n. W. ▸ Abb. 88.1 zeigt das EKG bei Aufnahme. Der Befund des Kontroll-EKGs nach 4, 12 und 24 Stunden ist unverändert.

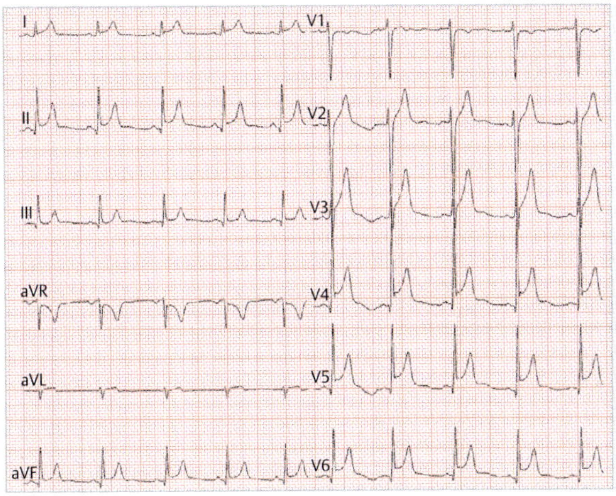

Abb. 88.1 EKG (aus Hamm, Willems; Checkliste EKG, Thieme, 2007).

88.1 **Benennen Sie die wahrscheinlichste Ursache für die thorakale Beschwerdesymptomatik! Begründen Sie Ihre Aussage!**

88.2 **Nennen Sie mehrere ätiologische Faktoren!**

56-jährige Patientin mit erhöhtem Blutzucker

Bei einer 56-jährigen Patientin stellen Sie bei einer Routinelaborkontrolle einen Blutzuckerwert von 194 mg/dl fest. Zwei Kontrollmessungen (nüchtern, kapillär) ergeben Werte von 129 mg/dl bzw. 141 mg/dl.

89.1 **Nennen Sie mindestens 2 Kriterien, anhand derer die Diagnose eines Diabetes mellitus gestellt werden kann! Kann bei Anwendung dieser Kriterien bei der Patientin bereits ein Diabetes mellitus diagnostiziert werden?**

89.2 **Welche Formen eines Diabetes mellitus kennen Sie? Nennen Sie den jeweils im Vordergrund stehenden pathophysiologischen Mechanismus!**

89.3 **Nennen Sie mehrere orale Antidiabetika mit unterschiedlichem Wirkmechanismus und geben Sie jeweils den Wirkmechanismus und eine typische Indikation zum Einsatz der Substanzklassen an!**

 Antworten und Kommentar Seite 337

79-jährige Patientin mit Schmerzen im Schultergürtelbereich

Eine 79-jährige Patientin kommt zu Ihnen in die Sprechstunde und beklagt ausgeprägte Schmerzen im Bereich der Oberarm-, Schulter-, Nacken- und Oberschenkelmuskulatur. Die Schmerzen seien nachts am stärksten. Seit wenigen Tagen bestehe ein linksseitiger Kopfschmerz. Bei der körperlichen Untersuchung sind die Gelenke frei beweglich und nicht geschwollen. Die linke Temporalarterie ist prominent und verhärtet. Die grobe Muskelkraft ist nicht eingeschränkt. Die Sensibilitätsprüfung ist unauffällig. Die Labordiagnostik liefert folgende Befunde: BSG 94 mm n. W., CRP 24 mg/l, Hb 11,7 g/dl, Leukozyten 6700/µl, Thrombozyten 297 000/µl, Rheumafaktor negativ, antinukleäre Antikörper (ANA) negativ, anti-Neutrophilen-Cytoplasma-Antikörper (ANCA) negativ.

90.1 **Wie lautet Ihre Verdachtsdiagnose?**

90.2 **Welche diagnostischen Maßnahmen schlagen Sie vor, um die Diagnose zu sichern?**

90.3 **Was sollte vor definitiver Diagnose dieser Erkrankung immer ausgeschlossen werden?**

90.4 **Wie wird die Erkrankung behandelt?**

Fall 91

41-jähriger Patient mit Ikterus und Erbrechen

Ein 41-jähriger Patient wird vom Rettungsdienst zu Ihnen in die Notaufnahme eingeliefert. Er gibt an, er fühle sich seit 2 Tagen zunehmend krank und habe mehrfach erbrochen. Zudem sehe er immer wieder Personen bzw. Gesichter, die ihn bedrohen würden. Nach Angaben der Schwester des Patienten besteht ein chronischer Alkoholabusus. Der akuten Verschlechterung sei ein „Saufexzess" über 3 Tage vorausgegangen. Der Patient ist teilweise desorientiert und unkonzentriert. Bei der körperlichen Untersuchung fallen ein Intentionstremor und ein Ikterus auf. Palpatorisch ist die Leber vergrößert und von weicher Konsistenz. Die Labordiagnostik zeigt folgende Resultate: Bilirubin 6,4 mg/dl, GPT 899 U/l, GOT 1123 U/l, γ-GT 344 U/l, Hb 10,5 g/dl, MCV 113 fl, Leukozyten 16 000/µl; anti-HAV, HBs-Ag, anti-HBc, anti-HCV und HCV-RNA sind negativ. Sonografisch zeigen sich eine vergrößerte Leber mit echoreichem Parenchym ohne Knoten sowie perihepatische Flüssigkeit.

91.1 **Was ist die wahrscheinlichste Ursache der massiv erhöhten Transaminasen?**

91.2 **Welche Parameter würden Sie bei diesem Patienten bestimmen, um die Synthesefunktion der Leber abzuschätzen?**

91.3 **Welche weiteren extrahepatischen Manifestationen des chronischen Alkoholismus kennen Sie?**

91.4 **Welche therapeutischen Maßnahmen schlagen Sie vor?**

69-jähriger Patient mit rascher Ermüdbarkeit und Luftnot

Ein 69-jähriger Patient kommt zum ersten Mal in Ihre hausärztliche Praxis. Er berichtet über eine langsam zunehmende rasche Ermüdbarkeit und Luftnot bei stärkerer Belastung. Darüber hinaus müsse er nachts inzwischen mehrfach Wasser lassen. Bezüglich Vorerkrankungen berichtet der Patient über eine langjährige arterielle Hypertonie. Die Vormedikation besteht aus einem Kalziumantagonisten und Digitoxin. Bei der Auskultation des Herzens hören Sie ein 2/6-Systolikum im Bereich der Herzspitze ohne Fortleitung. Der Auskultationsbefund der Lunge ist unauffällig. Über dem 6. Interkostalraum ist ein hebender Herzspitzenstoß palpierbar. Der Blutdruck beträgt 190/100 mmHg, bei Kontrolle am Folgetag 170/90 mmHg. ▸ Abb. 92.1 zeigt das EKG des Patienten.

Systolikum: Mitralstenose
re Herzinsuff
Herzspitzenstoß verlagert
HT

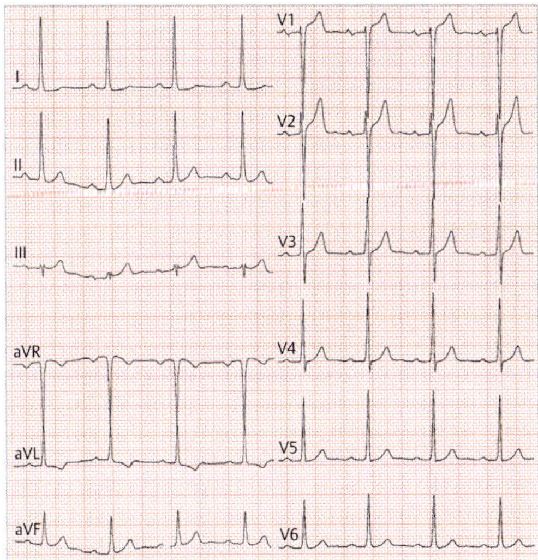

Abb. 92.1 EKG (aus Hamm, Willems; Checkliste EKG, Thieme, 2007).

92.1 **Wie lautet Ihre Verdachtsdiagnose? Begründen Sie Ihre Aussage!**

92.2 **Nennen Sie mögliche Ursachen!**

92.3 **Ihr Praxisbudget lässt 3 technische Untersuchungen zu. Welche diagnostischen Maßnahmen veranlassen Sie? Begründen Sie für jede gewünschte Untersuchung, weshalb Sie diese veranlassen wollen!**

92.4 **Was ist die wahrscheinlichste Ursache für das 2/6-Systolikum?**

61-jährige Patientin mit Gewichtsverlust

Eine 61-jährige Patientin stellt sich in Ihrer internistischen Fachpraxis vor, da sie in den vergangenen 4 Monaten ungewollt 12 kg abgenommen hat. Sie führen zur weiteren Abklärung unter anderem eine Gastroskopie durch und sehen eine ulzerierende Raumforderung an der kleinen Kurvatur. Die histologische Untersuchung einer Biopsie aus dem suspekten Areal ergibt den Befund eines Adenokarzinoms.

93.1 **Welche diagnostischen Maßnahmen schlagen Sie für das Staging des Magenkarzinoms vor? Begründen Sie Ihren Vorschlag!**

93.2 **Welche Präkanzerosen des Magenkarzinoms kennen Sie?**

93.3 **Welche anderen deutlich selteneren malignen Raumforderungen können im Magen gefunden werden?**

93.4 **Was ist die Therapie der Wahl des Magenkarzinoms bei kurativen Therapieansatz (z. B. Stadium IA oder B nach UICC)?**

45-jähriger Patient mit Fieber und Husten

Bei einem 45-jährigen Patienten wurde aufgrund einer akuten myeloischen Leukämie eine allogene Stammzelltransplantation durchgeführt. 6 Wochen nach Durchführung der Transplantation stellt sich der Patient in Ihrer internistischen Fachpraxis wegen neu aufgetretenen Fiebers und nicht produktivem Husten vor. Die Röntgenaufnahme des Thorax zeigt beidseitige interstitielle pulmonale Infiltrationen (Ausschnitt ▶ Abb. 94.1). Sie führen eine serologische Erregerdiagnostik durch und veranlassen eine stationäre Aufnahme des Patienten. Der erste Befund, den Sie vom Labor erhalten, zeigt, dass das Serum des Patienten IgG-Antikörper gegen das Zytomegalievirus (CMV) enthält.

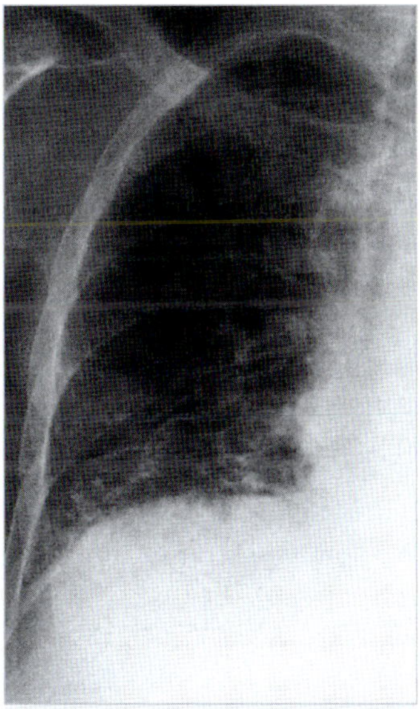

Abb. 94.1 Röntgen-Thorax p. a.: interstitielle Infiltration (aus Oestmann, Radiologie, Thieme, 2005).

94.1 **Können Sie bereits eine Diagnose stellen? Begründen Sie Ihre Aussage!**

94.2 **Ist zum Nachweis einer floriden CMV-Infektion eine ergänzende Diagnostik erforderlich?**

94.3 **Welche Befunde fallen im Blutbild und Differenzialblutbild bei einer CMV-Infektion, unabhängig von einer Begleiterkrankung, häufig auf?**

94.4 **Wie kann eine CMV-Infektion medikamentös behandelt werden?**

55-jähriger Patient mit Husten, Nachtschweiß und Gewichtsverlust

Ein 55-jähriger Patient wird vom Hausarzt wegen seit 4 Wochen bestehenden Hustens, Nachtschweiß und allgemeiner körperlicher Abgeschlagenheit in Ihre Klinik eingewiesen und kommt zu Ihnen auf die Station. Zudem habe er in den vergangenen 4 Monaten insgesamt 10 kg Gewicht abgenommen. An Vorerkrankungen sind eine Leberzirrhose und ein chronischer Alkoholabusus bekannt. Der Patient nimmt 10 mg Prednisolon täglich ein, da sein Nachbar (Gynäkologe) aufgrund des Hustens das Vorliegen einer chronischen Bronchitis vermutet habe. Die unter dem V. a. eine Lungenentzündung durchgeführte Therapie mit Amoxicillin habe die Beschwerden nicht gebessert. Bei der körperlichen Untersuchung des Patienten (Größe 173 cm, Gewicht 53 kg) fallen Ihnen ein kachektischer Habitus und einzelne Rasselgeräusche im Oberfeld der linken Lunge auf. Die Körpertemperatur beträgt 38,1 °C (rektal gemessen), der Blutdruck 110/60 mmHg, die Herzfrequenz 95/min (rhythmisch). Auf der Röntgenaufnahme des Thorax zeigt sich eine Verschattung in Projektion auf das linke Lungenoberfeld. Die Labordiagnostik ergibt folgende Befunde: BSG 65 mm n. W., CRP 36 mg/l, Hämoglobin 11,3 g/dl, MCV 103 fl, Leukozyten 9800/µl, GOT 78 U/l, GPT 67 U/l, γ-GT 229 U/l.

95.1 **Wie lautet Ihre Verdachtsdiagnose? Begründen Sie Ihre Vermutung!**

95.2 **Welche diagnostischen Maßnahmen schlagen Sie zur Sicherung der Diagnose vor?**

95.3 **Wie wird die Erkrankung üblicherweise behandelt?**

95.4 **Welche beiden typischen Nebenwirkungen der eingesetzten Medikamente machen eine fachärztliche Untersuchung vor Einleitung der Therapie und im Verlauf erforderlich?**

 Antworten und Kommentar Seite 346

58-jährige Patientin mit Herzinsuffizienz und Z. n. Lungenembolie

Sie werden im Nachtdienst auf die chirurgische Intensivstation gerufen. Dort treffen Sie eine 58-jährige Patientin an, die wegen einer Lungenembolie nach operativem Hüftgelenkersatz behandelt wird. An weiteren Vorerkrankungen sind eine chronische Niereninsuffizienz (Kreatinin aktuell 4,7 mg/dl), ein Diabetes mellitus Typ II und eine chronische Herzinsuffizienz (bei KHK) bekannt. Aufgrund einer Hypotonie erhält die Patientin Noradrenalin (Arterenol) als Dauerinfusion. Unter dieser Therapie liegt der Blutdruck bei 90/40 mmHg. Die Patientin ist schläfrig und reagiert kaum auf Ansprache, die Atmung ist vertieft und etwas beschleunigt. Der diensthabende chirurgische Kollege ruft Sie, da ihn die jüngste Blutgasanalyse beunruhigt: pH 7,13, pO_2 50,2 mmHg, pCO_2 28 mmHg, HCO_3^- 11 mmol/l, Sauerstoffsättigung 84 %.

96.1 **Interpretieren Sie die Blutgasanalyse im Hinblick auf den Gasaustausch und den Säure-Basen-Haushalt! Begründen Sie Ihre Interpretation anhand der Messwerte!**

Azidose pH ↓ metabol. Azidose
pO_2 ↓
pCO_2 ↓ (Norm 40)
HCO_3^- ↓ (Norm 24)

96.2 **Was ist bei der beschriebenen Patientin die wahrscheinlichste Ursache der Störungen des Säure-Basen-Haushalts? Begründen Sie Ihre Vermutung! Welcher diagnostische Test würde Ihre Verdachtsdiagnose wahrscheinlicher machen?**

Niereninsuff → Kreatinin
DM → BZ

96.3 **Welche anderen Ursachen für diese Störung des Säure-Basen-Haushalts kennen Sie?**

96.4 **Wie nennt man den Atemtyp der Patientin?**

resp. Globalinsuff.

Fall 97

66-jähriger Patient mit retrosternalem Druckgefühl

Ein 66-jähriger Patient stellt sich wegen eines starken retrosternalen Druckgefühls mit Ausstrahlung in den Hals und beide Arme bei Ihnen in der Notaufnahme vor. Ähnliche Beschwerden seien zuletzt zunehmend bei Belastung aufgetreten. Im Gegensatz zu früheren Schmerzereignissen habe das Nitro-Spray heute keine Linderung gebracht. Als Vorerkrankungen sind eine arterielle Hypertonie und Herzrhythmusstörungen bekannt. Die Medikation bestand zuletzt aus Furosemid und Sotalol. Sie leiten als erstes ein EKG ab (▶ Abb. 97.1a). Während der körperlichen Untersuchung wird der Patient kreislaufinstabil und bewusstlos. Er wird an den EKG-Monitor angeschlossen; ▶ Abb. 97.1b zeigt einen Monitorausdruck.

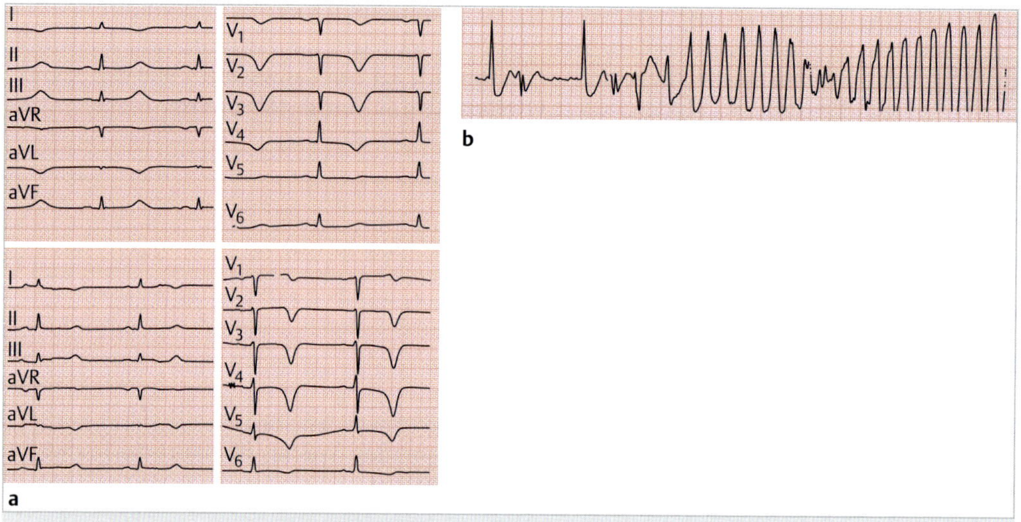

Abb. 97.1 EKG (aus Horacek, Der EKG-Trainer, Thieme, 2007):
a Bei stabilem Kreislauf abgeleitetes EKG.
b Monitorausdruck des beim kreislaufinstabilen, bewusstlosen Patienten abgeleiteten EKGs.

97.1 **Beschreiben Sie kurz die wesentlichen Befunde des zuerst abgeleiteten EKGs (▶ Abb. 97.1a) und stellen Sie eine Verdachtsdiagnose!**

97.2 **Welche Herzrhythmusstörung zeigt der Monitorausdruck (▶ Abb. 97.1b)?**

97.3 **Nennen Sie verschiedene Ursachen, die möglicherweise zur Entwicklung dieser Herzrhythmusstörung beigetragen haben, und erläutern Sie den jeweiligen Pathomechanismus!**

97.4 **Was ist die Therapie der Wahl zur Behandlung dieser Herzrhythmusstörung?**

 Antworten und Kommentar Seite 349

81-jährige Patientin mit Blut im Stuhl

Eine 81-jährige Patientin kommt zum ersten Mal in Ihre hausärztliche Praxis und klagt über wiederholte Blutauflagerungen (angeblich hellrot) auf dem Stuhl. Ansonsten fühle sie sich wohl. Sie habe regelmäßig Stuhlgang und neige nicht zu Obstipation oder Diarrhöen. Außer einem diätetisch eingestellten Diabetes mellitus Typ II sind keine Vorerkrankungen bekannt. Die orientierende körperliche Untersuchung ergibt keinen pathologischen Befund. Die Untersuchung des Stuhls auf okkultes Blut fällt positiv aus.

98.1 **Nennen Sie die häufigsten Ursachen einer peranalen Blutung in dieser Altersklasse!**

98.2 **Welchen beiden Untersuchungen räumen Sie zur weiteren Abklärung oberste Priorität ein?**

98.3 **Welche weiteren diagnostischen Methoden stehen zur Verfügung, falls diese Untersuchungen keinen pathologischen Befund zeigen?**

98.4 **Nennen Sie mögliche Verfahren zur Behandlung von Hämorrhoiden! Wann kommen die jeweiligen Verfahren bevorzugt zum Einsatz?**

55-jähriger Patient mit Hypertonie, Proteinurie und Erythrozyturie

Ein 55-jähriger Patient sucht Ihre internistische Fachpraxis auf, da bei einer Blutdruckmessung in einer Apotheke erhöhte Werte festgestellt worden seien. Sie messen einen Blutdruck von 160/95 mmHg am rechten und 165/95 mmHg am linken Arm. Im Rahmen der weiteren Diagnostik führen Sie eine Urinuntersuchung durch. Die zweimalige Urindiagnostik bringt folgende Befunde: über 250 Erythrozyten pro Gesichtsfeld, Leukozyten negativ, Protein stark positiv, Nitirit negativ, keine Bakterien. Bei der mikroskopischen Untersuchung des Urins sehen Sie dysmorphe Erythrozyten und Erythrozytenzylinder. Die Proteinausscheidung im 24-Stunden-Sammelurin beträgt 1,3 g. Sonografisch sind die Nieren gering vergrößert, das Parenchym wirkt leicht echoarm. Konkremente und Harnstau sind nicht nachweisbar.

99.1 **Nennen Sie Formen und Ursachen einer Erythrozyturie!**

99.2 **Wie lautet Ihre Verdachtsdiagnose bei diesem Patienten?**

99.3 **Sie fordern zur weiteren Abklärung eine Urinproteinelektrophorese an. Der Nachweis welcher Proteine spricht für eine glomeruläre bzw. eine tubuläre Proteinurie?**

! **99.4** **Zur definitiven Ursachenklärung führen Sie eine Nierenbiopsie durch. Welche Informationen liefert Ihnen die Immunhistochemie?**

 Antworten und Kommentar Seite 352

69-jährige Patientin mit Nasen- und Zahnfleischbluten

Eine 69-jährige Patientin stellt sich wegen seit Wochen rezidivierenden und anhaltenden Nasen- und Zahnfleischblutens in Ihrer hausärztlichen Praxis vor. Darüber hinaus fühle sie sich häufig schlapp und müde. Wegen wiederholter Atemwegs- und Harnwegsinfektionen habe sie zuletzt wiederholt Antibiotika aus dem Bestand Ihres Ehemanns eingenommen. 1 Jahr zuvor sei wegen eines bösartigen Tumors eine Strahlen- und Chemotherapie durchgeführt worden. Bei der körperlichen Untersuchung zeigt sich eine blasse Patientin in reduziertem Allgemeinzustand mit sonst unauffälligem Befund. Das Blutbild zeigt folgende Befunde: Hb 8,5 g/dl, Erythrozyten 2,8 Mio/µl, Leukozyten 1700/µl, Thrombozyten 28 000/µl, MCH 31 pg, MCV 110 fl, Retikulozyten 1/1000 Erythrozyten (Normbereich 3–18/1000 Erythrozyten), kein Nachweis von Blasten im Ausstrichpräparat.

100.1 **Nennen Sie Ihre primäre Verdachtsdiagnose sowie Differenzialdiagnosen!**

100.2 **Welchen Befund der Knochenmarkzytologie erwarten Sie, falls Ihre primäre Verdachtsdiagnose zutrifft?**

100.3 **Wie wird die Erkrankung klassifiziert? Nennen Sie die Subtypen!**

Beratungsgespräch bezüglich Cholera

Ein 29-jähriger beschwerdefreier Mann sucht Sie in Ihrer hausärztlichen Praxis auf, da er in Kürze im Rahmen seiner Tätigkeit als Entwicklungshelfer zu einem 6-monatigen Aufenthalt in eine Region Nordindiens aufbrechen wird, in der die Cholera gehäuft auftrete. Der Patient möchte sich deshalb beraten lassen.

101.1 Was ist die Ursache der Cholera?

101.2 Bei welchen Symptomen muss an eine Cholera gedacht werden?

101.3 Was empfehlen Sie dem Patienten für den Fall, dass diese Symptome auftreten?

101.4 Wie ist die Prognose der Erkrankung?

101.5 Sollte sich der Patient zum Schutz vor einer Cholera impfen lassen?

 Seite 355

74-jährige Patientin mit Obstipation und Herzrhythmusstörungen

Eine 74-jährige Patientin stellt sich wegen Übelkeit, Herzstolpern und Herzrasen bei Ihnen in der Notaufnahme vor. 10 Tage zuvor habe sie am Abend eine Schwellung der Füße bemerkt. Sie habe daraufhin täglich zwei „Wassertabletten" ihres „nierenkranken" Ehemanns eingenommen. Die Patientin überreicht Ihnen eine leere Schachtel „Furosemid 250 mg". An einer chronischen Verstopfung leide sie schon lange und nehme regelmäßig Laxanzien ein. Trotzdem habe sie nun schon seit 6 Tagen keinen Stuhlgang mehr gehabt, müsse aber oft Wasser lassen und fühle sich zunehmend schwach. Seit 3 Tagen bemerke sie nun ständig Herzstolpern und Herzrasen. Bei der körperlichen Untersuchung fallen Ihnen zahlreiche Extrasystolen auf. Der EKG-Monitor in der Notaufnahme zeigt in der Standardableitung polymorphe ventrikuläre Extrasystolen und den in ▸ Abb. 102.1 dargestellten Stromkurvenverlauf.

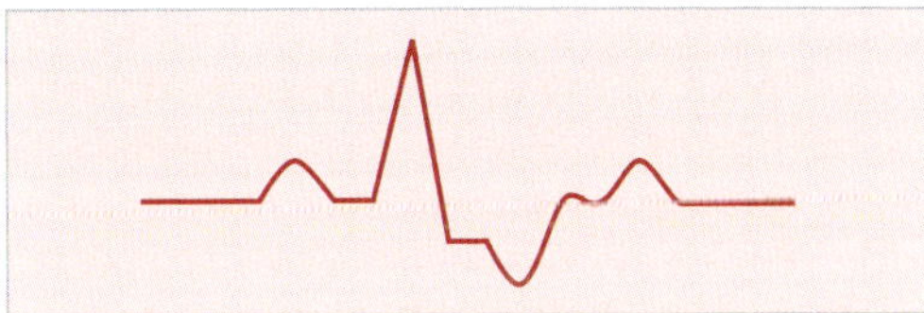

Abb. 102.1 EKG der Patientin.

102.1 **Was ist sehr wahrscheinlich Ursache der von der Patientin beklagten Beschwerden? Begründen Sie Ihre Vermutung!**

Hypokaliämie
· Laxanzien
· Furosemid
· kardiale Symptomatik

102.2 **Welche weiteren Ursachen für diese „Störung" kennen Sie?**

Aufnahme ↓
kaliumarme Kost

Ausscheidung ↑
Furosemid
Diarrhö

Alkalose
ß-Sympathomimetika

Insulin

102.3 **Wie würden Sie die Patientin behandeln, falls Ihre Verdachtsdiagnose zutrifft?**

53-jähriger Patient mit Dysphagie

Ein 53-jähriger Patient stellt sich wegen seit Wochen bestehender, retrosternal lokalisierter Schluckbeschwerden in Ihrer hausärztlichen Praxis vor. Er sei nur noch in der Lage, breiförmige Nahrung und Flüssigkeit zu sich zu nehmen. In den vergangenen 3 Monaten habe er 18 kg Gewicht verloren. An Vorerkrankungen sind eine Leberzirrhose bei chronischem Alkoholabusus und eine Hyperurikämie bekannt. Der Patient raucht seit vielen Jahren täglich eine Schachtel Zigaretten. Abgesehen vom geringen Körpergewicht (49 kg bei 179 cm Körpergröße) ergibt die körperliche Untersuchung keine Auffälligkeiten. In der Labordiagnostik fällt eine Anämie (Hb 9,8 g/dl) auf, das MCV ist erniedrigt.

103.1 **Welche Erkrankung könnte bei diesem Patienten vorliegen?**

103.2 **Was ist die wichtigste Untersuchung zur Diagnosesicherung?**

103.3 **Welche Untersuchungen sind bei gesicherter Diagnose noch sinnvoll?**

103.4 **Wie breitet sich die Erkrankung typischerweise im Körper aus?**

 Seite 358

25-jährige Patientin mit schmerzhafter Schwellung des linken Sprunggelenks

Eine 25-jährige Patientin stellt sich wegen einer schmerzhaften Schwellung des linken Sprunggelenks in Ihrer hausärztlichen Praxis vor. Die Gelenkschwellung sei spontan aufgetreten, ein Trauma sei nicht erinnerlich. Bei der körperlichen Untersuchung fallen Ihnen an beiden Unterschenkeln streckseitig mehrere subkutane, rötlich-livide Knoten auf. Im Röntgen-Thorax zeigt sich ein auffälliger Befund (▸ Abb. 104.1). In der primären Labordiagnostik sind folgende Werte pathologisch: BSG 60 mm n. W., CRP 24 mg/l, Kalzium 2,7 mmol/l.

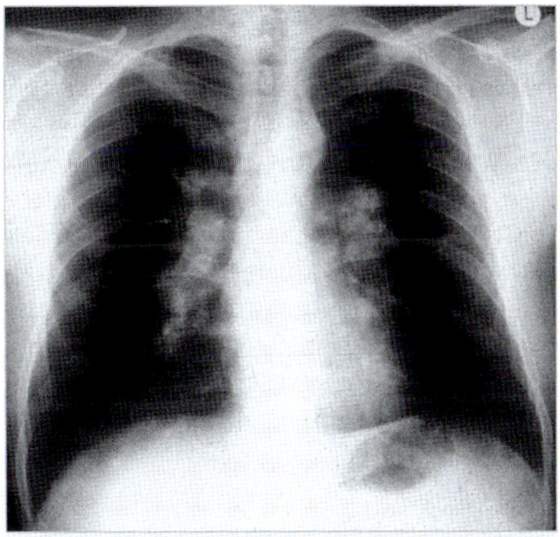

Abb. 104.1 Röntgen-Thorax p. a. (mit freundlicher Genehmigung von Prof. Dr. med. Wolfgang L. Gross, Poliklinik für Rheumatologie, Universitätsklinikum Schleswig-Holstein, Campus Lübeck).

104.1 Wie lautet Ihre Verdachtsdiagnose?

104.2 Welche pulmonalen und extrapulmonalen Manifestationen der Erkrankung kennen Sie?

104.3 Welche diagnostischen Maßnahmen schlagen Sie zur Sicherung der Diagnose vor und welches Ergebnis erwarten Sie?

Fall 105

63-jähriger Patient mit Halbseitenlähmung rechts und Sprachstörung

Ein 63-jähriger Patient wird vom Rettungsdienst in die Notaufnahme gebracht. Nach Angaben der in der Zwischenzeit ebenfalls eingetroffenen Angehörigen ist der Patient beim Spazierengehen zusammengesackt und kann seither die rechte Körperhälfte nicht mehr bewegen und nicht mehr sprechen. An Vorerkrankungen sind eine arterielle Hypertonie und ein Diabetes mellitus bekannt. Zuletzt wurde der Patient mit Captopril, Digitoxin und Glibenclamid behandelt. Aktuell ist der Patient somnolent und reagiert kaum auf Ansprache. Der Blutdruck beträgt 180/100 mmHg. Bei der körperlichen Untersuchung zeigt sich eine Hemiparese rechts. ▶ Abb. 105.1 zeigt das EKG bei Aufnahme.

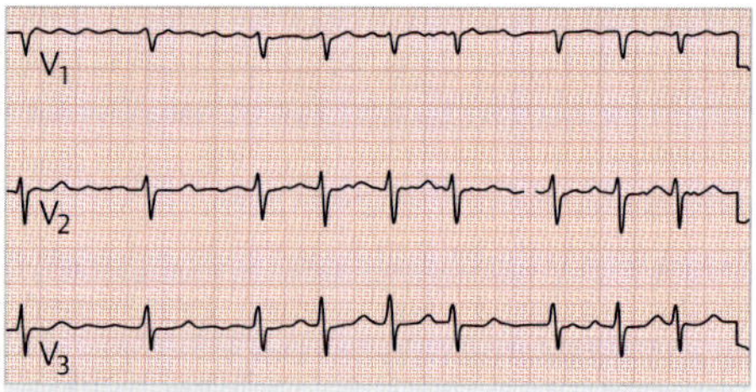

Abb. 105.1 EKG des Patienten.

105.1 **Welchen laborchemischen Test müssen Sie bei dem Patienten sofort durchführen?**

105.2 **Welche Diagnose ist in Anbetracht des EKG-Befundes am wahrscheinlichsten?**

105.3 **Welche weiteren diagnostischen Maßnahmen sind erforderlich? Begründen Sie Ihre Aussage!**

Weiterführende Untersuchungen zeigen einen frischen Hirninfarkt im Stromgebiet der linken A. cerebri media.

105.4 **Unter welchen Umständen würden Sie eine Thrombolysetherapie durchführen?**

Die Schwester in der Notaufnahme weist Sie auf den auch bei Kontrolle erhöhten Blutdruck hin (nun 185/95 mmHg), da sie befürchtet, dass ein erhöhter Hirndruck auftritt.

105.5 **Was unternehmen Sie?**

 Antworten und Kommentar **Seite 360**

! 45-jähriger Patient mit Gesichtsrötung, Tachykardie und Hypertonie

Ein 45-jähriger Patient stellt sich in Ihrer hausärztlichen Praxis vor, weil seit wenigen Wochen anfallsweise Gesichtsrötung, Herzrasen, Durchfälle und Bauchschmerzen wechselnder Intensität sowie Luftnot auftreten. Die Beschwerden träten schubweise und unabhängig von äußeren Umständen wie Nahrungsaufnahme, Wetter oder Jahreszeit auf. Seit Beginn der Beschwerden habe er 5 kg Gewicht verloren. Vorerkrankungen sind nicht bekannt. Bei der körperlichen Untersuchung fällt ein arterieller Hypertonus auf (180/90 mmHg). Eine Röntgenaufnahme des Thorax zeigt einen unauffälligen kardiopulmonalen Befund.

106.1 **Nennen Sie mindestens eine Erkrankung, welche die Symptomatik des Patienten erklären könnte!**

106.2 **Welche Untersuchung schlagen Sie als Suchtest zur weiteren Abklärung vor?**

106.3 **Welche diagnostischen Maßnahmen sind erforderlich, wenn der Suchtest positiv ausfällt?**

106.4 **Wo ist die vermutete Erkrankung am häufigsten lokalisiert?**

106.5 **Was muss eintreten, damit die vermutete Erkrankung symptomatisch wird?**

67-jähriger Patient mit Herzrasen und Luftnot

5 Tage nach einer aortokoronaren Bypassoperation klagt ein 67-jähriger Patient über Herzrasen und Luftnot. Sie fertigen ein EKG an (▶ Abb. 107.1).

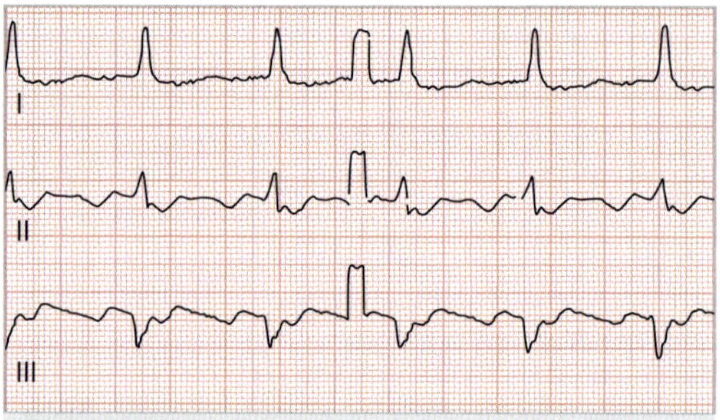

Abb. 107.1 EKG (aus Klinge, Das Elektrokardiogramm, Thieme, 2002).

107.1 **Welche Diagnose stellen Sie? Begründen Sie Ihre Aussage anhand des EKG-Befundes!**

107.2 **Welche Therapiemöglichkeiten bestehen?**

107.3 **Welche therapeutische Maßnahme ergreifen Sie, wenn die Herzrhythmusstörung wiederholt auftritt?**

71-jährige Patientin mit postoperativem Husten, Fieber und Thoraxschmerzen

Als internistischer Konsiliarius werden Sie auf die chirurgische Station gerufen, weil eine 71-jährige Patientin (Größe 165 cm, Gewicht 85 kg) am 4. postoperativen Tag nach Implantation einer Hüftendoprothese über Husten und Auswurf sowie akut einsetzende rechtsthorakale Schmerzen klagt. Die thorakalen Schmerzen lassen während der weiteren stationären Behandlung etwas nach, der Husten hält jedoch an und es treten Luftnot und Fieber bis 39,1 °C auf. Die Blutgasanalyse zeigt folgenden Befund: pH 7,40, pO_2 59 mmHg, pCO_2 29 mmHg, Sauerstoffsättigung 91 %. Die Patientin gibt an, dass der Auswurf initial, abgesehen von einzelnen roten Stippchen, klar gewesen sei, nun jedoch gelblich verfärbt sei. Sie veranlassen daraufhin eine Röntgenaufnahme des Thorax (▶ Abb. 108.1).

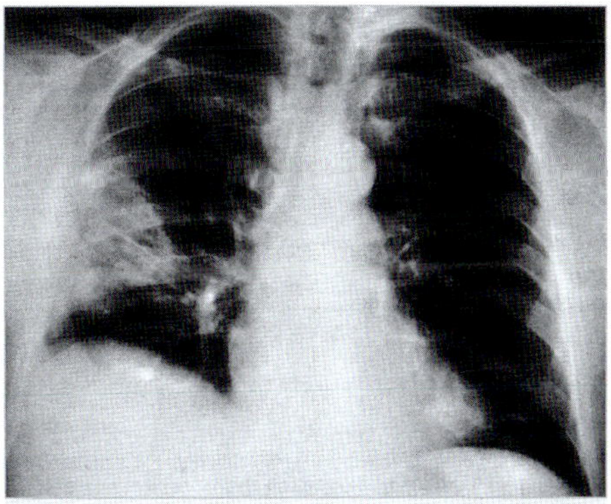

Abb. 108.1 Röntgen-Thorax p. a. (aus Siegenthaler, Siegenthalers Differenzialdiagnose, Thieme, 2005).

108.1 **Stellen Sie eine Verdachtsdiagnose!**

108.2 **Welche Untersuchungen (in der Reihenfolge des praktischen Vorgehens) schlagen Sie zur Sicherung Ihrer Verdachtsdiagnose vor? Begründen Sie Ihren Vorschlag!**

108.3 **Welche therapeutischen Maßnahmen schlagen Sie vor, falls Ihre Verdachtsdiagnose zutrifft?**

108.4 **Erklären Sie in wenigen Stichworten die Pathogenese dieser Lungenerkrankung! Was ist die Ursache der „roten Stippchen" in der Anamnese?**

28-jähriger Patient mit erhöhten Leberwerten

Ein 28-jähriger Patient wird mit der Einweisungsdiagnose „erhöhte Leberwerte" in Ihre Klinik aufgenommen und kommt zu Ihnen auf Station. Der Patient hatte sich zuvor wegen allgemeiner Abgeschlagenheit, Gelenkschmerzen und Appetitlosigkeit bei seinem Hausarzt vorgestellt. Der körperliche Untersuchungsbefund ist bis auf einen diskreten Sklerenikterus unauffällig. Die Labordiagnostik ergibt folgende Befunde: GOT 554 U/l, GPT 793 U/l, Bilirubin gesamt 2,2 mg/dl, γ-GT 46 U/l.

109.1 **Welche Formen und Ursachen einer Hepatitis kennen Sie?**

109.2 **Welche Laborparameter bestimmen Sie bei V. a. Hepatitis B und welches Ergebnis erwarten Sie bei einer akuten (!) Infektion?**

109.3 **Wie wird eine akute (!) Hepatitis B behandelt?**

109.4 **Welche Formen einer Hepatitis-B-Impfung gibt es? Nennen Sie die Indikationen!**

109.5 **Woran „erkennen" Sie einen infektiösen Patienten, einen chronischen Verlauf bzw. einen asymptomatischen HBs-Ag-Träger?**

49-jährige Patientin mit Leistungsminderung und Kopfschmerzen

Eine 49-jährige Patientin sucht wegen Abnahme der körperlichen Leistungsfähigkeit und Müdigkeit Ihre hausärztliche Praxis auf. Die Patientin leidet seit Jahren an Kopfschmerzen und nimmt daher fast täglich 4–6 g Paracetamol und 1–2 g Acetylsalicylsäure ein. Bei der körperlichen Untersuchung sehen Sie eine blasse Patientin in reduziertem Allgemeinzustand. Die körperliche Untersuchung ist bis auf einen Blutdruck von 190/110 mmHg unauffällig. In der Labordiagnostik fallen folgende Befunde auf: Hb 9,2 g/dl, Kreatinin 3,9 mg/dl, Harnstoff 91 mg/dl. Im Urinsediment finden sich eine nicht dysmorphe Erythrozyturie und eine Leukozyturie. Die Urindiagnostik zeigt eine Eiweißausscheidung von 1,4 g/d mit tubulärem Muster. Sie führen daraufhin eine Abdomensonografie durch und sehen beidseits verkleinerte Nieren mit Verkalkungsstrukturen an der Mark-Rinden-Grenze.

110.1 **Welche Erkrankung liegt wahrscheinlich vor und was ist die Ursache?**

110.2 **Nennen Sie mindestens 3 weitere mögliche Ursachen dieser Erkrankung!**

110.3 **Die Patientin fragt Sie, wie die Erkrankung behandelt werden soll. Wie lautet Ihre Antwort?**

110.4 **Wie ist die Prognose einzuschätzen?**

Antworten und Kommentar Seite 368

58-jähriger Patient mit Gewichtsverlust und Ikterus

Ein 58-jähriger Patient wird vom Hausarzt wegen eines Gewichtsverlusts von 20 kg in den vergangenen 3 Monaten in Ihre Klinik eingewiesen und kommt auf Ihre Station. Er berichtet über wechselnde leichte Oberbauchschmerzen sowie eine zunehmende Schwäche und Übelkeit. Aus der Vorgeschichte sind ein chronischer Alkoholabusus und eine chronische Pankreatitis bekannt. Bei der körperlichen Untersuchung fällt Ihnen ein Ikterus von Haut und Skleren auf. Die Bauchdecken sind weich, die Gallenblase ist prallelastisch palpabel. In der Sonografie des Abdomens zeigen sich eine Erweiterung der extrahepatischen Gallengänge und eine etwa 5 cm große, unregelmäßige Verdickung im Bereich des Pankreaskopfes.

111.1 **Wie lautet Ihre Verdachtsdiagnose?**

111.2 **Welche weitere Diagnostik schlagen Sie vor? Begründen Sie jede von Ihnen vorgeschlagene Maßnahme. Unter welcher Fragestellung führen Sie die Maßnahmen durch?**

111.3 **Wie schätzen Sie die Prognose des Patienten ein?**

! **111.4** **Wie bezeichnet man die Konstellation aus Ikterus und schmerzloser prallelastisch palpabler Gallenblase?**

Ca. 50-jähriger Patient mit Synkope

Sie werden als Notarzt zu einem auf dem Bürgersteig liegenden ca. 50-jährigen Patienten gerufen, der laut Auskunft der Umstehenden bewusstlos zusammengebrochen ist. Der Patient reagiert nicht auf Ansprache und zeigt keine Eigenatmung. Blutdruck und Puls sind nicht messbar. ► Abb. 112.1 zeigt die Ableitung des EKGs.

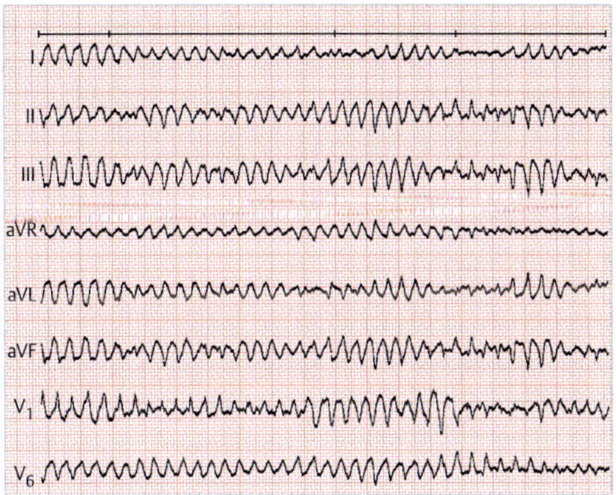

Abb. 112.1 EKG (aus Hamm, Willems; Checkliste EKG, Thieme, 2007).

112.1 **Welche Herzrhythmusstörung liegt vor?**

Flimmern Kammerflimmern

112.2 **Nennen Sie verschiedene Ursachen, welche die Entstehung einer solchen Herzrhythmusstörung begünstigen!**

112.3 **Machen Sie einen Therapievorschlag und begründen Sie die Reihenfolge Ihres Vorgehens!**

112.4 **Was ist, unabhängig von der zugrunde liegenden Erkrankung, die Therapie der Wahl, um nach erfolgreicher Therapie der Herzrhythmusstörung die Prognose des Patienten zu verbessern?**

62-jähriger somnolenter Patient mit Luftnot

Ein 62-jähriger Patient wird vom Notarzt wegen in den Stunden zuvor zunehmender Schläfrigkeit und Luftnot zu Ihnen in die Notaufnahme gebracht. Der Patient ist somnolent und reagiert kaum auf Ansprache. Nach Angaben der Ehefrau hat ihr Mann schon seit mehreren Tagen über Luftnot geklagt und viel gehustet. Eine chronisch obstruktive Lungenerkrankung ist seit vielen Jahren bekannt. Die Therapie erfolgte bisher mit Prednisolon 20 mg/d, Theophyllin (zuletzt pro Tag 4 × 500 mg) und Salbutamol zur Inhalation. Die Atmung ist flach, das Atemgeräusch seitengleich und leise. Am EKG-Monitor sehen Sie multiple ventrikuläre Extrasystolen. Sie führen eine Blutgasanalyse durch, die folgendes Ergebnis zeigt: pH 7,17, pO_2 47,9 mmHg, pCO_2 96,2 mmHg, Bikarbonat 34 mmol/l, Sauerstoffsättigung 70 %.

113.1 Interpretieren Sie die Blutgasanalyse im Hinblick auf den Gasaustausch und den Säure-Basen-Haushalt!

pH ↓ resp. Azidose
pO_2 ↓ resp. Globalinsuff.
pCO_2 ↑
HCO_3^- ↑
O_2-Sät ↓

113.2 Welche therapeutische Maßnahme hat in der beschriebenen Situation Vorrang? Begründen Sie Ihre Aussage!

-> Hyperkaliämie SB!
-> Insulin + Glucose
-> Furosemid + Ringer
-> Dialyse
-> AF ↓

113.3 Nennen Sie mögliche Ursachen für die Herzrhythmusstörungen des Patienten! Woraus leiten Sie Ihre Vermutung ab?

K ↑ Niereninsuff
Aldosteronantagonisten Spironolacton
Kaliumsparende Diuretica
Azidose (COPD)
ACE-Hemmer
β-Blocker

 Seite 372

34-jähriger Patient mit Bauchschmerzen

Ein 34-jähriger Patient stellt sich an einem Freitag gegen 20.00 Uhr mit krampfartigen Bauchschmerzen bei Ihnen in der Notaufnahme vor. Er berichtet zudem über seit mehreren Tagen bestehende blutige Durchfälle. Ähnliche Beschwerden habe er schon häufiger gehabt. Er werde deshalb medikamentös behandelt. Derzeit nehme er Mesalazin und Budesonid (Schaum) ein. Auf der Einweisung des Hausarztes steht „chronisch-entzündliche Darmerkrankung". In der Labordiagnostik fällt eine deutliche Erhöhung der alkalischen Phosphatase auf.

114.1 **Welche Erkrankungen werden als „chronisch-entzündliche Darmerkrankungen " bezeichnet?**

114.2 **Wie unterscheidet sich das klinische Bild dieser Erkrankungen? Denken Sie z. B. an das Befalls- und Ausbreitungsmuster, eine eventuelle Fistelbildung und den radiologischen und endoskopischen Befund!**

114.3 **Nennen Sie typische extraintestinale Manifestationen der chronisch-entzündlichen Darmerkrankungen!**

114.4 **Welche mit der „chronisch-entzündlichen Darmerkrankung" assoziierte Erkrankung ist wahrscheinlich für die Erhöhung der alkalischen Phosphatase verantwortlich?**

Antworten und Kommentar Seite 374

27-jähriger Patient mit Pruritus und Husten

Ein 27-jähriger Patient stellt sich in Ihrer hausärztlichen Praxis vor, weil er in den zurückliegenden Monaten mehrfach Episoden von Herzrasen, Husten, Brennen der Mundschleimhaut, Übelkeit und vermehrtem Tränenfluss erlebt habe. Während dieser „Anfälle" sind dem Patienten leicht juckende und erhabene rote Flecken an der Haut aufgefallen. Die Attacken seien vor allem freitags aufgefallen, wenn in der Kantine meist Fisch serviert werde. Aktuell ist der Patient beschwerdefrei. Der körperliche Untersuchungsbefund und die Laboruntersuchung (Blutbild, Elektrolyte, Nierenretentionsparameter, Leberenzyme) sind unauffällig.

115.1 **Wie lautet Ihre Verdachtsdiagnose?**

115.2 **Welche diagnostischen Maßnahmen schlagen Sie vor?**

115.3 **Der Patient fragt Sie nach einer Therapie. Wie beraten Sie ihn?**

 Antworten und Kommentar Seite 376

83-jährige Patientin mit Synkope

Als internistischer Konsiliarius werden Sie auf die chirurgische Station gerufen, weil der chirurgische Kollege Ihre Stellungnahme zu einem präoperativen EKG (▶ Abb. 116.1) einer 83-jährigen Patientin haben will, die sich bei einem Sturz eine Oberschenkelhalsfraktur zugezogen hat. Nach Angaben der Angehörigen habe die Patientin über Schwindel geklagt, sei dann zu Boden gestürzt und habe etwa 30 Sekunden nicht auf Ansprache reagiert. Aktuell klagt die Patientin über Schmerzen in der linken Leiste sowie Schwindel und geringe Luftnot. Die Notfall-Labordiagnostik zeigt keine Auffälligkeiten.

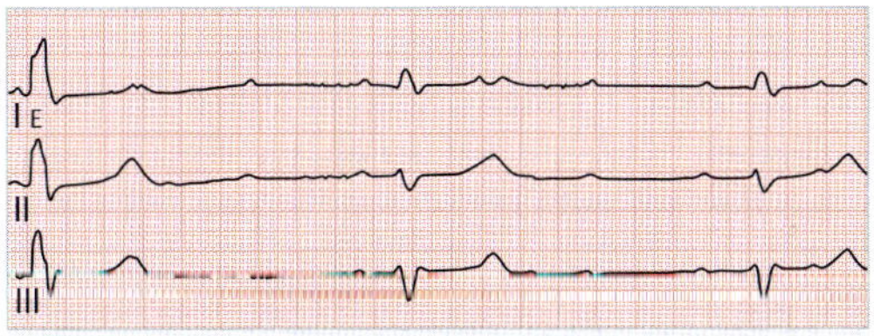

Abb. 116.1 EKG (E = Eichzacke) (aus Klinge, Das Elektrokardiogramm, Thieme, 2002).

116.1 Welche Diagnose stellen Sie?

116.2 Nennen Sie mögliche Ursachen dieser Herzrhythmusstörung!

116.3 Welche Schweregrade dieser Herzrhythmusstörung gibt es und wie unterscheiden sich diese im EKG?

116.4 Welche Therapie schlagen Sie für die einzelnen Schweregrade der Herzrhythmusstörung vor?

36-jähriger Patient mit vergrößerter Leber und erhöhtem Blutzucker

Ein 36-jähriger Patient stellt sich in Ihrer hausärztlichen Praxis vor, da im Rahmen einer Einstellungsuntersuchung eine Vergrößerung der Leber sowie eine Erhöhung des Blutzuckers festgestellt worden sei. Der Patient fühlt sich subjektiv beschwerdefrei, allerdings habe die allgemeine Leistungsfähigkeit in den letzten Monaten nachgelassen. Vorerkrankungen sind nicht bekannt. Medikamente nimmt der Patient nicht ein und auch ein regelmäßiger Alkoholkonsum wird verneint. Bei der körperlichen Untersuchung tasten Sie die Leber in der Medioklavikularlinie etwa 2 cm unter dem Rippenbogen. Sie ist mäßig konsistenzvermehrt. Zudem fällt Ihnen eine intensive bräunliche Pigmentierung der Haut auf. Die Labordiagnostik zeigt folgende Befunde (nüchtern): Glukose 167 mg/dl (Kontrolle 181 mg/dl), GOT und GPT normwertig, Cholinesterase (CHE) leicht vermindert, Hb 15,1 g/dl, Leukozyten 8990/µl, Thrombozyten 167 000/µl, Ferritin 891 µg/l, Eisen 400 µg/l, HbA_{1c} 9,2 %. Die Transferrinsättigung beträgt 86 %.

117.1 **Wie lautet Ihre Verdachtsdiagnose? Welche klinischen und laborchemischen Befunde unterstützen Ihre Vermutung?**

117.2 **Wie können Sie Ihre Verdachtsdiagnose sichern?**

117.3 **Was ist die Therapie der Wahl?**

117.4 **Welche Parameter werden zur Einteilung des Schweregrades einer Leberzirrhose nach Child-Pugh herangezogen?**

23-jährige Patientin mit akuter Luftnot

Am ersten Mai kommt eine 23-jährige Patientin wegen einer akuten Luftnotattacke zu Ihnen in die Notaufnahme. Sie berichtet, dass sie seit Anfang April an anfallsweise auftretender Luftnot leide, welche meist mit Husten und glasig-zähem Auswurf einhergehe. Fieber, Nachtschweiß, thorakale Schmerzen oder Gewichtsverlust werden verneint. Außer einem Heuschnupfen seien keine Vorerkrankungen bekannt. Bei der Auskultation der Lunge hören Sie ein vesikuläres Atemgeräusch mit verlängertem exspiratorischem Anteil sowie Giemen und Brummen während der Exspiration. Der Blutdruck beträgt 150/80 mmHg, die Herzfrequenz 120/min (rhythmisch). Die Blutgasanalyse zeigt folgenden Befund: pH 7,40, pO_2 66 mmHg, pCO_2 32 mmHg, Sauerstoffsättigung 92 %.

118.1 **Welche Diagnose stellen Sie?**

118.2 **Welche Formen dieser Erkrankung gibt es? Nennen Sie auslösende Faktoren!**

118.3 **Welche Untersuchungen sollten zur Diagnosesicherung und zur Suche nach Auslösern erfolgen?**

118.4 **Welche Therapie schlagen Sie in Abhängigkeit von der Aktivität der Erkrankung vor?**

118.5 **Kann man bei dieser Patientin ohne weitere Diagnostik einen Therapievorschlag machen?**

Antworten und Kommentar Seite 380

34-jährige Patientin mit chronischer Abgeschlagenheit und Müdigkeit

Eine 34-jährige Patientin stellt sich wegen seit Monaten bestehender Abgeschlagenheit und Müdigkeit in Ihrer hausärztlichen Praxis vor. In den vergangenen Wochen sei sie mehrfach kollabiert. Vorerkrankungen sind nicht bekannt. Eine regelmäßige Medikation besteht nicht. Bei der körperlichen Untersuchung fällt Ihnen eine bräunliche Hyperpigmentierung am gesamten Integument einschließlich Wangenschleimhaut und Handlinie auf. Eine längere Sonnenexposition oder ein Solariumsbesuch hat aber nach Angaben der Patientin nicht stattgefunden. Der Blutdruck beträgt 85/45 mmHg, die Herzfrequenz 68/min. Der übrige kardiopulmonale Befund ist unauffällig. Die Labordiagnostik ergibt folgende Auffälligkeiten: Natrium und Chlorid i. S. vermindert, Kalium gering erhöht. Glukose 49 mg/dl, Aldosteron i. S. mäßig erniedrigt. Das basale TSH, das Blutbild und die BSG sind normwertig. Im EKG zeigt sich ein normofrequenter Sinusrhythmus bei sonst unauffälligem Stromkurvenverlauf.

119.1 **Welche Erkrankung könnte hier vorliegen? Welche Symptome und Befunde sprechen für Ihre Verdachtsdiagnose?**

119.2 **Mit welchen Untersuchungen können Sie Ihre Verdachtsdiagnose sichern?**

119.3 **Wie wird die Erkrankung behandelt?**

! **119.4** **Was ist ein Schmidt-Syndrom?**

78-jähriger Patient mit Unterbauchschmerzen

Ein 78-jähriger Patient wird vom Hausarzt zur Abklärung von seit mehreren Tagen bestehenden Schmerzen im linken Unterbauch in Ihre Klinik überwiesen und kommt zu Ihnen auf Station. Außer den Schmerzen gibt der Patient einen Wechsel von Obstipationsneigung und Durchfällen an. Bei der körperlichen Untersuchung tasten Sie eine walzenartige, erheblich druckschmerzhafte Resistenz im linken Unterbauch. Die rektale Untersuchung ist unauffällig. Die Körpertemperatur beträgt 38,7 °C. Die Labordiagnostik zeigt folgende Werte: Kreatinin 1,0 mg/dl, Kalium 4,6 mmol/l, CRP 124 mg/l, Hämoglobin 11,2 g/dl, Leukozyten 14 000/µl, Thrombozyten 367 000/µl. Der Urinstatus ist unauffällig. Sonografisch zeigt sich an Nieren, Leber und den abdominellen Gefäßen ein unauffälliger Befund, jedoch scheint ein längerer Abschnitt des Sigmas und des Colon descendens zirkulär wandverdickt zu sein.

120.1 **Nennen Sie die 3 Ihrer Ansicht nach wahrscheinlichsten Differenzialdiagnosen!**

120.2 **Welche Untersuchung hat Ihrer Ansicht nach die höchste Priorität bei der weiteren Abklärung? Begründen Sie Ihre Aussage!**

120.3 **Nennen Sie mehrere Komplikationen einer Divertikulitis!**

120.4 **Welche Therapieoptionen gibt es bei Divertikulitis?**

19-jährige Patientin mit Ohnmachtsanfall

Sie werden als Notarzt zu einer 19-jährigen Patientin in die Umkleidekabine einer Sporthalle gerufen. Die Patientin berichtet, ihr sei beim Aufstehen von der Bank schwarz vor Augen geworden, dann könne sie sich an nichts mehr erinnern. Sie sei auf dem Boden liegend wieder zu sich gekommen. Augenzeugen berichten, die Patientin habe für einen Zeitraum von etwa 5 Sekunden nicht auf Ansprache reagiert. Vorerkrankungen sind nicht bekannt, jedoch gibt die Patientin gelegentlichen Schwindel und Herzklopfen beim morgendlichen Aufstehen an. Der Blutdruck beträgt 90/50 mmHg, die Herzfrequenz 95/min. Die übrige körperliche Untersuchung ist unauffällig.

121.1 Wie lautet Ihre Verdachtsdiagnose?

121.2 Welche Differenzialdiagnosen müssen Sie berücksichtigen? Nennen Sie zu jeder Differenzialdiagnose die wichtigste weiterführende Untersuchung!

57-jähriger Patient mit Fieberschüben

Ein 57-jähriger Patient wird wegen seit 1 Woche bestehenden Fieberschüben vom Hausarzt zur Abklärung in Ihre Klinik überwiesen und kommt zu Ihnen auf Station. Die Beschwerdesymptomatik habe 10 Tage zuvor mit allgemeiner Abgeschlagenheit, Gelenk- und Muskelschmerzen begonnen. Seit 1 Woche träten zudem an jedem 2. Tag Schüttelfrost und hohes Fieber bis 40,2 °C auf, welches dann im Laufe der Nacht abklinge. Aktuell kein Husten, keine Miktionsbeschwerden, keine abdominellen Beschwerden. Der Patient ist Rechtsanwalt und in seiner Freizeit leidenschaftlicher Jäger (3 Wochen zuvor Rückkehr von der Büffeljagd in Kenia). Nennenswerte Vorerkrankungen sind nicht bekannt. Außer einem Multivitaminpräparat nimmt der Patient keine Medikamente ein. Abgesehen von einer Ruhetachykardie um 90 Schläge/min ist der körperliche Untersuchungsbefund unauffällig. Die Labordiagnostik zeigt folgende Befunde: BSG 78 mm n.W., CRP 56 mg/l, Hb 9,7 g/dl, Leukozyten 6700/µl, Thrombozyten 123 000/µl, LDH 380 U/l.

122.1 **Wie lautet Ihre Verdachtsdiagnose?**

122.2 **Welche Formen der Erkrankung kennen Sie, wodurch werden diese ausgelöst und wie unterscheiden sie sich klinisch?**

122.3 **Wie kann die Diagnose gesichert werden?**

122.4 **Nennen Sie mehrere Medikamente, die zur Therapie der Erkrankung geeignet sind!**

122.5 **Bei Vorliegen welcher Begleiterkrankungen tritt die vermutete Erkrankung weniger häufig auf?**

50-jähriger Patient mit retrosternalen Schmerzen

Ein 50-jähriger Patient kommt wegen rezidivierender „brennender" retrosternaler Schmerzen in Ihre hausärztliche Praxis. Auf Nachfrage gibt er an, dass die Beschwerden vor allem nachts und gegen Mittag auftreten, nur selten bei körperlicher Anstrengung. Teilweise gehe der Schmerz auch mit nicht produktivem Husten einher. Außer einer Adipositas (Body-Mass-Index 33 kg/m^2) sind keine weiteren Erkrankungen bekannt. Der Patient konsumiert regelmäßig Alkohol und raucht täglich 1 Schachtel Zigaretten. Der körperliche Untersuchungsbefund ist unauffällig. Das Ruhe-EKG zeigt keinen pathologischen Befund. Im Belastungs-EKG ist der Patient bis zu einer maximalen Herzfrequenz von 145/min bei 100 Watt belastbar. Unter dieser Belastung finden sich keine Ischämiezeichen.

123.1 **Wie lautet Ihre Verdachtsdiagnose?**

123.2 **Welche diagnostischen Maßnahmen schlagen Sie zur weiteren Abklärung vor? Begründen Sie Ihren Vorschlag und nennen Sie typische Befunde bei der vermuteten Erkrankung!**

123.3 **Wie lautet Ihre Therapieempfehlung, falls die Verdachtsdiagnose zutrifft?**

123.4 **Was ist ein Barrett-Syndrom und was ist bei der Betreuung der Patienten zu beachten?**

 Antworten und Kommentar Seite 388

76-jähriger Patient mit zunehmender Belastungsdyspnoe und Schwächegefühl

Ein 76-jähriger Patient stellt sich wegen zunehmender Luftnot bei Belastung, Schwäche und einer vermehrten Neigung zu Kopfschmerzen und Schwindel im Ihrer hausärztlichen Praxis vor. Als Basisdiagnostik veranlassen Sie eine Röntgenaufnahme des Thorax, eine Echokardiografie, eine Blutgasanalyse und ein kleines Blutbild. Die Röntgenaufnahme des Thorax und die Echokardiografie erscheinen unauffällig. Die Blutgasanalyse zeigt folgendes Resultat: pH 7,40, pO_2 79 mmHg, pCO_2 36 mmHg, Sauerstoffsättigung 96 %. Das Blutbild liefert folgendes Ergebnis: Hb 19,8 g/dl, Hämatokrit 55 %, Leukozyten 12 500/µl, Thrombozyten 450 000/µl.

124.1 **Welche Erkrankung liegt wahrscheinlich vor?**

124.2 **Nennen Sie mehrere Differenzialdiagnosen!**

124.3 **Nennen Sie weitere typische Befunde bei dieser Erkrankung!**

124.4 **Welche Therapieverfahren kennen Sie? Was ist die Therapie der ersten Wahl?**

Antworten und Kommentar Seite 390

77-jährige Patientin mit Luftnot bei Belastung und im Liegen

Eine 77-jährige Patientin stellt sich erstmals wegen einer seit längerem bestehenden Luftnot bei körperlicher Anstrengung in Ihrer hausärztlichen Praxis vor. In letzter Zeit trete die Luftnot auch gelegentlich nachts auf. Vorerkrankungen sind der Patientin nicht erinnerlich. Bei der Auskultation des Herzens hören Sie ein Decrescendogeräusch in der Diastole mit Punctum maximum über der Herzspitze und Fortleitung in die linke Axilla sowie einen paukenden 1. Herzton. Der Auskultationsbefund über der Lunge ist unauffällig. Der Blutdruck beträgt 150/85 mmHg, die Herzfrequenz 96/min, es besteht eine Arrhythmie. ▶ Abb. 125.1 zeigt die Thorax-Röntgenaufnahme dieser Patientin.

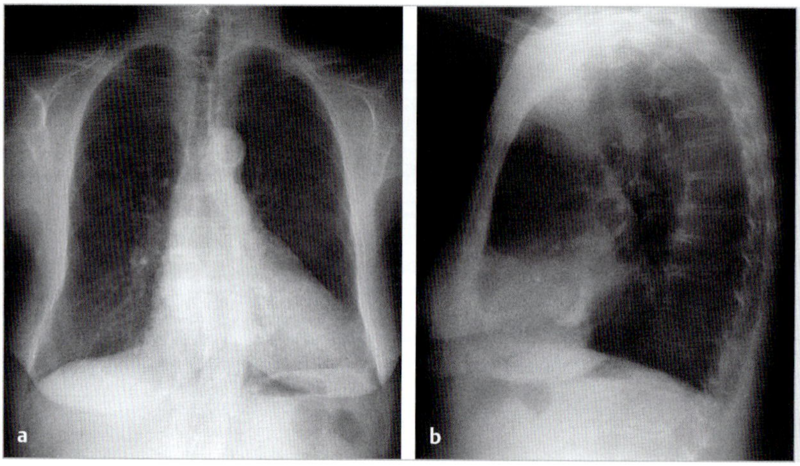

Abb. 125.1 Röntgen Thorax: a p. a. Strahlengang, **b** seitlicher Strahlengang (mit freundlicher Genehmigung von Dr. med. Christoph Heyer, Institut für Radiologie, Diagnostik und Nuklearmedizin [Direktor: Prof. Dr. med. V. Nicolas], BG Kliniken Bergmannsheil, Klinikum Ruhr-Universität Bochum).

125.1 **Stellen Sie eine Verdachtsdiagnose und begründen Sie Ihre Vermutung!**

125.2 **Welche weiteren Untersuchungen sind bei dieser Patientin erforderlich? Begründen Sie, weshalb Sie die jeweilige Untersuchung veranlassen!**

125.3 **Welche Therapieverfahren kommen bei den verschiedenen Manifestationen und Schweregraden der Erkrankung bevorzugt zur Anwendung?**

48-jähriger Patient mit Oberbauchschmerzen und Durchfall

Ein 48-jähriger Patient kommt zu Ihnen in die Notaufnahme, weil er seit Tagen einen anhaltenden ziehenden Schmerz im Bereich des Oberbauches mit gürtelförmiger Ausstrahlung in den Rücken verspürt. Darüber hinaus bestünden seit mehreren Wochen eine leichte Übelkeit nach dem Verzehr fetter Speisen sowie Durchfälle von breiiger Konsistenz. Auf Nachfrage gibt der Patient an, der Stuhl sei grau und glänzend, außerdem, dass er in den vergangenen 6 Monaten ungewollt 4 kg abgenommen habe. Es besteht ein langjähriger chronischer Alkoholabusus (1 Flasche Wodka und 8 Flaschen Bier pro Tag). An Vorerkrankungen kann sich der Patient nicht erinnern, er sei aber auch nie zum Arzt gegangen. Der Patient wirkt ungepflegt, sein Allgemeinzustand reduziert. Bei der körperlichen Untersuchung fallen ein leicht reduzierter Ernährungszustand und eine leichte Abwehrspannung der Bauchdecken auf, eine Resistenz ist nicht zu tasten. Bei tiefer Palpation ist ein Druckschmerz oberhalb des Bauchnabels auslösbar. Die Peristaltik ist regelrecht.

126.1 **Wie lautet Ihre Verdachtsdiagnose?**

126.2 **Nennen Sie mindestens einen Test, der zum Nachweis der naheliegendsten Ursache der chronischen Diarrhö geeignet ist!**

126.3 **Beschreiben Sie kurz das Prinzip dieses/dieser Tests!**

126.4 **Welche Maßnahmen empfehlen Sie dem Patienten zur Behandlung der Diarrhö, falls sich Ihre Verdachtsdiagnose bestätigt und einer der Tests positiv ausfällt?**

Antworten und Kommentar Seite 393

Bewusstloser 21-jähriger Patient

Sie werden als Notarzt zu einem 21-jährigen Patienten gerufen, der bewusstlos im Toilettenraum eines Jugendzentrums aufgefunden wurde. Bei Ihrem Eintreffen liegt der Patient auf dem Rücken im Waschraum. Er reagiert nicht auf Ansprache und Schmerzreize. Atemexkursionen sind kaum wahrnehmbar. Bei der Auskultation der Lunge sind nur dezente Atemgeräusche zu hören. Die Pupillen sind beidseits eng. Der Blutdruck beträgt 120/70 mmHg, die Herzfrequenz 50/min (rhythmisch), die pulsoxymetrisch gemessene Sauerstoffsättigung 54%. Bei der Blutdruckmessung fallen Ihnen eine Verhärtung der Haut sowie Nadelstich-ähnliche Verletzungen in beiden Ellenbogen auf.

127.1 **Wie lautet Ihre primäre Verdachtsdiagnose?**

127.2 **Welche Differenzialdiagnosen sind denkbar?**

127.3 **Was unternehmen Sie akut?**

127.4 **Was soll nach Beherrschung der Akutsituation mit dem Patienten geschehen?**

36-jähriger Patient mit Schluckstörungen

Ein 36-jähriger Patient stellt sich wegen zunehmender Schluckstörungen in Ihrer hausärztlichen Praxis vor. Die Symptomatik bestehe schon länger, sowohl beim Schlucken fester Speisen als auch beim Trinken. Zuletzt sei es auch zur Regurgitation von Nahrung gekommen. Er habe bisher nicht an Gewicht verloren. Schmerzen im Epigastrium oder Thorax bestehen nicht.

128.1 **Nennen Sie mehrere Differenzialdiagnosen und zu jeder Diagnose die jeweils sinnvollsten Untersuchungen zur weiteren Abklärung!**

128.2 **Welche typischen Befunde der Achalasie in der Ösophagusmanometrie und dem Röntgen des Ösophagus (Breischluck) kennen Sie?**

128.3 **Nennen Sie verschiedene Verfahren zur Therapie der Achalasie!**

52-jährige Patientin mit Herzrasen

Eine 52-jährige Patientin stellt sich wegen eines wenige Stunden zuvor aufgetretenen Herzrasens bei Ihnen in der Notaufnahme vor. Episoden von Herzrasen über mehrere Minuten habe sie in den vergangenen Monaten schon häufiger verspürt. Sie fertigen ein EKG an (▶ Abb. 129.1).

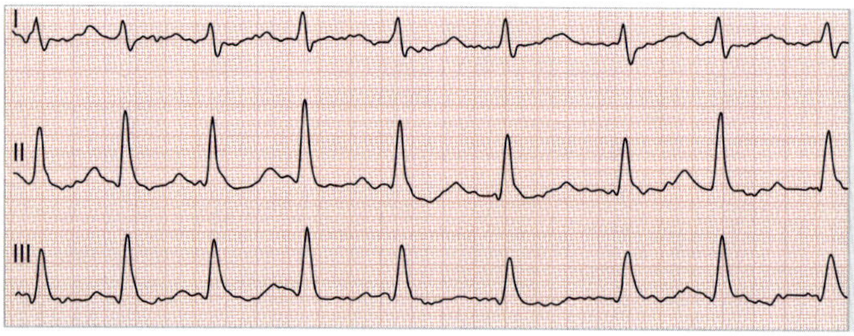

Abb. 129.1 EKG (Extremitätenableitungen I, II, III) (aus Horacek, Der EKG-Trainer, Thieme, 2007).

129.1 **Beschreiben Sie die wesentlichen Befunde des EKGs!**

129.2 **Nennen Sie mehrere mögliche Ursachen für diese Herzrhythmusstörung!**

129.3 **Wie gehen Sie therapeutisch vor?**

129.4 **Was ist die bedeutendste Komplikation dieser Herzrhythmusstörung? Muss bezüglich dieser Komplikation eine Prophylaxe erfolgen? Wenn ja, welche?**

18-jähriger Patient mit Dysphagie und Fieber

Ein 18-jähriger Patient kommt in Ihre internistische Fachpraxis, weil er starke Schmerzen beim Schlucken von Flüssigkeit und fester Nahrung hat. Darüber hinaus bestehe seit 9 Tagen hohes Fieber und Unwohlsein. Die Beschwerden seien akut aufgetreten, zuvor habe er sich wohlgefühlt. Wegen des Fiebers habe er von seinem Hausarzt Ampicillin verordnet bekommen. Bei der klinischen Untersuchung fallen Ihnen ein Exanthem am gesamten Körper sowie eine generalisierte Lymphknotenvergrößerung vor allem im Halsbereich auf. Am harten Gaumen sehen Sie feldartige hämorrhagische Effloreszenzen. Die Milzgröße beträgt bei sonografischer Messung 17,2 × 8,1 cm. Im Blutbild fällt eine Leukozytose mit vorwiegend mononukleären Zellen und reaktiv veränderten Lymphozyten auf.

130.1 **Wie lautet Ihre Verdachtsdiagnose und was ist die Ursache der Erkrankung?**

130.2 **Wie kann die Diagnose erhärtet werden? Nennen Sie mindestens 2 Tests!**

130.3 **Nennen Sie typische Komplikationen und Folgeerkrankungen dieser Erkrankung!**

130.4 **Worauf ist das Exanthem am ehesten zurückzuführen?**

Antworten und Kommentar Seite 400

34-jährige Patientin mit Pneumonie und Durchfall

Als internistischer Konsiliarius werden Sie auf die chirurgische Station gerufen: Eine 34-jährige Patientin, die dort seit 4 Tagen wegen einer Unterschenkelfraktur und Rippenbrüchen (Autounfall) stationär behandelt wird, fiebert und klagt über Husten und Auswurf. Die Körpertemperatur beträgt 39,2 °C (rektal gemessen). Vorerkrankungen sind nicht bekannt. Im Röntgenbild des Thorax sehen Sie eine Infiltrat-verdächtige Verschattung in Projektion auf den linken Lungenunterlappen. Sie beginnen eine antibiotische Therapie mit Amoxicillin und Clavulansäure. Unter dieser Therapie entfiebert die Patientin zunächst, Husten und Auswurf sind rückläufig. Nach weiteren 3 Tagen treten erneut febrile Temperaturen sowie teilweise blutige Diarrhöen (bis 6 Stuhlentleerungen pro Tag) auf. Zudem gibt die Patientin krampfartige Schmerzen im gesamten Abdomen an. Übelkeit und Erbrechen bestehen nicht. Eine Sonografie des Abdomens zeigt keinen auffälligen Befund.

131.1 **Worauf ist die erneute Verschlechterung des Zustands der Patientin wahrscheinlich zurückzuführen?**

131.2 **Was ist die Ursache der vermuteten Erkrankung?**

131.3 **Wie kann die Erkrankung diagnostiziert werden?**

131.4 **Wie wird die Erkrankung behandelt?**

 Antworten und Kommentar Seite 401

17-jährige, zunehmend schläfrige Patientin

Eine 17-jährige Patientin wird von ihrer Mutter zu Ihnen in die Notaufnahme gebracht. Die Patientin ist somnolent, aber erweckbar. Nach Angaben der Mutter hat sich die Patientin seit mehreren Wochen schlapp gefühlt und darüber geklagt, dass sie Gewicht verliere. In den vergangenen 4 Tagen habe sie wiederholt erbrochen und sei zunehmend schläfrig geworden. Bis dahin sei sie immer gesund gewesen und habe keine Medikamente eingenommen. Bei der körperlichen Untersuchung fällt eine Ruhetachykardie bei sonst unauffälligem Auskultationsbefund des Herzens auf. Die Atmung ist vertieft. Die Schleimhäute sind trocken, der Hautturgor vermindert. Das EKG zeigt eine Sinustachykardie. Der Röntgenbefund des Thorax ist unauffällig. Das Notfalllabor liefert folgende Ergebnisse: Kreatinin 1,2 mg/dl, Kalium 3,7 mmol/l, Leukozyten 17 000/µl, Hb 14,1 g/dl, Thrombozyten 321 000/µl, Glukose 641 mg/dl, CK 96 U/l, GOT 16 U/l, BSG 31 mm n.W., CRP 12 mg/l.

132.1 Wie lautet Ihre Verdachtsdiagnose?

132.2 Welche beiden Untersuchungen müssen Sie bei dieser Verdachtsdiagnose unbedingt noch ergänzend anfordern?

132.3 Nennen Sie mindestens 4 Punkte, die bei der Therapie dieses Zustandes beachtet werden müssen!

132.4 Welche andere Form dieses Zustandes kennen Sie und wann tritt dieser auf?

Antworten und Kommentar Seite 402

66-jährige Patientin mit Abgeschlagenheit und Luftnot

Eine 66-jährige Patientin stellt sich wegen Abgeschlagenheit und Luftnot in Ihrer hausärztlichen Praxis vor. Bei der körperlichen Untersuchung fallen Ihnen in den basalen Abschnitten der rechten Lunge eine Klopfschalldämpfung sowie ein abgeschwächtes Atemgeräusch auf. Der Stimmfremitus ist aufgehoben. Sie veranlassen daraufhin ein Röntgenbild des Thorax (► Abb. 135.1).

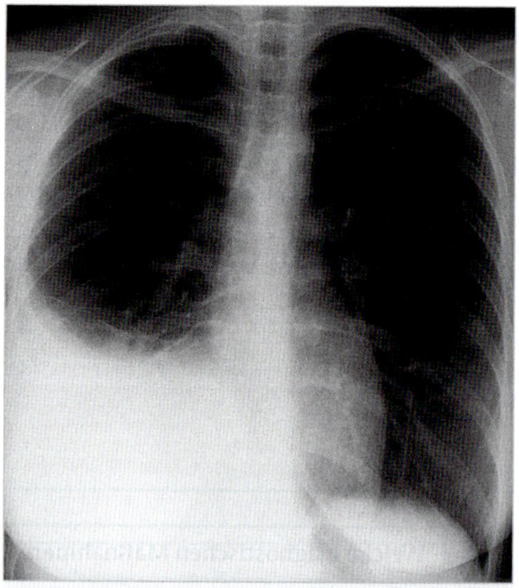

Abb. 135.1 Röntgen-Thorax p. a. (aus Reiser, Kuhn, Debus; Duale Reihe Radiologie, Thieme, 2011).

135.1 Was ist die wahrscheinlichste Ursache der Dyspnoe?

135.2 Was ist die wichtigste diagnostische Maßnahme zur Klärung der Ursache dieses Befundes? Was muss dabei im Einzelnen untersucht werden?

135.3 Definieren Sie die Begriffe „Transsudat" und „Exsudat" und nennen Sie jeweils 3 häufige Ursachen im Hinblick auf den Befund dieser Patientin!

19-jährige Patientin mit Minderwuchs und Diarrhöen

Eine 19-jährige Patientin wird von ihrem Hausarzt unter der Verdachtsdiagnose „Sprue" in Ihre internistische Fachpraxis überwiesen. Die Patientin berichtet über seit der Kindheit bestehende voluminöse Durchfälle von breiiger und fettiger Konsistenz. Als Kind sei sie im Wachstum im Vergleich zu ihren Altersgenossen zurückgeblieben. Aktuell beklagt die Patientin körperliche Abgeschlagenheit und diffuse Knochenschmerzen. Ihnen fällt ihr blasses Hautkolorit auf. Die orientierende körperliche Untersuchung der Patientin (Größe 146 cm, Gewicht 37 kg) ist unauffällig. In der Labordiagnostik zeigen sich eine Anämie und ein Eisenmangel. Das Serumkalzium liegt etwas unter der Normgrenze.

136.1 **Ist die Symptomatik der Patientin hochcharakteristisch, passend oder untypisch für eine Sprue? Begründen Sie Ihre Aussage!**

136.2 **Nennen Sie mehrere Differenzialdiagnosen der Sprue!**

136.3 **Wie lässt sich die Diagnose „glutensensitive Enteropathie" sichern?**

136.4 **Was ist am ehesten die Ursache des geringfügig verminderten Serumkalziums und der Knochenschmerzen?**

81-jährige Patientin mit Schüttelfrost, Fieber und Husten

Als internistischer Konsiliarius werden Sie auf die chirurgische Station gerufen, weil eine 81-jährige Patientin am 13. Tag nach operativer Versorgung einer Oberschenkelhalsfraktur (nach Sturz, zusätzlich Prellung mehrerer Rippen) Schüttelfrost, Fieber bis 39,2 °C und Husten entwickelt hat. Die Mobilisierung der Patientin verläuft verzögert. Der Stationsarzt hat eine Röntgenaufnahme des Thorax anfertigen lassen (▶ Abb. 137.1) und bittet Sie um Ihren Rat.

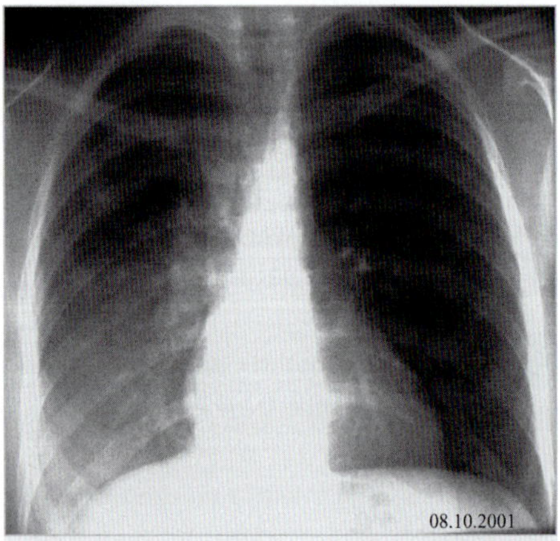

Abb. 137.1 Röntgen-Thorax p. a. (aus Lorenz, Checkliste XXL Pneumologie, Thieme, 2009).

137.1 Welche Diagnose stellen Sie?

137.2 Welche diagnostischen Maßnahmen empfehlen Sie?

137.3 Welche therapeutischen Maßnahmen empfehlen Sie in dieser Situation?

17-jähriger Patient mit Fieber und Gelenkschmerzen

Als ärztlicher Notdienst werden Sie zu einem 17-jährigen Patienten in ein Asylbewerber-Wohnheim gerufen. Nach Angaben der Angehörigen leidet der Patient seit mehreren Tagen an hohem Fieber, Schweißausbrüchen und Gelenkschmerzen. Die Erkrankung habe 10 Tage zuvor mit Halsschmerzen begonnen. Bei der Inspektion des Rachens sehen Sie gerötete Tonsillen mit weißlichen Belägen. Die Kniegelenke, Sprunggelenke und Handgelenke sind geschwollen und gerötet. Der Untersuchungsbefund an Herz, Lunge und Abdomen ist unauffällig. Am Rumpf sehen Sie vereinzelte ringförmige Flecken und subkutane Knötchen an Knochenvorsprüngen im Bereich des Unterarms. Die Körpertemperatur beträgt 39,5 °C axillär.

138.1 **Welche Verdachtsdiagnose stellen Sie? Begründen Sie Ihre Vermutung!**

138.2 **Was ist die Ursache der Erkrankung?**

138.3 **Wie behandeln Sie?**

138.4 **Nennen Sie typische Befunde einer Hautbeteiligung dieser Erkrankung!**

67-jährige Patientin mit einem Rektumpolyp

Eine 67-jährige Patientin stellt sich zur Stoffwechselkontrolle eines bekannten Diabetes mellitus Typ II erstmalig in Ihrer hausärztlichen Praxis vor. Die Patientin berichtet, dass 1 Jahr zuvor ein Darmpolyp im Rahmen einer Rektoskopie abgetragen worden sei. Ein von der Patientin mitgebrachter histologischer Befund beschreibt ein villöses Adenom ohne Dysplasien mit einer Größe von 1,2 cm. Sie führen einen Test auf okkultes Blut im Stuhl (Hämoccult) durch, welcher negativ ausfällt. Die rektale Untersuchung ist ebenfalls unauffällig.

139.1 **Welche Adenomtypen kennen Sie?**

139.2 **Von welchen Faktoren hängt bei kolorektalen Adenomen die Entwicklung zu einem Karzinom ab?**

139.3 **Ist bei der beschriebenen Patientin eine weitere Verlaufskontrolle des Adenoms erforderlich? Wenn ja, wie sollte diese aussehen? Begründen Sie Ihre Aussage!**

139.4 **Was ist ein Polyposis-Syndrom? Nennen Sie mehrere Erkrankungen, auf die diese Bezeichnung zutrifft!**

 Antworten und Kommentar Seite 412

24-jähriger Patient mit Luftnot und „Herzstolpern"

Ein 24-jähriger Patient stellt sich in Ihrer hausärztlichen Praxis wegen Luftnot bei mittlerer Belastung und gelegentlichem „Herzstolpern" vor. 6 Monate zuvor sei eine koronare Herzkrankheit durch eine Koronarangiografie ausgeschlossen worden. Damals sei die Diagnose einer Kardiomyopathie gestellt worden. Der Patient ist 179 cm groß und wiegt 81 kg. Der Blutdruck beträgt 120/70 mmHg. Bei der Auskultation des Herzens hören Sie ein systolisches Geräusch links parasternal. Die Echokardiografie zeigt eine Hypertrophie des Myokards mit Betonung des interventrikulären Septums, welches eine Dicke von 24 mm aufweist. Im EKG sind in den Brustwandableitungen ausgeprägte gleichschenklig negative T-Wellen zu erkennen.

140.1 **Welche Formen einer Kardiomyopathie gibt es? Nennen Sie zu jeder Form die im Vordergrund stehende Ursache der Herzinsuffizienz!**

140.2 **Welche Form der Kardiomyopathie liegt bei dem Patienten wahrscheinlich vor?**

! **140.3** **Wodurch sind Patienten mit rechtsventrikulärer Dysplasie potenziell gefährdet?**

140.4 **Welche Therapiemöglichkeiten gibt es?**

Fall 141

44-jähriger Patient mit Schmerzen im Oberbauch

Als internistischer Konsiliarius werden Sie auf die chirurgische Station gerufen, weil ein 44-jähriger Patient, der nach einem Polytrauma seit 3 Wochen dort behandelt wird, seit mehreren Tagen über Schmerzen im Bereich des Oberbauches und eine leichte Übelkeit klagt. Nach Angaben des Patienten nehmen die Beschwerden nach der Nahrungsaufnahme zu. Vorerkrankungen sind nicht bekannt. Abgesehen von Tramadol und Paracetamol nimmt der Patient keine Medikamente ein. Bei der körperlichen Untersuchung fällt ein Druckschmerz im Bereich des Epigastriums auf. Die Sonografie sowie die Labordiagnostik (Blutbild, CRP, Leberwerte, Lipase, Laktat) ergeben keinen pathologischen Befund.

141.1 **Wie lautet Ihre Verdachtsdiagnose?**

141.2 **Die Durchführung welcher Untersuchung ist nun vorrangig?**

141.3 **Nennen Sie mehrere Ursachen gastroduodenaler Ulzera!**

141.4 **Wo finden sich gastrointestinale Ulzera am häufigsten?**

Nach adäquater Therapie ist der Patient innerhalb von 5 Tagen beschwerdefrei und möchte die seitens der chirurgischen Klinik empfohlene Rehabilitationsmaßnahme unverzüglich antreten.

141.5 **Wie reagieren Sie?**

45-jährige Patientin mit progredienter Gewichtszunahme

Eine 45-jährige Patientin stellt sich wegen einer seit Monaten progredienten Zunahme des Körpergewichts in Ihrer internistischen Praxis vor. Zudem klagt die Patientin darüber, ständig müde zu sein und zu frieren. Vorerkrankungen sind nicht bekannt. Bei der körperlichen Untersuchung ergeben sich keine Auffälligkeiten. Der Blutdruck beträgt 130/80 mmHg, die Herzfrequenz 56/min. Die Patientin zeigt Ihnen die folgenden Laborbefunde, die wenige Tage zuvor bei ihrem Hausarzt bestimmt worden seien: Glukose 109 mg/dl, Kreatinin 1,0 mg/dl, Hb 14,2 g/dl, Leukozyten 6200/µl, Thrombozyten 234 000/µl, TSH 38,2 mU/l, Cholesterin 387 mg/dl, Triglyzeride 329 mg/dl.

142.1 **Wie lautet Ihre Verdachtsdiagnose?**

142.2 **Nennen Sie mehrere Ursachen hierfür! Welche ist bei der Patientin die wahrscheinlichste Ursache?**

142.3 **Welche weiteren Untersuchungen halten Sie für sinnvoll? Welche Befunde erwarten Sie?**

142.4 **Wie wird die Erkrankung behandelt?**

142.5 **Was unternehmen Sie wegen der erhöhten Blutfettwerte?**

54-jährige Patientin mit einer Raumforderung in der Leber

Eine 54-jährige Patientin stellt sich zur Kontrolle ihres Diabetes mellitus Typ I erstmalig in Ihrer hausärztlichen Praxis vor. Bei der sonografischen Untersuchung des Abdomens sehen Sie eine echoreiche runde Struktur im rechten Leberlappen mit einem Durchmesser von ca. 3,5 cm.

143.1 **Nennen Sie jeweils mehrere benigne, maligne und nicht neoplastische Raumforderungen in der Leber!**

143.2 **Welche diagnostischen Verfahren sind zur Abklärung einer Raumforderung der Leber hilfreich?**

143.3 **Welche Ursachen des hepatozellulären Karzinoms kennen Sie und welche davon ist die häufigste?**

143.4 **Unter welchen Umständen tritt eine fokal noduläre Hyperplasie der Leber besonders häufig auf?**

61-jähriger Patient mit Thrombozytopenie

Ein 61-jähriger Patient wird vom Hausarzt wegen eines neu aufgetretenen Vorhofflimmerns in die Klinik eingewiesen und kommt zu Ihnen auf die Station. Abgesehen von dem subjektiv als unangenehm empfundenen Herzrasen ist der Patient beschwerdefrei. Bereits in der Notaufnahme wird eine intravenöse Heparintherapie begonnen. Die Kontrolle der PTT (45 s) am nächsten Morgen zeigt eine effektive Antikoagulation im therapeutischen Bereich an. Bei der Überprüfung des Blutbildes fällt jedoch eine Abnahme der Thrombozyten von 180 000/µl am Vortag auf 124 000/µl auf. Am nächsten Morgen liegt die Thrombozytenzahl bei 116 000/µl.

144.1 **Nennen Sie mehrere Ursachen einer Thrombozytopenie!**

144.2 **Was ist die wahrscheinlichste Ursache der Thrombozytopenie bei diesem Patienten?**

144.3 **Welche Subtypen dieser Thrombozytopenie kennen Sie und welche Form liegt bei dem Patienten vor? Begründen Sie Ihre Aussage!**

144.4 **Was unternehmen Sie? Begründen Sie Ihre Entscheidung für beide Subtypen!**

24-jährige Patientin mit Unterbauchschmerzen

Eine 24-jährige Patientin stellt sich wegen seit Wochen bestehender krampfartiger Schmerzen im rechten Unterbauch, rezidivierender nichtblutiger Durchfälle und einer Abnahme des Körpergewichts um 6 kg in Ihrer internistischen Fachpraxis vor. Die Vorgeschichte ist bis auf eine Appendektomie und Tonsillektomie unauffällig. Bei der körperlichen Untersuchung fallen eine perianale Fistel sowie eine Schwellung des rechten Kniegelenkes auf. Die Körpertemperatur beträgt 36,7 °C. In der Labordiagnostik fallen eine Erhöhung von BSG und CRP sowie eine mikrozytäre Anämie (Hb 10,5 g/dl) auf. Bei der Koloskopie zeigen sich abgegrenzte, vorwiegend längliche Ulzera sowie Aphthen, die gruppiert in mehreren Abschnitten des Kolons und im terminalen Ileum nachweisbar sind. Ähnliche Veränderungen sind auch im Magen nachweisbar. Der Kolonkontrasteinlauf zeigt segmentale Stenosen im Colon transversum und ascendens.

145.1 **Wie lautet Ihre Verdachtsdiagnose? Führen Sie auf, welche Angaben oder Befunde für die Verdachtsdiagnose bzw. gegen andere Differenzialdiagnosen sprechen!**

145.2 **Welche Therapieverfahren kennen Sie?**

! **145.3** **Was sind die Hauptursachen der Anämie bei der vermuteten Erkrankung? Was ist bei der Therapie der Anämie zu beachten?**

37-jähriger Patient mit Husten und Luftnot

Ein 37-jähriger Patient kommt in Ihre hausärztliche Praxis, weil er seit längerer Zeit unter Husten und Luftnot leide. Die Symptomatik habe in den vergangenen Monaten langsam an Intensität zugenommen und verstärke sich während der Arbeit. Er habe keine Schmerzen. Vorerkrankungen sind nicht bekannt. Der Patient ist Nichtraucher und von Beruf Landwirt. Bei der körperlichen Untersuchung des Patienten (Größe 180 cm, Gewicht 78 kg) hören Sie endexspiratorisch feinblasige Rasselgeräusche über den basalen Lungenabschnitten. Der übrige körperliche Untersuchungsbefund ist unauffällig. Im Röntgenbild des Thorax sehen Sie eine milchglasartige Trübung in Projektion auf die basalen Lungenabschnitte sowie bilaterale retikuläre Veränderungen. In der Lungenfunktionsanalyse sind Vitalkapazität, Compliance und Diffusionskapazität vermindert. Die Blutgasanalyse ergibt folgende Werte: pH 7,44, pO_2 62 mmHg, pCO_2 33 mmHg, Sauerstoffsättigung 91 %.

146.1 **Wie lautet Ihre Verdachtsdiagnose? Welche Differenzialdiagnosen sind denkbar?**

146.2 **Nennen Sie Untersuchungen, die zur Sicherung der Diagnose beitragen und nennen Sie das zu erwartende Ergebnis!**

146.3 **Wie beraten Sie den Patienten bezüglich Therapie und Prognose der Erkrankung?**

41-jähriger Patient mit therapierefraktärem Bluthochdruck

Ein 41-jähriger Patient stellt sich wegen anhaltend hoher Blutdruckwerte unter einer antihypertensiven Therapie mit einem β-Blocker und einem Kalziumantagonisten in Ihrer hausärztlichen Praxis vor. Der Patient klagt zudem über eine allgemeine Muskelschwäche und gesteigerten Durst. Der Blutdruck beträgt 195/115 mmHg, die übrige körperliche Untersuchung ist unauffällig. Die Labordiagnostik ergibt folgende Werte: Glukose 71 mg/dl, Kreatinin 1,1 mg/dl, Kalium 2,7 mmol/l (Kontrolle 3,0 mmol/l), Natrium 142 mmol/l, Hämoglobin 12,2 g/dl, Leukozyten 6900/µl, Thrombozyten 199 000/µl, CK 41 U/l, BSG 10 mm n.W. Der Urinstatus ist unauffällig.

147.1 **Welche Erkrankung müssen Sie bei dieser Symptom- und Befundkonstellation ausschließen?**

147.2 **Anhand welcher Laborparameter kann die Diagnose gestellt werden?**

147.3 **Welche Formen der primären Variante dieser Erkrankung gibt es und mit welchen Tests können diese unterschieden werden?**

147.4 **Nennen Sie mögliche Therapieverfahren!**

 Antworten und Kommentar Seite 425

Patient mit Diabetes mellitus und rezidivierendem Fieber nach Pneumonie

Ein 66-jähriger Patient mit insulinpflichtigem Diabetes mellitus und COPD entwickelt im Rahmen einer Pneumonie eine respiratorische Globalinsuffizienz, wird intubiert und auf die Intensivstation gelegt, wo Sie ihn behandeln. Nach 6 Tagen antibiotischer Therapie mit einem Aminopenicillin und einem Makrolid fiebert der Patient auf. In zwei sukzessiv abgenommenen Blutkulturen ist Candida albicans zahlreich nachweisbar.

148.1 **Nennen Sie die wichtigsten Gründe für die Entwicklung einer Candidiasis und führen Sie Beispiele an!**

148.2 **Nennen Sie weitere systemisch verlaufende Pilzinfektionen!**

148.3 **Was ist die häufigste Manifestation einer Candida-Infektion?**

148.4 **Wie sollte die Therapie des Patienten ergänzt werden?**

148.5 **Halten Sie bei dem Patienten eine Untersuchung der Augen für sinnvoll, wenn ja, welche Untersuchung? Welchen Befund erwarten Sie?**

! 40-jähriger Patient mit Abgeschlagenheit und Husten

Ein 40-jähriger Patient stellt sich wegen einer seit 6 Monaten bestehenden körperlichen Abgeschlagenheit, trockenem Husten und Nachtschweiß in Ihrer hausärztlichen Praxis vor. Zudem leide er seit 9 Monaten an einem chronischen Schnupfen mit häufigem Nasenbluten und Borkenbildung in der Nase. Seit 3 Wochen bestehe eine schmerzhafte Schwellung des rechten Kniegelenks, des linken Handgelenks und beider Sprunggelenke. Bei der körperlichen Untersuchung finden Sie neben einer Schwellung der o.g. Gelenke eine Rötung der Sklera des rechten Auges, Knöchelödeme und ein feinfleckiges schmerzhaftes Exanthem an beiden Unterschenkeln. Im Urinstatus sind Erythrozyten und Protein stark positiv. Im Röntgenbild des Thorax finden sich drei periphere Rundherde.

149.1 **Wie lautet Ihre Verdachtsdiagnose?**

149.2 **Welche serologischen Tests machen im Falle eines positiven Resultats die Diagnose sehr wahrscheinlich?**

149.3 **Nennen Sie mehrere diagnostische Maßnahmen, die zur Diagnosesicherung und Erfassung der Krankheitsausdehnung wichtig sind!**

149.4 **Wie wird die Erkrankung üblicherweise behandelt?**

 Antworten und Kommentar Seite 428

73-jähriger Patient mit Ruhedyspnoe und Husten

Ein 73-jähriger Patient wird mit ausgeprägter Ruhedyspnoe zu Ihnen in die Notaufnahme eingeliefert. Der schläfrig wirkende Patient antwortet auf Ihre Fragen nur mit wenigen Worten und hustet oft. An Vorerkrankungen sind ein Vorder- und ein Hinterwandinfarkt sowie eine arterielle Hypertonie bekannt. Bei der Auskultation der Lunge hören Sie ein basal beidseits abgeschwächtes Atemgeräusch sowie Rasselgeräusche über beiden Lungen. Sie führen zunächst eine Blutgasanalyse durch, die folgenden Befund zeigt: pH 7,20, pO_2 49 mmHg, pCO_2 78 mmHg, Base-Excess –3, Sauerstoffsättigung 79 %. Das EKG zeigt eine Sinustachykardie (Frequenz 136/min) sowie einen alten Hinter- und Vorderwandinfarkt ohne sichere Zeichen einer frischen Ischämie.

150.1 **Wie bewerten Sie die Blutgasanalyse?**

150.2 **Was ist die wahrscheinlichste Ursache der Beschwerden und Befunde dieses Patienten?**

150.3 **Nennen Sie mehrere weitere Ursachen für eine Ruhedyspnoe sowie jeweils 1–2 Untersuchungen, um diese abzuklären!**

150.4 **Wie würden Sie den Patienten akut behandeln? Begründen Sie kurz die einzelnen Maßnahmen!**

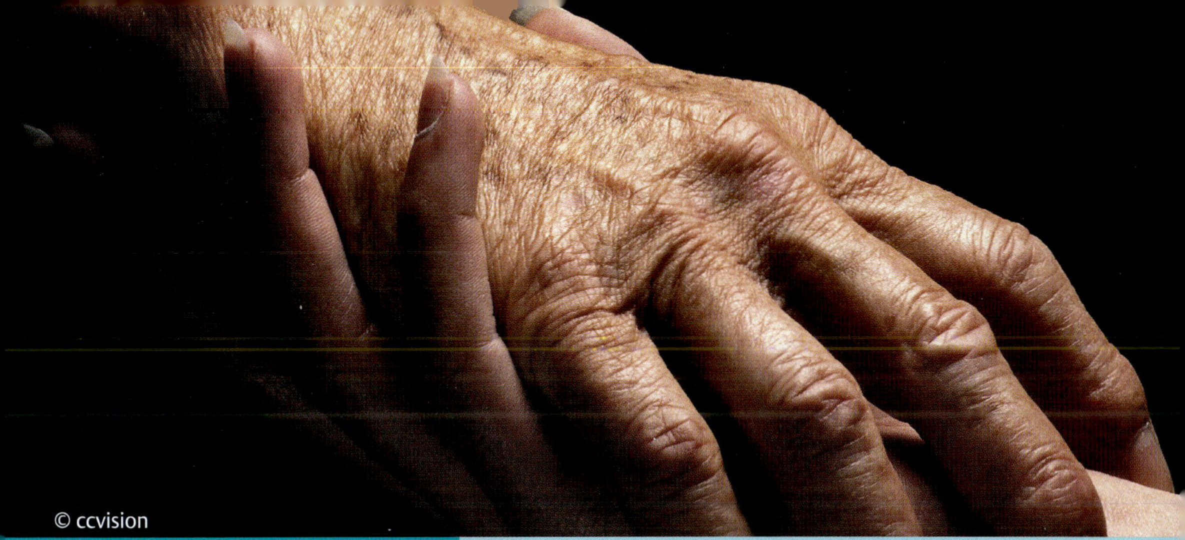

Antworten und Kommentare

1 Lungenembolie

1.1 Welche Verdachtsdiagnose stellen Sie?

Verdacht auf **Lungenembolie**, weil die schlagartige Luftnot nach mehrstündigem Sitzen auftrat und typische Risikofaktoren (Adipositas, Einnahme eines Hormonpräparats) vorliegen.

1.2 An welche Differenzialdiagnosen denken Sie hier? Nennen Sie deren typische Leitbefunde!

- **akutes Koronarsyndrom** (instabile Angina pectoris oder Myokardinfarkt) **mit Linksherzinsuffizienz**: tritt eher bei Belastung auf, Dyspnoe entwickelt sich allmählich, auskultatorisch sind Rasselgeräusche über der Lunge zu erwarten
- **Spontan-Pneumothorax**: meist einseitig abgeschwächtes Atemgeräusch
- **akute Atemwegsobstruktion bei chronischer Bronchitis**: Infektanamnese? Dyspnoe beginnt nicht schlagartig, Husten meist produktiv, auskultatorisch sind Giemen und Brummen zu erwarten

1.3 Welche Untersuchungen schlagen Sie vor, um die Verdachtsdiagnose zu sichern?

- **Blutgasanalyse (BGA)**: typischerweise Hypoxämie und Hypokapnie (Hyperventilation!)
- **EKG:** evtl. Zeichen der Rechtsherzbelastung (S_I-Q_{III}-Lagetyp), Sinustachykardie
- **Röntgen Thorax:** meist normal, evtl. keilförmiges Infiltrat (Infarktpneumonie); (Teil-)Atelektase möglich
- **Labor:** positive D-Dimere
- **Echokardiografie:** evtl. Zeichen einer Rechtsherzbelastung (Druckbelastung), evtl. Nachweis großer Thromben, erhöhter pulmonalarterieller Druck (Duplexsonografie)
- **CT-Angiografie in Mehrschicht-Spiral-Technik** (▶ Abb. 1.1): Darstellung des Embolus/Thrombus; wichtigste Untersuchung zum Beweis bzw. Ausschluss der Lungenembolie, allerdings können kleinere Thromben dem Nachweis entgehen
- **Lungenperfusions- und Ventilationsszintigrafie:** alternativ zur Angio-CT mit Nachweis von Perfusionsdefekten als Emboliefolge, jedoch häufig uneindeutige Befunde (Röntgen Thorax zur Beurteilung notwendig)

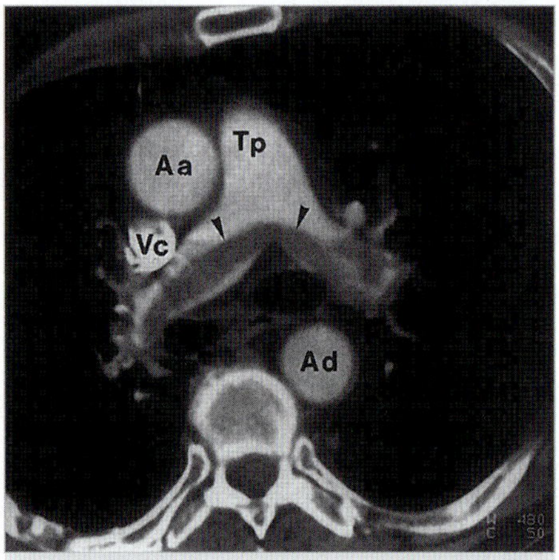

Abb. 1.1 Spiral-CT: Lungenembolie bei tiefer Oberschenkelvenenthrombose: Bandförmiger Thromboembolus (Pfeile) im Aufzweigungsbereich der zentralen Pulmonalarterien. Aa: Aorta ascendens, Ad: Aorta descendens, Tp: Truncus pulmonalis, Vc: V. cava superior (aus Bücheler, Lackner, Thelen; Einführung in die Radiologie, Thieme, 2005).

- **MRT-Angiografie:** falls Spiral-CT nicht möglich, jedoch begrenzte Datenlage
- **Pulmonalisangiografie:** früher Goldstandard der Diagnostik, da sensitivstes und spezifischstes Verfahren: Direkte und somit sichere Emboliezeichen sind Füllungsdefekte und Gefäßabbrüche. Wegen der Invasivität wird heute die Angio-CT oder die MRT-Angiografie in der Erstdiagnostik bevorzugt.
- **Diagnostik zur Abklärung der Ursache:**
  - Duplexsonografie, in unklaren Fällen Phlebografie oder CT des Beckens zum Nachweis der verursachenden Phlebothrombose
  - Laborchemisch (fakultativ): APC-Resistenz? Bestimmung von Protein C und S
  - Tumorsuche (bei anamnestischen Hinweisen wie Gewichtsverlust etc.)

1.4 Welche therapeutischen Erstmaßnahmen ergreifen Sie nun?

- halbsitzende Lagerung, **Bewegungsverbot** (Bewegung kann weitere Embolien auslösen!), Veranlassen des Kliniktransports
- **O_2-Gabe** (3–5 l/min)
- bei Schmerz **Analgesie**, z. B. Pethidin 50 mg i. v.

- **niedermolekulares Heparin** (z. B. Enoxaparin 1 mg/kg 2x täglich), **Heparin** i. v. (5000 IE unfraktioniertes Heparin als Bolus) oder **Fondaparinux** 7,5 mg pro Tag s. c

Cave: keine i. m. Injektionen (→ Einblutungsgefahr bei eventuell notwendiger Lyse!)

1.5 Welche weiteren therapeutischen Möglichkeiten gibt es nach Erreichen der Klinik?

- **Antikoagulation**: zunächst niedermolekulares Heparin, Heparinperfusor oder Fondaparinux s. c., später orale Antikoagulation
- **Thrombolyse** z. B. mit rt-PA, Streptokinase oder Urokinase: bei hämodynamischer Relevanz (schwere Rechtsherzbelastung, Schock)
- **Katheterfragmentation oder operative Embolektomie**: bei Versagen konservativer Maßnahmen bzw. Kontraindikationen gegen eine Thrombolyse

Kommentar

▸ **Definition:** Als **Lungenembolie** wird der Verschluss der arteriellen Lungenstrombahn meist durch einen Thrombus, seltener durch Zellen, Luft, Fetttropfen oder Fremdkörper bezeichnet.

▸ **Ätiologie: Risikofaktoren** sind längere Immobilität (z. B. längere Bus- oder Flugreise, Z. n. Operation), weibliches Geschlecht, Schwangerschaft, Östrogene (Hormonpräparate, z. B. orale Kontrazeptiva), Nikotinabusus, Übergewicht, höheres Lebensalter, Dehydratation und Varikosis. Insbesondere bei rezidivierenden Thrombosen oder unklarem Risikoprofil müssen folgende weitere Risikofaktoren abgeklärt werden:

- Faktoren, die zu einer Hyperkoagulabilität führen: APC-Resistenz, Protein C- oder Protein S-Mangel, Antithrombin III-Mangel, Antiphospholipid-Antikörper
- Faktoren, die den venösen Blutfluss behindern (z. B. Tumoren)
- Karzinome

▸ **Klinik und Diagnostik:** Der Nachweis einer **Beinvenenthrombose** macht, in Verbindung mit klinischen Symptomen wie **Dyspnoe**, **Thoraxschmerzen** und **Husten**, eine Lungenembolie sehr wahrscheinlich. Ein hilfreiches Instrument zur Ermittlung der klinischen Wahrscheinlichkeit einer Lungenembolie ist der sog. **Wells-Score**. Dabei werden neben klinischen Symptomen auch Risikofaktoren berücksichtigt. Aber auch bei fehlenden klinischen Hinweisen auf eine Thrombose ist eine Lungenembolie nicht ausgeschlossen: Bei bis zu 50 % der Patienten ergeben Anamnese, klinische Untersuchung und Sonografie der Beinvenen keine sicheren Anhaltspunkte für eine Beinvenenthrombose!

Neben **Röntgen Thorax** und **Echokardiografie** ist die **BGA** eine wichtige Untersuchung. Sie zeigt meist das Bild einer Hyperventilation mit Hypoxie und Hypokapnie. Bei COPD-Patienten kann aber auch eine Hyperkapnie vorliegen! Rechtsherzbelastungszeichen sind im **EKG** häufig nachweisbar, kommen aber auch bei anderen Lungenerkrankungen (z. B. Cor pulmonale, COPD) vor. Die **D-Dimere** sind bei > 95 % aller Patienten mit akuter Lungenembolie erhöht, beweisen die Diagnose aber nicht, sodass bei klinischem Bild einer Lungenembolie eine bildgebende Diagnostik indiziert ist. Bei negativem D-Dimer-Test ist eine Lungenembolie unwahrscheinlich, er schließt eine – insbesondere ältere – Lungenembolie aber nicht aus.

Das Standardverfahren zum Beweis einer Lungenembolie ist die **Spiral-CT** (oder Angio-CT) des Thorax: Sie ist wenig invasiv und weist eine Lungenembolie sensitiv und spezifisch nach. Die **Lungenperfusionsszintigrafie** ist deutlich weniger spezifisch: Sie weist nur bei einem unauffälligen Röntgen-Thorax-Befund (besser: **Lungenventilationsszintigrafie**) auf eine Lungenembolie hin, da auch Atelektasen, Gefäßanomalien und Pneumonien zu Perfusionsausfällen führen können. Liefern CT und/oder Szintigrafie keinen klaren Befund, kann die **Pulmonalisangiografie** die Diagnose sichern, da sie auch kleine periphere Lungenembolien sensitiv und spezifisch nachweisen kann. Aufgrund ihrer hohen Invasivität ist sie jedoch nur indiziert, wenn die o. g. diagnostischen Verfahren diskrepante Befunde ergeben und wenn sich aus der Untersuchung therapeutische Konsequenzen ergeben.

▸ **Therapie:** Folgende **Therapieziele** werden bei der Lungenembolie verfolgt:

- hämodynamische Stabilisierung des Patienten
- Verhindern des appositionellen Thrombuswachstums
- Rekanalisierung
- Beseitigung der Hypoxämie
- Rezidivprophylaxe

An erster Stelle steht als symptomatische Maßnahme die **Gabe von Sauerstoff** zur Behandlung der respiratorischen Insuffizienz.

Alle Patienten mit akuter Lungenembolie sollten **antikoaguliert** werden. In der Akutphase erfolgt eine Vollheparinisierung mit unfraktioniertem Heparin, einem niedermolekularen Heparin oder Fondaparinux (s. Fall 19). Überlappend (wenn die PTT auf das Doppelte der Norm verlängert ist) wird eine orale Antikoagulation mit einem Kumarinderivat (z.B. Marcumar®) eingeleitet (Ziel-INR: 2,0–3,0), die in der Regel über insgesamt 6 Monate fortgeführt wird (Prophylaxe weiterer Embolien!).

Ist eine Lungenembolie durch eine höhergradige Rechtsherzbelastung hämodynamisch relevant (bis zum kardiogenen Schock!), sollte der Patient vorübergehend immobilisiert und eine **Fibrinolyse** (z.B. mit rt-PA, Urokinase oder Streptokinase) erwogen werden. Die **Katheterfragmentation** oder die operative pulmonale **Embolektomie** ist nur in Ausnahmefällen mit schwerer Rechtsherzinsuffizienz indiziert, wenn konservative Maßnahmen erfolglos bleiben bzw. eine Fibrinolyse kontraindiziert ist.

Zusatzthemen für Lerngruppen

- weitere Risikofaktoren für eine Lungenembolie
- Stadieneinteilung der Lungenembolie
- Allgemeinmaßnahmen zur Thromboseprophylaxe
- Kontraindikationen einer Lysetherapie

2 Plasmozytom

2.1 Welche Verdachtsdiagnose stellen Sie?

Verdacht auf Plasmozytom (Morbus Kahler, multiples Myelom): Die Eiweißelektrophorese zeigt einen M-Gradienten in der γ-Globulin-Fraktion (▶ Abb. 2.2). Das verminderte Serumeisen bei stark erhöhtem Serumferritin spricht für das Vorliegen eines Tumors. Eine makrozytäre Anämie ist bei Plasmozytom häufig.

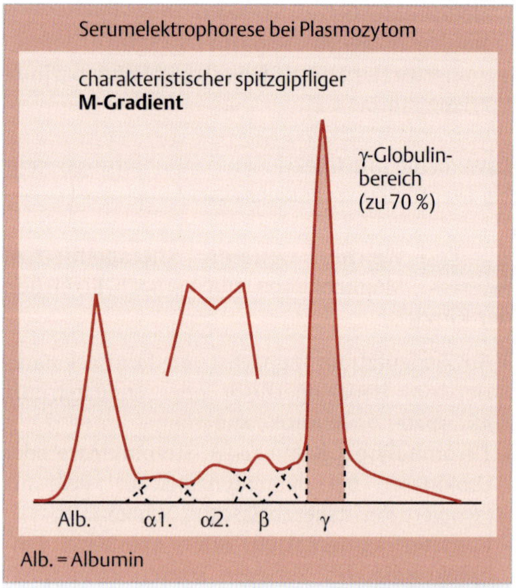

Abb. 2.2 Serumelektrophorese mit „M-Gradient" (aus Baenkler et al., Duale Reihe Innere Medizin, Thieme, 2009).

2.2 Welche weiteren Untersuchungen sind erforderlich?

- **Labordiagnostik:**
  - Immunfixation/Immunelektrophorese: Klassifizierung des Plasmozytomtyps (am häufigsten sind IgG-Plasmozytome [50%])
  - Immunglobuline quantitativ: relevant für Stadieneinteilung und Prognose
  - BSG: meist „Sturzsenkung"
  - Kalzium: häufig Hyperkalzämie (relevant für Stadieneinteilung)
  - β_2-Mikroglobulin in Blut und Urin: meist erhöht
  - Differenzialblutbild: zur Quantifizierung einer Anämie (Hb-Wert) und zum Ausschluss einer sekundären Paraproteinämie
  - Kreatininclearance: zum Ausschluss einer Niereninsuffizienz (prognostisch relevant)
  - Bence-Jones-Protein im Urin: Nachweis bei 60% aller IgG- bzw. IgA-Plasmozytome, immer bei Bence-Jones-Plasmozytom.
- **Knochenmarkuntersuchung:** erhöhter Plasmazellanteil? Plasmazellnester?
- **Röntgen des gesamten Skeletts:** Osteolysen?

2.3 Welche Therapiemöglichkeiten gibt es?

- bei asymptomatischen Patienten im Stadium IA: keine Therapie (abwarten)

- bei Patienten im Stadium IB, II und III: konventionelle Chemotherapie
- **alternativ:** Hochdosis-Chemotherapie mit autologer Stammzelltransplantation, vor allem bei jüngeren Patienten (bessere Prognose)
- **palliative Therapie:** Schmerzbehandlung (Bisphosphonate und Analgetika), bei Bedarf Behandlung von Hyperkalzämie, Hyperurikämie, Anämie, Niereninsuffizienz, Granulozytopenie und Osteolysen (s. nächste Frage).

2.4 Welche Ursache könnte die Oberschenkelhalsfraktur haben? Welche Therapieoptionen gibt es bezüglich dieser Ursache?

Osteolytische Herde im Femur und/oder sekundäre Osteoporose: Bisphosphonate (z.B. Ibandronat) hemmen die Osteolyse und sind Teil der Palliativtherapie. Frakturgefährdete Knochenherde können lokal bestrahlt werden.

Kommentar

Beim Plasmozytom handelt es sich um eine maligne Transformation einer Plasmazellreihe unbekannter Genese.

▶ **Klinik:** Neben einer Beeinträchtigung des Allgemeinbefindens, Gewichtsabnahme und Nachtschweiß klagen die Patienten häufig über Knochenschmerzen, vor allem im Bereich der Wirbelsäule. Typischerweise treten lokalisierte Osteolysen (z.B. „Schrotschuss-Schädel") auf und mit fortschreitender Erkrankungsdauer kommt es auch zur Entwicklung einer generalisierten Osteoporose mit deutlich erhöhtem Frakturrisiko (im vorliegenden Fall sollte daher überprüft werden, ob eine Osteolyse im Schenkelhalsbereich nachweisbar ist und ob eine generalisierte Osteoporose vorliegt).

▶ **Diagnostik:** Die **BSG** ist bei Vorliegen eines Plasmozytoms extrem beschleunigt (1-Stunden-Wert: oft > 100 mm n.W.), beim Leichtketten (Bence-Jones)-Plasmozytom jedoch oft nur leicht erhöht. Häufig findet sich eine meist makrozytäre Anämie (**Hb**-Erniedrigung) mit Bedeutung für die Prognose (▶ Tab. 2.1). In vorliegendem Fall ist die auffällige **Serumelektrophorese** diagnostisch wegweisend. Der schmalbasige Peak in der γ-Globulin-Fraktion (sog. M-Gradient, ▶ Abb. 2.2) entspricht einer exzessiven Vermehrung monoklonaler Immunglobuline (früher: Paraproteine) und deutet auf das Vorliegen eines Plasmozytoms hin. Hingegen kommt eine breitbasige Erhöhung der γ-Globulin-Fraktion z.B. bei Kollagenosen und Lebererkrankungen vor.

Tab. 2.1 Stadieneinteilung des Plasmozytoms nach Durie und Salmon.

Stadium I	Hb > 10 g/dl + Ca^{2+} i.S. normal + Röntgen Knochen normal oder 1 solitärer Herd + niedrige Paraproteinkonzentrationen
Stadium II	weder zu Stadium I noch Stadium III passend
Stadium III	Hb < 8,5 g/dl und/oder Ca^{2+} i.S. erhöht und/oder > 3 osteolytische Herde und/oder hohe Paraproteinkonzentrationen

„A" bei Serum-Kreatinin < 2 mg/dl, „B" bei Serum-Kreatinin > 2 mg/dl

Zur Identifizierung dieser monoklonalen Immunglobuline muss eine **Immunfixation oder Immunelektrophorese** im Serum und Urin durchgeführt werden. So lassen sich ein IgG-, IgA-, IgD- oder Leichtketten-Plasmozytom unterscheiden. Zum Nachweis von Leichtkettenmyelomen wird heute der Nachweis von Leichtketten im Serum (einschl. der sog. FLC Ratio) anstelle der Bestimmung des Bence-Jones-Proteins im Urin und der Immunfixation des Urins empfohlen. Die Quantifizierung der Paraproteinämie ist für die **Stadieneinteilung** (nach Salmon und Durie, ▶ Tab. 2.1), Therapie und Prognose von Bedeutung. Die Stadieneinteilung nach Salmon und Durie wird zunehmend durch ein neues internationales Staging-System ersetzt, welches nur auf zwei Laborwerten basiert: β_2-Mikroglobulin und Albumin.

Ein **Differenzialblutbild** liefert erste Anhaltspunkte zum Ausschluss einer sekundären Paraproteinämie, z.B. bei einer chronisch-lymphatischen Leukämie.

Zur Sicherung der Diagnose ist eine zytologische **Untersuchung des Knochenmarks** (Beckenkamm- oder Sternalpunktion) unerlässlich. Bei einem Plasmozytom liegt der Plasmazellanteil im Knochenmark über 10 %. Bei histologischem Nachweis von Plasmazellnestern kann jedoch auch bei weniger als 10 % Plasmazellen ein Plasmozytom diagnostiziert werden.

Die Knochenmarkzytologie erlaubt auch eine Abgrenzung zu anderen hämatologischen Neoplasien bzw. einer monoklonalen Immunglobulinvermehrung ungewisser Signifikanz (MIUS).

Eine **Hyperkalzämie** deutet auf Osteolysen hin. Zur Erkennung von Osteolysen muss bei einer gesicherten Paraproteinämie das **gesamte Skelett geröntgt** werden. Unklare Befunde in der Nativ-Röntgendiagnostik sollten mit der CT oder MRT weiter abgeklärt werden. Die Skelettszintigrafie eignet sich nicht zur Osteolyse-Suche, da sie beim Plasmozytom falsch-negativ ausfallen kann.

Bei Patienten mit Plasmozytom muss außerdem die **Nierenfunktion** regelmäßig überprüft werden (Kreatinin und Kreatininclearance in Abhängigkeit vom Krankheitsstadium und Verlauf alle 2–8 Wochen). Insbesondere beim Leichtketten-Plasmozytom können die Paraproteine zu einer toxischen Schädigung der Nierentubuli und später zur Entwicklung einer Amyloidose führen.

▶ **Therapie:** Während bei asymptomatischen Patienten im Stadium I in der Regel keine sofortige Therapie erforderlich ist, besteht bei Patienten im Stadium II oder bei Krankheitsprogression meist eine Therapieindikation.

Zur Indikationsstellung und Auswahl des Therapieverfahrens sollte ein Hämatologe hinzugezogen werden. Als Standardtherapie gilt die **Chemotherapie**. Die Kombination von Melphalan/Prednison (früher: „Alexanian-Schema") gilt derzeit als Standard für ältere Patienten. Alternativ kommt bei älteren Patienten Thalidomid/Dexamethason oder Dexamethason als Monotherapie und v. a. bei jüngeren Patienten eine Hochdosis-Chemotherapie mit nachfolgender autologer Stammzelltransplantation infrage. Sie weist eine deutlich höhere Ansprechrate als die konventionelle Chemotherapie auf, allerdings auch eine höhere Toxizität. Neue Substanzen wie die beiden Immunmodulatoren Thalidomid und Lenalidomid sowie der Proteasom-Inhibitor Bortezomib verbessern in der Induktionstherapie die Ansprechraten vor und nach Stammzelltransplantation.

Alle Patienten mit einem Plasmozytom ohne Frakturereignis profitieren von einer frühzeitigen antiresorptiven Therapie mit einem Bisphosphonatpräparat, auch wenn eine manifeste Osteoporose oder eine Fraktur noch nicht vorliegt. Bei Frakturgefährdung können osteolytische Herde, z. B. in der Wirbelsäule, gezielt bestrahlt werden.

Darüber hinaus müssen auftretende Komplikationen entsprechend therapiert werden (s. o.).

▶ **Prognose:** Sie hängt ab vom Tumorstadium (mediane Überlebenszeit in Stadium I 64 Monate, in Stadium II 32 Monate, in Stadium III 6–12 Monate).

Zusatzthemen für Lerngruppen

- Plasmozytom-Typen und deren Häufigkeitsverteilung
- weitere Komplikationen der Grunderkrankung und deren Therapiemöglichkeiten
- Differenzialdiagnosen

3 HIV mit opportunistischer Atemwegsinfektion

3.1 An welche Grunderkrankung müssen Sie vorrangig denken?

HIV-Infektion/AIDS, da klinisch eine konsumierende Infektionserkrankung vorliegt, die auf eine antibakterielle Therapie nicht anspricht, eine Lymphadenopathie vorliegt, der Hautbefund auf ein Kaposi-Sarkom verdächtig ist und die Patientin aus einem Land mit hoher HIV-Durchseuchungsrate stammt.

3.2 Welche Untersuchung ist zur Abklärung dieser Verdachtsdiagnose primär sinnvoll?

- HIV-Serologie: Antikörper gegen HIV-1 und HIV-2 als Suchtest (ELISA)
- bei positivem Suchtest: Bestätigungstest (z. B. Westernblot) aus gleicher Probe, dann zur Sicherheit noch einmal AK-Nachweis aus neuer Probe
- bei positiver Serologie: PCR zur Bestimmung der Viruslast
- CD4+-Lymphozyten (T-Helferzellen)

3.3 Nehmen wir an, Ihre primäre Diagnose trifft zu. Was ist dann wahrscheinlich die Ursache von Husten, Fieber und Dyspnoe? Nennen Sie mögliche Erreger!

- opportunistische Atemwegsinfektion, wahrscheinlich Pneumonie
- häufige Erreger von Pneumonien bei HIV-Infektion: Pneumocystis jirovecii (am wahrscheinlichsten), atypische Mykobakterien, Tuberkel-

bakterien, Candida, Cryptococcus neoformans, Zytomegalievirus.

! 3.4 Welche Untersuchungen sollten zur definitiven Abklärung der pulmonalen Symptomatik auch bei unauffälligem Röntgenbild angestrebt werden? Warum ist dies wichtig?

- **Bronchoskopie mit bronchoalveolärer Lavage** (BAL) und transbronchialer Biopsie: zur Erregerdiagnostik einschließlich Spezialdiagnostik für Pneumocystis jiroveci und Tuberkulose
- ergänzend **serologische Erregerdiagnostik** (Zytomegalie, Herpes)
- Die **Bestimmung des Erregers** ist für die Auswahl der Therapie von Bedeutung (geeigneter Wirkstoff).

Kommentar

Die HIV-Infektion ist eine chronische Erkrankung, deren Endstadium AIDS (Acquired Immunodeficiency Syndrome) darstellt.

▶ **Ätiologie und Pathogenese:** s. Fall 80. Bei der hier beschriebenen Patientin ist das Risiko, an einer HIV-Infektion erkrankt zu sein, statistisch erhöht. Sie könnte einer Hochrisikogruppe angehören, wenn man die Möglichkeit einer Prostitution in der Vergangenheit in Betracht zieht. In den 1990er Jahren waren bis zu 44% aller Prostituierten in Thailand HIV-infiziert, was zu einer weiten Verbreitung der Erkrankung in diesem Land geführt hat.

▶ **Klinik:** Die Hautveränderungen lassen an ein Kaposi-Sarkom denken, welches als AIDS-definierende Erkrankung in 20% der Fälle zur Diagnose führt. Weißliche Beläge im Mundraum entsprechen oft einem Soor, einer typischen opportunistischen Infektion bei HIV-Infizierten. Nichtproduktiver Husten, Fieber und Dyspnoe bei initial meist unauffälligem Röntgenbefund sind die typische Befundkonstellation einer Pneumocystis-jiroveci-Pneumonie. Sie ist die mit Abstand häufigste opportunistische Infektion bei AIDS-Patienten (bis 85%) und stellt als AIDS-definierende Erkrankung bei 50% der Patienten den wegweisenden Befund bei Erstmanifestation der AIDS-Erkrankung dar. Zu weiteren AIDS-definierenden Erkrankungen s. Fall 80.

▶ **Diagnostik:**

- **HIV-Diagnostik:** Aufgrund der Anamnese und der typischen klinischen Befunde (V.a. Kaposi-Sarkom, Verdacht auf opportunistische Infektionen: Soor, Pneumocystis-jiroveci-Pneumonie) sollten in diesem Fall als **Screeningtest** Antikörper gegen HIV-1 und HIV-2 bestimmt werden (**ELISA**). Bevor der Patient über ein positives Testergebnis informiert wird, sollte der Befund aus derselben Probe mit einem Bestätigungstest (**Westernblot**) überprüft und dann aus einer zweiten Probe bestätigt werden. Die Zahl der CD4+-Zellen im peripheren Blut ist prognostisch bedeutsam. Die Virusquantifizierung („Viruslast") mittels **PCR** ist ein wichtiger Prognoseparameter und zur Verlaufs- und Therapiekontrolle geeignet. Im vorliegenden Fall ist zudem, nach ausführlicher Aufklärung, eine Untersuchung des Ehemanns der Patientin indiziert.
- **Diagnostik bei V.a. Pneumocystis-jiroveci-Pneumonie:** In der **Thorax-Röntgenaufnahme** kommen häufig symmetrische interstitielle Veränderungen besonders in Projektion auf die Mittelfelder vor, die wie im vorliegenden Fall aber auch fehlen können. Eine definitive Diagnose der Pneumocystis-jiroveci-Pneumonie ist nur durch den **Erregernachweis** mit spezieller Anfärbung oder PCR möglich. Dieser gelingt in der BAL-Flüssigkeit sicher. Durch die bakteriologische Untersuchung der BAL-Flüssigkeit können auch **andere mögliche Erreger** einer opportunistischen Pneumonie (Tuberkelbakterien, atypische Mykobakterien, Pilze) erfasst werden, wobei eine gezielte Anforderung für die mikrobiologische Untersuchung erforderlich ist (z.B. Ziehl-Neelsen-Färbung und Kultur zur Tbc-Diagnostik). Ergänzend müssen auch virale Erreger wie das Zytomegalievirus (CMV) berücksichtigt werden, z.B. durch den Nachweis des pp65-Antigens, welches auf eine aktive CMV-Infektion hinweist. Die genaue mikrobiologische Diagnostik bei HIV-Patienten ist therapeutisch von erheblicher Relevanz, da das Ergebnis die Therapie bestimmt (z.B. Cotrimoxazol hochdosiert bei Pneumocystis-jiroveci-Infektion, antituberkulöse Mehrfachkombination bei Tbc, Ganciclovir bei CMV-Infektion, antimykotische Therapie bei Pilzpneumonie).

▶ **Differenzialdiagnose:** Bei antibiotikaresistentem Fieber sollte man immer an eine HIV-Infektion denken. Mögliche andere Differenzialdiagnosen, gerade bei jüngeren Menschen, sind Virusinfektion, maligner Tumor (v. a. Lymphome) und Autoimmunerkrankung (z. B. Vaskulitis, Kollagenose).

▶ **Therapie:** s. Fall 80.

Zusatzthemen für Lerngruppen

- HIV-Stadieneinteilung
- „diagnostische Lücke"
- weitere opportunistische Infektionen
- AIDS-definierende Erkrankungen

4 Diabetes mellitus Typ I

4.1 Was ist Ihre nächste diagnostische Maßnahme?

Wiederholung der Blutdruckmessung zu verschiedenen Tageszeiten und Messung an beiden Armen oder – besser – 24-Stunden-Blutdruckmessung.

4.2 Sie diagnostizieren bei o.g. Patienten eine arterielle Hypertonie. Ihr Praxisbudget erlaubt Ihnen zwei weitere diagnostische Maßnahmen. Welche ordnen Sie an?

- Urinstatus, besser: quantitative Urineiweißbestimmung
- EKG, besser: Belastungs-EKG (s. Fall 16).

4.3 Welche Antihypertensiva würden Sie diesem Patienten primär verordnen?

Einen ACE-Hemmer oder einen Angiotensin-II (AT_1)-Rezeptorantagonist.

4.4 Welchen Zielblutdruck streben Sie mit Ihrer Therapie an?

Der Zielblutdruck beträgt 130/80 mmHg.

Kommentar

Laut WHO liegt eine arterielle Hypertonie vor, wenn wiederholt ein Blutdruck > 140/90 mmHg gemessen wird.

▶ **Ätiologie:** Die Ursache der **essenziellen** (**primären**) **Hypertonie** ist unbekannt. Risikofaktoren sind Diabetes mellitus, Rauchen, Hypercholesterinämie, Stress und Adipositas. Die **sekundäre Hypertonie** ist medikamentös bedingt oder Folge einer Grunderkrankung, z. B. endokriner Erkrankungen (z. B. Hyperthyreose), renoparenchymatöser oder renovaskulärer Veränderungen (z. B. Glomerulonephritis bzw. Nierenarterienstenose), einer Aortenisthmusstenose, Vaskulitis (z. B. des Aortenbogens = Takayasu-Arteriitis [Aortenbogensyndrom]) oder der Schlafapnoe.

▶ **Stadieneinteilung nach WHO:**
- **Stadium I:** Blutdruckerhöhung ohne Gefäßveränderungen
- **Stadium II:** Blutdruckerhöhung und Organschädigung
- **Stadium III:** Blutdruckerhöhung und Organversagen (Herz, Niere, Augen)
- **Stadium IV:** maligne Hypertonie mit ausgeprägter Visusstörung oder Nierenversagen

▶ **Klinik:** Oft sind die Betroffenen beschwerdefrei. Häufige Symptome sind Kopfschmerzen, Schwindel, Nasenbluten, Angina pectoris und Dyspnoe.

▶ **Diagnostik:** s. ▶ Tab. 4.1

Die Diagnose einer arteriellen Hypertonie kann nur durch **wiederholte Blutdruckmessungen zu verschiedenen Tageszeiten** gestellt werden, da der Blutdruck von der Tageszeit, der körperlichen Aktivität und psychischen Faktoren abhängt. Zum Ausschluss eines seitendifferenten Blutdrucks, z. B. bei Takayasu-Arteriitis oder Subclavian-Steal-Syndrom, muss der Blutdruck **an beiden Armen** gemessen werden. Ein deutlich niedrigerer Blutdruck an der unteren im Vergleich zur oberen Extremität kann Ausdruck einer Aortenisthmusstenose sein. Eine **24-Stunden-Blutdruckmessung** zeigt in der Regel am frühen Vormittag und späten Nachmittag höhere Blutdruckwerte als im weiteren Tagesverlauf.

Normalerweise tritt eine „Nachtsenke" (Abnahme des systolischen und diastolischen Wertes um mindestens 10 %) auf. Ihr Fehlen weist auf eine sekundäre Hypertonie hin. Sie lässt sich durch die in ▶ Tab. 4.1 gezeigten Maßnahmen, Laboruntersuchungen zum Ausschluss eines Cushing- oder Conn-Syndroms und eine Duplexsonografie der Nierenarterien abklären.

Die Bedeutung der arteriellen Hypertonie liegt in der wesentlichen Verschlechterung der Prognose des Diabetikers. Beim Zusammentreffen von Diabetes und arterieller Hypertonie steigt die kardiovaskuläre Mortalität auf das 2,5- bis 7-Fache. Eine **kardiale Diagnostik** – mindestens in Form eines **Belastungs-EKGs** – ist daher in diesem Fall zwingend erforderlich. Bei Typ I-Diabetikern ist eine arterielle Hypertonie meist mit einer diabetischen Nephropathie verknüpft. In dieser Konstellation ist die kardiovaskuläre Mortalität auf das 40-Fache erhöht. Daher muss beim Diabetiker – insbesondere bei arterieller Hypertonie – bei jeder Routineuntersuchung eine **quantitative Urineiweißbestimmung** zur Erkennung einer Mikroalbuminurie (Frühzeichen der diabetischen Nephropathie!) durchgeführt werden.

▸ **Therapie:** ▸ Tab. 4.2

Für **Diabetiker** geeignet sind **ACE-Hemmer** und **AT_1-Rezeptorantagonisten:** Sie senken den systemischen Blutdruck und haben darüber hinaus einen nephroprotektiven Effekt, den andere Antihypertensiva nicht aufweisen.

Nichtselektive β-Blocker sollten bei Patienten mit Diabetes mellitus nicht eingesetzt werden, da sie Hypoglykämiesymptome wie Schwitzen und Tachykardie unterdrücken. β_1-Rezeptor-Blocker (**kardioselektive β-Blocker**) dagegen wirken bei diesen Patienten nicht nur blutdrucksenkend, sondern auch kardioprotektiv und lebensverlängernd

Tab. 4.1 Arterielle Hypertonie – Diagnostisches Vorgehen bei allen Patienten.

Anamnese	Familie: Hochdruck/Schlaganfall/Herzinfarkt?, Nierenkrankheiten in der Familie?, selbst?, Schwangerschaftskomplikationen?, Herzerkrankungen?, Medikamente/Ovulationshemmer?, Blutdruckkrisen?, Rauchgewohnheiten?
körperliche Untersuchung	mehrfache Blutdruckmessung, Übergewicht, Aspekt, Auskultation: Herz, interskapular, Pulse: Arm/Leiste/Fuß, Gefäßauskultation: A. renalis/carotis/femoralis beidseits
Harn	Protein, Sediment, Glukose
Blut	Kreatinin, Kalium, Glukose, Cholesterin, Triglyzeride, Harnsäure
zusätzlich bei Patienten < 30. oder > 50. Lebensjahr	EKG, Echokardiografie, Röntgen-Thorax
konstanten diastolischen Druckwerten > 100 mmHg	Augenhintergrund: maligner Hochdruck?
hypertoniebedingten Organschäden; schwer einstellbarer Hypertonie	digitale Subtraktionsangiografie, Nierensonografie, Urinkatecholamine, Suche nach renovaskulärer Ursache

Tab. 4.2 Stufenschema der medikamentösen Hypertoniebehandlung (nach Hahn, Checkliste Innere Medizin, Thieme, 2000).

Monotherapie mit einem der folgenden Antihypertensiva: β-Blocker, Thiazid, langwirksamer Ca^{2+}-Antagonist*, ACE-Hemmer, AT_1-Antagonist
bei unzureichendem Erfolg
Zweifach-Kombination mit • Diuretikum plus einem der folgenden Antihypertensiva: β-Blocker, Ca^{2+}-Antagonist*, ACE-Hemmer, AT_1-Antagonist oder • Ca^{2+}-Antagonist* plus einem der folgenden Antihypertensiva: β-Blocker, ACE-Hemmer, AT_1-Antagonist
bei unzureichendem Erfolg
Dreifach-Kombination mit • Diuretikum plus β-Blocker plus Vasodilatator (Ca^{2+}-Antagonist*, ACE-Hemmer, AT_1-Antagonist, Renin-Inhibitor, α_1-Blocker, Dihydralazin) oder • Diuretikum plus ACE-Hemmer plus Ca^{2+}-Antagonist* oder • Diuretikum plus zentrales Sympatholytikum plus Vasodilatator (s. o.)

Tab. 4.2 Fortsetzung

therapierefraktäre Hypertonie: • klären: fehlende Compliance?, „Weißkittelhypertonie" bei Arztbesuch?, Medikamentenwechselwirkungen (v. a. Steroide, NSAID)?, sekundärer Hochdruck? • falls ausgeschlossen: Therapieversuch mit Minoxidil + Diuretikum + β-Blocker
Auswahl der Antihypertensiva nach der Begleitkrankheit: *Linksherzhypertrophie:* ACE-Hemmer, Ca^{2+}-Antagonisten, β-Blocker *Herzinsuffizienz:* Diuretika, ACE-Hemmer, AT_1-Antagonisten, kein Verapamil *KHK:* β-Blocker, ACE-Hemmer, kein Dihydralazin *Diabetes mellitus:* ACE-Hemmer, AT_1-Antagonisten, kardioselektive β-Blocker *obstruktive Ventilationsstörung:* keine β-Blocker *Gicht:* möglichst keine Diuretika (Harnsäureanstieg) *Niereninsuffizienz:* keine K^+-sparenden Diuretika *arterielle Verschlusskrankheit:* keine β-Blocker (außer mit vasodilatatorischer Wirkung) *Schwangerschaftshypertonie:* Propranolol, Metoprolol, Dihydralazin *benigne Prostatahyperplasie:* α_1-Blocker
* keine Kombination von β-Blocker und Ca^{2+}-Antagonisten vom Verapamiltyp. Nur länger wirksame Ca^{2+}-Antagonisten verwenden (Retardpräparate)

und zählen somit zu den Antihypertensiva der ersten Wahl.

Anzustreben ist in der Regel ein Zielblutdruck von weniger als 140/90 mmHg. Bei Diabetikern wirkt jedoch eine stärkere Absenkung des Blutdrucks lebensverlängernd. Derzeit empfehlen die Fachgesellschaften für Diabetiker einen Zielblutdruck von 130/80 mmHg, da neuere Studienergebnisse zeigen, dass eine zu starke Blutdruckabsenkung bei Diabetikern zu Komplikationen führen kann. Die Beachtung dieser Grenzwerte ist eine der wichtigsten und für den Patienten effektivsten Maßnahmen in der hausärztlichen Praxis.

Zusatzthemen für Lerngruppen

- weitere Ursachen der sekundären Hypertonie
- Komplikationen der arteriellen Hypertonie und ihre Therapie
- weitere Untersuchungen zur Langzeitüberwachung von Diabetikern
- Folgeerkrankungen des Diabetes mellitus

5 Reaktive Arthritis (Reiter-Syndrom)

5.1 Wie lautet Ihre Verdachtsdiagnose?

Reaktive Arthritis (Reiter-Syndrom), da ein Harnwegsinfekt vorausgegangen ist, große Gelenke entzündet sind und ein schuppendes Erythem vorliegt.

5.2 Welche diagnostischen Maßnahmen schlagen Sie zur Sicherung Ihrer Verdachtsdiagnose vor? Begründen Sie Ihren Vorschlag!

- **Harnröhrenabstrich** und bakteriologische Untersuchung auf Chlamydien-Antigen (PCR) und andere Erreger zwecks Erregernachweis
- **Röntgen** der Füße und Kniegelenke beidseits (Suche nach arthritisverdächtigen Veränderungen bzw. Fersensporn)
- **Punktion** des geschwollenen Kniegelenks und Synoviaanalyse mit Zytologie und Gram-Präparat, um nachzuweisen, dass der Erguss entzündlich ist und um eine bakterielle Arthritis auszuschließen.
- **Serologie:** Suche nach Antikörpern gegen Chlamydien und Yersinien, um Hinweise auf mögliche Erreger zu erhalten. Ein positiver Befund ist jedoch kein Beweis für eine floride Infektion und

erlaubt es daher nicht, die Diagnose „Chlamydienarthritis" zu stellen.

5.3 Machen Sie einen Therapievorschlag!

- nichtsteroidale Antiphlogistika (z. B. Diclofenac) bei Bedarf (Schmerz)
- Bei gesicherter Chlamydieninfektion antibiotische Behandlung zur Erregerelimination, z. B. mit Doxycyclin über 14 Tage. Wichtig ist die Mitbehandlung des Sexualpartners, da sonst eine Reinfektion möglich ist.
- Die Behandlung anderer Urethritis-Erreger ist zur Beseitigung der Urethritis indiziert, beeinflusst aber nicht den Verlauf der Gelenkerkrankung.
- bei ausgeprägter Arthritis intraartikuläre Injektion von Glukokortikoiden
- Nur wenn es trotz Erregerelimination zu einem chronischen Verlauf kommt: Versuch einer sog. Basistherapie wie bei rheumatoider Arthritis, z. B. mit Sulfasalazin oder Methotrexat.

! 5.4 Wie bezeichnet man die schuppenden Hautveränderungen bei dieser Erkrankung?

Sie wird als **Keratoderma blennorrhagicum** bezeichnet.

Kommentar

Eine **reaktive Arthritis** ist eine entzündliche Gelenkerkrankung, die als Reaktion auf eine bakterielle intestinale oder urogenitale Infektion auftritt (Zweiterkrankung). Es handelt sich um eine sterile Gelenkentzündung.

Als **Reiter-Syndrom** bezeichnet man das klinische Vollbild einer reaktiven Arthritis, nämlich die Kombination aus Arthritis, Urethritis und Entzündung des Auges (**Reiter-Trias**). Letztere äußerst sich meist als Konjunktivitis und/oder Iridozyklitis.

▸ **Ätiologie:** Auslöser reaktiver Arthritiden und Urethritis sind Chlamydien, Gonokokken und Ureaplasmen. Yersinien, Salmonellen, Shigellen und Campylobacter lösen Arthritiden in Kombination mit Enteritis aus. Man geht von einer genetischen Prädisposition aus, da ca. 80 % der Patienten HLA-B27-positiv sind.

▸ **Klinik:** Typischerweise kommt es Tage bis Wochen nach einer Enteritis (Symptome: Diarrhö, Fieber, Bauchschmerzen) oder Urethritis (Symptom: Brennen beim Wasserlassen) zu einer asymmetrischen Oligoarthritis (d. h. Befall von 2–4 Gelenken) bevorzugt der großen Gelenke. Gleichzeitig oder später kann eine Konjunktivitis auftreten, außerdem eine Uveitis anterior (Iritis, Zyklitis oder – am häufigsten – Iridozyklitis), eine Keratitis oder Episkleritis. Bei ca. 20 % der Patienten mit Reiter-Syndrom finden sich schuppende Hautveränderungen (Keratoderma blennorrhagicum), typischerweise – wie in diesem Fall – an den Fußsohlen (**Reiter-Tetrade**). Der Fersenschmerz des im Fallbeispiel beschriebenen Patienten ist wahrscheinlich Ausdruck einer Enthesiopathie (Insertionstendopathie), einem weiteren Symptom des Reiter-Syndroms. Das Reiter-Syndrom findet sich jedoch nur bei 60 % der Patienten mit reaktiver Arthritis.

▸ **Diagnostik:** s. Frage 5.2. Bei Enteritis ist nur die Serologie oder bei noch florider Klinik die bakteriologische Untersuchung von Stuhlkulturen indiziert. Der Röntgenbefund der betroffenen Gelenke ist zu Beginn der Erkrankung unauffällig, sodass die Röntgendiagnostik zu diesem Zeitpunkt vor allem der Abgrenzung gegen andere entzündlich-rheumatische Erkrankungen (s. u.) dient.

▸ **Differenzialdiagnosen:** In Betracht kommen zum einen **andere Oligoarthritiden** (Psoriasisarthritis, seronegative Spondylitis ankylosans [Morbus Bechterew], Löfgren-Syndrom, Lyme-Arthritis, Morbus Behçet, Polymyalgia rheumatica, rheumatisches Fieber), zum anderen **bakterielle Arthritiden** (z. B. durch Gonokokken).

▸ **Therapie:** Als initiale Therapie verabreicht man bei der Chlamydienarthritis nichtsteroidale Antirheumatika. Antibiotika (s. Frage 5.3) haben keinen Einfluss auf die akute (sterile) Arthritis, sollten aber zur Sanierung der Chlamydieninfektion trotzdem gegeben werden, da diese eine häufige Ursache einer Infertitlität darstellt. Bei der Yersinienarthritis ist eine Antibiotikagabe nicht indiziert, da sie die Gelenkbeschwerden nicht beeinflusst.

Der Patient muss auf die Notwendigkeit einer Partnerbehandlung hingewiesen werden. Unterbleibt diese, besteht die Gefahr einer „Ping-Pong-Infektion".

Zur symptomatischen Therapie s. Frage 5.3.

▶ **Prognose:** In der Regel heilen reaktive Arthritiden aus. Bei chronischem Verlauf ist die systemische Gabe von Glukokortikoiden zur Immunsuppression oder von Basistherapeutika wie bei rheumatoider Arthritis erforderlich.

Zusatzthemen für Lerngruppen

- Differenzialdiagnosen bei Gelenkschmerzen
- Diagnose und Therapie der rheumatoiden Arthritis
- weitere Beispiele für Zweiterkrankungen

6 Akuter Myokardinfarkt

6.1 Welche Verdachtsdiagnose stellen Sie?

Akutes Koronarsyndrom mit Verdacht auf akuten Myokardinfarkt, da der Patient über zentralen (retrosternalen), in den Hals ausstrahlenden Thoraxschmerz mit einer Dauer > 15 min klagt.

6.2 An welche Differenzialdiagnosen denken Sie hier?

- **Angina pectoris** (AP: Schmerzdauer in der Regel < 5 min, Abklingen der Schmerzen in Ruhe und bei Gabe von Glyceroltrinitrat)
- **Perikarditis** (bei fibrinöser Form stechender, beim Einatmen verstärkter Schmerz)
- **Lungenembolie** (Dyspnoe, Husten, Zeichen einer Beinvenenthrombose [s. Fall 1])
- **disseziërendes Aneurysma** der thorakalen Aorta (Ausstrahlung des Thoraxschmerzes in den Nacken, den Rücken und die Beine)
- **Spontan-Pneumothorax** (plötzlich auftretende, einseitige, stechende, evtl. atemabhängige Thoraxschmerzen mit Dyspnoe und Husten)
- **Boerhaave-Syndrom** = spontane Ösophagusruptur (Anamnese: heftiges Erbrechen, z. B. bei Alkoholexzess, oder heftige Hustenanfälle vor Einsetzen des Thoraxschmerzes; Erbrochenes evtl. blutig tingiert).

6.3 Welche Maßnahmen ergreifen Sie bereits im Rettungswagen?

- **kurze Anamnese:** Beginn der Schmerzen, Charakter (kontinuierlich oder intermittierend), Ausstrahlung und Beziehung zu Atmung bzw. körperlicher Anstrengung, Risikofaktoren für Myokardinfarkt, kardiale Ereignisse in der Vorgeschichte, Medikation, Kontraindikationen für Thrombolyse?
- **orientierende körperliche Untersuchung:** Zeichen der Herzinsuffizienz (Ödeme, Rasselgeräusche über der Lunge), Perikardreiben, einseitig abgeschwächtes Atemgeräusch, Zeichen des akuten Abdomens als Ursache des Erbrechens (Hypo- oder Hyperperistaltik, abdomineller Druckschmerz, Abwehrspannung)?
- **EKG:** Rhythmusstörungen? Ischämiezeichen (beurteilbar nur bei korrekter Ableitung – im RTW oft nicht möglich)? Bestätigung durch EKG in der Klinik (Standardableitungen + V_1-V_6, ggf. auch V_7–V_9)
- **Therapiemaßnahmen bei akuten retrosternalen Schmerzen:**
  - Patient hinsetzen (Oberkörper-Hochlagerung), beruhigen
  - Glyceroltrinitrat (Nitrolingual)-Spray 2 Hübe zur Verbesserung der myokardialen Durchblutung und Senkung des myokardialen Sauerstoffverbrauchs (Rückgang des Thoraxschmerzes spricht für AP)
  - Sauerstoff-Gabe (2–3 l/min) auch dann, wenn der Patient nicht über Dyspnoe klagt: Therapieziel Verbesserung des Sauerstoffangebots
  - Morphin 5–10 mg i. v. zur Schmerzbekämpfung
  - Antiemetikum (z. B. Metoclopramid)
  - Acetylsalicylsäure 500 mg i. v. zur Hemmung der Thrombozytenaggregation
  - Heparin 5000 IE i. v. zur Antikoagulation, wenn typische EKG-Veränderungen vorliegen und eine Aortendissektion als Differenzialdiagnose weniger wahrscheinlich ist. In der Klinik dann Heparinperfusor (ca. 25 000 IE/d, Ziel: Verdoppelung der PTT) oder niedermolekulares Heparin körpergewichtsadaptiert (z. B. Enoxaparin 1 mg/kg KG 2 ×/d)
  - bei Bradykardie Atropin i. v.
  - ggf. Sedierung, z. B. mit Diazepam, zur Senkung des Sauerstoffverbrauchs
  - bei Herzfrequenzanstieg β-Blocker mit kurzer Halbwertszeit (z. B. Esmolol) i. v.

6.4 In der Klinik wird das EKG (▶ Abb. 6.1) abgeleitet. Wie gehen Sie therapeutisch weiter vor?

- Das EKG zeigt eine ST-Hebung in Ableitung II, III und aVF und eine ST-Senkung in I und aVL

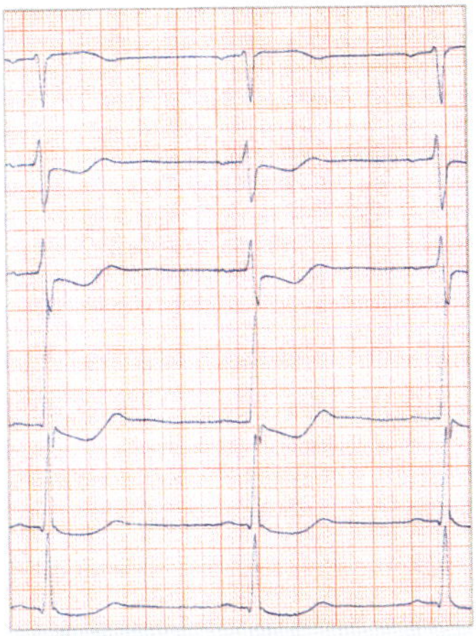

Abb. 6.2 EKG bei akutem (inferiorem) Hinterwandinfarkt (aus Schuster, Trappe; EKG-Kurs für Isabel, Thieme, 2009).

(▶ Abb. 6.2). Somit liegt ein akuter (inferiorer) Hinterwandinfarkt vor.

- Therapieziel ist die schnellstmögliche Rekanalisation des verschlossenen Gefäßes (R. circumflexus der linken Koronararterie oder rechte Koronararterie bei inferiorem Hinterwandinfarkt). Sie lässt sich erreichen durch
  - Koronarangiografie mit **perkutaner transluminaler koronarer Angioplastie (PTCA) und Stentimplantation** in das verschlossene Gefäß. Verfahren der Wahl (beste Erfolgsaussichten).
  - falls Koronarangiografie nicht verfügbar **Thrombolyse**, z. B. mit Streptokinase oder Alteplase (rt-PA). Kontraindikationen beachten!
  - **weitere therapeutische Maßnahmen:**
    - Infusion eines GPIIb/IIIa-Rezeptorantagonisten (z. B. Abciximab) zur Hemmung der Thrombozytenaggregation
    - therapeutische Heparinisierung
    - Clopidogrel als Begleittherapie zur Thrombolyse oder PTCA

Kommentar

Als Myokardinfarkt bezeichnet man eine Myokardnekrose aufgrund eines Koronararterienverschlusses. Das akute Koronarsyndrom ist ein Sammelbegriff, der zusätzlich die instabile Angina pectoris umfasst.

▶ **Ätiologie:** Meist Arteriosklerose, selten Koronarspasmus, Koronariitis oder Embolie.

▶ **Einteilung:** Man unterscheidet zwischen nichttransmuralem, d. h. subendokardialem, und transmuralem, d. h. alle Wandschichten umfassendem Myokardinfarkt. Zudem wird der akute ST-Hebungsmyokardinfarkt (STEMI) vom akuten Koronarsyndrom ohne ST-Hebung (NSTEMI) abgegrenzt.

▶ **Klinik:** Leitsymptom des akuten Myokardinfarkts ist ein heftiger, meist retrosternal, seltener linksthorakal lokalisierter Schmerz, der in den linken Arm, seltener in den Oberkiefer, die Schultern oder das Epigastrium ausstrahlt und mit Unruhe und Todesangst einhergeht. Bei bis zu 20 % der Patienten mit einem akuten Myokardinfarkt liegt jedoch kein Thoraxschmerz vor. Vor allem Patienten mit Diabetes mellitus nehmen ihn aufgrund einer autonomen Neuropathie oft nicht wahr. Bei diesen

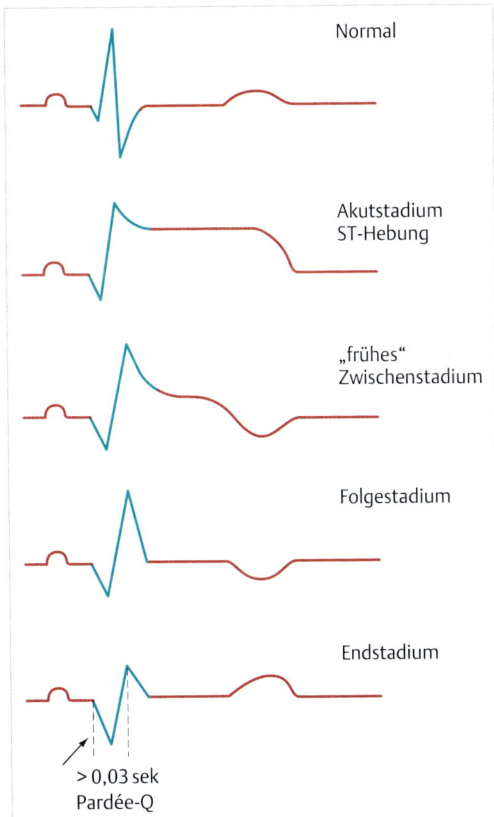

Abb. 6.3 EKG-Stadien bei transmuralem Infarkt (aus Schuster, Trappe; EKG-Kurs für Isabel, Thieme, 2009).

Patienten stehen vegetative Symptome (z. B. Übelkeit, Erbrechen, Schweißausbruch), Unruhe und Todesangst im Vordergrund. Zudem kann Dyspnoe infolge einer akuten Linksherzinsuffizienz den Thoraxschmerz überlagern.

▶ **Diagnostik:** Insbesondere bei Patienten mit Diabetes mellitus und unklarer vegetativer Symptomatik sind daher die Ableitung eines **EKGs** und dessen sorgfältige Analyse unerlässlich. Um die Diagnose „Myokardinfarkt" stellen zu können, müssen außerdem die **Serumkonzentration der „Herzenzyme"** Gesamt-CK, CK-MB (spezifisch, wenn > 6% der Gesamt-CK-Konzentration), GOT, LDH (nicht spezifisch) sowie die **Serumkonzentration von Myoglobin** (nicht spezifisch, aber sensitiv) und **Troponin** (spezifisch, aber falsch-positiv bei Niereninsuffizienz) bestimmt werden.

Solange das EKG keine eindeutigen Infarktzeichen zeigt und Laborwerte nicht vorliegen, lautet die Diagnose „instabile Angina pectoris" (s. Fall 16).

Beim nichttransmuralen Infarkt findet sich ein gleichschenklig negatives T in mehreren Brustwandableitungen ohne QRS-Veränderung; Troponin ist positiv. Beim transmuralen Infarkt finden sich erhöhte Herzenzym-, Myoglobin- und Troponinwerte sowie typische EKG-Veränderungen (▶ Abb. 6.3):

Liegt ein Infarkt vor, sind ein **Röntgen-Thorax** Herzgröße, Lungenstauung, Pleuaerguss?) zum Ausschluss einer Herzinsuffizienz und eine **Echokardiografie** zur Lokalisationsdiagnostik und zum Ausschluss von Komplikationen (Herzinsuffizienz, Thrombenbildung, Herzwandaneurysma) indiziert.

▶ **Therapie:** Die sofortige Gabe von **Acetysalicylsäure** verbessert die Prognose. Zur Prophylaxe von Appositionsthromben, Ventrikelthromben und Thrombembolie sollte zudem eine **Vollheparinisierung** erfolgen (s. Frage 6.3); angestrebt wird eine Verlängerung der aPTT auf das 1,5- bis 2-Fache der Norm. Auch β_1-Rezeptorselektive Blocker verbessern die Prognose, können jedoch bei Neigung zu Bradykardie (wie im vorliegenden Fall) sowie bei Zeichen einer Herzinsuffizienz in der Akutphase nicht oder nur mit Vorsicht verabreicht werden. Vor und nach Gabe von **Glyceroltrinitrat** Blutdruckkontrolle!

Begleitmaßnahmen wie die Gabe von Morphin, Sauerstoff, Antiemetika (bei Bedarf) sowie Sedierung können das Befinden des Patienten günstig beeinflussen (s. Frage 6.3).

Im vorliegenden Fall zeigt das EKG bei Aufnahme einen **akuten Hinterwandinfarkt**, sodass eine möglichst rasche **Rekanalisation** des/der verschlossenen Gefäße(s) angezeigt ist. Je kürzer das Zeitintervall zwischen Gefäßverschluss und Wiedereröffnung ist, desto günstiger ist die Prognose. So reduziert die Einleitung einer Thrombolyse (s. u.) innerhalb von 6 Stunden nach Beginn der Symptomatik die Letalität um 50%. Die wichtigste Maßnahme der ambulanten Versorgung eines Patienten mit V. a. Myokardinfarkt ist daher der sofortige Transport in ein Krankenhaus in Begleitung eines in der Rettungsmedizin erfahrenen Arztes.

Sofern verfügbar, ist die mechanische Rekanalisation durch **Akut-PTCA** mit Stentimplantation Therapie der Wahl (höchste primäre Erfolgsrate). Ist sie nicht verfügbar, ist die Thrombolyse mittels Fibrinolytika (Streptokinase, Urokinase, rekombinanter Gewebeplasminogenaktivator [rt-PA]) das Verfahren der Wahl. Ist eine Thrombolyse kontraindiziert (z. B. bei Blutung), sollte eine Verlegung zwecks Akut-PTCA erwogen werden.

Die Applikation von Clopidogrel und **GPIIb/IIIa-Rezeptorantagonisten** zusätzlich zu PTCA bzw. Lyse verbessert die Prognose bei Myokardinfarkt. Der Glykoprotein-IIb/IIIa-Rezeptor auf der Thrombozytenoberfläche bindet Fibrinogen und vermittelt so die Bildung stabiler Thrombozytenaggregate. Rezeptorantagonisten (z. B. Abciximab, ein monoklonaler Rezeptor-Antikörper) verhindern dies.

Bei Patienten mit Diabetes mellitus und akutem Myokardinfarkt sollte eine möglichst rasche Normalisierung des Blutzuckerspiegels angestrebt werden, da dies die Prognose zusätzlich verbessert.

Schließlich ist aufgrund möglicher Komplikationen (Herzrhythmusstörungen, Herzinsuffizienz etc.) eine **intensivmedizinische Überwachung** des Patienten notwendig.

Zusatzthemen für Lerngruppen

- weitere Differenzialdiagnosen des akuten Myokardinfarkts
- Komplikationen des akuten Myokardinfarkts
- Kontraindikationen der Thrombolyse

7 Hyperkalzämie (bei Bronchialkarzinom)

7.1 Was ist die wahrscheinlichste Ursache der Hyperkalzämie? Beschreiben Sie die Pathomechanismen!

Die wahrscheinlichste Ursache ist ein fortgeschrittenes Bronchialkarzinom (s. Raumforderung in ▶ Abb. 7.2). Pathomechanismen:

- **paraneoplastisches Syndrom:** Bildung eines parathormonähnlichen Peptids (Parathyroid Hormone related Peptide, PTHrP) durch das Bronchialkarzinom. PTHrP bindet an den Parathormonrezeptor und imitiert die Wirkung von Parathormon.
- **Knochenmetastasen:** Die Bronchialkarzinomzellen sezernieren einen osteoklastenaktivierenden Faktor (OAS). Dieser setzt Zytokine (z. B. Interleukin-1) frei, die Osteoklasten aktivieren und so zum Abbau von Knochensubstanz und zu Freisetzung von Kalzium führen.

7.2 Nennen Sie die anderen möglichen Ursachen der Hyperkalzämie!

- **endokrine Erkrankungen:** primärer Hyperparathyreoidismus, Hyperthyreose, Hyperkortisolismus, Phäochromozytom
- **granulomatöse Entzündungen:** Sarkoidose, Tuberkulose, Berylliose (Stimulation der Bildung von 1,25-Dihydroxycholecalciferol = Kalzitriol, der biologisch aktiven Form von Vitamin D)

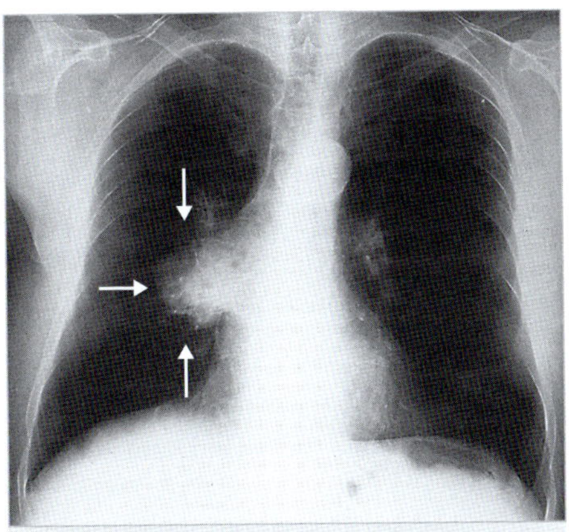

Abb. 7.2 Röntgen-Thorax p. a. bei zentralem Bronchialkarzinom (aus Reiser, Kuhn, Debus; Duale Reihe Radiologie, Thieme, 2011).

- **Medikamente:** Vitamin-D-Intoxikation (z. B. irrtümliche Rezeptierung oder Einnahme von Präparaten mit 100 000 statt 1000 IE 25-Hydroxycholecalciferol), Thiazide, Lithium. Heute selten ist das Milch-Alkali-Syndrom (Hyperkalzämie, metabolische Azidose, Hypoparathyreoidismus und Niereninsuffizienz durch Nephrokalzinose und Phosphatretention), das durch langfristige Einnahme alkalischer Antazida (früher zur Ulkustherapie eingesetzt) und gleichzeitigen Konsum großer Mengen Milch auftritt.
- **andere Malignome:** Plasmozytom, Nieren-, Prostata-, Mammakarzinom (osteolytische Knochenmetastasen!)

7.3 Was ist eine hyperkalzämische Krise? Wie äußert sie sich und wie wird sie behandelt?

- **Definition** der hyperkalzämischen Krise: potenziell lebensbedrohlicher Anstieg des Serumkalziums auf Werte > 3,5 mmol/l aus einer Hyperkalzämie heraus. Aufgrund des meist raschen Anstiegs können Kompensationsmechanismen nicht greifen.
- **klinische Zeichen:** starke Dehydratation, Exsikkose, Schock, ZNS-Symptome (Konzentrationsstörung bis Koma), Übelkeit, Erbrechen
- **Therapieoptionen:**
  - forcierte Diurese: reichliche Flüssigkeitsgabe; auch, um das Flüssigkeitsdefizit auszugleichen, parallel Gabe von Schleifendiuretika, um die Kalziumausscheidung zu fördern
  - Bisphosphonate (z. B. Pamidronat) intravenös (Hemmung des Knochenabbaus)
  - alternativ oder – bei inadäquater Wirkung der Bisphosphonate – ergänzend: Kalzitonin i. v. (Hemmung des Knochenabbaus)
  - bei Tumorhyperkalzämie: Glukokortikoide, z. B. Prednisolon 20–40 mg/d (senken die Kalzitriolproduktion der aktivierten mononukleären Zellen in Lymphknoten und der Lunge)
  - bei Versagen der o. g. Maßnahmen oder bei Herz-Kreislauf-Versagen: Hämodialyse
  - kausale Maßnahmen: Operation bei Hyperparathyreoidismus, Therapie eines Malignoms

Kommentar

Eine Hyperkalzämie liegt vor, wenn das Gesamt-Kalzium i. S. 2,7 mmol/l übersteigt.

► **Ätiologie und Pathogenese:** s. Frage 7.1 und 7.2. Häufigste Ursache ist ein Malignom: Bei über 50% der Patienten mit chronischer Hyperkalzämie kann bei Diagnosestellung oder im weiteren Verlauf ein maligner Tumor identifiziert werden. Zweithäufigste Ursache ist der primäre Hyperparathyreoidismus.

► **Klinik:** Hyperkalzämie wirkt sich auf zahlreiche Organe aus: Sie führt zu Nephrolithiasis, Nierenversagen, Pankreatitis, gastrointestinalen Ulzera, Obstipation, Muskelschwäche und Bewusstseinstrübung.

► **Diagnostik:** Wichtig sind die **Anamnese** (hyperkalzämieinduzierende Medikamente? Anzeichen für die in Frage 7.2 genannten endokrinen Erkrankungen?) und die **körperliche Untersuchung** (Anzeichen für die in Frage 7.2 genannten endokrinen Erkrankungen oder Malignome?) einschließlich einer **gynäkologischen Untersuchung** (Tumorsuche).

Ein primärer Hyperparathyreoidismus liegt vor, wenn wiederholt erhöhte Parathormonwerte i.S. gemessen werden und eine chronische Hyperkalzämie besteht.

Jede **unklare Hyperkalzämie** sollte Anlass zu einer **Tumorsuche** geben. Diese sollte zumindest eine **Eiweißelektrophorese** von Serum und Urin (Plasmozytomausschluss) und die Bestimmung des Prostata-spezifischen Antigens (**PSA**), eine **Röntgen-Thoraxaufnahme** und eine **Abdomensonografie** einschließen. Eine sensitive Methode zum Nachweis von Knochenmetastasen ist die **Skelettszintigrafie**. Allerdings ist diese in der Diagnostik osteolytischer Herde eines (fortgeschrittenen) Plasmozytoms nicht ausreichend sensitiv, sodass bei **Verdacht auf Plasmozytom Röntgenaufnahmen des gesamten Skeletts** angefertigt werden sollten.

► **Therapie:** Sie umfasst die **Hemmung des Knochenabbaus** (Bisphosphonate, Kalzitonin), die **Steigerung der Kalziumausscheidung** (forcierte Diurese, ggf. Dialyse) und einen **Stopp der Kalziumzufuhr** (keine Milchprodukte oder kalziumhaltigen Mineralwässer, keine Vitamin-D_3-Präparate einnehmen).

Zusatzthemen für Lerngruppen

- Formen und Therapie des Hyperparathyreoidismus
- Interpretation des Serumkalziumspiegels bei Eiweißmangel
- Diagnose und Therapie des Bronchialkarzinoms
- Differenzialdiagnosen von Lungenrundherden

8 Akute obere gastrointestinale Blutung

8.1 Wie lautet Ihre Verdachtsdiagnose?

Verdacht auf akute obere gastrointestinale Blutung; akut, da der Patient blass, tachykard und hypoton ist. Bei Hämatemesis ist die Blutungsquelle stets im oberen Gastrointestinaltrakt lokalisiert. Wahrscheinlich handelt es sich um eine Ulkusblutung (Prednisolon und Diclofenac wirken ulzerogen!).

8.2 Welche diagnostischen und therapeutischen Notfallmaßnahmen führen Sie durch?

- Anlage von mindestens 2 großlumigen peripheren Venenverweilkanülen
- Blutentnahme:
  - Hämoglobin (Notfallbestimmung, Wert muss innerhalb weniger Minuten vorliegen)
  - Blutgruppe und Kreuzblut zur Bereitstellung von Erythrozytenkonzentraten (mindestens 4)
  - Kreatinin, Elektrolyte, Thrombozyten, Blutgerinnung (INR, PTT)
- Volumensubstitution: kristalloide Lösungen (z.B. Ringer-Lösung) – 1 l sofort, dann je nach Kreislaufsituation mehr – und kolloidale Lösungen (z.B. Hydroxyethylstärke [HAES 6%]) (500–1000 ml/d; Kolloide halten Flüssigkeit in den Gefäßen, wichtig bei Hypotonie)
- Bluttransfusion:
  - Erythrozytenkonzentrate: Menge je nach Ausmaß der Anämie, Ziel ist ein Hämatokrit von ca. 30%
  - bei hohem Bedarf an Erythrozytenkonzentraten ergänzend Gabe von FFP (Fresh Frozen Plasma, enthält u.a. Gerinnungsfaktoren, die im Rahmen der Blutung verbraucht werden)

- Gastroskopie:
  - Suche der Blutungsquelle in Ösophagus, Magen und Duodenum
  - ggf. direkte Blutungsstillung, z. B. Unterspritzung eines blutenden Ulcus ventriculi oder duodeni, Sklerosierung von Ösophagusvarizen
  - Hemmung der Magensäuresekretion mittels Protonenpumpenhemmer, z. B. Omeprazol 8 mg/h i. v.
- frühzeitig Chirurgen informieren; falls unter endoskopischer Therapie Blutung nicht sistiert, kann eine operative Therapie (z. B. Ulkusumstechung) notwendig sein
- Patient zunächst flach lagern
- Patient nüchtern lassen, bis die Situation stabilisiert und die Blutungsquelle lokalisiert und therapiert ist.

8.3 Welche Untersuchungen führen Sie – in der Reihenfolge des praktischen Vorgehens – durch, um nach einer Blutungsquelle im Gastrointestinaltrakt zu suchen?

1. Gastroskopie, da sie einfach durchzuführen und die Mehrzahl der Blutungsquellen im oberen Gastrointestinaltrakt lokalisiert ist.
2. Koloskopie zur Abklärung von Blutungsquellen im unteren Gastrointestinaltrakt
3. Szintigrafie mit ^{99m}Tc-markierten Erythrozyten zur Suche nach einer Blutungsquelle im Dünndarm
4. Kapselendoskopie oder Push-Enteroskopie des Dünndarms: Alternative zur Szintigrafie

8.4 Nennen Sie die häufigsten Ursachen einer Blutung im oberen Gastrointestinaltrakt!

1. Ulcus duodeni, Ulcus ventriculi
2. erosive Gastritis, seltener erosive Duodenitis oder Ösophagitis
3. Ösophagus- oder Fundusvarizen
4. Mallory-Weiss-Syndrom
5. Magenkarzinom
6. seltener: Ösophaguskarzinom, Angiodysplasie

Kommentar

Bei dem im Fallbeispiel beschriebenen Patienten liegt aufgrund der Hämatemesis am ehesten eine obere gastrointestinale Blutung vor.

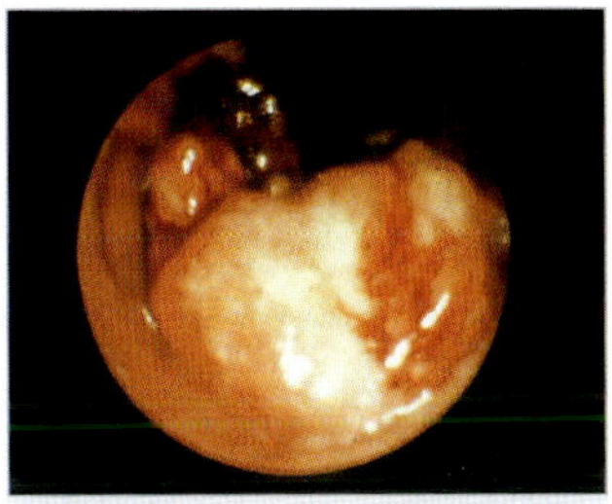

Abb. 8.1 Endoskopischer Befund bei blutendem Ulcus ventriculi (aus Schumpelick, Bleese, Mommsen; Kurzlehrbuch Chirurgie, Thieme, 2010).

▶ **Vorgehen:** Erste Maßnahme bei einer akuten gastrointestinalen Blutung ist die **Abschätzung des** aktuellen und zu erwartenden **Blutverlusts.** Hierzu eignet sich die Kreislaufsituation am besten, da der Hämatokrit und der Hämoglobinspiegel durch Verdünnung erst verzögert abfallen. Bei Hypotonie und Tachykardie – wie im vorliegenden Fall – liegt bereits ein hämorrhagischer Schock vor.

Zweite Maßnahme ist die **Stabilisierung des Kreislaufs.** Bis Erythrozytenkonzentrate verfügbar sind, wird mit kristalloiden und kolloidalen Lösungen Volumen substituiert. Erythrozytenkonzentrate werden in Abhängigkeit vom erlittenen Blutverlust appliziert, wobei es in der Regel ausreicht, den Hämatokrit auf Werte um 30 % anzuheben. Bei chronischer Anämie toleriert der Patient jedoch deutlich niedrigere Hämatokritwerte, sodass in Kenntnis der Risiken einer Bluttransfusion bei geringem akutem Blutverlust zunächst abgewartet werden kann, ob der Hämatokrit im Verlauf weiter fällt.

Bei **Verdacht auf aktive obere gastrointestinale Blutung** sollte möglichst schnell und möglichst bei stabilen Kreislaufverhältnissen eine **Gastroskopie** durchgeführt werden, da bis zu 90 % aller gastrointestinalen Blutungen ihre Quelle im oberen Verdauungstrakt haben und somit im Rahmen der Gastroskopie erkannt (▶ Abb. 8.1) und therapiert werden können (s. a. Frage 8.2).

Die **Therapie** richtet sich nach der Aktivität der gastrointestinalen Blutung. Diese wird nach Forrest eingeteilt (▶ Tab. 8.1).

Aktive Blutungen (Typ Forrest I) können durch Unterspritzung mit Adrenalin oder durch Fibrinkleber gestillt werden bzw. im Falle von Ösophagusvarizen durch Kompression mit Sengstaken-Blakemore-Sonde (Ösophagus) oder Linton-Nachlas-Sonde (Fundusvarizen) für 24–48 Stunden.

Tab. 8.1 Klassifikation der Aktivität oberer gastrointestinaler Blutungen nach Forrest.

Forrest I: Läsion mit aktiver Blutung
• Ia: arterielle (spritzende) Blutung
• Ib: venöse Sickerblutung
Forrest II: Läsion mit Zeichen der stattgehabten Blutung
• IIa: sichtbarer Gefäßstumpf
• IIb: Läsion von Koagel bedeckt
• IIc: Läsion von Hämatin bedeckt
Forrest III: Läsion ohne Blutungszeichen

Sind diese Maßnahmen erfolglos, müssen chirurgische Verfahren (z.B. Umstechung bei Ulkus) erwogen werden. Läsionen vom Typ Forrest II und III bedürfen zunächst keiner Blutstillungsmaßnahmen und werden konservativ behandelt (Protonenpumpenhemmer, z.B. Pantoprazol 2 × 40 mg/d).

Die meisten **Blutungen aus Ulcera** ventriculi oder duodeni sind mit einer **Helicobacter-pylori-Infektion** assoziiert. Daher sollten bei der Notfallendoskopie Proben für den Urease-Schnelltest entnommen werden, um bei positivem Testergebnis frühzeitig eine Eradikationsbehandlung einleiten zu können.

Zusatzthemen für Lerngruppen

- Volumensubstitution
- Durchführung einer Bluttransfusion
- Helicobacter-pylori-Eradikationstherapie
- Ulkuspathogenese und -therapie
- Ursachen der unteren gastrointestinalen Blutung (Diagnostik und Therapie)

9 Hodgkin-Lymphom

9.1 Welche Verdachtsdiagnose stellen Sie?

Malignes Lymphom, wahrscheinlich Morbus Hodgkin, da v.a. die Halslymphknoten betroffen sind.

9.2 Welche diagnostischen Maßnahmen schlagen Sie zur weiteren Abklärung vor?

- Exstirpation vergrößerter Lymphknoten und histologische Untersuchung
- Staging: Erfassung der Krankheitsausdehnung
  - Labor: mindestens BSG, Differenzialblutbild, Serumelektrophorese, Leberwerte, Kreatinin, LDH und alkalische Phosphatase
  - CT-Abdomen, CT-Thorax und Hals
  - Knochenmarkbiopsie
  - evtl. PET-CT

9.3 Welche prognostisch bedeutsamen Parameter werden für die Stadieneinteilung der vermuteten Erkrankung herangezogen?

- Zahl der befallenen Lymphknotenregionen
- Befall von Lymphknoten auf einer oder beiden Zwerchfellseiten
- extralymphatischer Befall (Knochenmark, Leber, Lunge, Haut)
- Milzbefall
- Vorliegen von Allgemeinsymptomen (Gewichtsabnahme > 10 % in 6 Monaten, Fieber nicht infektiöser Ursache > 38 °C, Nachtschweiß)

! 9.4 Welche histologischen Subtypen der vermuteten Erkrankung kennen Sie?

- lymphozytenreiche Form
- nodulär-sklerosierende Form
- gemischtzellige Form
- lymphozytenarme Form

Kommentar

Maligne Lymphome sind Malignome des lymphatischen Systems. Sie werden unterteilt in **Hodgkin-Lymphome** (Morbus Hodgkin = Lymphogranulomatose) und **Non-Hodgkin-Lymphome** (s. Fall 43).

Charakteristika des **Morbus Hodgkin** sind einkernige Riesenzellen (Hodgkin-Zellen) und vereinzelte mehrkernige (Reed-Sternberg-)Riesenzellen.

▸ **Ätiologie:** Sie ist unbekannt.

▸ **Klinik:** Die Erkrankung manifestiert sich am häufigsten in der 3. und 7. Lebensdekade. Leitsymptom ist die **schmerzlose Lymphknotenschwellung** vor allem im Halsbereich, die oft mit Allgemeinsymptomen wie Nachtschweiß, ungewolltem Gewichtsverlust oder Fieber einhergeht.

▶ **Diagnostik:** Lymphknotenschwellungen unklarer Ursache, die länger als 4 Wochen bestehen, bedürfen der histologischen Abklärung. Hierzu sind eine **Exstirpation und** eine **histologische Untersuchung makroskopisch suspekter** (geschwollener) **Lymphknoten** erforderlich. Eine Feinnadelbiopsie bzw. Aspirationszytologie reicht zum Ausschluss eines Lymphoms nicht aus. Zur Erfassung der Krankheitsausdehnung müssen die prognostisch relevanten Lymphknotenareale, welche sich der klinischen Untersuchung entziehen (Mediastinum, Abdomen, Becken), durch eine **Röntgenuntersuchung des Thorax** (▶ Abb. 9.1) und eine **Computertomografie von Thorax, Abdomen und Becken** dargestellt werden. Zum Ausschluss einer prognostisch relevanten Knochenmarkinfiltration ist eine **Knochenmarkbiopsie** notwendig.

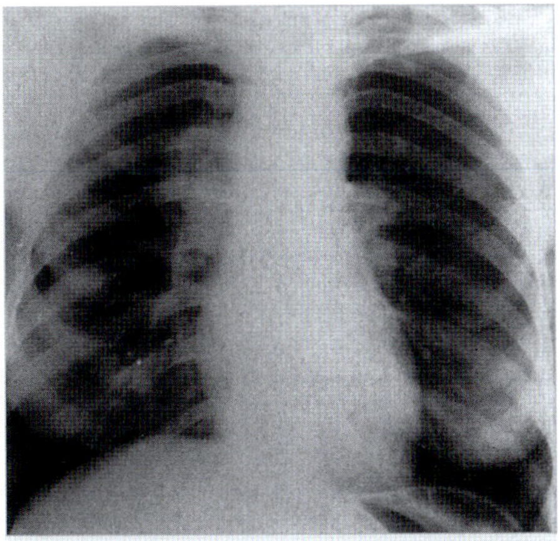

Abb. 9.1 Hodgkin-Lymphom mit deutlichen rechtsseitigen Hiluslymphomen (aus Hahn, Checkliste Innere Medizin, Thieme, 2010).

▶ **Differenzialdiagnosen:** Abgegrenzt werden müssen insbesondere Non-Hodgkin-Lymphome, Infektionserkrankungen (z. B. infektiöse Mononukleose, Toxoplasmose) und Lymphknotenmetastasen solider Tumoren.

▶ **Stadieneinteilung:** Die Ausdehnung eines malignen Lymphoms ist für die Prognose wesentlich und daher auch Grundlage der Stadieneinteilung des Morbus Hodgkin gemäß der Ann-Arbor-Klassifikation. Diese unterscheidet 4 Krankheitsstadien (▶ Tab. 9.1).

Tab. 9.1 Stadieneinteilung der Hodgkin-Lymphome (nach Ann-Arbor) (aus Hahn, Checkliste Innere Medizin, Thieme, 2010).

	Ausbreitung
I	einzelne Lymphknotenregion oder Vorliegen eines einzigen extranodalen Herdes
II	2 oder mehr Lymphknotenregionen auf einer Zwerchfellseite oder lokalisierte extranodale Herde mit Befall von Lymphknotenregionen auf einer Zwerchfellseite
III	wie II, jedoch beide Zwerchfellseiten befallen
III_1	subphrenische Lokalisation oberhalb des Truncus coeliacus
III_2	subphrenische Lokalisation unterhalb des Truncus coeliacus
IV	disseminierter Befall extralymphatischer Organe mit/ohne Lymphknotenbefall

Ergänzungen:
- A (= ohne B-Symptome), B (= mit B-Symptomen)
- N (= nodaler = Lymphknotenbefall), E (= extranodaler Befall)
- Risikofaktoren (wichtig für die Therapieplanung bei den Stadien I und II):
  - großer Mediastinaltumor (bulky disease = Lymphknoten-Durchmesser mediastinal $^1/_3$ des Thoraxdurchmessers in Höhe des 5. ICR oder Tumor > 5 cm)
  - Befall von 3 und mehr Lymphknotenregionen
  - extranodale Herde
  - hohe BSG (A-Stadium > 50 mm/h, B-Stadium > 30 mm/h)

lymphatisches Gewebe: Lymphknoten, Milz, Waldeyer-Rachenring, Thymus, Appendix

Als B-Symptome (Allgemeinsymptome) sind eine Gewichtsabnahme > 10% in 6 Monaten, Fieber nicht infektiöser Ursache > 38 °C und Nachtschweiß definiert.

Auch der histologische Typ (s. Frage 9.4) hat eine prognostische Bedeutung, geht aber nicht in die Stadieneinteilung nach Ann-Arbor ein. Der lymphozytenreiche Typ hat die beste, der lymphozytenarme die schechteste Prognose.

▶ **Therapie:** Sie sollte individuell durch einen Hämatologen festgelegt werden und erfolgt oft innerhalb von Studien, sodass langfristig gültige Therapieschemata derzeit nicht existieren. Heute kommt bereits im Stadium I eine Chemotherapie zum Einsatz, oft kombiniert mit einer Radiatio.

Zusatzthemen für Lerngruppen

- Differenzialdiagnosen der Lymphadenopathie
- Differenzialdiagnosen der Splenomegalie
- Einteilung, Klinik und Therapie der Non-Hodgkin-Lymphome

10 Chronische Niereninsuffizienz mit renaler Osteopathie

10.1 Nennen Sie die häufigsten Ursachen der chronischen Niereninsuffizienz!

1. diabetische Nephropathie (20–30%)
2. vaskuläre Nephropathie und hypertoniebedingte Nierenschäden (10–25%)
3. chronische Glomerulonephritis (10–20%)
4. chronische Pyelonephritis und interstitielle Nephritis (5–15%)
5. unklare Ursache (5–15%)
6. polyzystische Nierendegeneration (3–7%)

An 7. Stelle stehen Systemerkrankungen wie Kollagenosen, Vaskulitiden, Amyloidose (5%).

10.2 Was könnte die Entstehung der Frakturen bei dem Patienten begünstigt haben? Beschreiben Sie die Pathomechanismen!

- Wahrscheinlich liegt eine renale Osteopathie vor.
- Pathomechanismen :
  - **sekundärer Hyperparathyreoidismus**, bedingt durch
    1. Hyperphosphatämie durch Phosphatretention und konsekutive Hypokalzämie aufgrund eines erhöhten Kalziumphosphatprodukts. Die Abnahme der Serumkonzentration freien Kalziums führt zu gesteigerter PTH-Sekretion.
    2. verminderte Bildung von 1,25-Dihydroxycholecalciferol (Kalzitriol, der biologisch aktiven Form von Vitamin D) in der Niere. Der hemmende Effekt von Kalzitriol auf die Parathormonsynthese wird somit verringert. Folge der erhöhten PTH-Sekretion ist ein gesteigerter Knochenabbau – bei längerem Bestehen mit reaktiver Steigerung des Knochenanbaus –, der zu Spontanfrakturen führen kann.
  - **Osteomalazie:** inadäquate Mineralisation neugebildeten Knochens aufgrund des Mangels an Kalzitriol. Dadurch werden die Knochen zunächst weich und biegsam, bei fortschreitender Mineralisationsstörung brüchig.

Histologisch findet sich bei der renalen Osteopathie meist eine Kombination aus sekundärem Hyperparathyreoidismus (subperiostale Knochenresorption, s. Frage 10.3) und Osteomalazie (breite Osteoidsäume auf den Knochentrabekeln).

10.3 Wie kann die vermutete „Knochenerkrankung" diagnostiziert werden?

- **Labor:** Parathormon i.S. erhöht, Kalzium i.S. normal, alkalische Phosphatase erhöht
- **Röntgen des Skeletts:** Das früheste Zeichen eines **Hyperparathyreoidismus** (in bereits fortgeschrittenem Stadium) sind **subperiostale Resorptionszonen**. Sie treten vor allem an den Endphalangen der Finger (▶ Abb. 10.1), den Klavikulaenden und am Becken auf. Zeichen einer **Osteomalazie** sind eine **erhöhte Strahlentransparenz des Knochens** bei **verwaschener** bis aufgehobener **Spongiosastruktur**. Supraperiostal finden sich Verkalkungen (**Looser-Umbauzonen**), z.B. an den Phalangen, an der Skapula und am Femur.
- **Knochenbiopsie und histologische Untersuchung:** s. Frage 10.2.

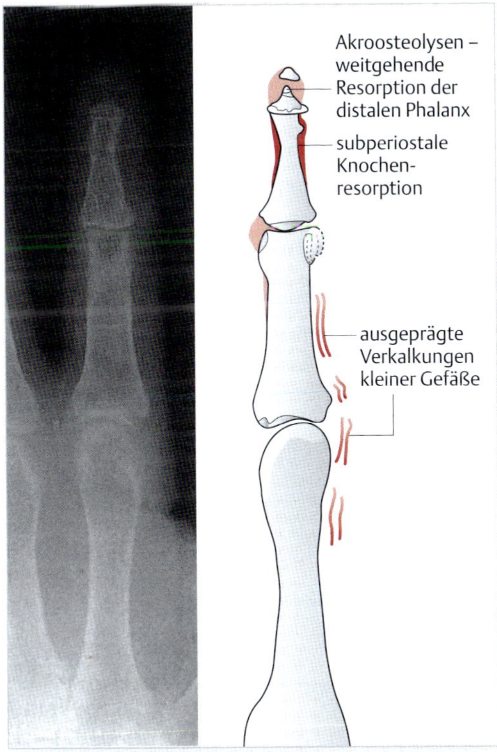

Abb. 10.1 Radiologische Zeichen bei Hyperparathyreoidismus (aus Greten, Innere Medizin, Thieme, 2010).

10.4 Wie kann die „Knochenerkrankung" bei der chronischen Niereninsuffizienz behandelt werden?

- Verbesserung der Nierenfunktion (konservativ, z. B. durch Flüssigkeitsbilanzierung und Weglassen von nephrotoxischen Medikamenten oder durch Dialyse) und Behandlung der Grunderkrankung, soweit möglich.
- Bei Hyperparathyreoidismus Substitution von Kalzitriol zur Suppression des Parathormons.
- Bei Hyperphosphatämie Gabe von kalziumhaltigen Phosphatbindern (z. B. Kalziumkarbonat), aluminiumhaltige Phosphatbinder sind kontraindiziert (s. Kommentar).
- Reduktion der Phosphatzufuhr mit der Nahrung (Verzicht auf Innereien, Einschränkung bei Milchprodukten).

Kommentar

Als chronische Niereninsuffizienz bezeichnet man eine progrediente irreversible Einschränkung der Nierenfunktion.

▸ **Ätiologie:** Eine chronische Niereninsuffizienz kann bei allen Erkrankungen auftreten, die zu einer Zerstörung von Nierengewebe führen (s. Frage 10.1).

▸ **Stadieneinteilung:** s. Fall 73.

▸ **Pathophysiologie und Klinik:** Es kommt zum **Verlust der exkretorischen Funktion** der Niere: Die mangelnde Ausscheidung von Flüssigkeit und Elektrolyten führt zu Ödemen bzw. Elektrolytstörungen (z. B. Hyperkaliämie), die mangelnde Ausscheidung von Harnstoff und toxischen Metaboliten zum Syndrom der Urämie (s. Fall 73). Auch die **exokrine Funktion** der Niere ist gestört. So führt die verminderte Erythropoetinproduktion zur **renalen Anämie**. Die verminderte Bildung von Kalzitriol in der Niere ist eine der Hauptursachen der **renalen Osteopathie**, die mit einer erhöhten Frakturgefahr einhergeht. **Bei Dialyse-Patienten oder Therapie** der Phosphatretention **mit aluminiumhydroxidhaltigen Phosphatbindern** kann eine **aluminiuminduzierte Osteopathie** auftreten: Aluminium akkumuliert im Knochen; durch seine toxische Wirkung nimmt die Zahl der Osteoblasten ab, sodass es zu einer Mineralisationsstörung kommt.

▸ **Diagnostik:**
- **Diagnostik der Niereninsuffizienz:** Bei Erhöhung der Nierenretentionsparameter (Kreatinin, Harnstoff-Stickstoff) i. S. (Normwerte abhängig von Alter, Geschlecht und Körpergewicht) und/ oder einer verminderten Kreatininclearance besteht eine Niereninsuffizienz. Zudem sollten die Elektrolyte (Hyperkaliämie, Hypernatriämie, Hyperkalzämie?) und das Blutbild (renale Anämie?) bestimmt und eine Blutgasanalyse durchgeführt werden (metabolische Azidose?).
- **Diagnostik der renalen Osteopathie:** s. Frage 10.3. Bei aluminiuminduzierter Osteopathie ist Aluminium i. S. erhöht; bei der histologischen Untersuchung von Knochenbiopsat lässt sich Aluminium histochemisch nachweisen.

▸ **Therapie:** Sie ist vielschichtig: Die **Grunderkrankung** muss behandelt werden (s. z. B. Fall 52). Die **Niereninsuffizienz** wird folgendermaßen behandelt:

- Normalisierung des Blutdrucks (ACE-Hemmer oder AT_1-Rezeptor-Antagonisten sind Mittel der Wahl, da sie zusätzlich nephroprotektiv wirken)
- Eiweißrestriktion (0,8–1,0 g/kg KG/d)
- Behandlung einer Hyperlipidämie (Cholesterinsynthesehemmer, s. Fall 61)
- bei Urämie Dialysebehandlung
- Diuretika nur bei Überwässerung.

Zur Therapie der **renalen Osteopathie** s. Frage 10.4. Bei aluminiuminduzierter Osteopathie Gabe von Deferoxamin.

Die Therapie der **renalen Anämie** besteht in der Gabe von rekombinantem humanem Erythropoetin (Ziel-Hb 11,0 g/dl).

Zur Therapie der **Hyperkaliämie** s. Fall 64.

Wichtig ist die Dosisanpassung aller Medikamente an die Nierenfunktion!

Zusatzthemen für Lerngruppen →•

- weitere Folgeschäden der Niereninsuffizienz und ihre Therapiemöglichkeiten
- Symptomatik der Urämie
- Nierenersatztherapie
- Formen der Glomerulonephritis

11 Cor pulmonale bei COPD

11.1 Welche Erkrankung ist die wahrscheinlichste Ursache von Luftnot und Husten?

Chronische Bronchitis mit Bronchialobstruktion (chronisch obstruktive Lungenerkrankung = COPD)

11.2 Nennen Sie mehrere Untersuchungen zur Abklärung dieser Ursache (in der Reihenfolge des praktischen Vorgehens) sowie jeweils einen für Ihre Verdachtsdiagnose typischen Befund!

1. **Blutgasanalyse** (**BGA**): zur Erfassung einer respiratorischen Insuffizienz. Bei schwerer Bronchialobstruktion finden sich häufig eine arterielle Hypoxämie (p_aO_2 < 72 mmHg) und Hyperkapnie (p_aCO_2 > 45 mmHg), bei akuter Verschlechterung oder fehlender Kompensationsmöglichkeit auch eine respiratorische Azidose.
2. **Lungenfunktionsanalyse mittels Spirometrie:** zur Erfassung und Quantifizierung einer Bronchialobstruktion. Typisch ist eine herabgesetzte 1-Sekunden-Kapazität (FEV_1, Tiffeneau-Index) infolge der Bronchialobstruktion, bei stärkerer Bronchialobstruktion evtl. auch verminderte Vitalkapazität aufgrund eines erhöhten Residualvolumens. Durch Wiederholung der Messung nach Applikation eines kurz wirkenden β_2-Mimetikums lässt sich ein Asthma bronchiale abgrenzen (Bronchialobstruktion reversibel) und anhand des FEV_1 nach Bronchialdilatation die Prognose abschätzen.
3. **Röntgen-Thorax in 2 Ebenen:** zur Erfassung eines Lungenemphysems und begleitender Lungenerkrankungen (z. B. Bronchialkarzinom). Überblähung der Lungen mit tief stehendem Zwerchfell, Emphysemblasen.

11.3 Was ist die wahrscheinlichste Ursache der Ödeme?

Ursache der Ödeme ist wahrscheinlich ein **Cor pulmonale**. Hinweise sind die Belastungsdyspnoe, die rasche Ermüdbarkeit und die fixierte Spaltung des 2. Herztons.

11.4 Nennen Sie mehrere Untersuchungen zur Sicherung Ihrer Verdachtsdiagnose bezüglich der Ödemursache und nennen Sie typische Befunde der vermuteten Erkrankung!

- **EKG** (pathologisch bei 50 % der Patienten):
  - Zeichen der Rechtsherzhypertrophie (R in V_1 > 0,7 mV, S in V_5/V_6 > 0,7 mV, ▸ Abb. 11.1) als eher spezifischer Indikator eines Cor pulmonale
  - P-dextroatriale (P-pulmonale; P in Ableitung II = 0,7 mV, ▸ Abb. 11.1) als Zeichen einer Hypertrophie des rechten Vorhofs (unspezifischer Indikator)
- **Röntgen-Thorax:**
  - erweiterte zentrale und enge periphere Pulmonalarterien: „Kalibersprung"
  - dadurch verminderte periphere Gefäßzeichnung → vermehrte Strahlentransparenz der Lunge
  - prominenter Pulmonalisbogen
  - Zeichen der Rechtsherzhypertrophie (Einengung des Retrosternalraums)

- **Farbduplexechokardiografie:**
  - erhöhter pulmonalarterieller Mitteldruck (indirekter Nachweis)
  - rechtsventrikuläre Hypertrophie, ggf. auch Dilatation
- **Rechtsherzkatheteruntersuchung** (Einschwemmkatheter): Indikation vor allem bei unklaren Echokardiografiebefunden
  - erhöhter pulmonalarterieller Mitteldruck (direkter Nachweis durch invasive Druckmessung)
  - Rechtsherzinsuffizienz

11.5 Machen Sie einen Therapievorschlag für diesen Patienten!

- **Therapie der COPD:**
  - kurz wirkendes **inhalatives β_2-Mimetikum** (z. B. Salbutamol) bei Bedarf, je nach Schwere der obstruktiven Ventilationsstörung ergänzend lang wirkendes β_2-Mimetikum (z. B. Salmeterol) als Dauertherapie
  - Bei Nebenwirkungen (z. B. Herzrhythmusstörungen, Tremor, Muskelkrämpfe) lässt sich die Dosis des β_2-Mimetikums durch zusätzliche Inhalation eines **Anticholinergikums** (z. B. Ipratropiumbromid oder Tiotropium) reduzieren.
  - bei Erfolglosigkeit zusätzlich **Theophyllin**; Achtung: geringe therapeutische Breite, Arzneimittelinteraktionen!
  - bei gehäuften Exazerbation additiv Roflumilast (PDE-4-Inhibitor)
  - Die Wirksamkeit von (inhalativen) Glukokortikoiden als Dauertherapie bei COPD ist – im Gegensatz zum Asthma bronchiale – umstritten. Evtl. kurzfristige i. v. Gabe von z. B. Prednisolon bei schwerer Exazerbation.
  - **Sekretolyse:** ausreichende Flüssigkeitszufuhr, Inhalationsbehandlung. Die Wirksamkeit von Sekretolytika (z. B. Acetylcystein) ist umstritten.
  - bei V. a. bakteriellen Infekt (purulentes Sputum) Sputumkultur abnehmen und Antibiotikum (z. B. Roxithromycin = Makrolid) verabreichen
  - Antitussiva nur bei quälendem, nicht produktivem Husten, damit die Sekretolyse nicht behindert wird
  - **Beendigung des Nikotinkonsums**
  - **Patientenschulung:** Information über Risikofaktoren der chronischen Bronchitis, Anleitung bzgl. der Inhalationstechnik
  - **Schutzimpfungen:** jährliche Influenza-Schutzimpfung im Herbst, einmalige Pneumokokken-Schutzimpfung mit Auffrischimpfung nach 6 Jahren
- **Therapie des Cor pulmonale:**
  - **Sauerstoff-Langzeittherapie bei p_aO_2 < 60 mmHg:** Sie senkt den pulmonalarteriellen Druck und verbessert so die Prognose. Therapiebeginn unter stationären Bedingungen zwecks engmaschiger Überwachung der Blutgaswerte (Hyperkapnie?). Heimtherapie: Zufuhr von 1–2 l O_2/min über 16–24 h/d.
  - **Diuretika** und **ACE-Hemmer** zur Therapie der **Rechtsherzinsuffizienz**
  - **Endothelinrezeptor-Antagonist** (z. B. Bosentan) zur Reduktion des pulmonalarteriellen Druckes
  - als Ultima Ratio Inhalation von Iloprost

Kommentar

Laut WHO liegt eine **chronische Bronchitis** vor, wenn Husten und Auswurf mindestens 3 Monate in 2 aufeinanderfolgenden Jahren bestehen. Nur ein Bruchteil der Betroffenen weist eine perma-

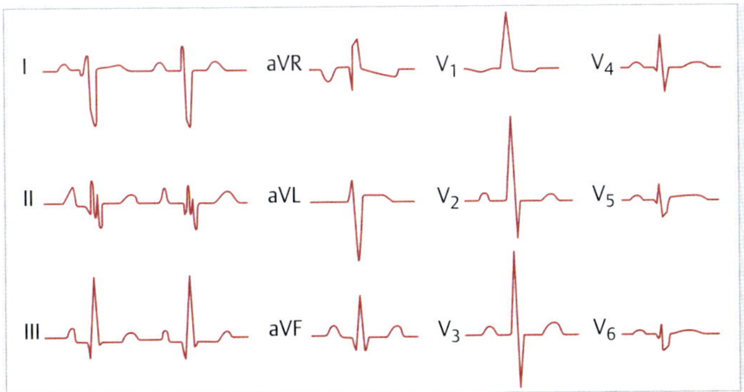

Abb. 11.1 Typisches EKG bei Cor pulmonale mit Zeichen der Rechtsherzbelastung (aus Baenkler et al., Duale Reihe Innere Medizin, Thieme, 1999).

nente Bronchialobstruktion (**chronisch obstruktive Bronchitis**) auf.

Unter **chronisch obstruktiver Lungenerkrankung (COPD)** versteht man eine progrediente, nach Gabe von Bronchodilatatoren und/oder Glukokortikoiden nicht vollständig reversible Bronchialobstruktion im Rahmen einer chronischen Bronchitis oder eines Lungenemphysems.

► **Ätiologie:** Wichtigste Ursache ist das Zigarettenrauchen. Weitere Ursachen sind berufliche Exposition gegenüber Stäuben (z. B. im Steinkohlebergbau, Getreidestäube), rezidivierende Atemwegsinfektionen sowie Antikörpermangelsyndrome, angeborene Störung der mukoziliären Clearance und α_1-Proteaseinhibitormangel (α_1-Antitrypsinmangel, Lungenemphysem).

► **Klinik:** Husten, Auswurf, Belastungsdyspnoe, rezidivierende Atemwegsinfektionen (s. o.).

► **Komplikationen:** Bei chronischer Bronchitis kann sich ein Lungenemphysem entwickeln. Komplikationen der COPD sind der **Pneumothorax** und das **Cor pulmonale** , d. h. Hypertrophie und/oder Dilatation des rechten Ventrikels infolge einer Lungen- oder systemischen Erkrankung (nicht jedoch einer Herzerkrankung) mit pulmonalarterieller Hypertonie. Unter **pulmonalarterieller Hypertonie** versteht man die dauerhafte Erhöhung des pulmonalarteriellen Mitteldrucks über 20 mmHg in Ruhe oder über 30 mmHg bei Belastung. Bei COPD ist sie Folge einer unzureichenden Ventilation von Lungenarealen: Hierdurch kommt es zu einer reflektorischen Verengung der dieses Segment versorgenden Pulmonalarterien (Euler-Liljestrand-Mechanismus) mit konsekutivem Anstieg des pulmonalarteriellen Drucks.

Ein chronisches Ungleichgewicht zwischen Endothelin- und Prostazyklinsekretion durch die Endothelzellen (Endothelin ↑, Prostazyklin ↓) führt zur Proliferation von Endothelzellen in den Pulmonalarterien, sodass die pulmonalarterielle Hypertonie strukturell fixiert wird.

► **Diagnostik:**

- **Diagnostik der COPD:** Sie beginnt mit der Anamnese (Dauer und Schweregrad der Symptome, Lungenerkrankungen und andere Erkrankungen, Berufsanamnese, Medikation) und der körperlichen Untersuchung (s. Fall). Weitere Diagnostik s. Frage 11.2. Wesentlich sind Verlaufsuntersuchungen (Anamnese, körperliche Untersuchung und Lungenfunktionsanalyse mindestens einmal jährlich).
- **Diagnostik des Cor pulmonale:** s. Frage 11.4.

► **Therapie:** s. Frage 11.5.

► **Prognose:** Die Prognose von **Patienten mit COPD** wird von Komorbiditäten und der Schwere der respiratorischen Insuffizienz bestimmt (bei respiratorischer Insuffizienz beträgt die 1-Jahres-Mortalität 59 %).

Die Lebenserwartung von **Patienten mit pulmonalarterieller Hypertonie** ist deutlich reduziert und abhängig von der Höhe des pulmonalarteriellen Druckes (pulmonalarterieller Mitteldruck > 50 mmHg → 5-Jahres-Überlebensrate 10 %). Daher sollte die Grunderkrankung frühzeitig und effektiv therapiert werden, um der Entwicklung einer fixierten pulmonalarteriellen Hypertonie vorzubeugen.

Zusatzthemen für Lerngruppen →•

- Lungenemphysem (Klinik, Diagnostik und Therapie)
- Asthma bronchiale (Klinik, Diagnostik und Therapie)
- weitere Ursachen des Cor pulmonale
- Therapie der Rechtsherzinsuffizienz

12 Schilddrüsenkarzinom

12.1 Welche diagnostischen Maßnahmen schlagen Sie vor (in der Reihenfolge des praktischen Vorgehens)?

1. Bestimmung der Schilddrüsenfunktionsparameter (TSH, fT_4, Gesamt-T_3, Gesamt-T_4) zum Ausschluss einer Hyperthyreose bei autonomem Adenom
2. Schilddrüsenszintigrafie: Suche nach kalten Knoten
3. sonografisch gesteuerte Feinnadelpunktion des Knotens und zytologische Untersuchung des Punktats (Suche nach Tumorzellen)
4. Anmeldung zur Schilddrüsenoperation, falls die Zytologie oder die Szintigrafie Hinweise auf Malignität liefern. Aufgrund des raschen Wachs-

tums des Knotens besteht nämlich ein erhöhtes Malignitätsrisiko!

5. HNO-ärztliche Untersuchung als Vorbereitung auf die Operation (präoperativer Ausschluss einer Rekurrensparese, da diese eine typische Komplikation der Schilddrüsenoperation darstellt)

12.2 Welche Formen maligner Schilddrüsentumoren kennen Sie und wie sind diese prognostisch zu bewerten?

- **differenzierte Karzinome:**
  - papilläres Karzinom: Es hat die beste Prognose aller Schilddrüsenmalignome, da der Tumor spät und lymphogen metastasiert.
  - follikuläres Karzinom: Die Prognose ist ungünstiger als beim papillären Karzinom, da das follikuläre Karzinom früh und meist hämatogen metastasiert und infiltrativ wächst. Bei adäquater Therapie ist die Prognose jedoch günstig.
- **undifferenziertes (anaplastisches) Karzinom:** Die Prognose ist erheblich schlechter als bei den differenzierten Karzinomen (5-Jahres-Überlebensrate 1 %), da der Tumor rasch und infiltrativ wächst und früh hämatogen und lymphogen metastasiert.
- **C-Zell-Karzinom (medulläres Schilddrüsenkarzinom):** Die Prognose ist schlechter als beim follikulären, aber besser als beim undifferenzierten Karzinom, denn das C-Zell-Karzinom metastasiert zwar hämatogen und lymphogen, aber nicht so frühzeitig wie das undifferenzierte Karzinom.

12.3 Wie werden maligne Schilddrüsentumoren behandelt?

- totale Thyreoidektomie mit Lymphadenektomie
- Radiojodtherapie bei inkompletter Tumorentfernung und/oder Jod speichernden Fernmetastasen
- postoperative bzw. – bei inoperablen Tumoren – palliative Bestrahlung (Ausnahme: C-Zell-Karzinom, ist strahlenrefraktär!)
- medikamentöse Therapie:
  - Chemotherapie: palliativ bei operierten und bereits mit maximaler Dosis bestrahlten Patienten
  - Schilddrüsenhormon: bei allen Patienten. Ziel ist eine vollkommene Suppression des TSH, damit kein Wachstumsreiz besteht.

! 12.4 Welcher maligne Schilddrüsentumor tritt gehäuft im Rahmen einer multiplen endokrinen Neoplasie (MEN) auf? Welche weiteren Erkrankungen sind Bestandteil dieser MEN?

Das **medulläre Schilddrüsenkarzinom** tritt gehäuft bei MEN Typ II auf; Men Typ II = medulläres Schilddrüsenkarzinom, Phäochromozytom, primärer Hyperparathyreoidismus.

Kommentar

Aufgrund des raschen Wachstums des Schilddrüsenknotens liegt höchstwahrscheinlich ein maligner Schilddrüsentumor, d. h. ein Schilddrüsenkarzinom vor.

▸ **Vorgehen:** Die **wichtigsten Kriterien zur Beurteilung der Dignität** von Schilddrüsenknoten sind:

- Wachstumsgeschwindigkeit und Zahl der Knoten: Ein Schilddrüsenknoten, der rasch an Größe zunimmt, ist bis zum Beweis des Gegenteils als potenziell maligne zu behandeln. Dies gilt insbesondere für solitäre Knoten in einer sonst unauffälligen Schilddrüse. Sollte die Angabe der im Fallbeispiel beschriebenen Patientin zutreffen oder zumindest glaubhaft sein, dass der Knoten 6 Monate vor der aktuellen Untersuchung weniger als halb so groß war, wäre es durchaus gerechtfertigt, ihr allein aufgrund der Größenzunahme zu einer Operation zu raten, da Szintigrafie und Schilddrüsenpunktion möglicherweise ein falsch-negatives Ergebnis liefern.
- sonografischer Befund: Echoarmut, Echoinhomogenität (▸ Abb. 12.1) und fehlender Randsaum des Knotens (mangelnde Abgrenzbarkeit) sprechen für Malignität.
- szintigrafischer Befund: kalter, d. h. das Radionuklid nicht anreichernder Knoten? Ein solcher Befund gilt als malignomverdächtig und muss weiter abgeklärt werden: Größere Knoten (Durchmesser > 1 cm) können, sofern sie gut zugänglich sind, unter sonografischer Kontrolle punktiert werden.
- Befund der Punktionszytologie: Atypische Zellen?

Bei Nachweis eines Schilddrüsenkarzinoms müssen zur Erfassung der Tumorausbreitung (**Staging**) ein CT bzw. MRT der Halsregion und zwecks Me-

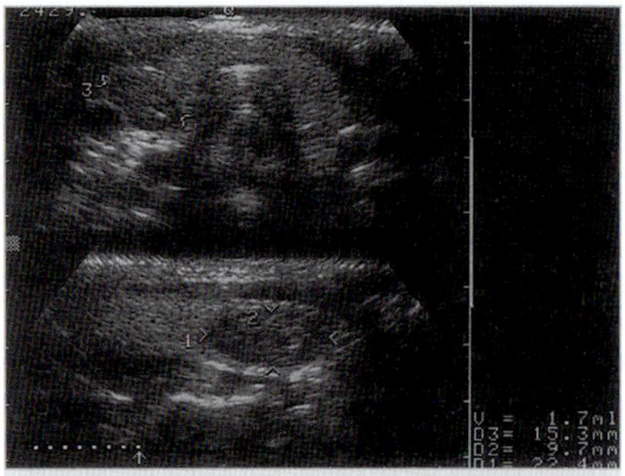

Abb. 12.1 Echoarmer, inhomogener Knoten (Volumen 1,7 ml) im rechten kaudalen Schilddrüsenlappen (histologisch follikuläres Schilddrüsenkarzinom) (aus Baenkler et al., Duale Reihe Innere Medizin, Thieme, 2009).

tastasensuche ein Röntgen-Thorax und eine Ganzkörperszintigrafie durchgeführt werden.

Das – Kalzitonin-produzierende – C-Zell-Karzinom kommt sporadisch oder familiär gehäuft vor, in letzterem Fall häufig im Rahmen einer MEN Typ II. Daher ist **bei Nachweis eines C-Zell-Karzinoms** der **Ausschluss eines Phäochromozytoms** und eines **primären Hyperparathyreoidismus** erforderlich. Bei Familienangehörigen muss das Serumkalzitonin vor und nach Stimulation der Sekretion mittels Pentagastrin bestimmt werden.

Lässt sich punktionszytologisch **kein Malignom nachweisen**, ist ein Therapieversuch mit L-Thyroxin über 6 Monate (Suppression des TSH und damit der Wachstumsstimulation) und anschließender **sonografischer Kontrolluntersuchung** möglich. Bei Größenzunahme oder unklarem zytologischem Befund sollte durch Exstirpation des Knotens und histologische Untersuchung eine definitive Klärung herbeigeführt werden.

Das **therapeutische Vorgehen bei Schilddrüsenmalignomen** hängt – wie die Prognose (s. Frage 12.3) – vom histologischen Befund ab: Therapie der Wahl ist die totale Thyreoidektomie, bei infiltrativem Wachstum und Tumoren einer Größe von mehr als 3 cm eine selektive Lymphadenektomie (bei gesichertem Lymphknotenbefall modifizierte Neck Dissection). Bei papillären und follikulären Schilddrüsenkarzinomen muss postoperativ eine Radiojodtherapie durchgeführt werden. Eine Chemotherapie kommt aufgrund der unbefriedigenden Ansprechraten nur als palliatives Therapieverfahren zum Einsatz.

Postoperativ wird lebenslang **T_4 substituiert** (s. Frage 12.3).

Die **Tumornachsorge** (während der ersten 3 Jahre alle 6 Monate, dann jährlich) umfasst:

- Anamnese und körperliche Untersuchung (Lokalbefund?)
- Bestimmung der Tumormarker:
  - Thyreoglobulin bei differenzierten Karzinomen
  - Kalzitonin beim C-Zell-Karzinom
- Schilddrüsensonografie
- Ganzkörperszintigrafie bei V. a. Rezidiv oder Metastasen eines differenzierten Karzinoms

Zusatzthemen für Lerngruppen

- andere multiple endokrine Neoplasien
- Differenzialdiagnosen von Schilddrüsenknoten
- Komplikationen einer Thyreoidektomie
- nach einer Schilddrüsenoperation notwendige Untersuchungen

13 Rheumatoide Arthritis

13.1 Wie lautet Ihre Verdachtsdiagnose?

Seropositive rheumatoide Arthritis, weil ein symmetrischer Befall der Fingergrund- und Fingermittelgelenke sowie der Handgelenke vorliegt und Morgensteifigkeit besteht.

13.2 Welche Differenzialdiagnosen kommen in Frage? Nennen Sie jeweils mindestens ein Abgrenzungskriterium zu Ihrer Verdachtsdiagnose!

- **Psoriasisarthritis:** Abgrenzungskriterien sind asymmetrisches Befallmuster, Transversal- und Strahlbefall sowie streckseitige Hauteffloreszenzen.
- **Kollagenosen** (z. B. SLE, Sjögren-Syndrom): Abgrenzungskriterien sind Hautveränderungen, Raynaud-Syndrom, Sicca-Syndrom, antinukleäre Antikörper und reduzierte Komplementspiegel.
- **Reaktive Arthritis:** Abgrenzungskriterien sind Brennen beim Wasserlassen, Diarrhö, Fieber oder abdomineller Schmerz in der Anamnese und ein asymmetrischer Befall vor allem großer Gelenke.

- **Rheumatisches Fieber:** Abgrenzungskriterien sind eine von Gelenk zu Gelenk springende Entzündung großer Gelenke mit Fieber und ein nachgewiesener Streptokokkeninfekt.
- **Aktivierte Polyarthrose:** Abgrenzungskriterien sind ein bevorzugter Befall der Fingermittel- und Fingerendgelenke, wobei meist nur wenige Gelenke gleichzeitig entzündet sind und nur geringfügige serologische Entzündungszeichen vorliegen.
- **Infektiöse (septische) Arthritis:** Abgrenzungskriterien sind Fieber, Rötung und Überwärmung des Gelenks. Außerdem besteht meist kein polyartikulärer Befall.
- **Chronische Gichtarthropathie:** Abgrenzungskriterien sind Hyperurikämie, Gichtanfälle in der Vorgeschichte, oft auch Adipositas und metabolisches Syndrom.
- **Hämochromatose:** Abgrenzungskriterium ist eine deutliche Erhöhung des Ferritins und Eisens im Serum.

13.3 Wie wird die Erkrankung typischerweise behandelt?

- Glukokortikoide zur Entzündungshemmung und Immunsuppression; vor allem bei akutem Krankheitsschub: systemische oder intraartikuläre Applikation
- Basistherapie zur langfristigen Reduktion der Krankheitsaktivität:
  - Standard für alle Patienten mit gesicherter Diagnose, kann Fortschreiten der Gelenkdestruktion bremsen
  - Basistherapeutikum der ersten Wahl: Methotrexat
  - Alternativen: Sulfasalazin, Leflunomid, Hydroxychloroquin, Gold
  - bei Therapieresistenz dieser Substanzen Antizytokintherapie (teuer): anti-TNF-α-Antikörper (Infliximab), TNF-α-Rezeptor-Fusionsproteine (Etanercept), Interleukin-1-Rezeptorantagonisten (Anakinra), anti-B-Zell-Antikörper (Rituximab) oder Antikörper gegen kostimulatorische Moleküle (CTLA4-Ig), Tocilizumab (Interleukin-6-Antagonist)
- nichtsteroidale Antirheumatika (NSAR, z. B. Diclofenac, Ibuprofen) zur symptomatischen (Schmerz-)Therapie. Da die Enzündungshemmung vor allem durch die Basistherapie erreicht werden sollte, gelten NSAR heute aufgrund der häufigen Nebenwirkungen (gastrointestinale Ulzera, Hypertonie, Nierenversagen) nicht mehr als die Analgetika der ersten Wahl.
- Analgetika (z. B. Paracetamol, Metamizol)
- physikalische Therapie, Krankengymnastik, Ergotherapie

Kommentar

Als **Arthritis** bezeichnet man eine entzündlich bedingte Gelenkschwellung (den Gelenkschmerz ohne Schwellung als Arthralgie). Arthritiden werden eingeteilt nach dem Befallsmuster – symmetrisch oder asymmetrisch – und der Zahl der betroffenen Gelenke – Monarthritis (1 Gelenk betroffen), Oligoarthritis (2–4 Gelenke betroffen) oder Polyarthritis (mehr als 4 Gelenke betroffen). Bei der im Fallbeispiel beschriebenen Patientin liegt somit eine symmetrische Polyarthritis vor.

Die **rheumatoide Arthritis** (RA) ist eine meist schubweise verlaufende, systemische chronisch-entzündliche (granulomatöse) Entzündung, die bevorzugt die Synovialmembran der Gelenke, Sehnenscheiden und Schleimbeutel betrifft.

▶ **Ätiologie:** Die RA ist eine Autoimmunerkrankung unbekannter Ursache. Es besteht eine genetische Disposition: Etwa 70% der Patienten sind HLA-DR4-positiv.

▶ **Klinik:** Frauen erkranken 4-mal häufiger als Männer, der Erkrankungsgipfel liegt im 4. Lebensjahrzehnt.

Die **Polyarthritis** beginnt meist schleichend. Typische Symptome im Frühstadium sind Morgensteifigkeit, die symmetrische Schwellung vor allem der Hand-, Fingergrund- und Fingermittelgelenke (▶ Abb. 13.1) sowie Bewegungs- und Ruheschmerz in den betroffenen Gelenken (wie im vorliegenden Fall). Oft bestehen Allgemeinsymptome wie Ab-

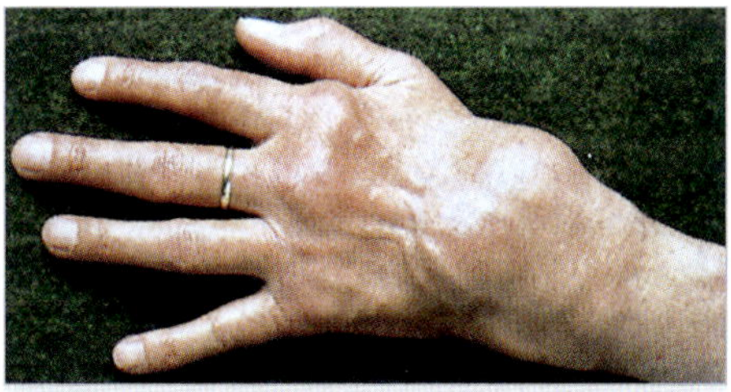

Abb. 13.1 Schwellung der Hand- und Metakarpophalangealgelenke bei rheumatoider Arthritis (aus Greten, Innere Medizin, Thieme, 2005).

geschlagenheit, Appetitlosigkeit oder subfebrile Temperaturen. Im Spätstadium sind die betroffenen Gelenke zerstört, es kommt zu Deformierung und ulnarer Deviation der Finger und zu Atrophie der Fingermuskulatur.

Darüber hinaus kann eine **Tendovaginitis**, **Bursitis**, **Synovialzyste** (z. B. Baker-Zyste) oder ein **Kompressionssyndrom** (z. B. Karpaltunnelsyndrom) auftreten. Oft finden sich an den Streckseiten der betroffenen Gelenke oder über Knochenvorsprüngen subkutane **Rheumaknoten** (Granulome).

Auch die Gefäße sowie Organe können betroffen sein: So kann es zu **Vaskulitis**, **Perimyokarditis**, **Pleuritis** oder **Lungenfibrose** kommen.

Sonderformen der RA sind:

- Felty-Syndrom: RA mit chronischer Neutropenie und Splenomegalie; Serologie: anti-G-CSF-Antikörper positiv
- LORA (late onset rheumatoid arthritis): RA des alten Menschen (> 60 Jahre); oft oligoartikulärer Beginn
- adulter Morbus Still (Morbus Still = systemische juvenile RA): Exanthem, Serositis (Pleuritis, Perikarditis), hohes Fieber, Polyarthritis
- Caplan-Syndrom: RA + Silikose

► **Diagnostik:**

- **Labor:** Bestimmung des Rheumafaktors (in 70–80 % der Fälle positiv, wie im vorliegenden Fall, aber nicht RA-spezifisch), Bestimmung der anti-CCP-Antikörper (RA-spezifisch), Bestimmung der Aktivitätsparameter BSG, CRP, Leukozyten- und Thrombozytenzahl (bei florider Entzündung erhöht), Hb, Serumeisen (bei florider Entzündung vermindert) und Serumeiweißelektrophorese (α_2- und γ-Globulin erhöht)
- **Röntgen:** Aufnahmen von Händen, Handgelenken, Vorfüßen, Halswirbelsäule u. a. befallenen Gelenken (immer beidseits). Im Frühstadium finden sich eine gelenknahe Osteoporose und/oder Erosionen in den betroffenen Gelenken, später eine Verschmälerung des Gelenkspalts, Zysten, Usuren und eine Dislokation.

Arthrosonografie und MRT sind in der Frühdiagnose der RA sensitiver als die konventionelle Röntgendiagnostik.

Die Diagnose wird anhand der **Klassifikationskriterien des American College of Rheumatology (ACR)** und der **European League against Rheumatism (EULAR) gestellt** (► Tab. 13.1). Die früheren ACR-Kriterien von 1987 wurden damit abgelöst.

Tab. 13.1 Klassifikationskriterien der rheumatoiden Arthritis (ACR und EULAR, 2010).

Kriterien	Score
A Gelenkbeteiligung	
1 großes Gelenk	0
2–10 große Gelenke	1
1–3 kleine Gelenke	2
4–10 kleine Gelenke	3
> 10 kleine Gelenke	5
B Serologie	
RF negativ und anti-CCP-Antikörper negativ	0
RF positiv und/oder anti-CCP-Antikörper positiv, Titer ≤ 3-fach erhöht	2
RF positiv und/oder anti-CCP-Antikörper positiv, Titer > 3-fach erhöht	3
C Dauer der Synovitis	
< 6 Wochen	0
≥ 6 Wochen	1
D Entzündungsparameter	
CRP und BSG normal	0
CRP und/oder BSG erhöht	1

RF = Rheumafaktor

Patienten mit einem Score ≥ 6 können als rheumatoide Arthritis klassifiziert werden. Voraussetzung zur Anwendung der Kriterien sind eine klinischer Synovitisnachweis (Schwellung) an mindestens 1 Gelenk und der Ausschluss einer anderen Ursache der Synovitis (z. B. Infektion, Borreliose, Systemerkrankung).

Bei der im Fallbeispiel beschriebenen Patientin sind 10 dieser Kriterien erfüllt. Dennoch sollten bei ihr und bei jedem Patienten mit neu aufgetretener Polyarthritis andere entzündlich-rheumatische Erkrankungen anhand der Kriterien in Frage 13.2 abgegrenzt werden. Zahlreiche dieser Erkrankungen können zu Beginn eine RA imitieren. Eine kritische Verlaufsbeobachtung ist daher sinnvoll.

► **Therapie:** Aufgrund des progredient erosiven Verlaufs der RA muss **frühzeitig**, möglichst bei Diagnosestellung, eine **Basistherapie** (s. Frage 13.3) eingeleitet werden. Als Standard für die Initialtherapie gilt Methotrexat. Eine alleinige Therapie mit nichtsteroidalen Antirheumatika (z.B. Diclofenac, Ibuprofen) und/oder Glukokortikoiden verhindert eine Gelenkdestruktion und damit eine Deformierung und Immobilisierung nicht. Aufgrund der schlechten Langzeitverträglichkeit wird die früher übliche orale und parenterale Goldtherapie heute kaum noch durchgeführt; an ihre Stelle sind Basistherapeutika mit günstigerem Wirkungs-Nebenwirkungs-Profil getreten (s. Frage 13.3).

▸ **Prognose:** Die RA ist eine chronische Erkrankung, Spontanheilungen sind eher selten. Die Lebenserwartung ist vor allem durch eine vermehrte Infektneigung (medikamentöse Immunsuppression, Immobilisierung) reduziert.

Zusatzthemen für Lerngruppen

- Nebenwirkungen von Methotrexat
- Therapie der Glukokortikoid-induzierten Osteoporose
- diagnostischer Stellenwert der Gelenkpunktion (Analyse der Synovialflüssigkeit) bei Gelenkschwellungen

14 Akute Meningitis

14.1 Wie lautet Ihre Verdachtsdiagnose? Nennen Sie weitere klinische Untersuchungsverfahren, die Ihren Verdacht bereits vor Ort erhärten können!

- Verdachtsdiagnose: **Akute Meningitis**, da die Symptome erst seit wenigen Stunden bestehen; wahrscheinlich bakteriell bedingt, denn Kopfschmerzen, Übelkeit, Erbrechen, Bewusstseinstrübung, meningeale Reizung (Meningismus) und Fieber treten bei akuter bakterieller Meningitis häufig auf.
- Weitere Tests für Meningismus (Patient jeweils in Rückenlage):
  - **Lasègue-Zeichen:** Schmerz im Gesäß oder Rücken bei passivem Anheben des gestreckten Beines; bei Meningitis beidseits positiv
  - **Brudzinski-Zeichen:** reflektorische Beugung der Knie bei passiver Anteflexion der HWS
  - **Kernig-Zeichen:** reflektorische Beugung der Knie bei passivem Heben der Beine

14.2 Nennen Sie die häufigsten Auslöser der Erkrankung!

- **Bakterien:**
  - Neisseria meningitidis (Meningokokken)
  - Streptococcus pneumoniae (Pneumokokken)
  - Haemophilus influenzae (vor allem bei Kindern)
  - E. coli (vor allem bei Säuglingen)
  - B-Streptokokken (vor allem bei Säuglingen)
  - Erreger nosokomialer Infektionen: Pseudomonas, Serratia marcescens, Enterobacter, Proteus, Staphylokokken
- **Viren:** Frühsommermeningoenzephalitis (FSME)-, Echo-, Cocksackie-, Mumps-, Zytomegalie-, Masern-, Varizella-Zoster-Viren

14.3 Welche diagnostische Maßnahme hat die höchste Priorität und welche Befunde erwarten Sie bei pathologischem Ausfall dieser Untersuchung? Falls es mehrere Möglichkeiten gibt, nennen Sie diese!

Vorrangig ist eine Liquorpunktion und -analyse. Zuvor Stauungspapille (Hirndruckzeichen) ausschließen! Bei akuter Meningitis sind folgende Befunde möglich:

- **bakterielle Meningitis:** Pleozytose (erhöhte Zellzahl [n]; n > 1000/µl), fast ausschließlich Granulozyten; Glukose vermindert, Laktat und Eiweiß erhöht, Keimnachweis im Grampräparat
- **virale Meningitis:** Pleozytose (n > 100/µl), fast ausschließlich Lymphozyten; Glukose, Laktat und Eiweiß normwertig

14.4 Welche Maßnahmen sollten nach Einlieferung des Patienten in ein Krankenhaus abgesehen von Diagnostik und Therapie ergriffen werden?

- umgehende Isolierung bis zum Ausschluss einer Meningitis bzw. weitere Isolierung nach Bestätigung der Verdachtsdiagnose
- bei Bestätigung der Diagnose „Meningitis" Meldung an das Gesundheitsamt

14.5 Was verstehen Sie unter einem Waterhouse-Friderichsen-Syndrom?

Meningokokkensepsis mit Schock, Nebennierenrindenversagen und Verbrauchskoagulopathie, die

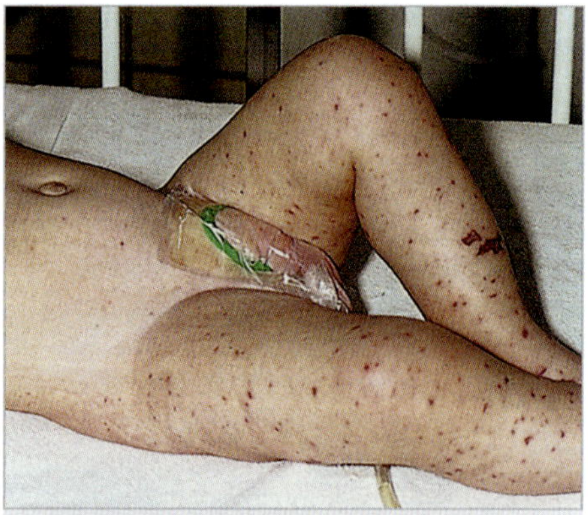

Abb. 14.1 Zahlreiche Petechien und flächenhafte Hautblutungen bei fortgeschrittenem Waterhouse-Friderichsen-Syndrom (aus Gortner, Meyer, Sitzmann; Duale Reihe Pädiatrie, Thieme, 2012).

zu charakteristischen subkutanen Einblutungen (▸ Abb. 14.1) und Hautnekrosen führt.

Kommentar

Als Meningitis bezeichnet man eine Entzündung der Hirn- und/oder Rückenmarkshäute.

Nach dem Verlauf unterscheidet man eine akute und eine chronische Meningitis.

▸ **Ätiologie:**
- **akute Meningitis:** s. Frage 14.2
- **chronische Meningitis:**
  - Infektionen, insbesondere durch Mycobacterium tuberculosis, Treponema pallidum, Borrelien, HSV, EBV, HIV, Cryptococcus neoformans, Toxoplasma gondii
  - Systemerkrankungen: Kollagenosen, Sarkoidose, Malignome (Meningeosis carcinomatosa oder leucaemica)

▸ **Klinik:** Leitsymptome der **akuten Meningitis** sind Fieber, Kopfschmerzen, Bewusstseinstrübung und Meningismus. Sie sind bei bakterieller (eitriger) Meningitis stark, bei viraler Meningitis schwächer ausgeprägt. Bei dieser Symptomkonstellation sind bis zum Ausschluss einer Meningitis die Isolierung des Patienten und das Tragen eines Mundschutzes erforderlich. Außer den Leitsymptomen können zerebrale Anfälle oder Hirnnervenlähmungen auftreten. Komplikationen sind u.a. Hirnabszess und Hydrozephalus, bei Meningokokkeninfektion das Waterhouse-Friderichsen-Syndrom (s. Frage 14.5).

Bei **chronischer Meningitis** entwickeln sich die Symptome – Kopfschmerzen, Leistungsschwäche – schleichend. Der Meningismus ist gering ausgeprägt. Hirnnervenlähmungen sind häufig.

▸ **Diagnostik:** Wichtigste diagnostische Maßnahme ist die **Liquoranalyse**. Sie sollte bei V.a. akute Meningitis unverzüglich durchgeführt werden. Vorher muss durch Fundusspiegelung eine Stauungspapille und somit erhöhter Hirndruck ausgeschlossen werden, da sonst nach der Lumbalpunktion die Gefahr einer Einklemmung des Hirnstamms besteht. Bei Stauungspapille sollte eine CT des Schädels zur Abklärung (Differenzialdiagnose z.B. Subarachnoidalblutung, Ischämie, Tumor) durchgeführt werden.

Typischer Liquorbefund einer Meningitis ist die **Pleozytose**. Bei bakterieller Meningitis sind meist mehrere Tausend Zellen/ µl nachweisbar (überwiegend Granulozyten), das Punktat ist daher trüb. Bei einer viralen oder tuberkulösen Meningitis ist die Pleozytose weniger ausgeprägt (s. Frage 14.3), Lymphozyten herrschen vor. Im Gegensatz zur viralen Meningitis finden sich bei der bakteriellen (auch bei der tuberkulösen) Meningitis meist eine erhöhte Laktat- und Eiweißkonzentration und eine verminderte Glukosekonzentration im Liquor.

Bei einer granulozytären Pleozytose sollte zwecks Erregernachweis sofort ein Grampräparat angefertigt und untersucht werden, damit so schnell wie möglich eine antibiotische Therapie eingeleitet weden kann. Die häufigsten Erreger der bakteriellen Meningitis im Erwachsenenalter sind Meningokokken und Pneumokokken; beide sind im Grampräparat gut zu identifizieren. In 25 % der Fälle ist im Grampräparat jedoch kein Erreger zu identifizieren. Dann muss die Abgrenzung der bakteriellen von der viralen Meningitis anhand der anderen Liquorparameter (Granulozytose, Laktat, Eiweiß, Glukose) erfolgen.

Bei lymphozytärer Pleozytose sollte im Serum nach Antikörpern gegen häufige virale Meningitiserreger (s. Frage 14.2) gesucht werden.

▸ **Therapie:** Bei **akuter bakterieller Meningitis** muss **unverzüglich** eine **antibiotische Therapie** eingeleitet werden (hohe Mortalität bei verzögertem Therapiebeginn!). Zur blinden Initialtherapie sollten primär Cephalosporine eingesetzt werden, da viele Pneumokokkenstämme bereits resistent gegenüber Penicillin G sind. Nach Identifikation des Erregers richtet sich die Wahl der Antibiotika nach dem Antibiogramm.

Bei **tuberkulöser Meningitis** ist eine antituberkulöse Vierfachkombinationstherapie indiziert. **Virale Meningitiden** werden primär symptomatisch behandelt: Bettruhe, bei Kopfschmerzen Analgetika. Bei einigen viralen Meningitiden wie der Varicella-zoster- oder Herpes-simplex-Virus-Meningitis ist die umgehende Einleitung einer antiviralen Therapie indiziert, z. B. mit Aciclovir. Diese sollte bei entsprechendem klinischem Verdacht umgehend eingeleitet werden, um Spätschäden vorzubeugen.

Erkrankung an und Tod durch Meningitis sind in Deutschland meldepflichtig.

Zusatzthemen für Lerngruppen

- hämodynamische Stadien der Sepsis
- Differenzialdiagnosen einer Eiweißvermehrung im Liquor
- Manifestationen einer Maserninfektion

15 Akutes Abdomen bei Mesenterialinfarkt

15.1 Wie lautet Ihre Verdachtsdiagnose?

Akutes Abdomen bei V. a. Mesenterialarterienthrombose, denn der Patient zeigt den typischen Symptomverlauf bei Mesenterialinfarkt:
- schmerzhaftes Initialstadium (Infarzierung) von 3–4 Stunden Dauer
- schmerzfreies Stadium von ca. 12 Stunden Dauer (Wandnekrose)
- diffuse Bauchschmerzen im gesamten Abdomen mit Abwehrspannung (Durchwanderungsperitonitis)

15.2 Was ist bei diesem Patienten die wahrscheinlichste Ursache des akuten Ereignisses?

Embolie aus dem linken Vorhof bei Vorhofflimmern (▶ Abb. 15.2).

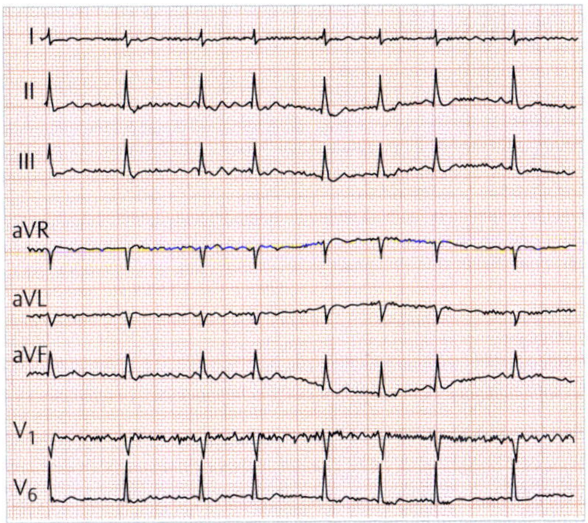

Abb. 15.2 EKG: normofrequente Arrythmia absoluta. Mittlere Kammerfrequenz ca. 82 Schläge/min, Steiltyp. QRS-Dauer 95 ms, QT-Zeit 320 ms. Unregelmäßige RR-Intervalle ohne erkennbare P-Wellen mit grobem bis feinem Flimmern der Grundlinie als Ausdruck der absoluten Arrhythmie bei Vorhofflimmern (aus Hamm, Willems; Checkliste EKG, Thieme, 2007).

15.3 Machen Sie einen Therapievorschlag und begründen Sie ihn!

- Notfallmäßige Operation – Begründung: Es bestehen ein Peritonismus (diffuse Abwehrspannung im gesamten Abdomen, Zeichen einer Peritonitis) sowie eine metabolische Azidose (s. BGA) mit Erhöhung des Laktats und erheblicher Entzündungsreaktion (s. CRP). Aufgrund des akuten Abdomens und der blutigen Diarrhö (hochverdächtig auf Darmgangrän) ist nur eine sofortige Operation (explorative Laparatomie, ggf. operative Embolektomie oder Resektion des ischämischen Darmabschnitts) lebensrettend. Daher umgehend Chirurgen verständigen.
- bis zur Operation Stabilisierung der Vitalfunktionen:
  - parenterale Flüssigkeitsgabe (am besten nach dem ZVD [Zielwert 6–12 cm H_2O] richten)
  - Azidoseausgleich (Puffer, z. B. Natriumbikarbonat)
  - Intubation und Beatmung bei beginnender respiratorischer Erschöpfung (s. BGA)
- Patient nüchtern lassen
- postoperativ Heparinisierung, später Antikoagulation, um weitere Thromboembolien zu vermeiden

Kommentar

Unter einem akuten Abdomen versteht man ein plötzlich einsetzendes, zunehmend bedrohliches Krankheitsbild mit den Leitsymptomen Bauchschmerz, Abwehrspannung (lokal oder diffus), Übelkeit und Erbrechen und Begleitsymptomen (Unruhe, Meteorismus, Stuhlverhalt, Fieber, Kollaps, Schock), das eine sofortige Abklärung und Therapie erfordert.

▶ **Ätiologie:** Die häufigste Ursache bei Jüngeren ist die akute Appendizitis, bei Älteren sind die häufigsten Ursachen inkarzerierte Hernien, intestinale Durchblutungsstörungen, Briden, Koprostase und Tumoren.

Im vorliegenden Fall ist die Ursache ein Mesenterialinfarkt. Er ist in ca. 50% der Fälle auf einen embolischen Verschluss von Mesenterialgefäßen (Risikofaktor: Vorhofflimmern!) zurückzuführen. Seltener sind die Thrombose von Mesenterialarterien auf dem Boden einer generalisierten Atherosklerose (Plaqueruptur), Mesenterialvenenthrombose und intestinale Minderperfusion im Rahmen eines Schocks.

▶ **Klinik:** s. Definition. Das klinische Bild des im Fallbeispiel beschriebenen Patienten ist typisch für ein akutes Abdomen.

▶ **Einteilung:** Nach dem Schweregrad der Symptomatik unterscheidet man zwischen **perakutem Abdomen** (Vernichtungsschmerz, bretthartes Abdomen, Schock), **akutem Abdomen** (heftige Bauchschmerzen, diffuse Abwehrspannung, Kreislaufinstabilität) und **subakutem** (**unklarem**) **Abdomen** (persistierende oder abklingende Bauchschmerzen mit lokaler Abwehrspannung bei stabilem Kreislauf).

▶ **Diagnostik:** s. ▶ Tab. 15.1 und ▶ Tab. 15.2

In diesem Fall gibt das **EKG** einen wesentlichen diagnostischen Hinweis (▶ Abb. 15.2).

Ein Mesenterialinfarkt kann innerhalb kürzester Zeit zur Darmwandnekrose führen. Da diese eine Peritonitis nach sich zieht, die den Patienten vital gefährdet, darf die Therapie nicht durch eine

Tab. 15.1 Maßnahmen und Stufendiagnostik bei akutem Abdomen (nach Hahn, Checkliste Innere Medizin, Thieme, 2010).

Verlauf	Diagnostik
perakut	• Anamnese und körperliche Untersuchung • Venenverweilkanüle • Labor: BSG, CRP, Blutbild, Blutzucker, Lipase, CK, GOT, γ-GT, Kreatinin, Elektrolyte, Quick, PTT, Urinstatus, BGA, Kreuzblut • Abdomensonografie
akut	zusätzlich: • Magensonde • EKG • Abdomensonografie • Röntgen: Abdomenübersicht, Thorax • Abdomen-CT • in Abhängigkeit vom Verdacht: Gastroskopie, Angiografie, Duplexsonografie der Mesenterialgefäße
subakut	zusätzliche Untersuchungen in Abhängigkeit vom Verdacht (▶ Tab. 15.2)

Tab. 15.2 Differenzialdiagnose des akuten Abdomens (aus Hahn, Checkliste Innere Medizin, Thieme, 2010).

Verdachtsdiagnose	wegweisende Untersuchungen
perakutes Abdomen:	
• dissezierendes oder rupturiertes Aortenaneurysma	Sonografie
• Leber- und Milzruptur	Sonografie
• Ruptur einer Pankreaspseudozyste	Sonografie

Tab. 15.2 Fortsetzung

Verdachtsdiagnose	wegweisende Untersuchungen
akutes Abdomen:	
• akute Appendizitis	Klinik, Sonografie
• perforiertes Ulcus ventriculi/duodeni	Röntgen-Abdomenübersicht
• perforierte Divertikulitis	Röntgen-Abdomenübersicht, Sonografie
• akute nekrotisierende Pankreatitis	Lipase, Sonografie
• akute Cholezystitis	Sonografie
• mechanischer Ileus	Röntgen-Abdomenübersicht
• Mesenterialinfarkt	Anamnese, Klinik, Angiografie
• Tubarruptur bei Extrauteringravidität	Sonografie, β-HCG-Test
• stielgedrehte oder rupturierte Ovarialzyste	Sonografie
• akute Adnexitis	Sonografie, gynäkologische Untersuchung
subakutes oder unklares Abdomen:	
• Ulcus ventriculi oder duodeni	Gastroskopie
• Divertikulitis	Sonografie, Kontrasteinlauf
• akute infektiöse Gastroenteritis	Klinik, Stuhluntersuchung
• akute ödematöse Pankreatitis	Lipase, Sonografie
• akute Cholezystitis, ggf. mit Steinabgang	aP, γ-GT, Bilirubin, Sonografie
• Nephrolithiasis, ggf. mit Steinabgang	Sonografie, Urinstatus
• akute Stauungsleber	Sonografie
• Milzinfarkt	Sonografie
extraabdominelle Erkrankungen mit dem Bild des akuten Abdomens:	
• Herzinfarkt (v. a. inferiorer und posteriorer)	CK, GOT, LDH, EKG
• diabetische Ketoazidose	Blutzucker, BGA
• akute intermittierende Porphyrie	Porphobilinogen im Urin
• Morbus Addison	$Na^+ \downarrow$, $K^+ \uparrow$, ACTH-Kurztest
• hämolytische Krisen	BB, Retikulozyten, LDH, Haptoglobin
• Herpes zoster	Klinik
• basale Pleuritis bzw. Pneumonie	Röntgen-Thorax
• Lungenembolie	Lungenszintigrafie
• Bleivergiftung	Berufsanamnese, Blutspiegel

langwierige Diagnostik herausgezögert werden. Bei dem oben beschriebenen fulminanten Verlauf führt eine **explorative Laparotomie** am schnellsten zur Diagnose und zum Therapieerfolg. Bei weniger lebensbedrohlichen Verläufen sollte eine Angiografie oder CT-Angiografie der Mesenterialgefäße durchgeführt werden, um den Mesenterialarterienverschluss darzustellen. Größere Embolien (z. B. in der A. mesenterica sup.) können bei guten Bedingungen mittels Farbduplexsonografie dargestellt werden, die Sensitivität ist jedoch geringer als die der Angiografie.

▸ **Differenzialdiagnosen:** s. ▸ Tab. 15.2

Im vorliegenden Fall könnte angesichts des akuten Beginns der Symptome und des schmerzfreien Intervalls eine zweizeitige Ruptur eines Aortenaneurysmas vorliegen. Bei einem normwertigen Hämoglobin ist dies jedoch so gut wie ausgeschlossen, die ausgeprägte Entzündungsreaktion spricht ebenfalls dagegen. Die Symptome sind auch vereinbar mit der Ruptur eines Hohlorgans (z. B. Magen bei Ulkus, Darm bei Divertikulitis), jedoch würde man Symptome der zur Ruptur führenden Erkrankung (Patient war zuvor beschwerdefrei) und Anzeichen für freie Luft im Abdomen auf der Röntgenaufnahme des Thorax (unauffällig) erwarten. Eine Pankreatitis scheidet bei normaler Lipase aus. Gegen eine Appendizitis sprechen der schlagartige Beginn, das schmerzfreie Intervall sowie die blutige Diarrhö. Bei einer Nieren- oder Gallenkolik tritt ebenfalls kein schmerzfreies Intervall auf.

▸ **Therapie:** notfallmäßige Operation zur Behebung der Ursache (s. Frage 15.3), Therapie bis zur Operation s. Frage 15.3.

Zusatzthemen für Lerngruppen

- akute Appendizitis (Klinik, Diagnostik und Therapie)
- Therapie des Vorhofflimmerns
- Differenzialdiagnosen der Hämatochezie

16 Koronare Herzkrankheit

16.1 Welches Symptom weist der Patient auf?

(Stabile) Angina pectoris.

16.2 Wie lautet Ihre Verdachtsdiagnose?

V. a. **koronare Herzkrankheit** (KHK), da eine Angina pectoris besteht.

16.3 Nennen Sie diagnostische Maßnahmen in der Reihenfolge des praktischen Vorgehens und geben Sie jeweils einen für Ihre Verdachtsdiagnose typischen Befund an!

1. **Ruhe-EKG:** Es ist bei stabiler Angina pectoris meist normal, jedoch vor einer Belastungsuntersuchung zum Ausschluss eines alten oder akuten Myokardinfarktes oder einer anderen Herzerkrankung unerlässlich.
2. **Belastungs-EKG:** Nicht invasives und preiswertes Verfahren zur Primärdiagnostik. V. a. Koronarinsuffizienz (KHK) besteht bei horizontaler oder deszendierender Senkung der ST-Strecke ≥ 0,1 mV in den Extremitätenableitungen bzw. ≥ 0,2 mV in den Brustwandableitungen (▸ Abb. 16.1) oder bei Hebung der ST-Strecke ≥ 0,1 mV.
3. **Perfusionsmyokardszintigrafie:** Zur Abklärung unklarer Belastungs-EKG-Befunde. Sensitiver, spezifischer, aber auch teurer und invasiver als das Belastungs-EKG. Hinweise auf eine Ischämie (KHK) sind Perfusionsausfälle unter Belastung.
4. **Stress-Echokardiografie:** Sensitivität und Spezifität entsprechen in etwa der der Perfusionsmyokardszintigrafie. Bei Ischämie Wandbewegungsstörungen unter Belastung.
5. **Koronarangiografie:** Goldstandard der Diagnostik, jedoch invasiv. Indikationen: V. a. Koronarinsuffizienz aufgrund pathologischer Belastungstests (Belastungs-EKG, Perfusionsmyokardszintigrafie), unklare thorakale Beschwerden nach Ausschluss anderer Differenzialdiagnosen. Bei KHK Stenose einer oder mehrerer Koronararterie(n) bzw. ihrer Äste.

16.4 Nennen Sie mehrere Abbruchkriterien des Belastungs-EKGs!

- progrediente Angina pectoris
- neu aufgetretene Erregungsrückbildungsstörungen im EKG unter Belastung: horizontale oder deszendierende Senkung der ST-Strecke ≥ 0,2 mV oder Hebung der ST-Strecke ≥ 0,1 mV
- höhergradige Herzrhythmusstörungen (z. B. polytope ventrikuläre Extrasystolen, ventrikuläre Tachykardie)

- Blutdruckabfall
- unzureichender Blutdruckanstieg (< 10 mmHg/ Belastungsstufe)
- Blutdruckanstieg über 250 mmHg systolisch oder 130 mmHg diastolisch
- neu aufgetretener Linksschenkelblock
- körperliche Erschöpfung, starke Dyspnoe

Kommentar

Als KHK bezeichnet man die Arteriosklerose der Koronararterien. Folge der Gefäßstenose(n) ist ein Missverhältnis zwischen Sauerstoffangebot und -bedarf, das sich – wie im vorliegenden Fall – als Angina pectoris (AP), Herzrhythmusstörung (s. Fälle 112 und 116) oder Myokardinfarkt (s. Fälle 6 und 97) äußert.

▶ **Ätiologie:** Risikofaktoren s. Fall 57.

▶ **Klinik:** Als AP bezeichnet man einen retrosternalen Druckschmerz mit Ausstrahlung z. B. in Arme, Hals, Epigastrium oder Rücken.

Eine **Stabile AP** wird reproduzierbar durch Belastung hervorgerufen und sistiert wenige Minuten nach Beendigung der Belastung oder nach Gabe von Vasodilatatoren (z. B. Glyceroltrinitrat).

Als **instabil** wird jede AP bezeichnet, die erstmalig oder in Ruhe auftritt oder mehr als 10 Minuten anhält oder nicht auf antianginöse Medikation anspricht. Das Risiko eines akuten Myokardinfarkts beträgt ca. 20 %. Die **instabile AP** und der **Myokardinfarkt** werden daher als **akutes Koronarsyndrom** zusammengefasst.

▶ **Diagnostik:** Liegt mindestens ein Angina-pectoris-Kriterium (s. Klinik) vor, sollte zur weiteren Abklärung eine Belastungsuntersuchung durchgeführt werden. Zuvor muss jedoch zum Ausschluss von Erkrankungen, bei denen eine Belastungsuntersuchung kontraindiziert ist (z. B. instabile AP, akuter Myokardinfarkt), ein **Ruhe-EKG** abgeleitet werden. Das **Belastungs-EKG** (Fahrrad- oder Laufbandergometrie) ist der erste Schritt in der KHK-Stufendiagnostik, da es bei höhergradiger Koronarstenose eine Sensitivität von 50–80 % und eine Spezifität von 70–90 % besitzt und technisch einfach und kostengünstig durchzuführen ist. Voraussetzungen sind die Aufklärung des Patienten, die Auskultation von Herz (Aortenstenose?) und Lunge (Stauung?), die kontinuierliche

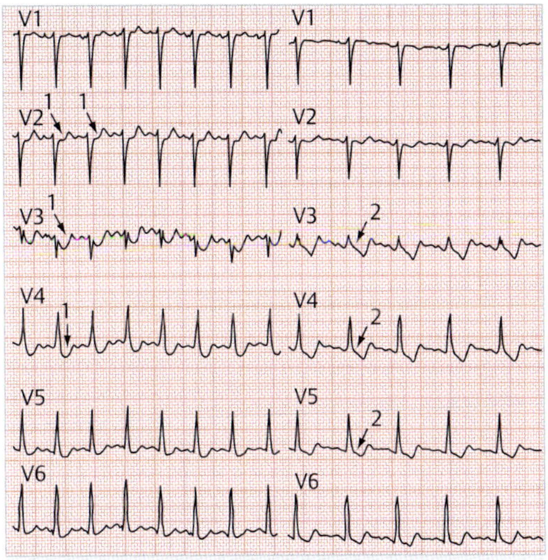

Abb. 16.1 ST-Streckensenkung im Belastungs-EKG: Links Patient mit horizontaler ST-Streckensenkung (1), rechts anderer Patient mit deszendierender ST-Streckensenkung (2) (aus Hamm, Willems; Checkliste EKG, Thieme, 2007).

(klinische und EKG-) Überwachung des Patienten in Defibrillations- und Reanimationsbereitschaft und die Kenntnis der Abbruchkriterien (s. Frage 16.4). Letztere ist unabdingbar, zum einen, um eine Belastungsstufe zu erreichen, bei der eine belastungsinduzierte Ischämie mit hinreichender Sicherheit induziert bzw. ausgeschlossen werden kann, und zum anderen, um eine Gefährdung des Patienten zu vermeiden.

Die **Perfusionsmyokardszintigrafie** oder die **Stress-Echokardiografie** kommt u. a. zur Abklärung unklarer Belastungs-EKG-Befunde zum Einsatz. Zudem kann bei diesen Verfahren die Belastungssituation medikamentös induziert werden. Sie sind somit für Patienten geeignet, bei denen die Fahrrad- oder Laufbandergometrie aufgrund eingeschränkter Mobilität (z. B. Gonarthrose) nicht aussagekräftig ist.

Die Indikation zur Durchführung einer **Koronarangiografie** ergibt sich, wenn aufgrund eines Belastungstests der V. a. Myokardischämie besteht, bei atypischen thorakalen Beschwerden nach Ausschluss anderer Differenzialdiagnosen oder bei akutem Myokardinfarkt, da hier die Möglichkeit einer sofortigen Rekanalisation besteht.

▶ **Therapie:** Die **stabile AP** wird behandelt mittels

- **Rekanalisation** der stenosierten Koronararterie (PTCA, Stentimplantation, ggf. Rotablation) und
- **medikamentöser Therapie:**
  - ASS 100 mg/d (alle Patienten): Prophylaxe einer Koronarthrombose
  - lipidsenkende Therapie bei Hyperlipidämie (Ziel: LDL-Cholesterin < 100 mg/dl). Substanzgruppe der Wahl: Cholesterinsynthesehemmer.
  - β-Blocker (z. B. Metoprolol): wirken prognostisch günstig, Senkung des myokardialen Sauerstoffbedarfs, antiarrhythmische Wirkung
  - Nitrate (z. B. Isosorbiddinitrat 20–120 mg): wirken antianginös über Vasodilatation
  - Molsidomin (3 × 2 mg/d): keine Toleranzentwicklung, antianginöse Wirkung entspricht der der Nitrate.

Die **instabile AP** wird wie ein Myokardinfarkt behandelt (s. Fall 6).

Zusatzthemen für Lerngruppen

- Differenzialdiagnose des Thoraxschmerzes
- Vorgehen bei akutem Thoraxschmerz
- Veränderungen im Ruhe-EKG bei instabiler AP
- Therapie des Myokardinfarkts

17 Alkalose

17.1 Wie interpretieren Sie die Blutgasanalyse bei der 21-Jährigen?

Respiratorische Alkalose, da der pH deutlich erhöht ist (= Alkalose) und der CO_2-Partialdruck vermindert ist (= Hypokapnie). Eine respiratorische Insuffizienz liegt nicht vor, da der Sauerstoffpartialdruck und die Sauerstoffsättigung hochnormal sind.

17.2 Wie lautet Ihre Verdachtsdiagnose bei dieser Patientin?

Hyperventilationssyndrom, da die Patientin eine Tachypnoe (> 25 Atemzüge/min, Normwert ca. 14–20 Atemzüge/min) und mit Dyspnoe, Schwindel, Parästhesien, Unruhe und mit der Pfötchenstellung (Daumen in Hohlhand) die typischen Symptome der Hyperventilation aufweist. Zudem ist Hypokapnie (s. BGA) durch Hyperventilation bedingt. Wahrscheinlich psychogen, da kein Anhalt für organische Erkrankungen (s. Frage 17.4) besteht.

17.3 Nennen Sie mindestens 2 Ursachen für die Symptomatik der 17-Jährigen!

- Eine metabolische Alkalose, da der pH deutlich erhöht ist (= Alkalose) und der CO_2-Partialdruck und die Bikarbonatkonzentration ebenfalls erhöht sind. Ursache ist ein Anionenverlust (Chlorid) durch das chronische Erbrechen und die Diuretikaeinnahme.
- Exsikkose
- Malnutrition

17.4 Welche anderen Erkrankungen oder Umstände führen zu einer ähnlichen Befundkonstellation in der Blutgasanalyse wie bei der 21-Jährigen?

- Hyperventilation bei starker körperlicher Belastung
- rascher Höhenaufstieg, z. B. in den Bergen (Höhenkrankheit)
- zentrale Hyperventilation bei ZNS-Erkrankungen (z. B. Enzephalitis, Hirndrucksteigerung, Hirntumor)
- akute respiratorische Partialinsuffizienz (dann im Gegensatz zum beschriebenen Fall verminderter pO_2), z. B. bei Lungenembolie, Pneumothorax

17.5 Welche anderen Erkrankungen oder Umstände führen zu einer ähnlichen Befundkonstellation in der Blutgasanalyse wie bei der 17-Jährigen?

- Chloridmangel: massive diuretische Therapie, gastrointestinale Verluste (Erbrechen, Magensonde, villöse Kolonadenome)
- Glukokortikoidexzess (Hyperaldosteronismus, Cushing-Syndrom, Bartter-Syndrom)
- andere Ursachen: hoch dosierte Penicillingabe, Milch-Alkali-Syndrom, Gabe von Antazida bei Niereninsuffizienz

17.6 Machen Sie einen Therapievorschlag für die 21-Jährige!

- Patientin durch Hinweis, dass keine schwere Erkrankung vorliegt, beruhigen
- auffordern, langsam und gleichmäßig zu atmen

- in Plastikbeutel ein- und ausatmen lassen (d.h. Plastikbeutel muss Nase **und** Mund umschließen) → hierdurch Rückatmung von CO_2
- versuchen, den Auslöser der Hyperventilation zu eruieren (z.B. Partnerschaftskonflikt), ggf. psychosomatische Betreuung der Patientin

Kommentar

Als Alkalose bezeichnet man eine Erhöhung des pH. Geht sie mit einem Abfall des CO_2-Partialdrucks und kompensatorisch auch des HCO_3^- einher, wird sie als **respiratorische Alkalose** bezeichnet. Ist HCO_3^- hingegen erhöht – und mit ihm (kompensatorisch) der pCO_2 – liegt eine **metabolische Alkalose** vor. Die respiratorische Alkalose ist häufiger.

▸ **Ätiologie:** s. Fragen 17.4 und 17.5.
- Ursache der **respiratorischen Alkalose** ist eine **alveoläre Hyperventilation**. Diese hat einen Abfall des pCO_2 zur Folge. Kompensatorisch wird über die Niere vermehrt HCO_3^- ausgeschieden, sodass auch das HCO_3^- im Blut abfällt.
- Eine **metabolische Alkalose** ist meist Folge einer pathologischen Retention von HCO_3^- in der Niere. Ursachen sind Chloridverlust bei **Diarrhö**, Einnahme von **Laxanzien** oder **Schleifendiuretika** oder beim **Bartter-Syndrom** (seltene angeborene tubuläre Chlorid-Resorptionsstörung), der Verlust saurer Valenzen (**Erbrechen**, **Magensonde**) oder die Mineralokortikoidwirkung (gesteigerte Säureausscheidung durch die Nieren bei verminderter HCO_3^--Ausscheidung) bei **primärem Hyperaldosteronismus** (Conn-Syndrom), **Hyperkortisolismus** (Cushing-Syndrom) oder **Nierenarterienstenose**. Am häufigsten ist ein Abusus von Laxanzien bzw. Schleifendiuretika.

▸ **Pathogenese und Klinik:**
- Bei **respiratorischer Alkalose** führt der rasche Abfall des pCO_2 zu einer Vasokonstriktion der hirnversorgenden Gefäße. Dies erklärt einen Teil der Symptomatik, z.B. **Schwindel**, **Konzentrationsstörungen**, **Kopfschmerzen** und **Bewusstlosigkeit**. **Parästhesien** in der Umgebung des Mundes oder an den Akren und **Tetanie** – schmerzhafte tonische Muskelkrämpfe mit Hyperreflexie, Pfötchenstellung der Finger, evtl. auch Kontraktion der mimischen Muskulatur und Laryngospasmus – sind auf einen Abfall des freien Serumkalziums zurückzuführen (gesteigerte Plasmaproteinbindung des Kalziums bei Alkalose).
- Eine **metabolische Alkalose** kann sich durch **flache Atmung** (Kompensationsmechanismus), **Tetanie** (s.o.) oder **Extrasystolen** (gesteigerte neuromuskuläre Erregbarkeit!) äußern. Bei Conn- oder Cushing-Syndrom sind eine arterielle Hypertonie und Hypokaliämie wichtige Leitsymptome; meist stehen die Symptome der Hypokaliämie (Muskelschwäche) oder des Hyperkortisolismus (stammbetonte Adipositas, Diabetes mellitus) im Vordergrund.

▸ **Diagnostik:**
- **respiratorische Alkalose:** Anamnese (Vorerkrankungen [s. Frage 17.4], Medikamente, Auslöser), körperliche Untersuchung (Anhalt für organische Ursache?), BGA, Ausschluss organischer Ursachen
- **metabolische Alkalose:** Anamnese (Erbrechen, Diarrhö, Laxanzien, Schleifendiuretika?), körperliche Untersuchung (Anhalt für Grunderkrankung, Exsikkose [▸ Abb. 17.1]?), BGA, Bestimmung der Chloridkonzentration im 24-Stunden-Urin (< 10 mmol/l → Hinweis auf Diuretikatherapie oder Magensaftverlust; > 20 mmol/l → Hinweis auf Conn-, Cushing-, Bartter-Syndrom oder Nierenarterienstenose)

▸ **Therapie:**
- **respiratorische Alkalose:** Die einzig sinnvolle Therapie besteht in der Verminderung der Atemfrequenz und damit der Reduktion der alvolären Ventilation (s. Frage 17.6); falls der Patient hierzu noch nicht in der Lage ist, besteht sie in der Rückatmung von CO_2, z.B. durch vorübergehende Atmung in einen Plastikbeutel.

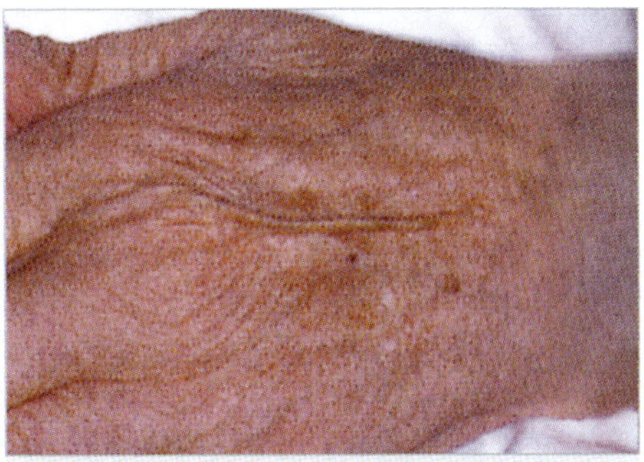

Abb. 17.1 Stehende Hautfalte bei Exsikkose (aus Füeßl, Middeke; Duale Reihe Anamnese und Klinische Untersuchung, Thieme, 2010).

- **metabolische Alkalose:** Therapeutisch steht die Behandlung der zugrunde liegenden Erkrankung im Vordergrund, z. B. Adenomresektion bei Conn- oder Cushing-Syndrom. Im Falle eines Elektrolytmangels (z. B. Kalium, Chlorid) sollte eine Substitution erfolgen.

Zusatzthemen für Lerngruppen →•

- Diagnose und Differenzialdiagnosen eines Hyperaldosteronismus
- Behandlungsstrategie bei psychosomatischen Erkrankungen
- Klinik des Cushing-Syndroms
- respiratorische und metabolische Azidose

18 Zystennieren

18.1 Wie lautet Ihre Verdachtsdiagnose?

(Kongenitale) Zystennieren vom Erwachsenentyp, da das Sonogramm für die Erkrankung typisch ist (▶ Abb. 18.2), beide Nieren betroffen sind, auch die Leber Zysten enthält, erste Symptome jedoch erst nach dem 30. Lebensjahr aufgetreten sind (Manifestation des Erwachsenentyps typischerweise im 30.–50. Lebensjahr).

18.2 Welche zystischen Nierenerkrankungen kennen Sie?

- (kongenitale) Zystennieren:
  - autosomal-rezessive Form (infantiler Typ)
  - autosomal-dominante Form (Erwachsenentyp)
- (erworbene) Nierenzysten:
  - Solitärzysten
  - multiple Zysten bei Niereninsuffizienz
- Markschwammnieren (s. Frage 18.4)
- familiäre juvenile Nephronophthise (s. Kommentar)

18.3 Wie sind die einzelnen Formen prognostisch zu bewerten?

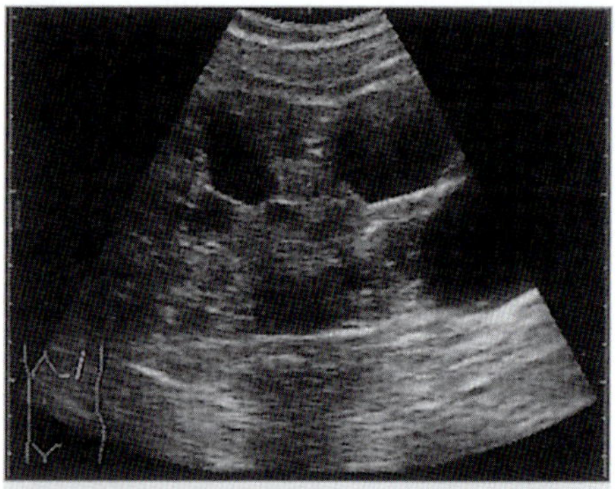

Abb. 18.2 Zystenniere (polyzystische Nierenerkrankung vom Erwachsenentyp): erheblich vergrößerte Niere, die diffus von großen und kleinen Zysten durchsetzt ist, sodass die normale Nierenanatomie kaum noch erkennbar ist (aus Schmidt, Checkliste Sonographie, Thieme, 1999).

- **Zystennieren:**
  - **autosomal-rezessive Form** (infantiler Typ): sehr schlechte Prognose, da sich innerhalb der ersten Lebensjahre eine terminale Niereninsuffizienz, später Leberfunktionsstörungen und portale Hypertension entwickeln
  - **autosomal-dominante Form** (Erwachsenentyp): Prognose besser als bei der juvenilen Form, jedoch oft Verschlechterung der Nierenfunktion ab dem 40. Lebensjahr
- **Nierenzysten:**
  - **Solitärzysten:** gute Prognose, keine Einschränkung der Nierenfunktion
  - **multiple Zysten bei Niereninsuffizienz:** Prognose abhängig vom Ausmaß der Niereninsuffizienz und von Begleiterkrankungen
- **Markschwammnieren:** prinzipiell gute Prognose, selten – bei schwerer Nephrokalzinose – Niereninsuffizienz
- **familiäre juvenile Nephronophthise:** eingeschränkte Prognose aufgrund von Niereninsuffizienz, die bei der juvenilen Form im Kindesalter, bei der zystischen medullären Nierenerkrankung im Erwachsenenalter auftritt

! 18.4 Was sind Markschwammnieren?

Beidseitige Fehlbildungen der Nieren mit ektatischer Aufweitung der Sammelrohre in den Pyramiden.

Kommentar

Nierenzysten zählen zu den häufigsten Zufallsbefunden bei der Sonografie des Abdomens. **Meist** finden sich **solitäre oder wenige** Zysten. Diese **erworbenen Zysten** treten mit zunehmendem Alter gehäuft auf und sind **asymptomatisch**, bedürfen daher auch **keiner Therapie**.

Differenzialdiagnostisch kommt allenfalls ein Nierenzellkarzinom in Frage, das anhand des sonografischen Bildes jedoch in der Regel gut von Zysten zu unterscheiden ist: Eine Nierenzyste stellt sich als annähernd echofreie, runde, glatt begrenzte Struktur dar, während Nierenzellkarzinome meist eine unregelmäßige Struktur aufweisen, das Nierenparenchym infiltrieren und Binnenstrukturen aufweisen. Die Prognose solitärer erworbener Nierenzysten ist gut.

Im Rahmen einer Dialysebehandlung **bei Niereninsuffizienz** können **multiple** (**erworbene**) **Nierenzysten** auftreten. Eine Hemmung des Zystenwachstums durch therapeutische Maßnahmen ist möglich. Eine evtl. auftretende arterielle Hypertonie sollte optimal behandelt werden.

Von den häufigen erworbenen Nierenzysten müssen die selteneren **kongenitalen (poly)zystischen Nierenerkrankungen** abgegrenzt werden. Diese betreffen beide Nieren und führen mit unterschiedlicher Häufigkeit zu einer **Niereninsuffizienz:** beim infantilen Typ stets und frühzeitig (s. Frage 18.3), beim Erwachsenentyp sind aufgrund der zunehmenden Zahl und Größe der Zysten ca. 50 % der Patienten im 60. Lebensjahr terminal niereninsuffizient. Beim infantilen Typ tritt immer, beim Erwachsenentyp in 75 % der Fälle eine **arterielle Hypertonie** auf.

Zystennieren können mit erheblicher Größenzunahme der Nieren einhergehen. Diese kann zu Kapseldehnungsschmerz und somit zu **Bauch- oder Rückenschmerzen** führen und schon bei der körperlichen Untersuchung auffallen. Außer den Nieren ist die Leber befallen. Die **Leberzysten** können vor allem beim infantilen Typ eine Leberfunktionseinschränkung und eine portale Hypertension bewirken; letztere verschlechtert die individuelle Prognose entscheidend.

Markschwammnieren (s. Frage 18.4) sind häufig symptomlos und werden als Zufallsbefund entdeckt. In über 50 % der Fälle besteht eine **Nephrokalzinose.** Das Sonogramm zeigt typischerweise Kalkablagerungen in den Papillenspitzen, die Zysten liegen im Gegensatz zur familiären juvenilen Nephronophthise intrapyramidal.

Bei der **familiären juvenilen Nephronophthise** handelt es sich um eine relativ seltene Nierenerkrankung, die histologisch durch Zystenbildung im Bereich der Rinden-Mark-Grenze und des Nierenmarks mit interstitieller Fibrose gekennzeichnet ist. Sie führt meist zur **terminalen Niereninsuffizienz.** Die Diagnose stützt sich auf den typischen nierenbioptischen Befund, die positive Familienanamnese und den sonografischen Nachweis verkleinerter Nieren.

Die **Therapie der zystischen Nierenerkrankungen** ist **symptomatisch:** Behandlung der Niereninsuffizienz durch Hämodialyse, Behandlung der Hypertonie (s. Fall 4); chirurgische Therapieverfahren (Zystenentfernung, Drainage) kommen nur bei Komplikationen (Abszessbildung) zur Anwendung. Insgesamt hat sich die Prognose der kongenitalen polyzystischen Nierenerkrankungen seit Einführung der Hämodialyse deutlich verbessert.

Zusatzthemen für Lerngruppen

- Diagnose und Therapie der renalen Hypertonie
- Therapie der Niereninsuffizienz
- Therapie der essenziellen Hypertonie

! 19 Phlebothrombose bei Antiphospholipid-Syndrom

19.1 Welche Ursache einer Phlebothrombose sollte bei der Patientin vorrangig abgeklärt werden? Begründen Sie Ihre Vermutung!

Das **Antiphospholipid-Syndrom** (APL-Syndrom), da bei der Patientin typische Symptome dieses Syndroms vorliegen: rezidivierende Thrombosen und zerebrale ischämische Ereignisse bei jungen Patienten, Aborte, Hautveränderungen (Livedo reticularis), verlängerte aPTT und Thrombopenie.

19.2 Welche zwei Untersuchungen müssen Sie zum Ausschluss oder Beweis dieser Diagnose noch veranlassen?

- Bestimmung der Antikardiolipin- und b_2-Glykoproteinantikörper und
- Bestimmung des Lupusantikoagulans (s. Kommentar).

19.3 Machen Sie einen Vorschlag zur Behandlung der Patientin!

- In der **Akutphase**
  - **therapeutische** („Voll"-)**Heparinisierung** mit unfraktioniertem oder fraktioniertem (nie-

dermolekularem) Heparin: **unfraktioniertes Heparin** (z. B. Calciparin): zunächst i. v.-Bolus mit 70 IE/kg KG, dann 20 000–35 000 IE Heparin kontinuierlich i. v. pro 24 h; Ziel ist eine Verlängerung der aPTT um das 1,5- bis 2,5-Fache des Normwertes (dieser variiert von Labor zu Labor) **fraktioniertes Heparin:** Dosis an das Körpergewicht adaptiert; keine Laborparameter als Zielwert, da Gerinnungsparameter wie die aPTT bei therapeutischer Dosierung nicht auf die Gabe von fraktioniertem Heparin reagieren.
  - **lokale Kompressionsbehandlung:** initial mit elastischen Wickeln, später mit Kompressionsstrümpfen.
- Im Anschluss an die Akutphase **lebenslange orale Antikoagulation** mit Phenprocoumon (Marcumar) zur Rezidivprophylaxe: Zielwert INR 2,0–3,0.

19.4 Welche therapeutischen Möglichkeiten kommen in Betracht, wenn trotz dieser Therapie weiterhin schwere thrombembolische Ereignisse auftreten?

- Plasmapherese
- immunsuppressive Therapie mit Cyclophosphamid

Kommentar

Bei der im Fallbeispiel beschriebenen Patientin liegt – schon zum 2. Mal – eine Beinvenenthrombose vor. Bei rezidivierenden Thrombembolien sollte, insbesondere bei jungen Patienten, immer nach Risikofaktoren oder einer Grunderkrankung gesucht werden.

▶ **Diagnostik bei rezidivierenden Thrombembolien:**
- **gezielte Anamnese:** familiäre Häufung, Häufigkeit, Schweregrad und Begleitumstände der Thrombosen (Tumor, Operation, Immobilisation), Begleitmedikation (z. B. Ovulationshemmer)? Rauchen?
- **Labordiagnostik** zur Erfassung von Risikofaktoren und hereditären Ursachen einer Thrombophilie: Ausschluss einer APC-Resistenz (Faktor-V-Mutation), Bestimmung der Protein-C- und Protein-S-Aktivität (Protein-C- oder Protein-S-Mangel?), des AT III (AT-III-Mangel?), des Homocysteins (Hyperhomocysteinämie?) und der aPTT sowie Bestimmung der Antikardiolipin- und b_2-Glykoproteinantikörper und des Lupusantikoagulans zum Ausschluss eines APL-Syndroms.

Bei der im Fallbeispiel beschriebenen Patientin liegt ein **Antiphospholipid-Syndrom** (**APL-Syndrom**) vor. Als solches bezeichnet man rezidivierende venöse und/oder arterielle Thrombembolien bei Nachweis von Antiphospholipidantikörpern. Dies sind Autoantikörper, die sich gegen Phospholipide richten, z. B. gegen Protein-Phospholipid-Komplexe auf Thrombozyten oder gerinnungsaktive Phospholipide. Als Ursache der Hyperkoagulabilität wird eine Hemmung des Protein-C- oder des Fibrinolysesystems diskutiert. Diese Antikörper sind bei 2–5 % der Bevölkerung nachzuweisen, aber weniger als 50 % der Betroffenen zeigen Symptome, weisen also ein APL-Syndrom auf.

▶ **Ätiologie:** Das APL-Syndrom tritt ohne erkennbare Ursache (primäre Form) oder im Rahmen einer Grunderkrankung (sekundäre Form) auf. Das sekundäre APL-Syndrom tritt vor allem im Rahmen von Kollagenosen (insbesondere systemischer Lupus erythematodes) und Tumorerkrankungen auf. Da bei der beschriebenen Patientin keine dieser Erkrankungen vorzuliegen scheint, handelt es sich wohl um ein primäres APL-Syndrom.

▶ **Klinik:** Typische Symptome sind rezidivierende Thrombosen, Aborte sowie Autoimmunphänomene wie Hautveränderungen (z. B. Livedo reticularis [ringförmige Zyanose mit blassem Zentrum], Raynaud-Syndrom, Nekrosen), neurologische Symptome (z. B. Apoplex) oder Nierenbeteiligung (Proteinurie, renale Hypertonie).

▶ **Diagnostik:** Die Diagnose wird gestellt durch den Nachweis von Antiphospholipidantikörpern (diese reagieren mit dem Phospholipid Kardiolipin, daher die Bezeichnung „Antikardiolipinantikörper") und/oder Lupusantikoagulans (ein Antikörper gegen Phospholipide auf dem Prothrombin-Aktivatorkomplex, der diesen inaktiviert, sodass die aPTT verlängert ist). Fast immer finden sich, wie bei der beschriebenen Patientin, eine Thrombopenie (Autoimmunphänomen, s. o.) und eine verlängerte aPTT (s. o.), was bei thrombembolischen Ereignissen immer eine Diagnostik im Hinblick auf ein APL-Syndrom zur Folge haben sollte.

▶ **Therapie:** Bei APL-Syndrom sollte als Rezidivprophylaxe eine lebenslange orale Antikoagulation erfolgen. Sie wird eingeleitet, sobald 2 Tage lang ein therapeutischer INR-Wert bestanden hat (s. Frage 19.3).

Schwerste Verläufe (z.B. rezidivierende Lungenembolien trotz Antikoagulation) können durch Entfernung des kausalen Antikörpers mittels Plasmapherese gemildert werden, jedoch ist der Erfolg auf die Dauer der Plasmapherese begrenzt, sodass meist eine begleitende immunsuppressive Therapie erforderlich ist.

Bei Nachweis von Antiphospholipidantikörpern ohne Symptome kann zur Primärprophylaxe Acetylsalicylsäure gegeben werden.

Zusatzthemen für Lerngruppen

- Lupus erythematodes (Klinik, Diagnostik und Therapie)
- orale Antikoagulation
- Lungenembolie (Diagnostik und Therapie)

20 Obstipation

20.1 **Welche Ursachen einer Obstipation kennen Sie?**

- **falsche Ernährung:** faserarme Kost, zu wenig Flüssigkeit
- **zu wenig Bewegung**
- Medikamente: z.B. Diuretika (Hypokaliämie mit konsekutiver Muskelhypotonie!), Opioide, Antidepressiva
- **Darmerkrankungen:** stenosierendes Rektum- oder Kolonkarzinom, entzündliche Stenose bei Divertikulitis oder chronisch-entzündlicher Darmerkrankung (Colitis ulcerosa, Morbus Crohn), Polypen, idiopathisches Megakolon, interner Rektumprolaps, Hämorrhoiden, Colonelongation (dadurch verlängerte Stuhlpassagezeit mit verstärkter Stuhleindickung)
- **endokrine Erkrankungen:** Hypothyreose, Hypophyseninsuffizienz, Diabetes mellitus
- **Myopathien**
- neurologische Erkrankungen: Morbus Parkinson, periphere Nervenschädigung (z.B. spinale Läsion), Querschnittslähmung, autonome Neuropathie (z.B. bei Diabetes mellitus)
- **psychische Ursachen:** bewusster Stuhlverhalt, Anorexia nervosa, Depression
- **gynäkologische Erkrankungen:** Uterus- oder Ovarialtumor
- **schwere Allgemeinerkrankungen und ihre Folgen:** Schock, Ileus bzw. Subileus, Intensivtherapie, parenterale Ernährung

20.2 **Welche Untersuchungen (in der Reihenfolge des praktischen Vorgehens) sind zur Abklärung einer chronischen Obstipation sinnvoll?**

- **erster Schritt:**
  - **körperliche Untersuchung:** Hinweis auf Grunderkrankung (z.B. Hypothyreose, Morbus Parkinson), Resistenzen bei der Abdomenpalpation inklusive rektal-digitaler Untersuchung (Hämorrhoidalthrombose, Rektumprolaps?); Analfissur (schmerzbedingter Stuhlverhalt)
  - **Blutuntersuchung:** basales TSH, Elektrolyte, Blutzucker
  - **Abdomensonografie:** Divertikulitis, Ovarial- oder Uterustumor?
  - **Koloskopie** zum Ausschluss einer stenosierenden oder entzündlichen Darmerkrankung
- **zweiter Schritt:** bei unauffälligem Befund in den o.g. Untersuchungen und Versagen von Allge-

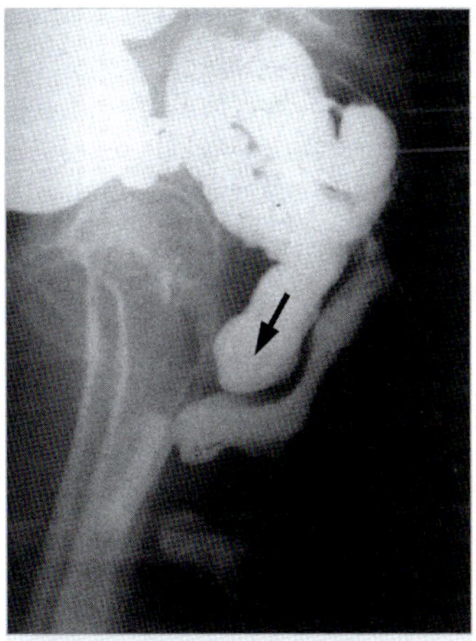

Abb. 20.1 Defäkografie bei ausgedehnter vorderer Rektozele (Pfeil) und Cul-de-sac-Syndrom (Darmeinpressung in den Douglas-Raum) durch Sigmaimpression (aus Schumpelick, Bleese, Mommsen; Kurzlehrbuch Chirurgie, Thieme, 2010).

meinmaßnahmen wie Ernährungsumstellung und Erhöhung der Trinkmenge
  - **Defäkografie:** Röntgenuntersuchung der Defäkation unter Durchleuchtung (▶ Abb. 20.1); Entleerungszeit und bildliche Darstellung liefern Informationen über Schweregrad und Ursache einer funktionellen Obstipation
  - **anorektale Manometrie** (Druckmessung): weiterführende Abklärung funktioneller Störungen

20.3 **Wie kann eine funktionelle Obstipation behandelt werden?**

- **Allgemeinmaßnahmen:** Sie stehen immer an erster Stelle!
  - ballaststoffreiche Ernährung, z. B. Körner, Vollkornbrot, viel Obst, getrocknete Früchte
  - reichlich Flüssigkeit, mehrmals täglich (gerade bei alten Menschen oft ein Problem)
  - körperliche Aktivität
- **Laxanzien:**
  - Laktulose (wirkt osmotisch)
  - Leinsamen (wirkt osmotisch)
  - Bisacodyl (wirkt propulsiv)
  - Klysmen, Einläufe: bei hartnäckiger Verstopfung

Kommentar

Von Obstipation spricht man definitionsgemäß bei weniger als 3 Stuhlentleerungen pro Woche. Annähernd jeder 4. im Alter von über 60 Jahren leidet an chronischer Obstipation, wobei Frauen deutlich häufiger als Männer betroffen sind.

▶ **Ätiologie:** Die Ursachen sind zahlreich (s. Frage 20.1), funktionelle Störungen jedoch am häufigsten. Sie sind meist durch unzureichende Flüssigkeitsaufnahme, falsche Ernährung, Bewegungsmangel oder Medikamente bedingt. Die Manifestation einer Hypothyreose mit einer Obstipation ist gerade bei Älteren nicht ungewöhnlich, da andere Beschwerden wie Müdigkeit und Abgeschlagenheit häufig auf das Alter geschoben werden. Auch Störungen des Elektrolythaushalts sind, vor allem bei Einnahme von Diuretika oder Laxanzien, nicht selten.

▶ **Klinik:** s. Definition.

▶ **Diagnostik:** s. Frage 20.2. Spätestens wenn Allgemeinmaßnahmen (s. Frage 20.3) nicht zu einer Besserung der Symptomatik führen, sollte eine komplette Koloskopie zum Ausschluss einer entzündlichen oder malignen stenosierenden Darmerkrankung durchgeführt werden. Die Indikation zu einer weiterführenden Diagnostik (Defäkografie, anorektale Manometrie) ergibt sich erst, wenn eine strukturelle Darmerkrankung durch eine Koloskopie ausgeschlossen wurde und die glaubhaft konsequente Beachtung von Allgemeinmaßnahmen erfolglos war.

▶ **Therapie:** Bei organischer Obstipation Therapie der Grunderkrankung, bei funktioneller Obstipation s. Frage 20.3.

Zusatzthemen für Lerngruppen

- Kolonkarzinom (Klinik, Diagnostik, Therapie)
- Morbus Parkinson
- Ileus (Differenzialdiagnosen und Therapie)

21 Lungenemphysem

21.1 **Wie lautet Ihre Diagnose?**

Lungenemphysem, da der Klopfschall hypersonor ist und das Röntgenbild tiefstehende Zwerchfellkuppen, eine vermehrte Strahlentransparenz der Lunge und horizontal verlaufende Rippen mit weiten Interkostalräumen zeigt. Es besteht eine respiratorische Globalinsuffizienz, d. h. Hypoxämie (p_aO_2 < 72 mmHg) plus Hyperkapnie (p_aCO_2 > 45 mmHg).

21.2 **Nennen Sie mehrere Faktoren, die die Entstehung dieser Erkrankung begünstigen!**

- α_1-Proteaseinhibitormangel (α_1-Antitrypsinmangel):
  - angeboren: homozygote Form mit z. T. schlechter, heterozygote Form mit günstigerer Prognose
  - erworben: Inaktivierung des α_1-Proteaseinhibitors durch Oxidanzien des Zigarettenrauchs

- chronische Überblähung der Lunge durch eine **obstruktive Ventilationsstörung** (FEV_1-Wert erniedrigt) wie z. B. eine chronische Bronchitis
- Aktivierung von Proteasen durch **rezidivierende Atemwegsinfekte**, z. B. bei chronischer Bronchitis
- Überblähung der Restlunge nach **Lungenteilresektion**
- Überdehnung des Restlungengewebes in der Umgebung schrumpfender Lungenprozesse (**Narbenemphysem**)

21.3 Welchen Befund erwarten Sie bei der Lungenfunktionsanalyse? Welche Parameter sind bei dieser Erkrankung verändert? Beschreiben Sie die Veränderungen!

- erhöhte Totalkapazität, erhöhtes Residualvolumen
- obstruktive Ventilationsstörung:
  - reduzierte 1-Sekunden-Kapazität (FEV_1, Tiffenau-Index) in der Spirometrie
  - erhöhter Atemwegsgesamtwiderstand in der Bodyplethysmografie
  - konkave Form der exspiratorischen Fluss-Volumen-Kurve mit „Emphysemknick", bedingt durch Instabilität der Bronchialwände (▶ Abb. 21.2)
  - Keulenform der Resistance-Schleife (Bodyplethysmografie), bedingt durch Überblähung der Lunge (exspiratorischer Kollaps der instabilen Bronchialwände)
- verminderte Kohlenmonoxid-Diffusionskapazität (DLCO) aufgrund der Abnahme der Diffusionsfläche.

Kommentar

Als Lungenemphysem bezeichnet man eine irreversible Erweiterung der Lufträume distal der Bronchioli terminales durch Zerstörung des Lungengewebes.

▶ **Ätiologie:** Das Lungenemphysem tritt im Rahmen des Alterungsprozesses oder als eigenständige Erkrankung auf. Die Erkrankung wird begünstigt durch chronische Überdehnung der Lunge und/oder vermehrte Aktivität von Proteasen in der Lunge infolge eines Ungleichgewichts zwischen Proteasen und Proteaseinhibitoren (s. Frage 21.2). Ursachen sind verstärkte Freisetzung von Proteasen, verminderter Abbau von Proteasen und Mangel an Proteaseinhibitoren. Häufigste Erkrankungsursache ist die chronische Bronchitis.

▶ **Klinik:** Typische klinische Zeichen eines Lungenemphysems, wie ein Fassthorax, tiefstehende Zwerchfellkuppen mit verminderter Atemexkursion und hypersonorer Klopfschall, finden sich meist erst im fortgeschrittenen Krankheitsstadium.

▶ **Diagnostik:** Die Diagnose stützt sich daher meist auf Befunde der bildgebenden Verfahren und der Lungenfunktionsanalyse.

Im **Thorax-Röntgenbild** erkennt man ein **fortgeschrittenes Lungenemphysem** an den tiefstehenden Zwerchfellkuppen, einer vermehrten Strahlentransparenz der Lunge und horizontal verlaufenden Rippen mit weiten Interkostalräumen (▶ Abb. 21.1). Eventuell finden sich Emphysemblasen. Zudem können bereits Zeichen eines Cor pulmonale vorliegen (s. Fall 11). Das **Frühstadium** des Lungenemphysems lässt sich lediglich mithilfe der **Dünnschichtcomputertomografie** (HR-CT) **des Thorax** darstellen.

Bei der **Lungenfunktionsanalyse** finden sich im Frühstadium eine erhöhte Totalkapazität (erhöh-

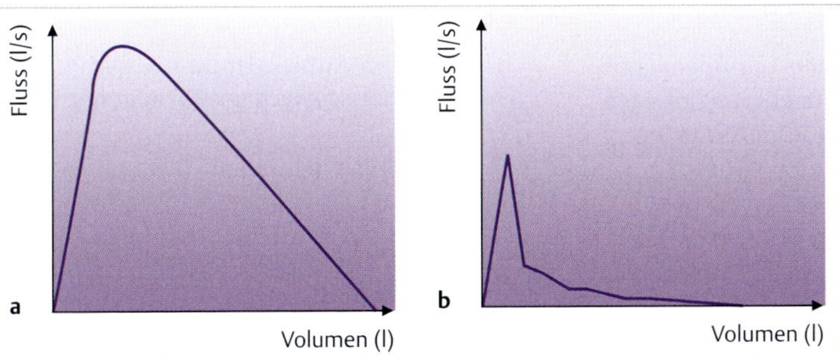

Abb. 21.2 Schematische Fluss-Volumen-Kurve bei einem Patienten mit Lungenemphysem im Vergleich zum Normalbefund (TLC = totale Lungenkapazität, RV = Residualvolumen) (aus Lorenz; Checkliste XXL Pneumologie, Thieme, 2009).

tes intrathorakales Gasvolumen) sowie eine Reduktion der DLCO (s. Frage 21.3). Im fortgeschrittenen Stadium liegt infolge eines dynamischen Kollaps der kleinen Atemwege meist eine peripher betonte obstruktive Ventilationsstörung (Parameter s. Frage 21.3), d. h. eine COPD (s. Fall 11) vor.

► **Therapie:** Bei schwerer Verlaufsform eines homozygoten α_1-Proteaseinhibitormangels ist eine Substitutionsbehandlung möglich.

Bei Rauchern ist die Beendigung des Nikotinkonsums essenziell. Im Übrigen ist die Therapie des Lungenemphysems symptomorientiert: Therapie einer obstruktiven Ventilationsstörung nach 3-Stufenschema: zuerst Inhalation kurz wirkender β_2-Mimetika, bei fehlender Besserung zusätzlich Inhalation lang wirkender β_2-Mimetika (s. Fall 11), bei fehlender Besserung zusätzlich inhalative Glukokortikoide; Sauerstoffgabe bei respiratorischer Insuffizienz; Behandlung eines Cor pulmonale; Schutzimpfungen (s. Fall 11).

Die operative Therapie des Lungenemphysems (Volumenreduktionsoperation) wird kontrovers diskutiert, da nur ein Teil der Patienten hiervon profitiert.

Zusatzthemen für Lerngruppen

- Differenzialdiagnosen der Zyanose
- Differenzialdiagnosen der Leukozytose
- weitere Erkrankungen von Rauchern

22 Lyme-Borreliose

22.1 Wie lautet Ihre Verdachtsdiagnose (begründen Sie diese!) und was ist die Ursache der Erkrankung?

- **Verdachtsdiagnose:** Lyme-Borreliose, Stadium I (Erythema [chronicum] migrans). Begründung: typische Anamnese eines Erythema migrans (sich zentrifugal ausbreitendes Erythem mit zentraler Abblassung), Auftreten kurze Zeit nach wahrscheinlicher Zeckenexposition (Wanderurlaub im Sommer)
- **Ursache:** Infektion mit Borrelia burgdorferi, Übertragung durch Zeckenbiss

22.2 Welches diagnostische Vorgehen schlagen Sie vor?

- IgM-Antikörper als Hinweis auf eine floride Infektion finden sich im Frühstadium bei 50% der Patienten.
- IgG-Antikörper sind bei Ersterkrankung und im Frühstadium meist noch nicht nachweisbar – ist dies doch der Fall, weist dies auf eine frühere Infektion hin.

22.3 Welche Stadien der Erkrankung kennen Sie und wodurch sind diese charakterisiert?

- **Stadium I (lokale Infektion):**
  - Erythema (chronicum) migrans (im Bereich der Bissstelle; s. ► Abb. 22.1)
  - begleitend Lymphadenosis cutis benigna (= Lymphozytom; Prädilektionsstelle Oberläppchen) und Fieber möglich
  - Auftreten wenige Tage bis 2 Monate nach dem Zeckenbiss
  - Serologie: s. Frage 22.2.
- **Stadium II (disseminierte Infektion):**
  - Fieber, Kopfschmerzen und Nackensteifigkeit als Hinweis auf Meningopolyneuritis (lymphozytäre Meningoradikulitis Bannwarth), z. T. mit Sensibilitätsstörungen vor allem im Versorgungsgebiet des N. facialis
  - Lyme-Arthritis: rezidivierende Oligoarthritis mit wechselndem Gelenkbefall, meist große Gelenke betroffen
  - seltener: Myokarditis, Perikarditis, Lymphadenosis cutis benigna
  - Auftreten wenige Monate nach dem Stadium I
  - Serologie: IgM- und IgG-Antikörper positiv
- **Stadium III (chronische Infektion):**
  - Acrodermatitis chronica atrophicans (s. Kommentar)
  - Lyme-Arthritis
  - seltener: Enzephalomyelitis, Polyneuritis
  - Auftreten Jahre bis Jahrzehnte nach der Infektion
  - Serologie: IgG-Antikörper positiv, IgM-Antikörper oft nur schwach positiv oder negativ

22.4 Machen Sie einen Behandlungsvorschlag!

- hier (Stadium I): Doxycyclin 200 mg/d für 2 bis 3 Wochen oral
- Stadium II und III mit Organmanifestation: Ceftriaxon 2 g/d für 3 Wochen i. v.

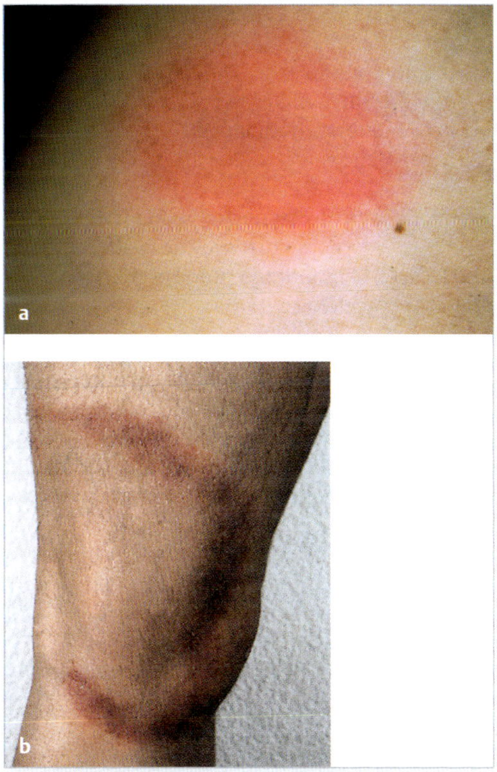

Abb. 22.1 Erythema (chronicum) migrans:
a Sich von der Einstichstelle aus zentrifugal ausbreitendes Erythem mit zentraler livider Verfärbung (aus Baenkler et al., Kurzlehrbuch Innere Medizin, Thieme, 2010).
b Zentrale Abblassung bei zunehmender Ausbreitung des Erythems (aus Alexander et al., Thiemes Innere Medizin (TIM), Thieme, 1999).

Kommentar

Als Lyme-Borreliose bezeichnet man eine durch Borrelia burgdorferi induzierte Infektion.

▶ **Ätiologie und Pathogenese:** Borrelia burgdorferi wird durch Zecken übertragen. Etwa 10% aller Zecken in Deutschland sind infektiös, und zwar regional gehäuft im gesamten Bundesgebiet (das Virus der Frühsommermeningoenzephalitis dagegen ist lediglich in Teilen Süddeutschlands endemisch). Nur jede 3. Infektion mit Borrelia burgdorferi führt zu klinischen Symptomen, ein Zeckenbiss also in weniger als 2% der Fälle zu einer klinisch relevanten Lyme-Borreliose. Meist bleibt der Zeckenbiss unbemerkt. Ist also kein Zeckenbiss zu eruieren (wie bei der im Fallbeispiel beschriebenen Patientin), spricht dies nicht gegen das Vorliegen einer Lyme-Borreliose.

▶ **Klinik:** Die Erkrankung verläuft in Stadien (s. Frage 22.3). Hochcharakteristisches **Leitsymptom der akuten Lyme-Borreliose** (Stadium I) ist der klassische klinische Befund eines **Erythema** (**chronicum**) **migrans**. Typisch für dieses Erythem sind die zentrifugale Ausbreitung, ausgehend vom Ort des Zeckenbisses, zunächst mit zentraler livider Verfärbung, sowie die mit zunehmender Ausdehnung auffällige zentrale Abblassung (▶ Abb. 22.1). Es tritt wenige Tage bis Wochen nach dem Zeckenbiss auf. Rötlich-livide Noduli im Bereich des Erythems (Lymphadenosis cutis benigna = Lymphozytom) können hinzukommen.

Symptome einer **disseminierten Infektion** nach hämatogener Streuung (**Stadium II**) sind frühestens nach mehreren Wochen zu erwarten. **Fakultative Leitsymptome** sind die **Lyme-Arthritis** (eine nicht erosive Oligoarthritis vor allem großer Gelenke) sowie **Kopf- und Nackenschmerzen oder Sensibilitätsstörungen** als Hinweis auf eine Neuroborreliose.

Eine **chronische Lyme-Borreliose** (**Stadium III**) manifestiert sich erst Jahre nach der Infektion und ist vor allem durch die **Acrodermatitis chronica atrophicans** (zunächst Schwellung und livide Verfärbung der Akren, insbesondere an den Streckseiten, dann Hautatrophie mit Fältelung) **oder** eine **chronisch-rezidivierende Lyme-Arthritis** charakterisiert.

▶ **Diagnostik:** Die Diagnose wird in der Frühphase (Stadium I) vor allem klinisch anhand des Erythema migrans und ggf. des vorausgegangenen Zeckenbisses gestellt. Der Nachweis von IgM-Antikörpern gegen Borrelia burgdorferi kann die Diagnose sichern, diese sind jedoch im Stadium I oft noch nicht nachweisbar (s. Frage 22.2). Typischer Befund der Neuroborreliose ist eine lymphozytäre Liquor-Pleozytose. Anti-Borrelien-Antikörper (IgG und IgM) sind bei über 90% der Patienten im Stadium II im Serum nachweisbar. In unklaren Fällen kann Borrelien-DNA mittels PCR aus Synovia, Urin oder einem Hautbiopsat nachgewiesen werden.

▶ **Therapie:** Antibiotika (s. Frage 22.4), wobei die Stadien II und III länger und intensiver behandelt werden sollten als Stadium I (s. Frage 22.4).

Verdacht auf, Erkrankung an und Tod durch eine Borrelieninfektion sind meldepflichtig.

Zusatzthemen für Lerngruppen

- Differenzialdiagnosen der Lyme-Arthritis
- Frühsommermeningoenzephalitis (Diagnose und Therapie)
- Differenzialdiagnosen einer Pleozytose im Liquor

23 Angioödem (Quincke-Ödem)

23.1 Wie lautet Ihre Verdachtsdiagnose?

Angioödem (**Quincke-Ödem**, angioneurotisches Ödem); wahrscheinlich Histamin-vermittelt, da eine Urtikaria bekannt ist.

23.2 Welche zwei Formen der Erkrankung werden aufgrund der unterschiedlichen Ätiologie unterschieden?

- durch C1-Esterase-Inhibitormangel bedingtes Angioödem (hereditär oder erworben)
- Histamin-vermitteltes Angioödem (erworben, allergisch oder nicht allergisch)

23.3 Machen Sie einen Vorschlag zur Therapie und Prophylaxe!

- **Akuttherapie:**
  - **Antihistaminika** (z. B. Clemastil 2 mg i. v.) und **Kortikosteroide** hochdosiert i. v. (z. B. Prednisolon 250 mg)
  - bei Glottisödem bzw. Laryngospamus, C1-Esterase-Inhibitormangel (hier wirken Antihistaminika und Kortikosteroide kaum) oder unzureichendem Ansprechen auf Glukokortikoide (Achtung: ihre Wirkung setzt mit Verzögerung ein) **Adrenalin** (1 mg = 1 Amp. Suprarenin verdünnt mit 9 ml 0,9 % NaCl, d. h. verdünnt auf 1:10 000) i. v., die Injektion kann nach 1–2 min wiederholt werden.
  - **Sauerstoffgabe** per Nasensonde (4–8 l/min)
  - **bei C1-Esterase-Inhibitormangel Substitution** von C1-Esterase-Inhibitorkonzentrat; falls nicht verfügbar, Gabe von **Adrenalin** (s. o.) und **FFP** (fresh frozen plasma)
- **Prophylaxe:**
  - bei Histamin-vermitteltem Angioödem Vermeidung auslösender Noxen (z. B. Allergene, ACE-Hemmer, ASS)
  - bei C1-Esterase-Inhibitormangel Substitution des Inhibitors

23.4 Welche diagnostische Maßnahme sollten Sie sofort, welche weiteren diagnostischen Maßnahmen im Anschluss an die Therapie ergreifen?

- **sofort:** Frage nach Vorkommen von Angioödemen in der Familie (Hinweis auf ein hereditäres Angioödem → Therapie anpassen, s. Frage 23.3)
- **im Anschluss an die Therapie:**
  - bei V. a. Histamin-vermitteltes Angioödem **gezielte Anamnese:** Zusammenhang mit Einnahme von Medikamenten, dem Genuss von Nahrungsmitteln (insbesondere Eier, Nüsse, Schalentiere) in den letzten 48 Stunden, Trauma oder Kälteeinwirkung?
  - **Bestimmung des C4-Komplements** zum Nachweis bzw. Ausschluss eines hereditären Angioödems

Kommentar

Ein Angioödem (Quincke-Ödem oder angioneurotisches Ödem) ist eine akute, umschriebene Schwellung der subepithelialen Schichten von Haut und Schleimhäuten ohne Juckreiz, die vor allem im Gesicht auftritt und bis zu 3 Tagen anhalten kann.

▶ **Ätiologie:** Man unterscheidet das Histamin-vermittelte und das durch C1-Esterase-Inhibitormangel bedingte Angioödem. Meistens handelt es sich um ein **Histamin-vermitteltes Angioödem**. Die Histaminfreisetzung ist IgE-vermittelt (Allergie) oder durch Leukotriene (Intoleranzödem, ein häufiger Auslöser ist Acetylsalicylsäure), physikalische Reize (z. B. Druck, Kälte) oder ACE-Hemmer bedingt oder hat keine erkennbare Ursache (idiopathisches Angioödem).

Angioödeme infolge eines **C1-Esterase-Inhibitormangels** sind selten (< 1 %). Man unterscheidet eine angeborene Form (hereditäres Angioödem, autosomal-dominanter Erbgang) und eine erworbene Form. Das **hereditäre Angioödem** ist Folge einer verminderten Synthese oder einer Dysfunktion des C1-Esterase-Inhibitors. Die seltene **erwor-**

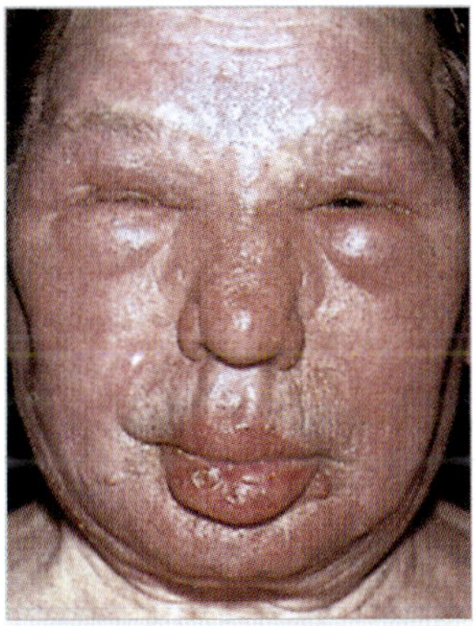

Abb. 23.1 Angioödem (aus Jung, Duale Reihe Dermatologie, Thieme, 1998).

bene Form tritt bei malignen Lymphomen oder infolge von Autoantikörpern gegen den C1-Esterase-Inhibitor auf.

▸ **Klinik:** s. Definition. Die Schwellung tritt bevorzugt im Gesicht, insbesondere an den Lippen (▸ Abb. 23.1), und evtl. unter Beteiligung des Rachens, Larynx und Gastrointestinaltrakts auf. Bei Glottisödem besteht (wie im vorliegenden Fall) Erstickungsgefahr.

Für das Histamin-vermittelte Angioödem ist die im Vergleich zum hereditären Angioödem späte Erstmanifestation (meist erst im Erwachsenenalter) charakteristisch. Zudem leidet der Betroffene meist an Urtikaria (wie die im Fallbeispiel beschriebene Patientin).

▸ **Diagnostik:** s. Frage 23.4. Bei **C1-Esterase-Inhibitormangel** ist die Serumkonzentration des Inhibitors vermindert, bei Fehlfunktion des Inhibitors normal. Bei beiden Formen ist jedoch die **Konzentration von C4-Komplement vermindert**, sodass die Bestimmung von C4-Komplement sich als Screeningmethode eignet (s. Frage 23.4).

Bei **Histamin-vermitteltem Angioödem** ist die C4-Konzentration im Normbereich. Spezifische Laborparameter sind nicht bekannt, sodass die Diagnose klinisch erfolgt.

▸ **Therapie:** Bei Auftreten eines Angioödems ist eine sofortige und konsequente Therapie (s. Frage 23.3) erforderlich, da ein Glottisödem die oberen Atemwege verlegen kann.

▸ **Prophylaxe:** s. Frage 23.3.

Zusatzthemen für Lerngruppen

- Indikation und Durchführung einer Koniotomie
- Indikationen für eine Glukokortikoidgabe in der Notfallmedizin
- Diagnostik bei Nahrungsmittelallergie

24 Metabolisches Syndrom

24.1 Welche Diagnosen stellen Sie und unter welchem Sammelbegriff lassen sich diese zusammenfassen?

Metabolisches Syndrom: Diabetes mellitus + Adipositas + arterielle Hypertonie + Hyperlipidämie + Hyperurikämie

24.2 Welche weiteren Untersuchungen (in der Reihenfolge des praktischen Vorgehens) schlagen Sie vor? Begründen Sie Ihren Vorschlag!

- Blutdruckkontrolle (an beiden Armen, zum Ausschluss eines seitendifferenten Blutdrucks), 24-Stunden-Blutdruckmessung (Untersuchung des Blutdruckprofils, s. auch Fall 4)
- ophthalmologische und neurologische Untersuchung (Folgekomplikationen des Diabetes mellitus?)
- Blutzuckertagesprofil, HbA_{1c} (Bestimmung des Schweregrades des Diabetes mellitus)
- Bestimmung des HDL- und LDL-Cholesterins zur Dokumentation des Ausgangsbefunds vor Therapie
- quantitative Urineiweißbestimmung (diabetische oder hypertensive Nephropathie?)

24.3 Wie sollte eine Diät für diese Patientin aussehen? Geben Sie konkrete Empfehlungen (Kalorien, BE-Zahl etc.)!

- **Kaloriengesamtbedarf:** Er richtet sich nach dem anzustrebenden Idealgewicht und der körperlichen Aktivität. Idealgewicht (kg) = Körpergröße (cm) – 110; bei der im Fallbeispiel beschriebenen Patientin 168–110 = 58 kg. Kalorienbedarf/d (kcal) bei leichter körperlicher Arbeit (Patientin ist derzeit arbeitslos): Sollgewicht × 30, d. h. 58 × 30 = 1740 kcal. Bei hoher Patientencompliance auch niedrigere Kalorienzahl möglich (z. B.

1000 kcal), um eine schnellere Gewichtsreduktion herbeizuführen.

- **ideale Verteilung der Kalorien bei Diabetikern:** 50% Kohlenhydrate, 30% Fett und 20% Eiweiß, d. h. bei der beschriebenen Patientin
  - 870 kcal in Form von Kohlenhydraten: Berechnung nach Broteinheiten (BE): 1 BE = 12 g Kohlenhydrate, 1 g Kohlenhydrate = 4,1 kcal; keine schnell resorbierbaren Kohlenhydrate wie Zucker; Patientin Austauschtabelle für alle Kohlenhydrate mitgeben!
  - 522 kcal in Form von Fett
  - 348 kcal in Form von Eiweiß
- **kochsalzarme Ernährung** wegen arterieller Hypertonie

24.4 Nennen Sie mehrere endokrine Erkrankungen, welche die Entstehung einer Adipositas begünstigen!

- Morbus Cushing (Hyperkortisolismus)
- Hypothyreose
- Hypogonadismus
- Hyperinsulinismus bei metabolischem Syndrom
- Stein-Leventhal-Syndrom (Syndrom der polyzystischen Ovarien)

Kommentar

Vom metabolischen Syndrom spricht man bei gleichzeitigem Auftreten von Diabetes mellitus, Adipositas, arterieller Hypertonie, Hyperlipidämie und Hyperurikämie.

► **Ätiologie und Pathogenese:** Ursache der Stoffwechselstörung im Rahmen des metabolischen Syndroms ist vor allem eine periphere Insulinresistenz als Folge der Adipositas. Zu weiteren Ursachen für Adipositas s. Frage 24.4.

Die Insulinresistenz führt zu Hyperinsulinämie, diese zu Verstärkung der Adipositas und zu Down-Regulation der Insulinrezeptoren. Letztere verstärkt die Hyperinsulinämie. Bei Erschöpfung der Kapazität der β-Zellen manifestiert sich ein Diabetes mellitus (Typ II). Das Arterioskleroserisiko ist massiv erhöht.

► **Klinik:** Außer einer stammbetonten Adipositas und einer arteriellen Hypertonie können Xanthelasmen (► Abb. 24.1), Xanthome (knötchenförmige Fetteinlagerungen) und Gichttophi (knötchenförmige Harnsäureablagerungen) vorliegen.

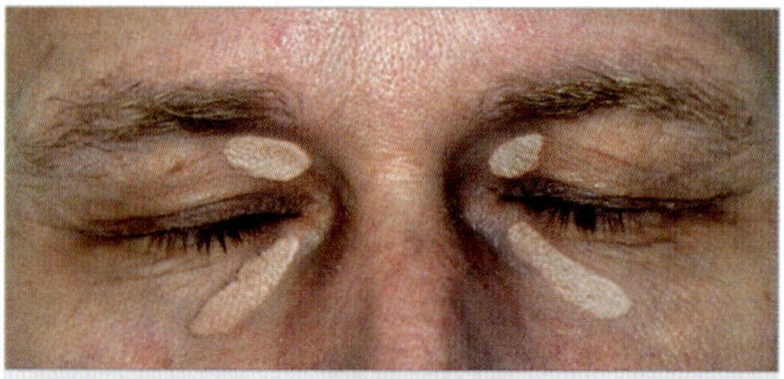

Abb. 24.1 Xanthelasma palpebrarum (aus Moll, Duale Reihe Dermatologie, Thieme, 2010).

► **Diagnostik:** Bei der **Anamnese** muss nach Altersdiabetes, Bluthochdruck, Fettstoffwechselstörungen, Fettleibigkeit und Herz-Kreislauf-Erkrankungen in der Vorgeschichte und in der Familie gefragt werden. Bei der **körperlichen Untersuchung** ist auf die o.g. Symptome zu achten. Sie sollte eine Fundoskopie und eine neurologische Untersuchung einschließen (s. Frage 24.2). Der Schweregrad der Adipositas sollte mittels Body-Mass-Index (BMI = Körpergewicht (kg)/Körperlänge^2; Norm 18,5–25 kg/m^2, Übergewicht > 25 kg/m^2) erfasst werden. Zur Blutdruckmessung s. Frage 24.2.

► **Labordiagnostik:** s. auch Frage 24.2.

Nach der derzeit gültigen Definition (Fachgesellschaften WHO) ist ein Diabetes mellitus zu diagnostizieren, wenn die **Glukosekonzentration** (kapillär) **im Nüchternzustand mehrfach** über 110 mg/dl liegt (wie bei der im Fallbeispiel beschriebenen Patientin). In unklaren Fällen (z. B. bei Messung erhöhter und normaler Werte) sollte ein **oraler Glukosetoleranztest** durchgeführt werden. Zur Überprüfung des Lipidstoffwechsels bestimmt man das **Gesamtcholesterin** sowie **HDL- und LDL-Cholesterin** und die **Triglyceride** i. S. **im Nüchternzustand.** Dabei liegen die Grenzwerte bei Patienten mit Diabetes mellitus Typ II deutlich niedriger als bei sonst Gesunden, insbesondere wenn weitere kardiovaskuläre Risikofaktoren (z.B. arterielle Hypertonie) vorliegen: Die Obergrenze beim Gesamtcholesterin liegt bei 200 mg/dl, beim LDL-Cholesterin bei 120 mg/dl, bei den Triglyceriden bei 150 mg/dl, die Untergrenze für HDL-Cholesterin bei 40 mg/dl.

Außerdem wird die **Harnsäurekonzentration** i. S. bestimmt.

► **Therapie:** In Anbetracht der zugrunde liegenden Erkrankung (Adipositas mit Hyperinsulinämie) ist immer eine **deutliche Reduktion des Körper-**

gewichts anzustreben, da bei konsequenter Gewichtsreduktion oft keine medikamentöse Therapie erforderlich ist. Zunächst sollte man die aktuelle Kalorienaufnahme des Patienten berechnen und ein Therapieziel festlegen. Da 1 kg Fettgewebe ca. 6000 Kalorien speichert, ist bei einer Reduktion der Kalorienzufuhr um 1000 kcal/d nach 1 Woche mit einer Gewichtsreduktion von 1 kg zu rechnen. Eine schnellere Gewichtsreduktion zu Beginn der Diät gelingt nur vorübergehend, da diese vor allem durch Veränderungen des Flüssigkeitshaushalts bedingt ist. Da die Ernährungstherapie langfristig (lebenslang) angelegt ist, sollte sich die Kalorienzufuhr an dem für das jeweilige Idealgewicht notwendigen Bedarf richten (s. Frage 24.3), wobei der Kalorienverbrauch (Berufsanamnese!) zu berücksichtigen ist.

Zusatzthemen für Lerngruppen

- medikamentöse Therapie des Diabetes mellitus
- Stadieneinteilung der arteriellen Hypertonie
- Durchführung und Interpretation eines oralen Glukosetoleranztests
- Komplikationen des Diabetes mellitus

25 Akute (myeloische) Leukämie

25.1 Wie lautet Ihre Verdachtsdiagnose?

Akute myeloische Leukämie, da im peripheren Blut Myeloblasten nachweisbar sind.

25.2 Welche Untersuchung ist zur weiteren Abklärung vordringlich und welches Ergebnis erwarten Sie?

Knochenmarkpunktion und -analyse:
- deutlich hyperzelluläres Knochenmark mit Überwiegen von Blasten (Blastenanteil > 30 %)
- Erythropoese < 50 %

25.3 An welche Therapieoption sollten Sie vor allem bei jüngeren Patienten denken?

Knochenmark- oder Stammzelltransplantation nach induktiver Chemotherapie.

! 25.4 Bei welcher Erkrankung sind Auer-Stäbchen nachweisbar?

Bei einer akuten myeloischen Leukämie.

Kommentar

Eine **akute Leukämie** ist eine maligne Erkrankung der hämatopoetischen Stammzellen, die zu unkontrollierter Proliferation und zu Ausschwemmung ins periphere Blut von Vorläufern der Blutzellen (Blasten) führt. Man unterscheidet die **akute lymphatische Leukämie** (ALL) und die **akute myeloische Leukämie** (AML). Bei ersterer proliferieren Vorläufer der Lymphozyten, bei letzterer Vorläufer der Granulozyten unkontrolliert.

► **Ätiologie und Pathogenese:** Die Ursache der akuten Leukämie ist unbekannt. Prädisponierende Faktoren sind DNA-Veränderungen (z. B. Down-Syndrom, Fanconi-Anämie), Virusinfektionen (HTLV-1-Infektion), ein myelodysplastisches Syndrom (für AML), ionisierende Strahlung, Benzol sowie Zytostatika. Es kommt zur malignen Transformation einer Stammzelle, zur klonalen Expansion und infolgedessen zur Verdrängung der normalen Blutbildung aus dem Knochenmark (Knochenmarkinsuffizienz).

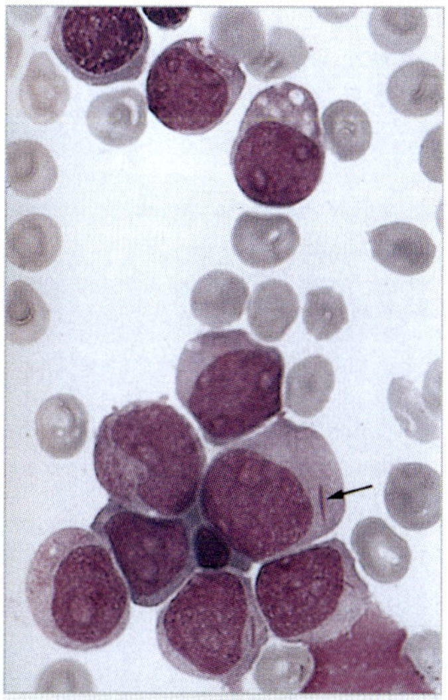

Abb. 25.1 Akute Promyelozytenleukämie (M3): Blasten mit Auer-Stäbchen (Pfeil) im Zytoplasma (aus Baenkler et al., Duale Reihe Innere Medizin, Thieme, 2009).

► **Einteilung:** Die ALL wird vor allem nach immunologischen Kriterien unterteilt (in CALL [common ALL], T-, B- und Null-ALL), die AML nach zytomorphologischen Kriterien (► Tab. 25.1). Auer-Stäbchen (► Abb. 25.1) sind bei AML in bis zu 25 % der Fälle im Zytoplasma der Blasten nachweisbar. Blasten mit gebündelten Auer-Stäbchen werden als Fagott-Zellen bezeichnet und treten vor allem bei der Promyelozytenleukämie (M3) auf.

► **Klinik:** Knochenmarkinsuffizienz äußert sich durch Symptome der Anämie (Blässe, Leistungsschwäche, Kopfschmerzen, Konzentrationsstörungen, Belastungsdyspnoe), der Granulozytopenie (Infektanfälligkeit) und der Thrombozytopenie (Nasen- oder Zahnfleischbluten, Hämatome). Außerdem finden sich Lymphknotenschwellungen und Splenomegalie (Absiedlung von Blasten). Bei der ALL kann eine Meningeosis leucaemica (Absiedlung von Blasten in den Meningen) auftreten und Kopfschmerzen, Übelkeit und Augenmuskellähmungen verursachen.

► **Diagnostik:**

- **Differenzialblutbild:** Der Nachweis von Blasten im peripheren Blut deutet auf eine akute Leukämie hin. Bei der AML wird eine deutliche Leukozytose von > 100 000/µl nur bei 20 % der Patienten gefunden; bei den meisten ist die Leukozytenzahl normal! 17 % der Patienten weisen sogar eine Leukopenie auf. Eine Thrombozytopenie wird bei über 90 %, eine Anämie bei allen Patienten mit einer AML beobachtet.
- **Knochenmarkpunktion und -analyse:** Es finden sich Blasteninfiltrate und eine Verdrängung der normalen Hämatopoese. Die Diagnose einer AML gilt als gesichert, wenn der Blastenanteil im Knochenmark mindestens 30 % und der Anteil der Erythropoese < 50 % aller kernhaltigen Zellen beträgt (Ausnahme Erythroleukämie: Hier liegt der Anteil der Erythropoese über 50 % [Blastenanteil über 30 %]). Bei einem myelodysplastischen Syndrom beträgt der Blastenanteil definitionsgemäß weniger als 20 %.
- **Klassifikation der Leukämie** (s. o.)

► **Differenzialdiagnosen:**

- Die **ALL** muss abgegrenzt werden von einer aplastischen Anämie (hypozelluläres Knochenmark), dem myelodysplastischen Syndrom und der AML (Knochenmarkbefund, s. o.!), der chronischen lymphatischen Leukämie (morphologische bzw. immunologische Typisierung anhand des Knochenmarkausstrichs), lymphoblastischen Non-Hodgkin-Lymphomen (Knochenmarkbefund) und der infektiösen Mononukleose (keine Blastenvermehrung im Knochenmark).
- Die **AML** muss abgegrenzt werden von einer Knochenmarkreizung mit Linksverschiebung im Rahmen einer Infektion (hier können zwar Metamyelozyten und Myelozyten im peripheren Blut auftreten, Myeloblasten als früheste Entwicklungsstufe der Granulopoese treten je-

Tab. 25.1 FAB-Klassifikation der akuten myeloischen Leukämien (AML) (FAB = French-American-British-Group) (nach Hahn, Checkliste Innere Medizin, Thieme, 2010).

FAB	morphologischer Subtyp	Häufigkeit	positive Zytochemie für
M0	AML ohne Ausreifung	< 5%	
M1	AML mit minimaler Ausreifung	20%	Myeloperoxidase
M2	AML mit Ausreifung	30%	Myeloperoxidase
M3	Promyelozyten-Leukämie	5–10%	Myeloperoxidase
M4	Myelomonozytäre Leukämie	30%	Myeloperoxidase und unspezifische Esterase
M5 M5a M5b	Monozytäre Leukämie: ohne Ausreifung (undifferenziert) mit Ausreifung (differenziert)	10%	unspezifische Esterase
M6	Erythroleukämie	< 5%	
M7	Megakaryozytäre Leukämie	< 5%	

doch nicht ins periphere Blut über), vom myelodysplastischen Syndrom (Knochenmarkbefund, s.o.!) und von der chronisch myeloischen Leukämie (CML). Bei CML mit Blastenexzess liegt immer auch eine massive Leukozytose vor, sodass diese Leukämieform im beschriebenen Fall eher unwahrscheinlich ist.

▸ **Therapie:** Die Behandlung von Patienten mit akuter Leukämie sollte immer durch einen Hämatologen erfolgen. Die **ALL** wird mittels **Polychemotherapie** behandelt, nach Erreichen der Vollremission wird prophylaktisch der Schädel bestrahlt und eine intrathekale Chemotherapie durchgeführt.

Bei der **AML** gilt die **allogene Knochenmarktransplantation oder Stammzelltransplantation** als Therapie der Wahl bei Patienten unter 55 Jahren, bei gutem Allgemeinzustand auch bei älteren Patienten. AML-Patienten, die knochenmarktransplantiert wurden, leben durchschnittlich länger als Patienten, die nur eine Chemotherapie erhielten. Voraussetzung für eine Knochenmarktransplatation ist das Erreichen einer Remission durch eine vorausgegangene Chemotherapie, Infektfreiheit und das Vorhandensein eines histokompatiblen HLA-identischen Spenders (z. B. Geschwister).

Zusatzthemen für Lerngruppen

- chronische Leukämien (Klinik, Diagnostik und Therapie)
- Komplikationen einer Knochenmark- oder Stammzelltransplantation
- Knochenmarkdiagnostik (Indikation, Durchführung, Aussage)

26 Dermatomyositis

26.1 Wie lautet Ihre Verdachtsdiagnose?

Dermatomyositis, da die Hautveränderungen typisch sind (das periorbitale Ödem mit livider Verfärbung der Augenlider ist pathognomonisch) und eine symmetrische, proximal betonte, progrediente Muskelschwäche typisch für eine Polymyositis ist. Des Weiteren sind Gesamt-CK und CK-MB erhöht, die CK-MB beträgt jedoch weniger als 6% der Gesamt-CK; diese Befunde sprechen für eine Schädigung des Skelettmuskels.

! 26.2 Welche Erkrankung tritt bei Patienten mit der Verdachtsdiagnose überdurchschnittlich häufig auf und muss daher ausgeschlossen werden?

Ein Malignom, insbesondere ein Mamma-, Magen-, Bronchial- oder Ovarialkarzinom.

26.3 Welche weitere Diagnostik (mindestens 5 Untersuchungen, in der Reihenfolge des praktischen Vorgehens) schlagen Sie vor? Begründen Sie Ihren Vorschlag!

- **neurologische Untersuchung:** meist erhaltene Muskeleigenreflexe, keine Sensibilitätsstörungen (beides Hinweise auf Myopathie); das Auftreten von Doppelbildern und Ptosis wäre dagegen ein Hinweis auf Myasthenia gravis
- **Labor:** Bestimmung weiterer Autoantikörper (anti-ds-DNA-, anti-Jo-1-, anti-Sm-, anti-U1-RNP-, anti-SS-A- und anti-SS-B-Antikörper), Ausschluss anderer Kollagenosen mit sekundärer Myositis (z. B. SLE [anti-ds-DNA-Antikörper!])
- **Elektromyografie** (EMG): Nachweis einer Myopathie
- **MRT** der betroffenen Muskelregion: Nachweis von Muskelödem als Myositishinweis
- **Muskelbiopsie:** Nachweis einer Myositis
- **Röntgen-Thorax**, **Lungenfunktionsanalyse** mit Bestimmung der CO-Diffusionskapazität, ggf. HR-CT des Thorax: Nachweis bzw. Ausschluss einer Lungenbeteiligung (in bis zu 10% der Fälle)
- **Echokardiografie**, **EKG:** Nachweis bzw. Ausschluss einer Myokardbeteiligung
- **Tumorsuche:** gynäkologische Untersuchung, Abdomensonografie, Gastroskopie, Koloskopie

26.4 Wie wird die von Ihnen vermutete Erkrankung behandelt?

- Glukokortikoide systemisch (z. B. Prednisolon 1 mg/kg KG p. o., stufenweise Reduktion)
- bei hoher Aktivität oder Beteiligung innerer Organe (Lunge, Herz) zusätzlich Immunsuppressiva (Methotrexat, Azathioprin oder Cyclophosphamid)
- Ca^{2+} und Vitamin D_3 zur Osteoporoseprophylaxe

Kommentar

Die Dermatomyositis ist eine chronisch-entzündliche Erkrankung mit Befall der quergestreiften Muskulatur, der Haut und anderer Organe, die zu

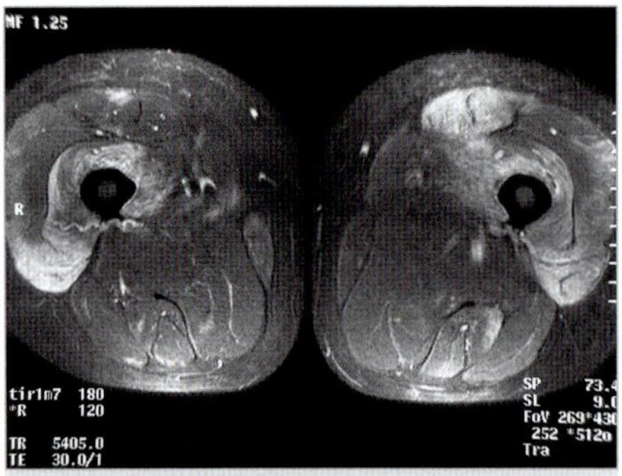

Abb. 26.1 Magnetresonanztomogramm: Muskelödem bei Myositis (aus Manger, Schulze-Koops; Checkliste Rheumatologie, Thieme, 2012).

den Kollagenosen gezählt wird. Ist die Haut nicht befallen, spricht man von Polymyositis.

▸ **Ätiologie:** Sie ist unbekannt.

▸ **Klinik: Leitsymptom** der Dermatomyositis wie auch der Polymyositis ist eine schleichend **progrediente, symmetrische Muskelschwäche mit Betonung der Schulter- und Beckengürtelmuskulatur** infolge der Myositis. Im Gegensatz zur Polymyalgia rheumatica tritt ein muskelkaterartiger Schmerz nur bei 50% der Patienten auf, meist als Folge einer zunehmenden Muskelatrophie. Charakteristische Hautveränderungen der Dermatomyositis sind die **erythematöse Dermatitis** (rötliche, schuppende Papeln, meist an den Handrücken, aber auch im Gesicht und am Rumpf) und ein **periorbitales Ödem mit rötlich-livider Verfärbung der Augenlider**.

Außerdem kann eine nicht erosive Polyarthritis (in bis zu 40% der Fälle, so bei der im Fallbeispiel beschriebenen Patientin), ein Raynaud-Syndrom (30%), eine Myokarditis (in bis zu 30% der Fälle) oder eine interstitielle Alveolitis (10%) auftreten.

▸ **Diagnostik:** Um die Diagnose Polymyositis oder Dermatomyositis stellen zu können, sollte zunächst die vermutete Myositis gesichert werden. Bei Nachweis myopathischer Veränderungen (z. B. frühe Rekrutierung motorischer Einheiten mit vollem Interferenzmuster bei geringer Muskelanspannung) und von Denervierungszeichen (z. B. Fibrillationen) im **EMG** kann zur weiteren Abklärung ein **Kernspintomogramm** der betroffenen Muskelpartien (z. B. Oberschenkel) angefertigt werden. Zeigt dieses ein Muskelödem (▸ Abb. 26.1, passend zu einer Myositis), kann aus dieser Muskelregion eine **Muskelbiopsie** entnommen werden. Typischer histologischer Befund der Myositis ist eine zelluläre, meist lymphozytäre Infiltration mit Muskelnekrosen. Ein sehr sensitiver, aber wenig spezifischer **laborchemischer Leitbefund** ist die **Erhöhung der CK**. Da die Höhe der CK mit dem Schweregrad der Aktivität korreliert, ist die CK ein wichtiger Verlaufsparameter. Wie die anderen Kollagenosen (SLE, Sklerodermie, Sjögren-Syndrom) ist auch die Dermatomyositis mit **antinukleären Antikörpern** assoziiert. Spezifisch für eine Poly- oder Dermatomyositis sind die sog. **anti-Synthetase-Antikörper** (z. B. anti-Jo-1-Antikörper, s. a. Frage 26.3). Die γ-Globuline sind meist erhöht (wie im vorliegenden Fall).

Bei bis zu 20% der Patienten liegt neben der Dermatomyositis ein Malignom vor (s. Frage 26.2), sodass bei Diagnosestellung eine gezielte **Tumorsuche** (s. Frage 26.3) erfolgen sollte.

▸ **Differenzialdiagnosen:** Polymyalgia rheumatica (s. Fall 90), Muskeldystrophie (Muskelbiopsie), Alkoholmyopathie, Neuropathie (jeweils Muskelbiopsie), Myasthenia gravis (Tensilon-Test, Nachweis von anti-Acetylcholinrezeptor-Antikörpern).

▸ **Therapie:** Mittel der Wahl sind Glukokortikoide (s. Frage 26.4). Bei ausgeprägter Entzündungsaktivität und Klinik und zur Einsparung von Glukokortikoiden werden zusätzlich Immunsuppressiva verabreicht, z. B. Methotrexat, Azathioprin, in schweren Fällen Cyclophosphamid.

Zusatzthemen für Lerngruppen

- Polymyalgia rheumatica (Klinik, Diagnostik und Therapie)
- Kollagenosen (systemischer Lupus erythematodes, primäres Sjögren-Syndrom, Sklerodermie, Mischkollagenose): Gemeinsamkeiten und Unterschiede
- Nebenwirkungen einer Langzeit-Glukokortikoidtherapie

27 Akute Pankreatitis

27.1 Wie lautet Ihre Verdachtsdiagnose?

Akute Pankreatitis, da der diffuse Oberbauchschmerz mit Ausstrahlung in den Rücken, Übelkeit und Erbrechen für diese Erkrankung typisch ist, ebenso wie der „Gummibauch" bei der Abdomenpalpation, und die Amylase erhöht ist.

27.2 Nennen Sie verschiedene Ursachen der Erkrankung!

- Choledocholithiasis (häufigste Ursache): biliäre Pankreatitis
- Alkoholabusus (zweithäufigste Ursache)
- seltenere Ursachen:
  - Infektionen: z. B. Virushepatitis, Mumps, Salmonellose
  - Trauma
  - ERCP (endoskopische retrograde Cholangiopankreatikografie)
  - Kompression von außen (Gallengangskarzinom, peripapilläre Duodenaldivertikel, Pancreas anulare)
  - Medikamente: z. B. Östrogene, Salicylate, Diuretika, Sulfonamide, Antimetabolite, Cholinesterasehemmer
  - primärer Hyperparathyreoidismus (Hyperkalzämie)
  - schwere Hypertriglyzeridämie
  - hereditär: fehlende Inaktivierung von Trypsinogen aufgrund einer Mutation des Trypsinogen-Gens

27.3 Welche Komplikationen der vermuteten Erkrankung kennen Sie?

- **Frühkomplikationen:**
  - respiratorische Insuffizienz (häufigste systemische Komplikation)
  - Nekrosenbildung
  - Hypovolämie und Schock
  - akutes Nierenversagen
  - Verbrauchskoagulopathie (DIC)
  - Pfortader- und Milzvenenthrombose mit Bildung von Ösophagusvarizen (portale Hypertension!)
  - Pleuraergüsse (s. pulmonaler Befund bei dem beschriebenen Patienten)
  - Blutung durch Gefäßarrosion
  - metabolische Azidose, Elektrolytverschiebungen
- **Spätkomplikationen:**
  - Abszesse
  - Pseudozystenbildung
  - bakterielle Infektion bei nekrotisierender Pankreatitis

27.4 Welche Therapiemöglichkeiten gibt es?

- Nahrungskarenz, parenterale Ernährung, Flüssigkeitssubstitution
- zunächst intensivmedizinische Überwachung wegen möglicher Frühkomplikationen (s. Frage 27.3)
- bei Bedarf Analgetika: keine nichtsteroidalen Antirheumatika (potenziell nephrotoxisch), sondern Pethidin, aber keine anderen Opioide, da diese einen Papillenspasmus auslösen können
- Low-Dose-Heparinisierung (z. B. Enoxaparin 2000 IE/d)
- Stressulkusprophylaxe mit Protonenpumpenhemmern (z. B. Omeprazol 40 mg i. v.)
- Antibiotika bei nekrotisierender Pankreatitis, erhöhten Entzündungsparametern (CRP, Leukozyten), Fieber, infizierten Pseudozysten, Abszess oder Sepsis: bevorzugt Carbapeneme oder Gyrasehemmer + Metronidazol
- bei Choledochussteinen endoskopische Entfernung durch Papillotomie und Steinextraktion (**therapeutische ERC**)
- operative Entfernung bei infizierten Pseudozysten, Abszessen oder Nekrosen, die unter konservativer Therapie nicht abheilen

Kommentar

Die akute Entzündung der Bauchspeicheldrüse nimmt meist einen leichten Verlauf mit Pankreasödem, in 10% der Fälle kommt es jedoch zu Hämorrhagien und Pankreasnekrosen.

▶ **Ätiologie:** s. Frage 27.2.

▶ **Pathogenese:** Die Entzündung entsteht durch Übertritt von Pankreassekret ins Interstitium und Autodigestion durch aktivierte Enzyme des Pankreassekrets. So kommt es bei Choledocholithiasis zum Rückstau von Galle und Pankreassekret in das Pankreas.

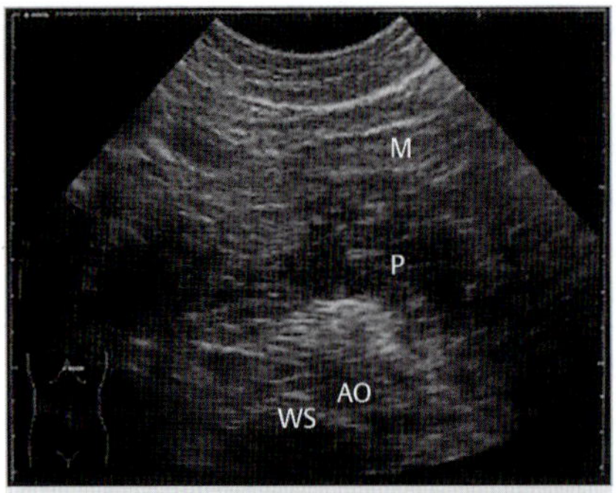

Abb. 27.1 Akute nekrotisierende Pankreatitis: fleckig-echoarmes, vergrößertes, unscharf begrenztes Pankreas (P). M = Magen, AO = Aorta, WS = Wirbelsäule (aus Schmidt, Checkliste Sonographie, Thieme, 1999).

▶ **Klinik: Leitsymptom** der akuten Pankreatitis ist der **diffuse, gürtelförmig nach dorsal ausstrahlende Oberbauchschmerz** in Verbindung mit Übelkeit und Erbrechen. Der Befund eines „**Gummibauchs**" bei der Abdomenpalpation ist ebenfalls typisch für die Pankreatitis, während bei anderen Formen eines akuten Abdomens die Bauchdecken meist „bretthart" sind. Meist liegt eine Hypoperistaltik vor (wie bei dem im Fallbeispiel beschriebenen Patienten), häufig findet sich als entzündliche Begleitreaktion ein Pleuraerguss (wie bei dem beschriebenen Patienten) oder Aszites. Bei Choledocholithiasis oder bei Alkoholabusus mit Alkoholhepatitis als Auslöser der akuten Pankreatitis kann ein Ikterus vorliegen (wie bei dem beschriebenen Patienten).

▶ **Komplikationen:** s. Frage 27.3.

▶ **Diagnostik:** Die Diagnose kann bei typischer Klinik als gesichert gelten, wenn eine Erhöhung der **Amylase im Urin oder im Serum** vorliegt. Spezifischer für eine Pankreatitis ist die Bestimmung der **Lipase im Serum**, da eine geringe Konzentrationserhöhung der Amylase (um weniger als das 3-Fache der Norm) auch bei anderen Erkrankungen (z. B. Parotitis) vorkommen kann, die Lipase hingegen nur bei Pankreaserkrankungen erhöht ist.

Zur Erkennung von Komplikationen (Blutung, Nierenversagen, Sepsis) sollte der Patient täglich untersucht (Allgemeinzustand, abdominaler Palpationsbefund, Blutdruck, Herzfrequenz, Körpertemperatur?) und sollten **Nierenretentionswerte**, **Elektrolyte**, **Cholestaseparameter**, **Blutbild** und **Gerinnungsparameter** mindestens täglich bestimmt werden. Zur Erfassung von Pankreasnekrosen, -pseudozysten und -abszess muss täglich eine **Abdomensonografie** (▶ Abb. 27.1) durchgeführt werden, bei unzureichender Darstellbarkeit des Organs und klinischer Verschlechterung eine **CT des Abdomens** oder eine Endosonografie. Aufgrund des gehäuften Auftretens von Pleuraergüssen muss zudem ein **Röntgen-Thorax** angefertigt werden. Eine diagnostische ERCP ist nicht indiziert, mitunter sogar gefährlich.

▶ **Differenzialdiagnosen:** Die akute Pankreatitis muss abgegrenzt werden von anderen Ursachen eines akuten Abdomens, insbesondere einer Ulkusperforation, Cholezystitis und einer Gallenkolik, sowie vom Myokardinfarkt.

▶ **Therapie:** s. Frage 27.4. Nach Schmerzfreiheit und Normalisierung der Laborwerte Kostaufbau (fettarme Kost). Rezidivprophylaxe durch Sanierung der Gallenwege, Alkoholabstinenz, Therapie der Hypertriglyzeridämie oder des Hyperparathyreoidismus.

Zusatzthemen für Lerngruppen

- Differenzialdiagnosen des akuten Abdomens
- Folgeerkrankungen des chronischen Alkoholabusus
- Pankreaskarzinom (Klinik, Diagnostik, Therapie, Prognose)

28 Harnwegsinfekt

28.1 Welche diagnostischen Maßnahmen schlagen Sie vor? Begründen Sie Ihren Vorschlag!

- **Urinuntersuchung:** zum Nachweis eines Harnwegsinfekts und des Erregers
  - Leukozytenzahl erhöht, gehäuft auch Leukozytenzylinder
  - Keimnachweis, Keimzahl, Resistogramm
  - manchmal begleitende Erythrozyturie. Um eine schwerwiegende Begleiterkrankung (z. B. Glomerulonephritis, Nierentumor) nicht zu übersehen, muss die Erythrozyturie bei einem Harnwegsinfekt nach Therapie kontrolliert werden.

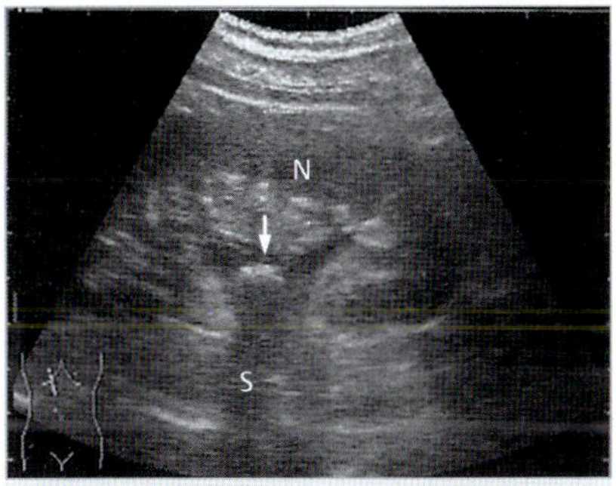

Abb. 28.1 Nierenbeckenstein: Nierenbecken echoarm erweitert; im Bereich des Ureterabgangs Konkrement mit echoreichem Reflex (Pfeil) und Schallschatten (S); N = Niere (aus Schmidt, Checkliste Sonographie, Thieme, 2004).

  - Nitrit bei bakteriellen Harnwegsinfekten oft positiv
  - Protein kann bei begleitender tubulärer Schädigung positiv sein.
- **Differenzialblutbild** (Linksverschiebung?), **CRP i.S.** (erhöht?): bei V.a. Pyelonephritis (z.B. bei Fieber, Schüttelfrost), bei unkompliziertem Harnwegsinfekt entbehrlich
- **Kreatinin i.S.** (erhöht?): zum Ausschluss einer Niereninsuffizienz, wichtig auch zur Planung der antibiotischen Therapie
- **Sonografie der Nieren:** Auschluss eines Harnstaus oder von Konkrementen (▸ Abb. 28.1), bei erstmaligem und unkompliziertem Harnwegsinfekt entbehrlich

28.2 Ab welcher Keimzahl im Urin gehen Sie von einer Harnwegsinfektion aus?

- ab einer Keimzahl von 10^5 Keimen pro ml im Mittelstrahlurin
- bei jeglichem Keimnachweis im Blasenpunktionsurin

28.3 Was tun Sie, wenn die Keimzahl erhöht ist, aber unter dem von Ihnen angegebenen Grenzwert für eine gesicherte Harnwegsinfektion liegt?

- zunächst Kontrolle des Befundes
- Bei mindestens 2-maligem Nachweis von Keimzahlen < 10^5 Keimen pro ml im Mittelstrahlurin kann man von einem Harnwegsinfekt ausgehen, wenn die Symptomatik typisch ist.

28.4 Nennen Sie prädisponierende Faktoren für eine Harnwegsinfektion!

- Obstruktion der Harnwege durch
  - Fehlbildungen der ableitenden Harnwege
  - Konkrement, Koagel
  - entzündliche Striktur
  - Tumor
  - Prostatahyperplasie
  - Kompression von außen (z.B. Tumor)
- neurogene Blasenentleerungsstörung (z.B. bei Querschnittslähmung)
- vesikoureterorenaler Reflux
- Schwächung des Immunsystems: Diabetes mellitus, immunsuppressive Therapie
- weibliches Geschlecht: Anatomie (kurzer Weg in die Blase/Östrogenmangel nach der Menopause)
- geringe Harnbildung bei unzureichender Flüssigkeitszufuhr

Kommentar

Ein Harnwegsinfekt liegt vor, wenn sich im normalerweise sterilen Urin Bakterien, Pilze oder Protozoen befinden. Man unterscheidet Infekte der unteren Harnwege (Zystitis, Urethritis) und solche der oberen Harnwege (Pyelonephritis).

▸ **Ätiologie und Pathogenese:** Meist handelt es sich um eine aszendierende Infektion. Zu begünstigenden Faktoren s. Frage 28.4. Liegen solche Faktoren vor, spricht man von einem **komplizierten**, andernfalls von einem **unkomplizierten Harnwegsinfekt**. Häufigster Erreger des unkomplizierten Harnwegsinfekts ist E. coli (in bis zu 80% der Fälle), seltener sind Proteus, Klebsiellen, Pseudomonas und Staphylokokken. Erreger der Urethritis: Chlamydien und Ureaplasmen.

▸ **Klinik:** Die **akute Zystitis** äußert sich durch schmerzhafte und erschwerte Harnentleerung (**Algurie** bzw. **Dysurie**) und häufigen Harndrang (**Pollakisurie**), evtl. auch durch Makrohämaturie (hämorrhagische Zystitis).

Die **Urethritis** äußert sich durch Brennen oder Jucken beim Wasserlassen sowie durch Ausfluss aus der Harnröhre.

Für die **akute Pyelonephritis** ist hohes Fieber mit dumpfen Schmerzen in der Flankengegend typisch, evtl. mit Schüttelfrost und Obstipation. Die **chronische Pyelonephritis** kann mit unspezifischen Allgemeinsymptomen wie Kopf- oder Rückenschmerzen oder Leistungsminderung einhergehen. Eventuell treten rezidivierend Symptome einer akuten Pyelonephritis auf.

▶ **Diagnostik:** Die **Urethritis** wird durch Untersuchung eines **Harnröhrenabstrichs** diagnostiziert. Bei den **übrigen Arten des Harnwegsinfekts** ist eine subtile **Untersuchung des Urins** die Grundlage zur korrekten Diagnose. Um einen verwertbaren Befund zu erhalten, muss

1. die Urinprobe korrekt gewonnen werden, und zwar als **Mittelstrahlurin**, oder – wenn dies nicht möglich ist – als **Blasenpunktionsurin**,
2. der Urin – gekühlt –**rasch transportiert und zügig analysiert** werden, um eine Erregervermehrung in vitro zu vermeiden, die zu falsch hohen Keimzahlen führen würde.

Liegt die Keimzahl im Mittelstrahlurin bei korrekter Gewinnung über 10^5 Keimen pro ml, so ist eine Kontamination eher unwahrscheinlich. Da es gerade bei Frauen häufiger zu passagerer Bakteriurie ohne klinische Symptomatik kommt, sollte ein pathologischer Befund ohne klinische Symptomatik zunächst kontrolliert werden.

Zur **weiteren Diagnostik** s. Frage 28.1. Bei V. a. chronische Pyelonephritis ist ein i. v. Pyelogramm indiziert, um Nierenschrumpfung und Kelchdeformierung darzustellen.

Bei rezidivierenden Harnwegsinfekten sollte nach prädisponierenden Faktoren und Begleiterkrankungen gesucht werden (z. B. Miktionszystourogramm bei V. a. vesikoureterorenalen Reflux).

▶ **Therapie:** Zur Therapie der Urethritis s. Fall 5. Für die übrigen Arten des Harnwegsinfekts gilt: Vor Einleitung einer **antibiotischen Therapie** muss Urin für ein Antibiogramm abgenommen werden. Die Therapie kann dann blind begonnen und nach Eingang des Resistogramms ggf. geändert werden. Beim **unkomplizierten Harnwegsinfekt** ist eine Eintagestherapie möglich, z. B. mit Cotrimoxazol oder Amoxicillin in hoher Dosis, oder man verabreicht die Standarddosis über 3 Tage. Bei **kompliziertem Harnwegsinfekt** bieten sich z. B. Gyrasehemmer für die Initialtherapie an; die Antibiotikatherapie muss mindestens 2 Wochen fortgeführt werden. Begünstigende Faktoren und Begleiterkrankungen müssen, soweit möglich, beseitigt werden.

Allgemeinmaßnahmen bei Harnwegsinfekt sind **reichliche Flüssigkeitszufuhr** und **Bettruhe bei akuter Pyelonephritis**.

Zusatzthemen für Lerngruppen

- Nephrolithiasis/Urolithiasis (Klinik, Diagnostik, Therapie)
- Blasenkarzinom (Klinik, Diagnostik, Therapie)
- interstitielle Nephritis (Ursachen, Diagnostik)
- Differenzialdiagnosen von Fieber unklarer Genese

29 Bakterielle Endokarditis

29.1 Welche Verdachtsdiagnose stellen Sie?

Bakterielle Endokarditis, da das Herzgeräusch auf ein Mitralvitium hinweist, Zeichen der Herzinsuffizienz bestehen (Ödeme, Dyspnoe), ein fieberhaftes Krankheitsbild vorliegt und das Röntgenbild ein mitralkonfiguriertes Herz zeigt.

29.2 Nennen Sie die beiden wichtigsten diagnostischen Maßnahmen in dieser Situation!

- serielle (mindestens 3) Blutkulturen aerob und anaerob zum Erregernachweis im Abstand von jeweils 6 Stunden
- transösophageales Echokardiogramm (TEE): Darstellung des Mitralvitiums und Nachweis von Vegetationen auf der geschädigten Herzklappe

29.3 Nennen Sie Komplikationen dieses Krankheitsbildes!

- bakterielle Mikroembolien, z. B. embolische Herdenzephalitis, Milzinfarkt, periphere Hautnekrosen
- glomeruläre Herdnephritis (Löhlein), Niereninfarkte
- Klappenperforation, -abriss
- bei Splenomegalie Gefahr der Milzruptur
- schlimmstenfalls septischer Schock mit Multiorganversagen

! 29.4 Wie bezeichnet man die Hautknötchen der Patientin?

Sie werden als **Osler-Knötchen** bezeichnet.

Kommentar

Als bakterielle (infektiöse) Endokarditis bezeichnet man eine bakterielle Entzündung des Endokards. Sie spielt sich meist im Bereich der Herzklappen ab, kann eine oder mehrere Herzklappen betreffen und zu deren Zerstörung führen. Man unterscheidet die **akute bakterielle Endokarditis**, die sich durch einen kurzen, oft dramatischen Verlauf auszeichnet, und die **subakute bakterielle Endokarditis** (**Endocarditis lenta**), die durch eine langsam progrediente Symptomatik charakterisiert ist.

▶ **Ätiologie und Pathogenese:** Die häufigsten Erreger der **akuten bakteriellen Endokarditis** sind Streptokokken, Staphylococcus aureus und gramnegative Bakterien. Im Rahmen einer Infektion besiedeln sie die **gesunde Herzklappe**, und zwar bevorzugt nur die Aorten- oder nur die Mitralklappe (stärkere mechanische Belastung → Defekte → erleichtertes Anhaften der Bakterien); bei i. v. Drogenabusus ist v. a. die Trikuspidalklappe betroffen.

Häufigste Erreger der **subakuten bakteriellen Endokarditis** sind Streptococcus viridans und Enterokokken. Sie gelangen infolge einer Zahnbehandlung, nach herzchirurgischen Eingriffen oder bei chronischem i. v. Drogenabusus in die Blutbahn und besiedeln bevorzugt **vorgeschädigte Herzklappen**. Als Ursache der Herzklappenschädigung kommt ein kongenitaler Herzfehler, eine rheumatische oder eine degenerative Herzerkrankung infrage.

▶ **Klinik:** Abgesehen von **Fieber**, evtl. mit Schüttelfrost, und starkem **Krankheitsgefühl** wird die Klinik durch die **Komplikationen** beherrscht: Hierzu zählen die akute **Herzinsuffizienz** bei Klappenperforation oder -abriss bzw. die langsam progrediente Herzinsuffizienz bei Befall und Schädigung einer vorgeschädigten Herzklappe (wie bei der im Fallbeispiel beschriebenen Patientin). Außerdem zu nennen sind ein **Apoplex** oder **Mesenterialinfarkt** sowie **Abszesse** bei bakteriellen Mikroembolien (diese kommen bei bis zu ⅓ der Endokarditispatienten vor), eine **Niereninsuffizienz**, **Protein- oder Hämaturie** sowie **Arthritis** infolge immunologischer Reaktionen. Kleine schmerzhafte Knötchen, die vor allem an den Fingern und Zehen auftreten, werden als **Osler-Knötchen** bezeichnet. Sie treten bei 10–25 % der Patienten mit Endokarditis auf und sind Ausdruck kutaner Mikroembolien. Sie persistieren von wenigen Stunden bis zu mehreren Tagen. Weitere Hautmanifestationen der En-

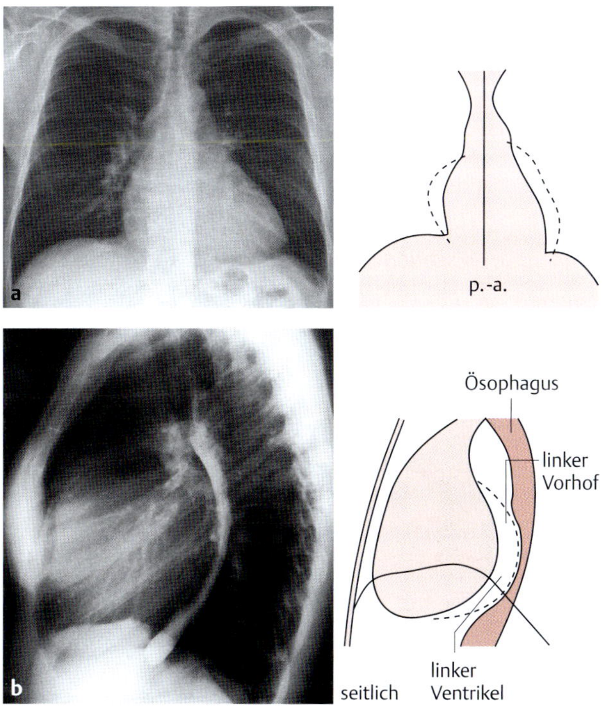

Abb. 29.2 Röntgenbefund bei Mitralklappeninsuffizienz: Vergrößerung des linken Vorhofs und des linken Ventrikels mit Einengung des Retrosternalraums auf Ventrikelebene
a p. a.-Aufnahme
b Seitliche Aufnahme
(aus Greten, Rinninger, Greten; Innere Medizin, Thieme, 2010)

dokarditis sind **Splinterhämorrhagien** (Nagelfalz) und **Petechien**. Als **Janeway-Läsion** bezeichnet man kleine Hämorrhagien mit leicht nodulärem Charakter, die vor allem an den Handinnenflächen und Fußsohlen auftreten und ebenfalls häufig bei einer Endokarditis beobachtet werden.

▶ **Diagnostik:** Remittierendes Fieber mit kürzlich aufgetretener Belastungsdyspnoe und ein neu aufgetretenes oder verändertes Herzgeräusch sind Hinweise auf eine Endokarditis. Im vorliegenden Fall zeigt das Röntgenbild des Thorax (▶ Abb. 29.2) den typischen Befund einer Mitralklappeninsuffizienz mit deutlicher Vergrößerung des linken Vorhofs und des linken Ventrikels. Dies erhärtet den V.a. eine subakute bakterielle Endokarditis bei der im Fallbeispiel beschriebenen Patientin, da diese Endokarditisform vorgeschädigte Herzklappen befällt. Die **wesentlichen diagnostischen Kriterien** der Endokarditis sind jedoch **mindestens 3 positive serielle Blutkulturen** und die **transösophageale Echokardiografie.** Letztere ist der transthorakalen Echokardiografie in der Erkennung von Vegetationen auf der befallenen Herzklappe überlegen. Durch die Echokardiografie können zudem der Schweregrad des Vitiums abgeschätzt und Destruktionen der Klappe dargestellt werden. Ursache der kardialen Dekompensation im vorliegenden Fall könnte eine Destruktion der vorgeschädigten Herzklappe sein.

▶ **Therapie:**
- Antibiotika (nach Abnahme von Blutkulturen): Bei Nativklappen Initialtherapie mit Ampicillin plus Gentamycin plus Cefotaxim oder Cephalosporin der 2. Generation (z.B. Ceftriaxon). Bei künstlicher Herzklappe primär Vancomycin plus Gentamycin plus Rifampicin.
- symptomatische Therapie der Herzinsuffizienz (z.B. Diuretika)
- operativer Klappenersatz bei zunehmender Mitralinsuffizienz

Zusatzthemen für Lerngruppen →•
- Endokarditisprophylaxe
- Poststreptokokkenerkrankungen
- zentralvenöse Katheter: Komplikationen

30 Hyperthyreose bei Morbus Basedow

30.1 Stellen Sie eine möglichst genaue Verdachtsdiagnose! Begründen Sie Ihre Entscheidung!

- **Verdachtsdiagnose:** Hyperthyreose bei Morbus Basedow mit endokriner Orbitopathie
- **Begründung:**
  - Nervosität, Tachykardie, Gewichtsabnahme, Schlafstörung und überwärmte Haut sprechen für eine Hyperthyreose.
  - Eine homogen vergrößerte Schilddrüse ohne Knoten spricht gegen eine Struma nodosa mit autonomem Adenom und für einen Morbus Basedow oder eine disseminierte Schilddrüsenautonomie.
  - Eine nicht eindrückbare livide Verdickung der Haut mit leichter Hyperkeratose ist der typische Befund eines prätibialen Myxödems und somit hinweisend auf einen Morbus Basedow.
  - Eine Schwellungsneigung der Augäpfel und Augenlider sowie eine zunehmende Lichtempfindlichkeit mit beginnender Oberlidretraktion (Dalrymple-Zeichen, am linken Auge in ▶ Abb. 30.1) und vermehrtem Tränenfluss sprechen im Kontext mit dem vermuteten Morbus Basedow für eine endokrine Orbitopathie (Schweregrad II).

30.2 Welche diagnostischen Maßnahmen schlagen Sie vor, um die Verdachtsdiagnose zu sichern? Welche Befunde erwarten Sie?

- **Labor:**
  - **Schilddrüsenfunktion:** TSH supprimiert, Gesamt-T_3 und Gesamt-T_4 sowie freies T_3 und freies T_4 erhöht

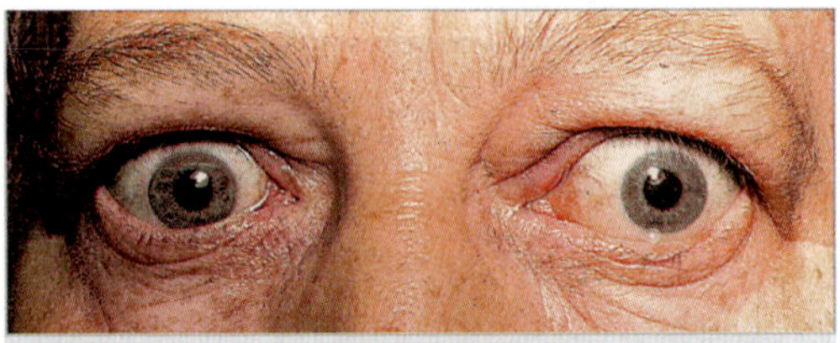

Abb. 30.1 Protrusio bulborum mit deutlichen Lidödemen und Oberlidretraktion bei Morbus Basedow (aus Sachsenweger, Duale Reihe Augenheilkunde, Thieme, 2002).

- Autoantikörper: TSH-Rezeptor-Antikörper (TRAK) erhöht (spezifisch für Morbus Basedow), teilweise auch Thyreoglobulin-Antikörper (TAK) und mikrosomale Antikörper (MAK oder TPO-Antikörper) erhöht (nicht spezifisch)
  - **Glukose:** Hyperglykämie bei gleichzeitigem Vorliegen eines Diabetes mellitus Typ I (Häufigkeit ca. 1–5%)
  - **Kalzium:** Hyperkalzämie bei schwerer Hyperthyreose oder bei begleitendem primären Hyperparathyreoidismus (1–2%)
  - **Thrombozyten:** evtl. Thrombozytopenie
  - **alkalische Phosphatase:** kann erhöht sein
- **Sonografie der Schilddrüse:** beidseits homogen vergrößerte echoarme Schilddrüse ohne Knoten; duplexsonografisch diffuse Hyperperfusion des Schilddrüsenparenchyms
- **Szintigrafie der Schilddrüse** (Durchführung nur bei nicht eindeutigen Befunden zum Ausschluss einer Autonomie): diffuse vermehrte Nuklidaufnahme
- **Untersuchung auf Protrusio bulbi** mittels Exophthalmometer nach Hertel (positiv), **Untersuchung der Motilität der Augenmuskeln** (eingeschränkte Motilität) und **CT oder MRT der Orbita** (Schwellung der Augenmuskeln, vermehrte Fetteinlagerung in der Orbita)

30.3 Welche Therapiemöglichkeiten gibt es? Unter welchen Umständen kommen die einzelnen Verfahren bevorzugt zum Einsatz?

- **thyreostatische Therapie** (z.B. mit Carbimazol, Thiamazol): Initialbehandlung des Morbus Basedow über 1 Jahr
- **Radiojodtherapie:** bei Rezidivhyperthyreose nach einjähriger thyreostatischer Therapie oder früher bei Kontraindikationen oder Nebenwirkungen der Thyreostatikatherapie
- **subtotale Schilddrüsenresektion:** alternativ zur Radiojodtherapie bei Rezidivhyperthyreose, falls Radiojodtherapie vom Patienten nicht gewünscht oder nicht möglich; Ultima Ratio bei thyreotoxischer Krise

Kommentar

Der Morbus Basedow ist eine Autoimmunerkrankung, die sich durch eine Hyperthyreose, eine endokrine Orbitopathie und/oder eine Dermopathie (Myxödem) manifestiert. Die Manifestationen können zeitlich versetzt oder gemeinsam auftreten.

▶ **Ätiologie und Pathogenese:** Die Ätiologie ist unbekannt. Ursache der Hyperthyreose sind die Schilddrüsenfunktion stimulierenden Autoantikörper (TRAK, s. Frage 30.2).

▶ **Klinik:** Es bestehen die **Leitsymptome der Hyperthyreose:** feuchtwarme Haut, Dauertachykardie, erhöhter Blutdruck mit großer Blutdruckamplitude, feinschlägiger Tremor, Unruhe mit Schlafstörungen, Schwitzen und Gewichtsabnahme. Neben einer **Struma** (oft „schwirrend" bei der Auskultation aufgrund der vermehrten Schilddrüsendurchblutung) finden sich bei ca. 60% der Patienten (wie bei der beschriebenen Patientin) Zeichen einer **endokrinen Orbitopathie.** Dies ist eine meist mit Morbus Basedow assoziierte Autoimmunerkrankung mit lymphozytärer Infiltration des orbitalen Fettgewebes und der Augenmuskeln, die zu Lidretraktion, Konvergenzschwäche (Schweregrad I), Lidschwellung, Lichtscheu, Tränenträufeln (Schweregrad II), Protrusio bulbi (Exophthalmus, Schweregrad III), Motilitätsstörung der Augenmuskeln mit Doppelbildern (Schweregrad IV) und – bei ausgeprägtem Exophthalmus – zu Hornhauttrübung und -ulzera (Schweregrad V) und Visusminderung infolge einer Läsion des N. opticus (Schweregrad VI) führt.

Bei Exophthalmus liegt die **Merseburger Trias** (Tachykardie, Struma, Exophthalmus) vor. Ein **prätibiales Myxödem** (s. Fall) tritt selten auf, ist jedoch pathognomonisch.

Eine **thyreotoxische Krise** kann bei jeder Form der Hyperthyreose auftreten, meist infolge einer Jodexposition (Röntgenkontrastmittel, Medikamente) oder schwerer Begleiterkrankungen. Innerhalb kurzer Zeit und ohne Vorwarnung treten Unruhe, Angst, Verwirrtheit, eine ausgeprägte Tachykardie (> 150/min), Herzrhythmusstörungen, Erbrechen, profuse Durchfälle und Dehydratation auf; unbehandelt kommt es zu Somnolenz, Koma und Tod.

▶ **Diagnostik:** Wichtig ist, bei jeder unklaren vegetativen Beschwerdesymptomatik an die Möglichkeit einer Schilddrüsenfunktionsstörung zu denken. Primärtest der Schilddrüsenfunktionsdiagnostik ist die Untersuchung des **basalen TSH.** Bei vermindertem oder erhöhtem basalen TSH werden Gesamt-T_3 und Gesamt-T_4 sowie vor allem **freies T_3** (fT_3) **und freies T_4** (fT_4) bestimmt (die freie Schilddrüsenhormonkonzentration ist im Gegensatz zur Gesamtkonzentration unabhängig von Konzentrationsveränderungen der Bindungsproteine). Bei erhöhter Konzentration von fT_3 und fT_4 sucht man nach **Schilddrüsen-Autoantikörpern** (s. Frage 30.2). Der Nachweis von TRAK sichert bei passendem klinischem Befund die Diagnose des Morbus Basedow. Die **Schilddrüsensonografie** dient vor allem dem Ausschluss einer begleitenden Knotenstruma. Bei Nachweis von Knoten sollte zum Ausschluss einer fokalen Autonomie noch ein **Schilddrüsenszintigramm** angefertigt werden.

▶ **Therapie:** s. Frage 30.3. Durch eine **thyreostatische Therapie** von ausreichender Dauer (in der Regel 1 Jahr) kann ein Morbus Basedow in 50% der Fälle zur Ausheilung gebracht werden, spätere Rezidive sind aber möglich. Im Falle eines **Rezidivs** sollte eine definitive Therapie in Form einer **Radiojodtherapie oder** einer **Schilddrüsenoperation** eingeleitet werden. Bei schwerem Verlauf einer endokrinen Orbitopathie (z. B. Augenmuskelparese) sollte eine Glukokortikoidtherapie (initial hohe Dosis, dann sukzessive Senkung) durchgeführt werden.

Bei **thyreotoxischer Krise** muss der Patient intensivmedizinisch behandelt werden. Die Therapie besteht in der i. v. Gabe von Thyreostatika (z. B. Thiamazol 80 mg/d) und Glukokortikoiden (z. B. Prednisolon 1 mg/kg KG als Bolus, dann gleiche Dosis über 24 h), Elektrolyt- und Flüssigkeitssubstitution, parenteraler Ernährung (Aufrechterhaltung des Energiestoffwechsels) und frühzeitiger subtotaler Schilddrüsenresektion.

Zusatzthemen für Lerngruppen

- Thyreostatika: Substanzgruppen und Nebenwirkungen
- Differenzialdiagnosen der Protrusio bulbi
- Differenzialdiagnosen der Hyperthyreose

31 Obstruktives Schlafapnoesyndrom

31.1 Stellen Sie eine Verdachtsdiagnose!

Obstruktives Schlafapnoesyndrom, da Müdigkeit, Einschlafneigung am Tage und lautes Schnarchen typisch für Schlafapnoe sind und häufig gleichzeitig eine Adipositas und arterielle Hypertonie vorliegen.

31.2 Erklären Sie in Stichworten kurz den Pathomechanismus der Erkrankung!

Verengung der oberen Atemwege (z. B. durch Weichteilgewebsvermehrung bei Adipositas oder Tonusverlust der Pharynxmuskulatur nach Alkoholkonsum oder Einnahme von Sedativa) → im Schlaf Schnarchen mit Kollaps der Larynxmuskulatur → Hypoxämie und Bradykardie = Atemreiz → Weckreaktion: Aufwachen und Öffnung der oberen Atemwege mit verstärkter Atmung (explosionsartiges Schnarchen). Häufige Weckreaktionen → gestörte Schlafarchitektur → unruhiger, nicht erholsamer Nachtschlaf → ausgeprägte Tagesmüdigkeit und Einschlafneigung.

31.3 Welche diagnostischen Maßnahmen (in der Reihenfolge des praktischen Vorgehens) schlagen Sie zur weiteren Abklärung vor?

1. Befragung der Ehefrau: Schläft ihr Mann unruhig? Schnarcht er die ganze Nacht über oder nur manchmal? Setzt er manchmal während des Schlafes mit der Atmung aus? (Unruhiger Schlaf, unregelmäßiges Schnarchen und Atempausen, die von explosionsartigem Schnarchen beendet werden, sprechen für ein obstruktives Schlafapnoesyndrom.)
2. nächtliche Pulsoxymetrie als Screeningtest (zyklisches Absinken der Sauerstoffsättigung als Hinweis auf rezidivierende Obstruktion der Atemwege?)
3. bei positivem Screeningtest schlafmedizinische Untersuchung mit Polysomnografie (Aufzeichnung von EEG, Augenbewegungen [EOG], Atemexkursionen, Atemfluss, Sauerstoffsättigung, Herzfrequenz und Schlafverhalten) in einem Schlaflabor (▶ Abb. 31.1)

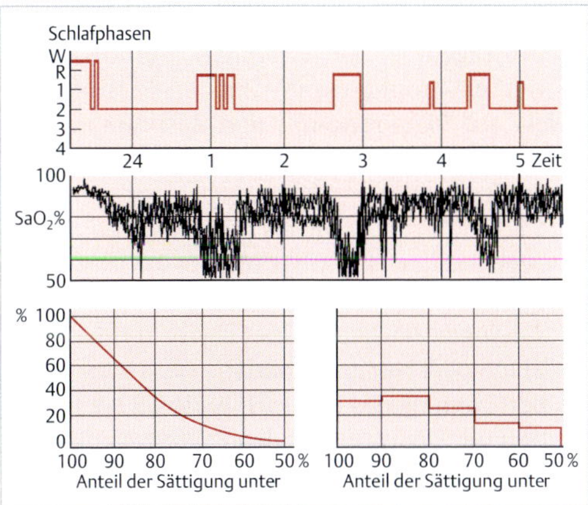

Abb. 31.1 Hypnogramm und Sauerstoffsättigung bei obstruktivem Schlafapnoesyndrom: Das Hypnogramm (obere Kurve) zeigt die aus EEG und EOG abgeleiteten Schlafstadien (W = Wachstadium, R = REM-Schlaf, 1–4 = Schlafstadien) über die gesamte Nacht. Die mittlere Kurve zeigt die pulsoxymetrisch gemessene Sauerstoffsättigung (obere Registrierspur = Mittelwert, untere = niedrigster Wert, jeweils aus Epochen von 30 s). Unten Sauerstoffentsättigungs-Diagramm und -Histogramm. Im Schlaf kommt es zu Sauerstoffentsättigungen bis unter 50%. Die Tiefschlafstadien 3 und 4 werden nicht erreicht (aus Baenkler et al., Duale Reihe Innere Medizin, Thieme, 2001).

4. Lungenfunktionsprüfung (Liegt eine obstruktive Ventilationsstörung der unteren Atemwege vor, die die nächtliche Ventilationsstörung [obere Atemwege] zusätzlich verstärkt?)
5. Echokardiografie (Folgeerkrankungen: Cor pulmonale, hypertensive Herzkrankheit?)
6. HNO-ärztliche Untersuchung (Ursachen der Atemwegsobstruktion: Septumhypertrophie, Tonsillenhyperplasie?)
7. bei V.a. Fehlbiss (z.B. mandibuläre Retrognathie = verkürzter Unterkiefer) kieferchirurgische Untersuchung

31.4 Wie kann die vermutete Erkrankung behandelt werden?

- nächtliche Überdruckatmung über eine Nasenmaske (nasal continuous positive airway pressure = nCPAP)
- Beseitigung der Ursache: bei mandibulärer Retrognathie Umstellungsosteotomie, bei ausgeprägter Septumdeviation oder Tonsillenhyperplasie HNO-ärztliche Operation
- Allgemeinmaßnahmen: Gewichtsreduktion, Verzicht auf Alkohol, Rauchen, schwere Mahlzeiten am Abend und auf Sedativa; regelmäßiger Schlafrhythmus; Schlafen in Seitenlage (erschwert das Schnarchen); Behandlung einer begleitenden obstruktiven Ventilationsstörung der unteren Atemwege (z.B. COPD) mit inhalativen β_2-Mimetika oder Theophyllin

Kommentar

Bis zu 4% der erwachsenen männlichen und 2% der weiblichen Bevölkerung sind vom Schlafapnoesyndrom betroffen.

▸ **Einteilung, Ätiologie und Pathogenese:** Man unterscheidet eine obstruktive, eine zentrale und eine Mischform des Schlafapnoesyndroms.

Kennzeichen der **obstruktiven Form des Schlafapnoesyndroms** ist eine Verengung der oberen Atemwege (Ursachen s. Frage 31.2), die im Schlaf rezidivierend zum Kollaps der Pharynxmuskulatur führt. Eine Obstruktion des Nasenrachenraums, z.B. Septumdeviation oder Nasenmuschelhyperplasie, wirkt begünstigend. Bei der **zentralen Form** ist die Stimulierbarkeit des Atemantriebs vermindert, entweder durch Störungen des Atemzentrums (selten) oder durch chronische alveoläre Hypoventilation mit Hyperkapnie (z.B. bei obstruktiver Ventilationsstörung [COPD]). Dies hat eine Minderinnervation der Atemmuskulatur zur Folge. Am häufigsten ist die **Mischform**. Sie wird begünstigt durch Adipositas, Alkoholgenuss und Sedativa.

▸ **Pathophysiologie und Klinik:** Die klassischen Symptome des Schlafapnoesyndroms sind (s. auch Frage 31.2) **ausgeprägte Tagesmüdigkeit mit imperativem Schlafdrang am Tage**, **Sekundenschlaf** sowie – **bei der obstruktiven und der Mischform – nächtliches Schnarchen mit Atempausen** (mehr als 5 Atempausen einer Dauer von mehr als 10 s). Man sollte diese Symptome bei Patienten mit unklarer Abgeschlagenheit und Leistungsminderung systematisch abfragen, um den Patienten ggf. einer weiterführenden schlafmedizinischen Diagnostik zuführen zu können. Die meisten Patienten mit der obstruktiven oder der Mischform des Schlafapnoesyndroms sind deutlich adipös. Patienten mit Schlafapnoe leiden zudem häufig an einer arteriellen Hypertonie, deren Schwere mit dem Ausmaß der Zahl und Dauer der Atempausen korreliert. Zudem besteht eine höhere Prävalenz kardiovaskulärer Erkrankungen (alveoläre Hypoventilation → pulmonalarterielle Hypertonie → Cor pulmonale).

▶ **Diagnostik:** s. Frage 31.3.

▶ **Therapie:** s. Frage 31.4. Therapie der Wahl ist die nächtliche CPAP-Atmung. Der kontinuierliche Druck (meist 5–10 mbar) während In- und Exspiration verhindert einen Kollaps der oberen Atemwege. Wichtig ist die Beachtung der Allgemeinmaßnahmen, da z.B. durch konsequente Gewichtsreduktion eine CPAP-Therapie langfristig überflüssig werden kann.

▶ **Prognose:** Einschlafneigung am Tage und Sekundenschlaf steigern die Unfallgefahr und reduzieren so die Lebenserwartung, ebenso die kardiovaskulären Folgeerkrankungen.

Zusatzthemen für Lerngruppen

- Differenzialdiagnosen der sekundären Hypertonie
- COPD
- Technik der Atmungsunterstützung und der Beatmung

32 Nephrolithiasis

32.1 Wie lautet Ihre Verdachtsdiagnose und welche Erstmaßnahmen ergreifen Sie?

- Diagnose: Nierenkolik bei Harnstau Grad III und v.a. Nephrolithiasis
- Erstmaßnahmen:
  - Spasmolytikum i.v., z.B. N-Butylscopolamin 20 mg
  - potente Analgetika i.v.: Opioide (Pethidin, ½–1 Amp.) oder Metamizol (als Kurzinfusion)
  - reichliche Flüssigkeitszufuhr, bei Übelkeit i.v.
  - bei Übelkeit Antiemetika (z.B. Metoclopramid 1 Amp. i.v.)
  - Aushändigung eines Siebes, um den abgehenden Stein später untersuchen zu können.

32.2 Welche diagnostischen Maßnahmen schlagen Sie zur Abklärung der Ursache vor? Begründen Sie Ihren Vorschlag!

- **Labordiagnostik:** Kalzium, Phosphat, alkalische Phosphatase, Harnsäure (Hyperurikämie/Uratsteine?) und Kreatinin i.S. (prärenales Nierenversagen?); bei erhöhtem Serumkalzium Eiweißelektrophorese (γ-Globulin-Peak als Hinweis auf Plamozytom?) und Bestimmung von Parathormon i.S. (Hyperparathyreoidismus?)
- **Urindiagnostik:**
  - Bakteriologie: Nachweis bzw. Ausschluss eines begleitenden Harnwegsinfekts
  - spezifisches Gewicht
  - Zytologie: Nachweis einer Erythrozyturie (häufig bei Nephrolithiasis)
  - Bestimmung des Urin-pH: pH um 8 bei Infektion mit Urease-bildenden Bakterien; pH um 5 bei Uratnephropathie
  - Bestimmung lithogener Substanzen im 24-Stunden-Sammelurin: Kalzium, Phosphat, Harnsäure, Oxalat
- **Steinanalyse:** Voraussetzung für eine Präventionsberatung

32.3 Welche Ratschläge geben Sie dem Patienten bzgl. der Prävention eines solchen Schmerzereignisses?

- **Behandlung einer zugrunde liegenden Stoffwechselstörung:**
  - bei Kalziumoxalat- oder Kalziumphosphatstein Behandlung der Ursache der Hyperkalzurie (z.B. eines Hyperparathyreoidismus)
  - bei Uratstein Behandlung mit Urikosurika oder Urikostatika
- **diätetische Maßnahmen:**
  - bei Kalziumsteinen kalziumarme Kost, Verzicht auf Milchprodukte
  - bei Oxalatsteinen oxalatarme Diät (kein schwarzer Tee, Rhabarber oder Kakao, keine Nüsse oder Zitrusfrüchte)
- **reichliche Flüssigkeitszufuhr** (mindestens 2–3 l/d)

Kommentar

Unter Nephrolithiasis versteht man die Steinbildung in der Niere. Sie ist mit einer Inzidenz von 1–3 % eine der häufigsten Erkrankungen.

▶ **Ätiologie und Pathogenese:** In der Pathogenese spielen mehrere Faktoren eine Rolle:

- **vermehrte Ausscheidung lithogener Substanzen** im Urin: Hyperkalzurie (bei Hyperkalzämie), Hyperphosphaturie (bei phosphatreicher Ernährung; angeborener Stoffwechseldefekt), Hyper-

oxalurie (angeborener Stoffwechseldefekt), Hyperurikosurie (bei Hyperurikämie), Zystinurie (angeborener Stoffwechseldefekt, z. B. Phosphat-Diabetes)
- **verminderte Ausscheidung antilithogener Substanzen** im Urin: Hypomagnesiurie (bei Magnesiummangel), Hypozitraturie (angeborener Stoffwechseldefekt)
- **Urin-pH** < 5,5 und > 7 (s. Frage 32.2)
- **zu hohe Harnkonzentration** (spezifisches Gewicht > 1015 g/l).

Prädisponierende Faktoren sind Harnstau (Fehlbildung des Urogenitaltrakts), Harnwegsinfekt (die meisten Erreger von Harnwegsinfektionen [s. Fall 28] spalten Harnstoff mittels Urease in Ammoniak und Kohlendioxid und alkalisieren so den Urin, wodurch sich das Löslichkeitsprodukt der Ionen im Urin verschiebt), Immobilisation (verstärkte Mobilisation von Kalzium aus den Knochen), mangelnde Flüssigkeitszufuhr (Löslichkeit der Ionen im Urin), eiweißreiche Ernährung, Alkoholgenuss (prädisponiert zu Hyperurikämie).

▸ **Klinik:** Bei Mobilisation eines Nierensteins kommt es zur **Nierenkolik**, deren Leitsymptom der akut einsetzende Flankenschmerz ist. Typisch, aber nicht obligat, ist zudem eine Hämaturie. Häufig treten Übelkeit und Erbrechen als Begleitsymptome auf.

▸ **Diagnostik:** Wegweisend ist der **sonografische Nachweis eines einseitigen Harnaufstaus.** ▸ Tab. 32.1 zeigt die sonografische Stadieneinteilung. Gelegentlich zeigt das Sonogramm sogar das obstruierende Konkrement. Gelingt eine sonografische Darstellung nicht, kann eine CT-Pyelografie durchgeführt werden. Ist ein Harnstau nicht nachweisbar und persistiert der unilaterale Flankenschmerz, muss die Untersuchung nach 6–24 Stunden wiederholt werden.

Die Beschwerdelinderung nach Abgang des Steins sichert die Diagnose.

Voraussetzung für eine Prophylaxe der Nephrolithiasis sind die in Frage 32.2 genannten Maßnahmen zur **Abklärung der Ursache**, insbesondere die **Analyse der Steinzusammensetzung.** Am häufigsten sind Kalziumoxalatsteine (60 %), gefolgt von Kalziumphosphatsteinen (20 %), Uratsteinen (10–15 %) und Magnesium-Ammonium-Phosphatsteinen (5–10 %). Bei kalziumhaltigen Steinen muss die Ursache der Hyperkalzurie identifiziert werden.

Tab. 32.1 Sonografische Stadieneinteilung des Harnstaus (aus Hahn, Checkliste Innere Medizin, Thieme, 2010).

Stadium I, leichte Harnstauung:
• echoarm geschwollene Markpyramiden, Kelchektasie
• Pyelonektasie
• erkennbarer (gestauter) Ureterabgang
Stadium II, mittelgradige Harnstauung:
• deutliche Kelch- und Pyelonektasie
• Ureterdarstellung, beginnende Ureterschlängelung
• evtl. leicht verschmälertes Parenchym
Stadium III, hochgradige Harnstauung (▸ Abb. 32.1):
• ausgeprägte Kelch- und Pyelonektasie, ausgeprägte Ureterdilatation und -schlängelung
• ausgeprägte Parenchymrarefizierung (Extremfall: hydronephrotische Sackniere)

▸ **Differenzialdiagnosen:** Ist auch bei wiederholter Abdomensonografie kein Harnaufstau nachweisbar, kommt ein **Niereninfarkt** oder eine **Nierenvenenthrombose** in Betracht (Diagnose jeweils mittels Duplexsonografie und Angiografie).

▸ **Therapie:** Gelingt es innerhalb von 48 Stunden unter Anwendung der in Frage 32.1 genannten Maßnahmen nicht, einen spontanen Abgang des Steins zu induzieren, ist die **Steinentfernung mittels Schlinge** (Urologe) oder – bei den röntgendichten kalziumhaltigen und Phosphatsteinen – die **Stoßwellenlithotrypsie** (ESWL) indiziert.

▸ **Prophylaxe:** s. Frage 32.3. Ohne Prophylaxe beträgt die Rezidivhäufigkeit der Nephrolithiasis bis zu 70 %.

Zusatzthemen für Lerngruppen

- Hyperparathyreoidismus (Formen, Klinik, Diagnostik, Therapie)
- Differenzialdiagnosen der Hyperkalzämie
- Differenzialdiagnosen der Hämaturie
- Therapie der Hyperurikämie

33 Mikrozytäre Anämie

33.1 Nennen Sie mögliche Ursachen einer mikrozytären Anämie!

- Eisenmangelanämie
- Anämie bei chronischer Entzündung oder Tumor
- Hämoglobinopathie, z. B. Thalassämie

33.2 Welche diagnostischen Maßnahmen (in der Reihenfolge des praktischen Vorgehens) schlagen Sie vor? Begründen Sie Ihren Vorschlag!

1. **Anamnese:** Vorerkrankungen, Voroperationen, Blutungen, Essgewohnheiten (Mangelzustand?), Häufigkeit, Stärke und Dauer der Regelblutung, familiäre Vorbelastung (Hämoglobinopathie?)
2. **körperliche Untersuchung:** Mundwinkelrhagaden (▶ Abb. 33.1) und Längsrillen der Nägel (Hinweise auf Eisenmangel), Hautkolorit (z. B. braun bei chronischer Niereninsuffizienz, gelb bei Hämolyse), Splenomegalie (bei Hämolyse)? **Rektal-digitale Untersuchung** zwecks Suche nach einer Blutungsquelle.
3. **Labor:** Differenzialblutbild mit Bestimmung der Retikulozyten, MCH, Eisen und Ferritin sowie Urinstatus zum Ausschluss oder Beweis einer Eisenmangelanämie
4. **Gastroskopie** und **Koloskopie** zwecks Suche nach einer Blutungsquelle
5. **Hämoccult-Test:** Ein positiver Testbefund kann bei unauffälliger Gastroskopie und Koloskopie auf eine Blutungsquelle im Dünndarm hinweisen, was eine erweiterte Diagnostik (z. B. Kapselendoskopie des Dünndarms) erforderlich machen kann.
6. **gynäkologische** und ggf. **urologische Untersuchung** zwecks Suche nach einer Blutungsquelle
7. **Hämoglobinelektrophorese** bei anamnestischem V. a. Thalassämie, normalem oder erhöhtem Serumeisen und nach Ausschluss einer Blutungsquelle
8. **Eisenresorptionstest:** nach Ausschluss einer Blutungsquelle zur Abklärung einer Eisenresorptionsstörung

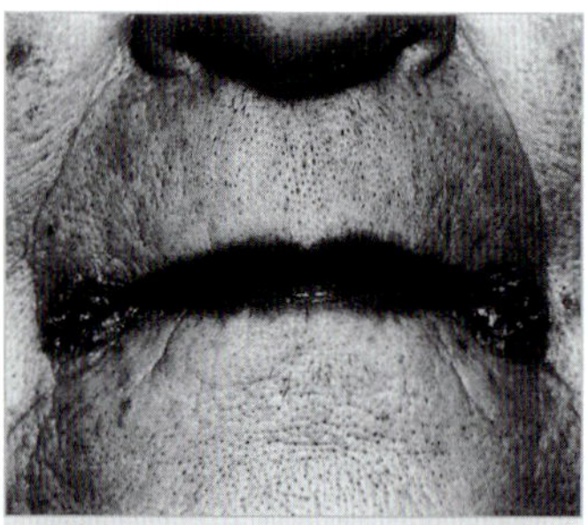

Abb. 33.1 Mundwinkelrhagaden bei Eisenmangelanämie (aus Siegenthaler, Siegenthalers Differenzialdiagnose, Thieme, 2005).

33.3 Nennen Sie mögliche Ursachen einer Eisenmangelanämie!

- **Erkrankungen des Ösophagus:** Refluxösophagitis, Karzinom, Varizen, Ulkus
- **Erkrankungen des Magens:** Gastritis, Ulkus, Tumor
- **Erkrankungen des Dünndarms:** Ulkus, Morbus Crohn, Angiodysplasien, Divertikulitis, Wurmbefall, Tumor
- **Erkrankungen des Kolons bzw. Rektums:** Karzinom, Polypen, Morbus Crohn, Colitis ulcerosa, Divertikulitis, Fissuren, Hämorrhoiden
- **Erkrankungen der Harnwege:** Nierenstein, Nierenkarzinom, Blasenkarzinom
- **gynäkologische Erkrankungen:** Zervix- oder Uteruskarzinom, Menorrhagie
- **alveoläre Hämorrhagie** bei Goodpasture-Syndrom oder Vaskulitis

Kommentar

Bei der im Fallbeispiel beschriebenen Patientin liegt eine mikrozytäre Anämie vor.

▶ **Vorgehen:** Bei der beschriebenen Patientin ist der **erste Schritt** der Anämiediagnostik, die **morphologische Klassifizierung der Anämie anhand der Erythrozytenindizes**, somit bereits erfolgt. Die mikrozytäre Anämie ist durch Mikrozytose (MCV vermindert) und Hypochromasie (MCH vermindert) gekennzeichnet.

Zweiter diagnostischer Schritt ist es, die häufigsten Ursachen der mikrozytären Anämie –**Eisenmangelanämie** und die **Anämie bei chronisch-entzündlichen Prozessen** (z. B. Tuberkulose, Erkrankungen des rheumatischen Formenkreises, Malignom) – **nachzuweisen bzw. auszuschließen.** Zur Anamnese und körperlichen Untersuchung s. Frage 33.2. Bei beiden Anämieformen ist das Serumeisen vermindert, jedoch lassen sie sich durch

Bestimmung des **Ferritins** voneinander abgrenzen: Während bei einer manifesten Eisenmangelanämie Eisen und Ferritin vermindert sind, liegen die Ferritinspiegel bei der Entzündungsanämie trotz vermindertem Serumeisen im Normbereich, da hier lediglich eine Störung des Eisenmetabolismus vorliegt. Bei Tumorerkrankungen mit chronischem Blutverlust kann ein Mischbild vorliegen (Entzündungszeichen plus niedrig-normale Ferritinkonzentration).

Bei **Nachweis einer Eisenmangelanämie** muss die **Ursache identifiziert** werden, da die Anämie möglicherweise Ausdruck einer lebensbedrohlichen Grunderkrankung ist. Häufigste Ursache einer Eisenmangelanämie in der Altersgruppe der beschriebenen Patientin ist der **chronische Blutverlust** durch verstärkte oder länger anhaltende Menstruationsblutungen (gynäkologische Untersuchung!), zweithäufigste Ursache eine gastrointestinale Blutung, sodass eine Endoskopie von Ösophagus, Magen und Dickdarm unerlässlich ist. Bei älteren Patienten kommen Angiodysplasien im Dünndarm in Betracht. Sie werden mittels digitaler Subtraktionsangiografie diagnostiziert. Zum Ausschluss einer Blutung aus dem Urogenitaltrakt sollte eine urologische Untersuchung erfolgen.

Kann eine Blutungsquelle sicher ausgeschlossen werden, sollte zum Ausschluss einer **Eisenresorptionsstörung** ein **Eisenresorptionstest** durchgeführt werden.

Bei Nachweis einer Eisenresorptionsstörung besteht die Indikation zu weiterführender gastroenterologischer Diagnostik, z. B. einer tiefen Duodenalbiopsie zum Ausschluss einer Sprue oder einer chronisch-entzündlichen Darmerkrankung. Häufigste Ursache einer Eisenmangelanämie weltweit ist übrigens eine Besiedlung des Darms durch Hakenwürmer.

Bei **Nachweis einer Entzündungsanämie** muss ebenfalls die Ursache identifiziert werden. Dies geschieht mittels körperlicher Untersuchung, Urinuntersuchung, Serologie, CH 50-(hämolytisches Gesamtkomplement) und CRP-Bestimmung, Sonografie und Röntgendiagnostik der vermutlich betroffenen Organe (z. B. Lunge).

Bei **Ausschluss einer Eisenmangel- und einer Entzündungsanämie** ist zum Ausschluss einer Hämoglobinopathie (z. B. Thalassämie) eine **Hämoglobinelektrophorese** bzw. eines myelodysplastischen Syndroms eine **Knochenmarkpunktion und -analyse** (Ringsideroblasten?) erforderlich.

Die **Therapie der Eisenmangelanämie** besteht primär in der Behandlung der den Eisenmangel verursachenden Grunderkrankung. Eine Eisensubstitution darf erst nach Identifizierung der Ursache erfolgen. Eisen wird in der Regel als Eisen-II-Sulfat peroral substituiert. Lediglich bei einer Eisenresorptionsstörung (z. B. chronisch-entzündliche Darmerkrankung) kann eine parenterale Applikation erforderlich sein, die allerdings weniger gut verträglich ist.

Auch bei der **Entzündungsanämie** steht die **Behandlung der Grunderkrankung** im Vordergrund.

Zusatzthemen für Lerngruppen

- chronisch-entzündliche Darmerkrankungen
- Differenzialdiagnosen der Anämie
- Thalassämie

34 Systemischer Lupus erythematodes

34.1 Wie lautet Ihre Verdachtsdiagnose?

Systemischer Lupus erythematodes (SLE) (Begründung s. Frage 34.2).

34.2 Welche typischen Manifestationen der Erkrankung liegen bei der Patientin wahrscheinlich vor?

Bei der Patientin sind folgende Krankheitserscheinungen am ehesten als eigenständige Manifestationen des SLE zu werten:

- Haut: Exanthem im Gesicht (Schmetterlingserythem, ▶ Abb. 34.1a), Fotosensibilität (Zunahme des Erythems unter Lichteinwirkung im Sommer)
- symmetrische Polyarthritis
- Serositis (V. a. Pleuraerguss rechts)
- Nierenbeteiligung: bei Erythrozyturie und Proteinurie V. a. Glomerulonephritis, bereits beginnende Niereninsuffizienz (Kreatinin ↑, Harnstoff grenzwertig)
- Leukozytopenie
- antinukleäre Antikörper und anti-ds(= Doppelstrang)-DNA-Antikörper positiv

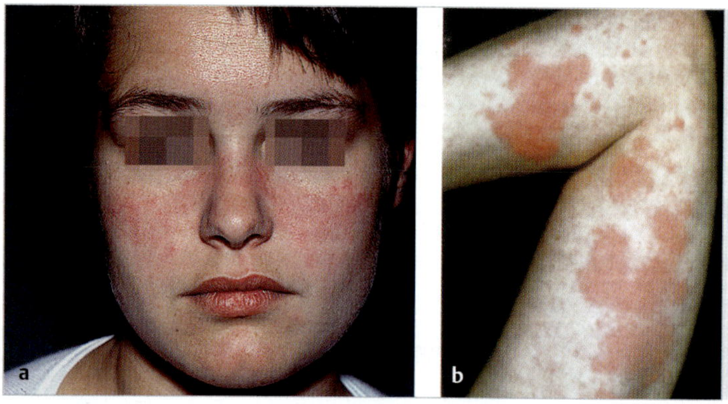

Abb. 34.1 Systemischer Lupus erythematodes:
a Gesichtserythem (Schmetterlingserythem) (aus Moll, Duale Reihe Dermatologie, Thieme, 2010).
b Diskoide Hautveränderungen (aus Greten, Innere Medizin, Thieme, 2005).

34.3 Welche weiteren Manifestationen sind für diese Erkrankung typisch?

- **andere Hautmanifestationen:** diskoider Lupus (konfluierende erythematosquamöse Plaques, ▶ Abb. 34.1b), Hautvaskulitis, Raynaud-Syndrom
- **Schleimhäute:** Enanthem, Ulzera
- **Herz:** Perikarditis, Endokarditis (Libman-Sacks), Myokarditis
- **Lunge:** interstitielle Lungenerkrankung (Lupuspneumonitis), pulmonalarterielle Hypertonie
- **ZNS:** Epilepsie, Psychose, Störung des extrapyramidalmotorischen Systems
- **Polyneuropathie**
- **Gefäßsystem:** sekundäre Vaskulitis, sekundäres Antiphospholipid-Syndrom
- **Laborveränderungen:** verlängerte PTT bei Antiphospholipid-Syndrom, Komplementverminderung (C3, C4, CH50), Thrombozytopenie, autoimmunhämolytische Anämie (Coombs-Test positiv), anti-Sm-Antikörper

34.4 Welche Therapieverfahren zur Behandlung dieser Erkrankung kennen Sie?

- **Glukokortikoide:** systemisch, zur Behandlung akuter Krankheitsschübe
- **Cyclophosphamid:** bei lebens- oder organbedrohenden Manifestationen, z. B. rapid-progressive Glomerulonephritis oder ZNS-Beteiligung
- **andere Immunsuppressiva:** Azathioprin, Methotrexat (bei im Vordergrund stehender Arthritis), Mycophenolatmofetil
- **Antimalariamittel** (Hydroxychloroquin, Resochin): bei milden Organmanifestationen
- **Immunglobuline i. v., Plasmapherese:** bei Therapieresistenz

Tab. 34.1 Klassifikationskriterien des ACR (American College of Rheumatology) beim systematischen Lupus erythematodes (SLE) (nach Hahn, Checkliste Innere Medizin, Thieme, 2010): Ein SLE ist wahrscheinlich, wenn ≥ 4 Kriterien vorliegen.

Schmetterlingserythem
diskoide Hautveränderungen
Fotosensibilität
Schleimhautulzera
nicht deformierende Arthritis an zwei oder mehr peripheren Gelenken
Serositis: Pleuritis oder Perikarditis
Nierenbeteiligung: persistierende Proteinurie > 0,5 g/d oder Zylindrurie
ZNS-Beteiligung: Krampfanfälle oder Psychosen
hämatologische Beteiligung: hämolytische Anämie oder Leukopenie < 4000/µl oder Lymphopenie < 1500/µl oder Thrombopenie < 100 000/µl
immunologische Befunde: Anti-ds-DNA-Antikörper oder Anti-Sm-Antikörper oder Antiphospholipidantikörper
antinukleäre Antikörper

Kommentar

Der systemische Lupus erythematodes (SLE) gehört zu den Kollagenosen, einer Gruppe von Bindegewebserkrankungen, die durch immunologisch vermittelte Krankheitsmanifestationen, Gelenksymptome und Bildung von Autoantikörpern charakterisiert ist.

► **Ätiologie:** Sie ist unbekannt.

► **Klinik:** Der SLE ist durch das schubweise Auftreten von Allgemeinsymptomen (wie bei der beschriebenen Patientin) und durch typische Manifestationen (s. Fragen 34.2 und 34.3) charakterisiert.

► **Diagnostik:** Bei jeder chronischen, nicht auf Antibiotika ansprechenden systemischen Entzündungsreaktion sollte man eine Tumorerkrankung und, insbesondere bei jüngeren Patienten, eine Kollagenose in Betracht ziehen. Bei fast jedem Patienten mit einer Kollagenose lassen sich antinukleäre Antikörper (ANA) nachweisen. Sie sind jedoch nicht kollagenosespezifisch, denn geringe Titer finden sich auch bei Gesunden. Andere Antikörper sind seltener, aber für bestimmte Kollagenosen spezifisch, wie z. B. die anti-ds-DNA- und die anti-SM-Antikörper für den SLE. Die Diagnose „SLE" kann gestellt werden, wenn mindestens 4 der in ► Tab. 34.1 genannten Manifestationen vorliegen und andere Erkrankungen (Infektion, Tumor) ausgeschlossen wurden. Bei jedem Patienten sollten alle Manifestationsorte einer Kollagenose auf eine Krankheitsmanifestation geprüft werden, um keine Manifestation zu übersehen.

► **Differenzialdiagnosen:**
- **andere Kollagenosen:** Polymyositis (Leitsymptom symmetrische, proximal betonte Muskelschwäche, CK-Erhöhung), Sklerodermie (Leitsymptom derbe Infiltration der Haut), primäres Sjögren-Syndrom (Leitsymptome Xerostomie, Xerophthalmie)
- **medikamentös induzierter SLE** (z. B. durch Procainamid, Hydralazin): Typisch ist der isolierte Nachweis von anti-Histon-Antikörpern.

► **Therapie:** Sie ist immunsuppressiv und sollte durch einen Rheumatologen überwacht werden. Die Auswahl der Präparate richtet sich nach den befallenen Organen und der aktuellen klinischen und serologischen Krankheitsaktivität. **Glukokortikoide** wirken rasch bei akut entzündlichen Krankheitsmanifestationen und werden bei hoher Krankheitsaktivität kurzfristig hochdosiert gegeben (z. B. 250–1000 mg/d i. v.?). **Cyclophosphamid** ist die etablierte Therapie für schwere Krankheitsmanifestationen wie Glomerulonephritis, ZNS- oder Herzbeteiligung. Zur Therapie der Lupusnephritis kann alternativ Mycophenolat gegeben werden. **Andere Immunsuppressiva** wie Azathioprin oder Methotrexat (s. auch Frage 34.4) werden bei nicht lebensbedrohlichen Organmanifestationen verabreicht. Patienten mit milden SLE-Manifestationen (z. B. Hautmanifestation) profitieren von den immunmodulierenden Eigenschaften der **Antimalariamittel**.

Bei Fotosensibilität kommen darüber hinaus Lichtschutzsalben, bei arterieller Hypertonie infolge Glomerulonephritis ACE-Hemmer, bei Raynaud-Syndrom Kalziumantagonisten zum Einsatz. Bei Antiphospholipid-Syndrom ist eine lebenslange orale Antikoagulation erforderlich (s. Fall 19).

Zusatzthemen für Lerngruppen
- Differenzialdiagnosen der Kollagenosen
- Glomerulonephritis: diagnostisches Vorgehen
- Cyclophosphamid: typische Nebenwirkungen
- Differenzialdiagnosen der Polyarthritis

35 Periphere arterielle Verschlusskrankheit

35.1 Stellen Sie eine möglichst präzise Verdachtsdiagnose und geben Sie das klinische Krankheitsstadium an!

Periphere arterielle Verschlusskrankheit (**pAVK**) vom Oberschenkeltyp links, da die Beschwerden typisch für Claudicatio intermittens sind (Schmerzen beim Gehen, die beim Stehenbleiben sistieren; „Schaufensterkrankheit") und die Pulse peripher der A. femoralis links nicht zu tasten sind. Es liegt Stadium IIb nach Fontaine und Ratschow vor.

35.2 Welche diagnostischen Maßnahmen (in der Reihenfolge des praktischen Vorgehens) schlagen Sie zur Abklärung vor? Begründen Sie Ihren Vorschlag!

- Überprüfung der Einstellung des Diabetes mellitus (Bestimmung von HbA_{1c} und Nüchternblutzucker, quantitative Urineiweißbestimmung), Bestimmung von Cholesterin, HDL, LDL und Triglyzeriden sowie 24-Stunden-Blutdruckmessung zur Erfassung des Risikoprofils
- Laufbandtest zur Objektivierung der Gehstrecke
- Messung der Doppler-Verschlussdrücke an beiden Füßen und Armen in Ruhe und bei Belastung.

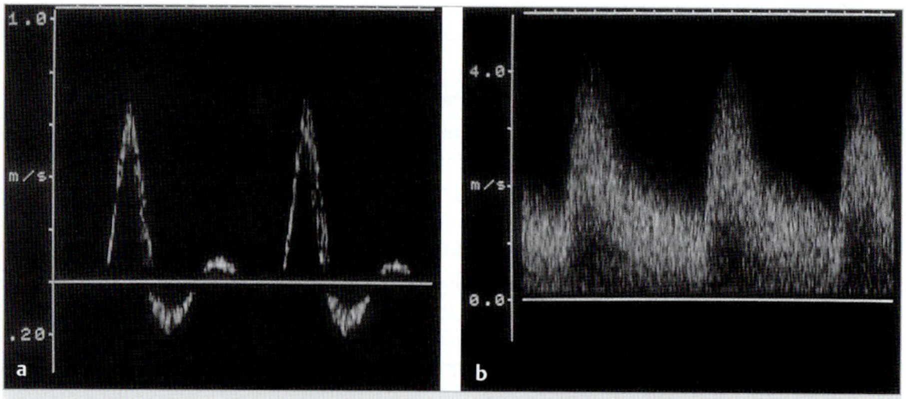

Abb. 35.1 Gepulste Doppler-Signale mit sofortiger Frequenzanalyse über Beinstammarterien (aus Neuerburg-Heusler, Hennerici; Gefäßdiagnostik mit Ultraschall, Thieme, 1999):
a Normalkurve: enges Frequenzband und spätsystolischer Rückfluss
b Stenose: stark verbreitertes Frequenzband, massiv erhöhte systolische und diastolische Spitzengeschwindigkeit mit fehlendem Rückstrom

Anhand des Quotienten aus Verschlussdruck des rechten Armes und Verschlussdruck des rechten Fußes lässt sich überprüfen, ob eine subklinische Durchblutungsstörung auch am rechten Bein besteht (Einschränkung s. Frage 35.4).

- Messung des transkutanen Sauerstoffpartialdrucks zur Erfassung der Sauerstoffversorgung des Gewebes
- Doppler-Sonografie (▶ Abb. 35.1) mit Bestimmung der Flussgeschwindigkeit zur Erfassung der Lokalisation und des Schweregrades einer Gefäßstenose
- Farbduplexsonografie mit Bestimmung der Flussgeschwindigkeit zur Erfassung der Lokalisation, Ausdehnung, Morphologie und des Schweregrades einer Gefäßstenose
- arterielle digitale Subtraktionsangiografie (DSA) zwecks Darstellung des Gefäßsystems, wenn eine invasive Therapie (z. B. Katheter-Angioplastie, operative Revaskularisation) in Erwägung gezogen wird

35.3 Welche Therapieverfahren sollten in den einzelnen Krankheitsstadien bevorzugt eingesetzt werden?

- **Stadium I (nach Fontaine und Ratschow):**
  - Prophylaxe mit 100 mg Acetylsalicylsäure/d → vermindert die kardiovaskuläre Mortalität
  - Minimierung des Risikoprofils: Beendigung des Nikotinabusus, Diabetes- und Blutdruckeinstellung, Behandlung einer Hyperlipidämie (s. Fall 61)
  - regelmäßige Bewegung (unstrukturiert)
- **Stadium II:**
  - zusätzlich strukturiertes Gehtraining (1–2 Stunden täglich, z. B. Laufbandtraining)
  - zusätzlich auf geeignetes Schuhwerk achten, regelmäßige Fußpflege
  - falls konservative Maßnahmen nicht erfolgreich sind, Revaskularisation (Katheter-Angioplastie oder Operation)
- **Stadium III:**
  - Revaskularisation: bei kurzstreckigen, wenig verkalkten Stenosen durch perkutane transluminale Angioplastie (PTA), bei längerstreckigen Stenosen Rotablation oder Laser-Angioplastie (ggf. als Alternative zu operativen Verfahren), bei Stenosen im Bereich der großen Gefäße (A. iliaca, A. femoralis) Thrombendarteriektomie (TEA) oder Bypassoperation
  - falls Revaskularisation nicht möglich (aufgrund von Komorbidität oder Lokalisation der Stenosen), i. v. Gabe von Prostanoiden (Iloprost, Aloprostadil)
  - abhängige Lagerung der Beine, Schutz vor Druckstellen (Wattepolster)
- **Stadium IV:**
  - Revaskularisation (s. Stadium III)
  - bei Infektion Antibiotika
  - Amputation als Ultima Ratio

Tab. 35.1 Einteilung der pAVK nach der Lokalisation der Gefäßstenose (aus Hahn, Checkliste Innere Medizin, Thieme, 2010).

Schmerzlokalisation	Lokalisation der Stenose	Typ
Gesäß, Hüfte, Oberschenkel	Aorta, A. iliaca	Beckentyp
Wade	A. femoralis, A. poplitea	Oberschenkeltyp
Fußsohle, Zehen	Unterschenkel-/Fußarterien	peripherer Typ

Tab. 35.2 Klinische Stadieneinteilung der pAVK nach Fontaine und Ratschow.

I	Beschwerdefreiheit	
II	Claudicatio intermittens	a: schmerzfreie Gehstrecke > 200 m b: schmerzfreie Gehstrecke < 200 m
III	Ruheschmerz im Liegen	
IV	nekrotische Veränderungen	

! 35.4 Was muss bei der Interpretation einer Doppler-Druckmessung bei dem oben beschriebenen Patienten berücksichtigt werden?

Bei fast allen Patienten mit Diabetes mellitus Typ II lagern sich Hydroxylapatitkristalle in den Arterienwänden ab. Dies schränkt deren Elastizität deutlich ein, ohne dass eine Stenose vorliegen muss (sog. Mönckeberg-Mediasklerose). Die mit der Doppler-Sonde gemessenen Druckwerte können daher bei Patienten mit Diabetes mellitus fälschlicherweise zu hoch liegen.

Kommentar

Unter der peripheren arteriellen Verschlusskrankheit (pAVK) versteht man eine chronische Einengung des Lumens peripherer Arterien. Am häufigsten sind die Beinarterien betroffen.

▶ **Ätiologie:** Häufigste Ursache der pAVK ist die **Arteriosklerose**. Deren wichtigste Risikofaktoren sind Nikotinabusus, arterielle Hypertonie, Diabetes mellitus und Hyperlipidämie. Selten können Gefäßanomalien, Gefäßspasmen, ein Raynaud-Syndrom oder eine Vaskulitis (z.B. Panarteriitis nodosa) die Symptomatik einer pAVK hervorrufen.

▶ **Einteilung:** Nach der Lokalisation der Gefäßstenose unterscheidet man am Bein die in ▶ Tab. 35.1 genannten Typen, am Arm den Schultergürtel-Arm-Typ und den peripheren (akralen) Typ. Zur Stadieneinteilung s. ▶ Tab. 35.2.

▶ **Klinik:** Die Symptome sind stadienabhängig (Stadieneinteilung s. ▶ Tab. 35.2). In Stadium I können, obwohl der Patient beschwerdefrei ist, **trophische Störungen** vorliegen, z.B. Hautschuppung oder Haarausfall am Schienbein oder Nageldystrophie. Klassisches **Leitsymptom** der pAVK ist der belastungsabhängige Schmerz (**Claudicatio intermittens**, sog. Schaufensterkrankheit), der im Stadium II nach Fontaine und Ratschow auftritt. In Stadium III treten – meist nächtliche – Ruheschmerzen, in Stadium IV Nekrosen bzw. Gangrän (z.B. der Zehen) auf.

▶ **Diagnostik:** Das diagnostische Vorgehen (s.a. Frage 35.2) hängt entscheidend vom Krankheitsstadium und somit von dem geplanten therapeutischen Prozedere ab.

Die **Lagerungsprobe nach Ratschow** liefert erste wichtige Hinweise auf eine periphere Durchblutungsstörung. Basis jeder Diagnostik ist die **Messung der Doppler-Verschlussdrücke der oberen und unteren Extremität.** Dabei ist insbesondere das Verhältnis des Verschlussdrucks der Armarterien (z.B. A. radialis) zu dem der Fußarterien (A. dorsalis pedis, A. tibialis post.) für die Beurteilung des Schweregrades der Perfusionsstörung bedeutsam. Ist der Doppler-Befund pathologisch, werden die Lokalisation und Ausdehnung der Stenose mithilfe der **Farbduplexsonografie** beurteilt. Vor einer geplanten Intervention kann ggf. ergänzend eine MR-Angiografie durchgeführt werden. Die Durchführung einer **DSA** ist nur dann sinnvoll, wenn man aufgrund der Schwere der Symptomatik (z. B. Stadium IIb, III oder IV) eine interventionelle Therapie (Ballondilatation, Bypass-Operation) für erforderlich hält.

▸ **Therapie:** s. Frage 35.3.

Zusatzthemen für Lerngruppen

- Folgen des Nikotinabusus
- Folgeerkrankungen des Diabetes mellitus
- akuter arterieller Verschluss

36 Ikterus (bei Cholestase)

36.1 Welche Formen des Ikterus kennen Sie und wodurch entstehen diese? Welche Form liegt bei der Patientin vor?

- **Verschlussikterus** (= **cholestatischer, mechanischer** oder **posthepatischer Ikterus**): Eine Abflussbehinderung in den abführenden Gallenwegen (Cholestase) führt zum Anstieg des konjugierten (direkten) Bilirubins im Serum und aufgrund des Rückstaus der Galle in die intrahepatischen Gallenwege zum Übertritt aus den Gallekanälchen stammender Enzyme (alkalische Phosphatase, γ-GT, LAP) in die Leberkapillaren. Die Konzentration dieser Enzyme i. S. ist erhöht (Cholestaseparameter), wie bei der beschriebenen Patientin. GOT und GPT, Parameter einer Leberzellschädigung, sind nur gering erhöht; dies spricht gegen eine primäre Leberzellschädigung. Bei Verschluss der extrahepatischen Gallenwege ist die Bilirubinausscheidung im Urin kompensatorisch erhöht, der Stuhl hingegen hell gefärbt, weil im Darm weniger Urobilinogen entsteht, dessen Metabolite für die Stuhlfärbung verantwortlich sind. Somit liegt bei der Patientin ein Verschlussikterus vor, wahrscheinlich aufgrund eines partiellen Verschlusses der extrahepatischen Gallenwege (bei komplettem Verschluss wäre der Stuhl entfärbt und kein Urobilinogen im Urin nachweisbar).
- (**intra**)**hepatischer Ikterus:** Eine Dysfunktion der Leberzellen führt vor allem zu einer verminderten Exkretion des Bilirubins, aber auch zu verminderter Konjugation und so zu einer Hyperbilirubinämie.
- **hämolytischer** (**prähepatischer**) **Ikterus:** Ein vermehrter Abbau von Hämoglobin aus Erythrozyten bei Hämolyse führt zu vermehrtem Anfall von Bilirubin in der Leber. Übersteigt dieser die Konjugationskapazität der Leberzellen, kommt es zu Hyperbilirubinämie.

36.2 Welche Befundkonstellation würden Sie bei den anderen beiden Formen des Ikterus erwarten?

- (**intra**)**hepatischer Ikterus:** direktes (konjugiertes) und indirektes (unkonjugiertes) Bilirubin erhöht (Exkretionsstörung bzw. Konjugationsstörung), deutliche Erhöhung (auf meist mehr als das 3-Fache der Norm) von GOT und GPT aufgrund einer Leberzellschädigung, geringe Erhöhung von γ-GT, alkalischer Phosphatase und LAP (kein Gallerückstau), Urobilinogen (und Bilirubin, da konjugiert) im Urin nachweisbar, Stuhlfarbe hell (bei vorherrschender Exkretionsstörung) oder normal
- **hämolytischer** (**prähepatischer**) **Ikterus:** Hämolysezeichen (Anämie, Haptoglobin vermindert, Retikulozyten erhöht), Erhöhung des indirekten, aber nicht des direkten Bilirubins (Konjugationskapazität der Leber überschritten), nur Urobilinogen, aber nicht Bilirubin im Urin nachweisbar (unkonjugiertes Bilirubin gelangt nicht in den Urin), Stuhl dunkel gefärbt (hohe Urobilinogenkonzentration im Darm)

36.3 Welche ergänzenden diagnostischen Maßnahmen schlagen Sie bei der Patientin vor? Begründen Sie Ihren Vorschlag! Welche Befunde erwarten Sie?

- **Sonografie des Abdomens** zur Darstellung der Gallenwege und zur Lokalisation der Obstruktion. Erwarteter Befund: Konkrement im Ductus choledochus (wahrscheinlichste Ursache der Obstruktion, ▸ Abb. 36.1), evtl. auch Konkremente in der Gallenblase oder Kompression des Ductus von außen (Tumor: Pankreaskopfkarzinom oder Lymphom)
- bei Nachweis eines papillennahen Steins oder wenn die MRCP nicht verfügbar ist, **endoskopische retrograde Cholangio-Pankreatikografie** (**ERCP**) zur Darstellung der Gallenwege, Identifizierung der Ursache der Stenose und – bei papil-

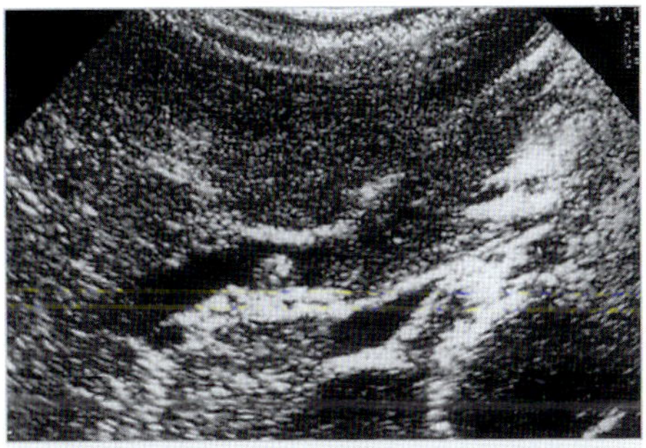

Abb. 36.1 Sonografie bei Choledocholithiasis (aus Schumpelick, Bleese, Mommsen; Kurzlehrbuch Chirurgie, Thieme, 2010).

lennahem Stein – zur Papillotomie und Steinextraktion. Erwarteter Befund: s. o.

- ansonsten **kernspintomografische Cholangio-Pankreatikografie** (**MRCP**) zur Lokalisation und Identifizierung der Ursache der Obstruktion: weniger invasiv als ERCP, umgebende Strukturen werden mit abgebildet. Erwarteter Befund: s. o., zusätzlich lässt sich ein Gallengangskarzinom oder eine Cholangitis nachweisen.
- falls Sonografiebefund nicht eindeutig, ERCP nicht durchführbar und MRCP nicht verfügbar, **CT** zur Lokalisation und Identifizierung der Ursache der Obstruktion: erwarteter Befund: s. MRCP

! 36.4 Welche Erkrankungen mit einer hereditären hepatischen Hyperbilirubinämie kennen Sie?

- **Konjugationsstörung** (Leitbefund: erhöhtes indirektes Bilirubin):
  - Meulengracht-Gilbert-Syndrom (Icterus intermittens juvenilis): verminderte Aktivität der UDP-Glukuronyl-Transferase (häufig)
  - Crigler-Najjar-Syndrom (Typ I und II): fehlende oder stark verminderte Aktivität der UDP-Glukuronyl-Transferase (selten)
- **Exkretionsstörung** (Leitbefund: erhöhtes direktes Bilirubin):
  - Dubin-Johnson-Syndrom: autosomal-rezessiv vererbter Defekt des kanalikulären Transportsystems für mit Glukuronsäure oder Glutathion konjugierten organischen Anionen, Bilirubin und Porphyrinen
  - Rotor-Syndrom: autosomal-rezessiv vererbt; molekularer Defekt noch nicht identifiziert

Kommentar

Als Ikterus bezeichnet man eine durch Bilirubinablagerung bedingte gelbliche Verfärbung von Geweben, Haut und Schleimhäuten bei erhöhtem Serumbilirubin. Auch die Körperflüssigkeiten sind gelb gefärbt. Am frühesten, etwa ab einer Erhöhung des Gesamtbilirubins i. S. auf 2 mg/dl, erkennt man einen Ikterus an der Gelbfärbung der Skleren.

▸ **Vorgehen: Erster Schritt** zur Klärung der Ursache eines Ikterus ist die **gezielte Anamnese:** Ist der Ikterus schlagartig aufgetreten? Welche Begleitsymptome liegen vor? So sprechen kolikartige Oberbauchschmerzen mit Übelkeit und Erbrechen für Choledocholithiasis, Juckreiz weist auf eine seit längerem bestehende Cholestase, Fieber auf eine Cholangitis, ein schmerzloser Ikterus mit Gewichtsverlust auf einen die Gallenwege komprimierenden malignen Tumor hin. Wichtig ist auch die Frage nach Bluttransfusionen und i. v. Drogenkonsum in der Vorgeschichte (Hepatitis B, C?), Alkoholkonsum sowie der Einnahme von Medikamenten (toxische Hepatitis?) und nach kürzlichen Auslandsaufenthalten (Hepatitis A?).

Zweiter Schritt ist die **körperliche Untersuchung:** Finden sich Zeichen der Leberzirrhose (s. Fall 63), Kratzspuren (Cholestase?), Hepatomegalie (z. B. bei Virushepatitis, Leberzirrhose) oder Splenomegalie (z. B. bei Leberzirrhose, Hämolyse)?

Nächster Schritt ist die **Labordiagnostik:** Man prüft, ob die Hyperbilirubinämie auf einer **Erhöhung des direkten** (konjugierten) Bilirubins (Exkretionsstörung) **oder des indirekten** (unkonjugierten) **Bilirubins** (Konjugationsstörung) beruht und **bestimmt** die **Parameter der Cholestase bzw. der Leberzellschädigung** (s. Frage 36.1). Bei der im Fallbeispiel beschriebenen Patientin spricht die **isolierte Erhöhung des direkten Bilirubins** für eine Exkretionsstörung. Diese ist meist Folge einer Cholestase (Cholestaseparameter deutlich erhöht, s. Frage 36.1), selten hereditär (s. Frage 36.4, in diesem Fall sind die Cholestaseparameter nur geringfügig erhöht). Zum **Beweis bzw. Ausschluss einer Cholestase** dienen die in Frage 36.3 genannten diagnostischen Verfahren.

Bei **isolierter Erhöhung des indirekten Bilirubins** bestimmt man die **Zahl der Retikulozyten im peripheren Blut**, **Haptoglobin** i. S. (Transportprotein für Hämoglobin, bei Hämolyse frühzeitig vermindert) und führt einen **Coombs-Test** zum Nachweis von anti-Erythrozyten-Antikörpern durch, denn meist liegt eine Hämolyse zugrunde. Zweithäufigste Ursache (Inzidenz 2–7%) einer indirekten Hyperbilirubinämie ist das Meulengracht-Gilbert-Syndrom (s. Frage 36.4), eine Störung der Aufnahme und Konjugation des Bilirubins in die Hepatozyten.

Eine **kombinierte Erhöhung beider Bilirubinformen** deutet auf eine **Leberzellschädigung** hin. Bei der Klärung der Ursache orientiert man sich daran, welche der **„Leberenzyme"** GOT, GPT, GLDH, LDH und γ-GT und wie stark sie erhöht sind und führt je nach Befund diagnostische Tests wie **Hepatitisserologie, Sonografie, CT oder Leberbiopsie** durch.

Die **Therapie** richtet sich nach der Grunderkrankung (z. B. Sanierung der Gallenwege bei Choledocholithiasis).

Zusatzthemen für Lerngruppen

- Ursachen einer Transaminasenerhöhung
- primär biliäre Zirrhose (Klinik, Diagnostik, Therapie)
- Cholezystolithiasis

37 Diabetes mellitus Typ I

37.1 Welche diagnostischen Maßnahmen ergreifen Sie, um die Einstellung des Diabetes mellitus bei diesem Patienten zu überprüfen? Nennen Sie Zielwerte, die Sie mit Ihrer Therapie anstreben werden!

- **Bestimmung des HbA_{1c}**, um Informationen über die Blutzuckereinstellung in den letzten 3 Monaten zu gewinnen. Gute Blutzuckereinstellung bei HbA_{1c}-Werten < 7,0.
- **Blutzuckertagesprofil**, um die aktuelle Blutzuckereinstellung zu überprüfen:
  - Nüchternwert: Information über den (Langzeit-)Insulinbedarf in der Nacht. Gute Blutzuckereinstellung bei Werten von 91–120 mg/dl.
  - höchster postprandialer Wert: Information über den Bedarf an Normalinsulin zu den Mahlzeiten; Zielwert < 160 mg/dl
  - Blutzuckerwert am Abend (22.00 Uhr): Information über den Bedarf an Langzeitinsulin am Morgen; Zielwert 110–135 mg/dl

37.2 Welche weiteren diagnostischen Maßnahmen führen Sie bei diesem Patienten durch?

- **Blutdruckmessung** an beiden Armen und 24-Stunden-Blutdruckmessung zum Ausschluss einer arteriellen Hypertonie, einer häufigen Begleiterkrankung bei Diabetes mellitus.
- **Bestimmung des Cholesterins** zur Erfassung eines weiteren kardiovaskulären Risikofaktors: Zielwert < 190 mg/dl
- **Bestimmung des LDL-Cholesterins** (s. Cholesterin): Zielwert < 120 mg/dl

37.3 Welche Folgekomplikationen des Diabetes mellitus kennen Sie? Wie stellen Sie fest, ob diese bei o.g. Patienten vorliegen? Nennen Sie zu jeder Komplikation mindestens eine Untersuchung!

- **diabetische Nephropathie:** Bestimmung des Albumins im Urin und der Nierenretentionswerte (Kreatinin im Serum)
- **diabetische Neuropathie:**
  - symmetrische distale sensomotorische Neuropathie: Prüfung von Vibrations-, Temperatur- und Schmerzempfindung und Muskeleigenreflexen
  - autonome Neuropathie: eingeschränkte Herzfrequenzvariabilität, Magenentleerungsverzögerung (Prüfung mittels Szintigrafie nach Testmahlzeit), Blasenatonie (sonografische Restharnbestimmung nach Miktion), erektile Dysfunktion (Anamnese), verminderte Hypoglykämiewahrnehmung (Anamnese)
- **diabetische Retinopathie:** Fundusuntersuchung, Bestimmung der Sehschärfe
- **diabetische Makroangiopathie:**
  - koronare Herzkrankheit: Belastungs-EKG, Echokardiografie, ggf. Koronarangiografie (s. Fall 16)
  - periphere arterielle Verschlusskrankheit(pAVK): Pulsstatus, Doppler- und Farbduplexsonografie, ggf. Angiografie (s. Fall 35)
  - zerebrovaskuläre Insuffizienz: Doppler-Sonografie der A. carotis
- **diabetisches Fußsyndrom** (Ulzera oder Nekrosen): Inspektion und Palpation der Füße (Hyperkeratose, Ulzera, Nekrosen, Pulsstatus, Temperatur?), Röntgen der Füße, pAVK-Diagnostik (s.o.)

37.4 Wie wird der Diabetes mellitus Typ I behandelt?

intensivierte Insulintherapie nach dem Basis-Bolus-Konzept → Versuch, die natürliche Insulinsekretion zu imitieren:

- morgens und abends Injektion eines lang wirksamen Verzögerungsinsulins als Basis und mahlzeitenbezogene Injektion von schnell wirksamem Normalinsulin je nach geplanter Nahrungsaufnahme (BE-Faktor) und nach dem aktuellen Blutzuckerwert vor Injektion
- alternativ (falls sich der Blutzucker so nicht gut einstellen lässt) kontinuierliche subkutane Insulininfusion und mahlzeitenbezogene Bolusgabe über eine Insulinpumpe

Kommentar

Bei Diabetes mellitus Typ I liegt ein absoluter Insulinmangel vor, der zu Hyperglykämie und Glukosurie führt.

▶ **Ätiologie:** s. Fall 89.

▶ **Klinik:** Die Glukosurie hat eine osmotische Diurese zur Folge, die sich durch Polyurie, Polydipsie, Gewichtsabnahme und Müdigkeit (Exsikkose) äußert. Eine weitere Erstmanifestation des Diabetes mellitus Typ I ist das Coma diabeticum (s. Fall 132).

▶ **Komplikationen:** Hyperglykämie führt zu nicht enzymatischer Glykosylierung von Proteinen, die deren Funktion verändert; außerdem werden Stoffwechselwege (z.B. die Sorbitolsynthese) aktiviert, die zu pathologischen Gewebereaktionen führen. So entsteht eine Reihe von diabetischen Spät- oder Folgekomplikationen, die für die Lebensqualität und Lebenserwartung des Patienten ausschlaggebend sind:

- Die **diabetische Mikroangiopathie** – Verdickung der Basalmembran von Arteriolen, Kapillaren und Venolen – führt zu
  - **diabetischer Nephropathie:** s. Fall 52
  - **diabetischer Neuropathie:** Häufigste Form ist die **symmetrische distale sensomotorische Neuropathie**, die bevorzugt an den Beinen auftritt. Symptome sind Parästhesien, Taubheitsgefühl und Schmerzen („burning feet"). Sie sind typischerweise nachts (in Ruhe) am stärksten ausgeprägt. Die **autonome Neuropathie** ist dafür verantwortlich, dass Myokardinfarkte bei Diabetikern gehäuft schmerzlos sind (s. Fall 6) und bei lang bestehendem Diabetes mellitus bei Hypoglykämie keine Warnsymptome (s. Fall 78) mehr auftreten. Sie führt häufig zu Gastroparese mit Völlegefühl, Übelkeit und postprandialen Hypoglykämien, außerdem zu Blasenatonie und erektiler Dysfunktion
  - **diabetischer Retinopathie:** Am Augenhintergrund finden sich im Frühstadium der Retinopathie Mikroaneurysmen, Punkt- und Fleckblutungen, harte Exsudate (gelbliche Lipidablagerungen) und ein Makulaödem, später Cotton-wool-Herde (weißliche flockige Herde = Mikroinfarkte) sowie Gefäßproliferationen, Glaskörperblutungen und Netzhautablösung. Eine Retinopathie besteht bei bis zu 40% der Diabetiker bereits bei Erstdiagnose des Diabetes mellitus. Bei 4–8% der Patienten führt sie zu Erblindung.
- **diabetischer Makroangiopathie:** Arteriosklerose tritt beim Diabetiker mindestens 10 Jahre früher auf als beim Nichtdiabetiker, ist häufiger peripher lokalisiert und manifestiert sich an den Beinen gehäuft als Mönckeberg-Mediasklerose (s. Fall 35). Die Inzidenz der Folgeerkrankungen der Arteriosklerose (Herzinfarkt, Schlaganfall) ist beim Diabetiker erhöht, z.T. da häufig eine arterielle Hypertonie als Begleiterkrankung vorliegt.
- **diabetischem Fußsyndrom:** Es ist Folge der Makroangiopathie und/oder der Neuropathie (▶ Tab. 37.1).

▶ **Diagnostik:** Zur **Diagnostik bei V.a. Diabetes mellitus** s. Fall 89.

Verlaufskontrollen bei Diabetikern umfassen

- die **viertel- bis halbjährliche Kontrolle von Gewicht** (Ödeme?), **Blutdruck** (Hypertonie?), **HbA_{1c} i.S.** (mithilfe dieses glykosylierten Hämoglobins lässt sich das Ausmaß der nicht enzymatischen Glykosylierung erfassen), Gesamt- und LDL-Cholesterin (Erfassung weiterer kardiovaskulärer Risikofaktoren) sowie **Erstellung eines Blutzuckertagesprofils** (s. Frage 37.1)
- die **mindestens halbjährliche** gezielte **Untersuchung auf das Vorliegen diabetischer Folgekomplikationen:**
  - **körperliche Untersuchung** mit Blutdruckmessung, Prüfung von Vibrations-, Temperatur- und Schmerzempfindung und Muskeleigenreflexen und Untersuchung der Füße

Tab. 37.1 Diabetisches Fußsyndrom – Differenzierung.

neuropathischer Fuß		ischämischer Fuß
evtl. nächtliche Schmerzen, Pelzigkeitsgefühl	**Anamnese**	Belastungs-, später Ruheschmerz
rosige Haut, Hyperkeratosen und *schmerzlose* Drucknekrosen oder -ulzera an druckbelasteten Stellen („Malum perforans", ▶ Abb. 37.1)	**Inspektion**	atrophisch-livide Haut, *schmerzhafte* Ulzera
warme, trockene Haut, vorhandene Fußpulse	**Palpation**	kühler Vorfuß/Zehen, fehlende Fußpulse
reduziertes Vibrationsempfinden Doppler-Verschlussdrucke > 60 mmHg	**Basisdiagnostik**	unauffälliges Vibrationsempfinden, Doppler-Verschlussdrucke < 60 mmHg

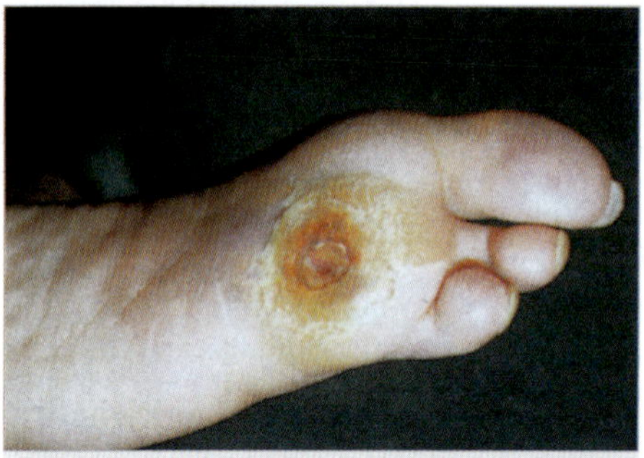

Abb. 37.1 Malum perforans: ausgestanzter, von Hornhaut überlagerter Gewebsdefekt (aus Alexander et al., Thiemes Innere Medizin, Thieme, 1999).

(s. Frage 37.3). Finden sich Hinweise auf ein diabetisches Fußsyndrom, muss dessen Genese geklärt werden (▶ Tab. 37.1), um es gezielt behandeln zu können.
  - **Fundusuntersuchung und Bestimmung der Sehschärfe** durch einen Augenarzt
  - **Urinuntersuchung auf Albumin** und **Bestimmung des Kreatinins** i. S.
- Da die KHK aufgrund einer autonomen Neuropathie bei Patienten mit Diabetes mellitus atypisch oder gar asymptomatisch verlaufen kann, ist die **regelmäßige Durchführung eines Belastungs-EKGs** (z. B. 1 ×/Jahr) auch bei asymptomatischen Patienten erforderlich.

▶ **Therapie:** Ein wesentlicher Bestandteil der Therapie ist die **Schulung des Patienten**, denn sie ermöglicht ihm eine korrekte Ernährung und Insulininjektion, eine Selbstkontrolle des Blutzuckers, Erkennung und Behebung einer Hypoglykämie und die Prophylaxe bzw. frühzeitige Erkennung eines diabetischen Fußsyndroms.

Zur **Therapie der Hyperglykämie** bei Diabetes mellitus Typ I s. Frage 37.4. Neben einer guten Langzeit-Blutzuckereinstellung (HbA_{1c}!) sollte eine Vermeidung starker Blutzuckerschwankungen im Tagesverlauf (Tagesprofil!) angestrebt werden, da auch bei normalem HbA_{1c} rezidivierende Hypoglykämien auftreten können und Ausdruck einer schlechten Blutzuckereinstellung sind.

▶ **Therapie der Komplikationen:**
- **diabetische Nephropathie:** s. Fall 52
- **diabetische Neuropathie:** Therapieversuch mit α-Liponsäure, z. B. 600 mg/d
- **diabetische Retinopathie:** Laserbehandlung (hemmt Gefäßproliferation)
- **diabetische Makroangiopathie:** s. Fall 35
- **diabetisches Fußsyndrom:** antibiotische Behandlung bei Infektion, Druckentlastung (Vorfußentlastungsschuh), Verbesserung der Perfusion (z. B. durch Behandlung einer pAVK), Entfernung von Hornhaut, bei Gangrän Amputation

Zusatzthemen für Lerngruppen
- andere Formen des Diabetes mellitus
- Therapie der pAVK
- antihypertensive Therapie bei Diabetes mellitus

38 Diabetes insipidus

38.1 **Wie lautet Ihre Verdachtsdiagnose? Begründen Sie Ihre Vermutung!**

- **Verdachtsdiagnose:** Diabetes insipidus

- **Begründung:** Die Patientin scheidet große Mengen eines stark verdünnten Urins aus. Die trotz deutlich erhöhter Plasmaosmolarität stark verminderte Urinosmolarität weist auf ein Unvermögen der Nieren hin, den Urin zu konzentrieren. Auch nach Flüssigkeitskarenz kommt es nicht zu einer regulativen Steigerung der Urinkonzentrierung und Hemmung der Urinausscheidung. Die wahrscheinlichste Ursache ist ein Mangel an oder fehlendes Ansprechen auf antidiuretisches Hormon (ADH, Adiuretin), d.h. ein Diabetes insipidus.

38.2 Welche Erkrankungsformen kennen Sie? Beschreiben Sie ihre Pathogenese und nennen Sie typische Ursachen!

- **zentraler Diabetes insipidus:** verminderte oder fehlende ADH-Synthese bzw. -Sekretion durch den Ncl. supraopticus bzw. den Hypophysenhinterlappen. Ursachen:
  - Schädel-Hirn-Trauma (Schädelbasisfraktur), Hypophysentumor (z.B. Kraniopharyngeom, Hypophysenadenom [▸ Abb. 38.1]), basale (tuberkulöse) Meningitis, Hirnblutung (sekundäre, häufigste Form)
  - unbekannt: idiopathischer ADH-Mangel (primäre Form, ca. ⅓ der Fälle)
- **renaler Diabetes insipidus:** vermindertes Ansprechen der Nieren auf ADH; Ursachen:
  - angeboren: Mutationen führen zu einer Funktionsstörung des Wassertransportkanals (autosomal-rezessiv vererbt) oder des ADH-Rezeptors Typ 2 (X-chromosomal-rezessiv vererbt)
  - erworben: Nierenerkrankungen mit tubulärer Schädigung (z.B. ausgeprägte Glomerulonephritis, Pyelonephritis)

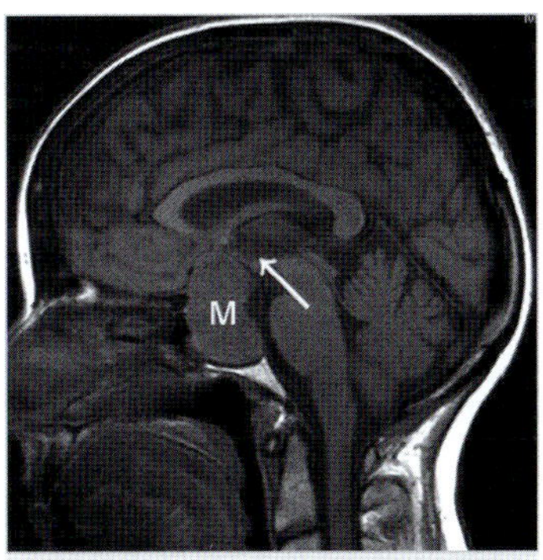

Abb. 38.1 MRT: Hypophysenadenom mit supraselläer Ausdehnung (aus Reiser, Kuhn, Debus; Duale Reihe Radiologie, Thieme, 2011).

38.3 Wie kann man die beiden Erkrankungsformen unterscheiden?

Unterscheidung durch Gabe von ADH:
- zentraler Diabetes insipidus: Urinosmolarität steigt an
- renaler Diabetes insipidus: Urinosmolarität bleibt unverändert

38.4 Welche Therapiemöglichkeiten gibt es?

- zentraler Diabetes insipidus:
  - falls möglich, kausale Therapie, z.B. Operation eines Hypophysentumors
  - Substitution von ADH (Desmopression), kann intranasal appliziert werden
- renaler Diabetes insipidus:
  - kausale Behandlung von Nierenerkrankungen mit tubulärer Schädigung
  - Gabe von Diuretika, salzarme Diät

Kommentar

Als Diabetes insipidus bezeichnet man die inadäquate Urinkonzentrierung der Nieren.

▸ **Ätiologie und Pathogenese:** Die Urinkonzentrierung erfolgt in den distalen Nierentubuli und den Sammelrohren unter dem Einfluss von ADH. Aufgrund eines ADH-Mangels (zentraler Diabetes insipidus) oder mangelnden Ansprechens der distalen Nierentubuli und Sammelrohre auf ADH (renaler Diabetes insipidus) scheiden Betroffene ständig große Mengen nichtkonzentrierten Urins aus. Zu den Ursachen des zentralen und des renalen Diabetes insipidus s. Frage 38.2.

▸ **Klinik:** Symptome sind Polyurie (bis zu 20 l/d bei Diabetes insipidus centralis, bei der renalen Form kann die Urinmenge noch größer sein) inkl. Nykturie und großer Durst, der die Betroffenen zwingt, auch nachts zu trinken. Dadurch kommt es zu Schlafstörungen.

▸ **Diagnostik:** Die Diagnose eines Diabetes insipidus ergibt sich aus dem Nachweis einer verminderten Urinosmolarität bei erhöhter Plasmaosmolarität, die nach Stimulation der Osmoregulation persistiert. Das gebräuchlichste Verfahren zum Nachweis einer gestörten Osmoregulation und somit eines Diabetes insipidus ist der **Durstversuch:** Meist wird er in verkürzter Form ambulant durchgeführt: Der Patient darf von 20 Uhr bis zum nächsten Morgen nichts trinken. Normalerweise stimuliert der zunehmende Flüssigkeitsmangel die ADH-Sekretion und führt so zu einer Zunahme der Urinosmolarität. Bei Diabetes insipidus bleibt diese Zunahme aus. **Alternativ** kann als osmotischer Stimulus hypertone Kochsalzlösung i. v. verabreicht werden (sog. **Salzbelastung**). Die Salzbelastung kann jedoch erhebliche Kreislaufprobleme verursachen (hypertone Hyperhydratation).

Bei pathologischem Befund des Durstversuchs bzw. der Salzbelastung muss geklärt werden, **welche Form des Diabetes insipidus** vorliegt. Dies gelingt durch **Gabe von ADH:** Bei zentralem Diabetes insipidus stellt die exogene Zufuhr von ADH die Konzentrationsfähigkeit der Nieren wieder her (normale Urinosmolarität). Im Gegensatz dazu ist die Urinosmolarität bei renalem Diabetes insipidus auch nach ADH-Gabe vermindert.

Bei Diagnose eines **zentralen Diabetes insipidus** sollte zum Ausschluss einer ZNS-Erkrankung eine **CT oder MRT des Schädels** angefertigt werden.

▸ **Differenzialdiagnosen:**
- Diabetes mellitus (osmotische Diurese)
- Diuretikaabusus (Anamnese)
- psychogene Polydipsie (Anamnese)

▸ **Therapie:**
- zentraler Diabetes insipidus:
  - Behandlung der Grunderkrankung (z. B. Operation eines Hypophysenadenoms)
  - Desmopression (Vasopressinanalogon) intranasal als Spray oder per os
- **renaler Diabetes insipidus:**
  - Therapie der Nierenerkrankung
  - symptomatisch: Versuch mit Thiaziddiuretika

Zusatzthemen für Lerngruppen

- Hypophysentumoren
- Hypophyseninsuffizienz (diagnostisches Vorgehen, Therapie)
- Schwartz-Bartter-Syndrom

39 Pneumothorax

39.1 Wie lautet Ihre Verdachtsdiagnose?

Pneumothorax: Die Röntgenaufnahme (▸ Abb. 39.2) zeigt auf der rechten Thoraxseite einen thoraxwandnahen Bereich mit vermehrter Strahlentransparenz und fehlender Lungengefäßzeichnung, der von der Lunge durch einen breiten Streifenschatten (Pleura visceralis, Pfeile) abgegrenzt ist. Wahrscheinlich handelt es sich um einen idiopathischen Spontanpneumothorax, denn es gibt keinen Anhalt für ein Thoraxtrauma und dies ist die häufigste Form des Pneumothorax bei jungen Männern (80 %). Die Tachykardie sowie der systolisch erhöhte Blutdruck sind Folgen der Schmerzen und der Dyspnoe.

39.2 Nennen Sie die Ursachen für diesen Befund!

- keine erkennbare Ursache (**idiopathischer Spontanpneumothorax**, s. Frage 39.1)
- Lungenerkrankungen, z. B. COPD, Tbc. Der Pneumothorax entsteht durch Überdehnung der Lungen bzw. der Restlunge (**symptomatischer Spontanpneumothorax**, meist bei Älteren).
- Trauma (**traumatischer Pneumothorax**):
  - unfallbedingt, z. B. penetrierendes Thoraxtrauma, Rippenfraktur

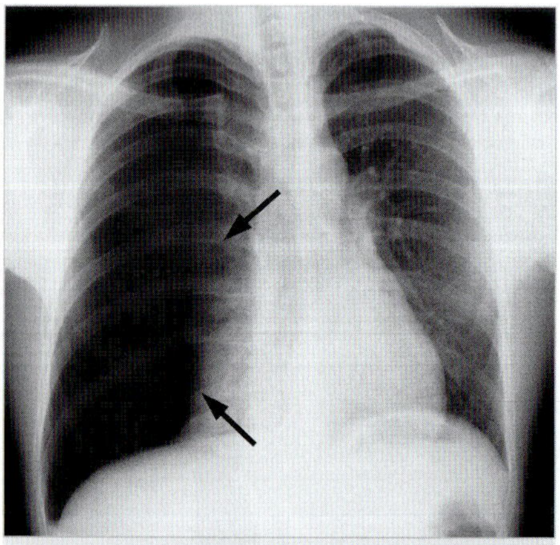

Abb. 39.2 Röntgen-Thorax p. a.: Pneumothorax rechts (mit freundlicher Genehmigung von Dr. med. Christoph Heyer, Institut für Radiologie, Diagnostik und Nuklearmedizin [Direktor: Prof. Dr. med. V. Nicolas], BG Kliniken Bergmannsheil, Klinikum Ruhr-Universität Bochum).

- iatrogen, z. B. nach Pleurapunktion oder Anlage eines V.-subclavia-Katheters oder bei einer Thorax- oder Herzoperation

39.3 Welche Therapiemöglichkeiten gibt es in Abhängigkeit von der Ausprägung des Befundes?

- bei **Mantelpneumothorax** bei fehlender respiratorischer Insuffizienz zunächst konservatives Vorgehen – Bettruhe, Analgesie, Gabe von Antitussiva, Gabe von Sauerstoff (beschleunigt die Resorption des Pneumothorax, weil Sauerstoff Stickstoff aus dem Pleuraspalt verdrängt) – und Kontrolle des Röntgenbefundes (unmittelbar nach Anlage und vor Entfernung bzw. dem Abklemmen der Drainage)
- bei **Pneumothorax mit Kollaps größerer Lungenanteile** Bettruhe, Analgesie, Gabe von Antitussiva und Sauerstoff, Anlage eines Pleurakatheters und Dauerabsaugung (Pleura- oder Bülau-Drainage = Saug-Drainage) sowie Röntgenkontrolle. Bei entfalteter Lunge Abklemmen der Saug-Drainage und erneute Röntgenkontrolle im Intervall (nach 1–4 Stunden), dann ggf. Ziehen der Drainage. Tritt trotz wiederholter Saugdrainage ein Pneumothorax rezidivierend auf, muss eine operative Versorgung (z. B. Resektion einer geplatzten Emphysemblase) erfolgen.
- bei **Spannungspneumothorax** sofortige Pleurapunktion (2.–4. Interkostalraum) zur Druckentlastung, dann Saug-Drainage
- bei **Thoraxtrauma** Anlage einer großlumigen Thorax-Drainage, um auch Blut oder Sekret im Thoraxraum ableiten zu können, ggf. operative Versorgung

! 39.4 Worauf ist bei Anfertigung der Thorax-Röntgenaufnahme zu achten, wenn Verdacht auf oben genannten Befund besteht?

Die Aufnahme muss in Exspiration angefertigt werden, da kleine Pneumothoraces häufig nur in Exspiration sichtbar sind.

Kommentar

Unter einem Pneumothorax versteht man eine Luftansammlung im Pleuraspalt. Diese führt zu einem partiellen oder totalen Kollaps der Lunge.

▶ **Ätiologie und Pathogenese:** s. Frage 39.2. Bei Männern im Alter zwischen 20 und 40 Jahren tritt der idiopathische Spontanpneumothorax gehäuft auf, möglicherweise weil subpleural gelegene kleine Emphysemblasen platzen. Bei einem **Spannungspneumothorax** wächst die intrapleurale Luftmenge kontinuierlich, da aufgrund eines Ventilmechanismus bei jeder Inspiration Luft über ein Leck in den Pleuraspalt hineingelangen, bei der Exspiration jedoch nicht wieder entweichen kann. Hierdurch steigt der intrapleurale Druck, wodurch sich das Mediastinum auf die kontralaterale Seite verlagert. Die Mediastinalverlagerung führt zur Kompression der kontralateralen Lunge und der V. cava. Die Abnahme des venösen Rückstroms kann hämodynamisch relevant werden.

▶ **Klinik:** Der Pneumothorax äußert sich durch **plötzlich auftretende einseitige, stechende, evtl. atemabhängige Thoraxschmerzen**, die je nach Ausmaß des Lungenkollapses von geringgradiger bis starker **Dyspnoe** begleitet sind. Bei **Spannungspneumothorax** finden sich zusätzlich zu **ausgeprägter Dyspnoe** eine **Halsvenenstauung**, **Zyanose** sowie evtl. **Schockzeichen**. Über der betroffenen Lunge ist der Klopfschall hypersonor und das Atemgeräusch abgeschwächt bis aufgehoben.

▶ **Diagnostik:** Der wichtigste Schritt auf dem Weg zur Diagnose eines Pneumothorax ist, diese Diagnose in Betracht zu ziehen, denn bei flüchtiger und ungezielter Betrachtung eines Röntgenbildes in Inspiration ist ein kleiner Pneumothorax leicht zu übersehen. Durch eine qualitativ gute Röntgenaufnahme des Thorax in Exspiration lässt er sich jedoch leicht nachweisen. Bei Spannungspneumothorax zeigt sich zusätzlich zu den in Frage 39.1 genannten Befunden eine Mediastinalverlagerung zur gesunden Seite.

▶ **Therapie:** Während kleinere Pneumothoraces sich unter konservativer Behandlung (s. Frage 39.3) oft schnell zurückbilden, ist bei ausgedehnterem Lungenkollaps meist die Anlage einer Pleuradrainage erforderlich. Hierzu wird der Pleuraraum auf der betroffenen Seite in der Medioklavikularlinie im 2. oder 3. ICR am Oberrand der Rippe punktiert (subkostal liegen Nerven und Gefäße!). Über die Punktionskanüle wird ein Pleurakatheter eingebracht und die Luft im Pleuraspalt mit Unterdruck (ca. –15 bis –20 cm H_2O) abgesaugt. Zeigt die Röntgenkontrolle (s. Frage 39.3), dass die Pleurablätter wieder einander anliegen, wird der Pleurakatheter abgeklemmt. Ist die Lunge dann weiterhin vollständig entfaltet, kann die Pleuradrainage gezogen werden, andernfalls muss die Saug-Drainage fortgesetzt werden.

Ein **Spannungspneumothorax** ist wegen des drohenden Schocks durch Gefäßkompression ein **Notfall** und bedarf einer umgehenden Entlastungspunktion mit möglichst dicker Braunüle (Technik wie oben beschrieben) und anschließender Pleuradrainage.

Zusatzthemen für Lerngruppen →•

- Differenzialdiagnosen des Thoraxschmerzes
- Lungenemphysem
- Differenzialdiagnosen der oberen Einflussstauung

40 Supraventrikuläre Tachykardie (WPW-Syndrom)

40.1 Befunden Sie das EKG und stellen Sie eine Verdachtsdiagnose!

Sinusrhythmus 87 Schläge/min, verkürzte PQ-Zeit (< 120 ms), Delta-Welle zu Beginn des QRS-Komplexes (positiv in Ableitung I [Pfeil in ▶ Abb. 40.2], aVL, V_1 und V_6, negativ in Ableitung III, aVR und aVF), Kammerkomplex 120 ms, Repolarisationsstörungen (T-Negativierung) in Ableitung I, aVL und V_6. Aufgrund der verkürzten PQ-Zeit und der Delta-Welle mit positiver Amplitude lautet die Verdachtsdiagnose „Wolff-Parkinson-White (WPW)-Syndrom, sternalpositiver Typ".

40.2 Nennen Sie die beiden wahrscheinlichsten Ursachen der Tachykardie bei dieser Erkrankung sowie die Mechanismen, die zur Entstehung der Tachykardie führen!

- **atrioventrikuläre Reentry-Tachykardie:** Mechanismus: kreisende Erregung (reentry), bei der orthodromen Form durch antegrade Erregung des Ventrikels über den AV-Knoten und retrograde Erregung der Vorhöfe über die akzessorische Leitungsbahn, bei der antidromen Form durch antegrade Erregung des Ventrikels über die akzessorische Leitungsbahn und retrograde Erregung der Vorhöfe über den AV-Knoten
- **intermittierendes Vorhofflimmern:** Mechanismus: schnelle Überleitung des Vorhofflimmerns über die akzessorische Leitungsbahn auf den Ventrikel und intermittierende Überleitung über den AV-Knoten

40.3 Welche anderen tachykarden Herzrhythmusstörungen kennen Sie? Begründen Sie anhand des jeweils typischen EKG-Befundes, warum diese Differenzialdiagnosen in dem hier beschriebenen Fall nicht zutreffen!

- **AV-Knoten-Reentry-Tachykardie** (AVNRT):
  - im Intervall PQ-Zeit ≤ 100 ms bei normal breitem Kammerkomplex (≤ 100 ms)
  - während der Tachykardie regelmäßige Schlagfolge (gleiche RR-Abstände), schmale QRS-Komplexe, in der Regel keine P-Wellen (sind nicht sichtbar oder im Kammerkomplex versteckt; Ausnahme ist die sog. ungewöhnliche

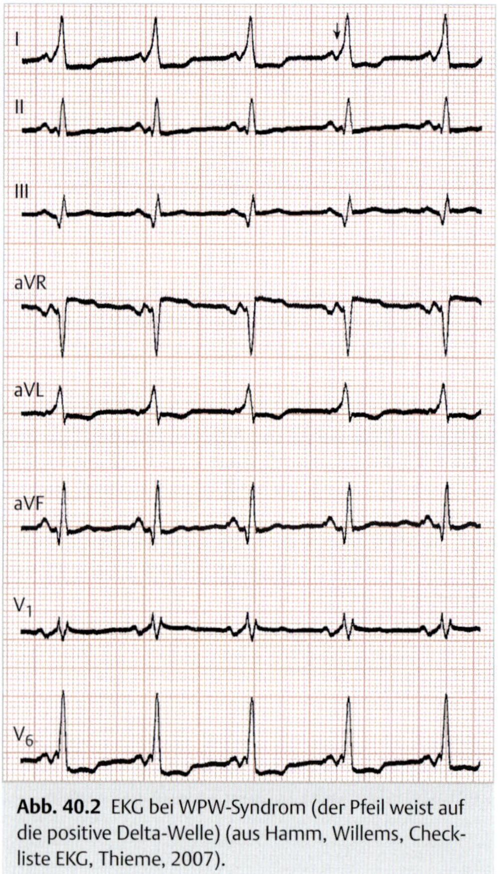

Abb. 40.2 EKG bei WPW-Syndrom (der Pfeil weist auf die positive Delta-Welle) (aus Hamm, Willems, Checkliste EKG, Thieme, 2007).

Form der AVNRT mit negativen P-Wellen in Ableitung II, III, aVF)
- **Präexzitationssyndrome:**
  - **Lown-Ganong-Levine (LGL)-Syndrom:** verkürzte PQ-Zeit bei normalem QRS-Komplex
  - **Präexzitationssyndrom bei Mahaim-Bündel:** Delta-Welle, PQ-Zeit aber normal
- **ektope Vorhoftachykardie:** Während der Tachykardie sind P-Wellen mit monomorpher Konfiguration sichtbar, jedoch unterscheidet sich die Konfiguration von der der P-Wellen in Phasen mit normofrequentem Sinusrhythmus. Der QRS-Komplex entspricht dem bei Sinusrhythmus.
- **Sinustachykardie:** sichtbare, normal konfigurierte P-Welle, Konfiguration des QRS-Komplexes unauffällig
- **Vorhofflattern:** multiple sägezahnartig konfigurierte P-Wellen, RR-Abstände regelmäßig. Der QRS-Komplex ist normal konfiguriert und entspricht dem bei Sinusrhythmus.
- **Vorhofflimmern:** absolute Arrhythmie (RR-Abstände unregelmäßig), keine P-Wellen sichtbar, QRS normal konfiguriert
- **ventrikuläre Tachykardie:** verbreiterter QRS-Komplex bei normaler PQ-Zeit

40.4 **Was ist die medikamentöse Therapie der Wahl bei anhaltender Tachykardie im Rahmen der vermuteten Erkrankung? Welche Medikamente sind kontraindiziert?**

- Therapie der Wahl: Ajmalin
- Kontraindiziert sind Medikamente, welche den AV-Knoten blockieren (z. B. Verapamil, Digitalis, Adenosin), denn es besteht die Gefahr einer 1:1-Überleitung auf den Ventrikel über die akzessorische Leitungsbahn, d. h. die Gefahr einer ventrikulären Tachykardie.

40.5 **Was ist heute die Standardtherapie bei rezidivierenden Tachykardien im Rahmen dieser Erkrankung?**

Selektive Hochfrequenzkatheterablation der akzessorischen Leitungsbahn.

Kommentar

Als supraventrikuläre Tachykardien (SVT) fasst man Herzrythmusstörungen zusammen, die mit einer Herzfrequenz über 100/min einhergehen und ihren Ursprung proximal des His-Bündels nehmen.

▶ **Einteilung, Ätiologie und Klinik:**
- **Sinustachykardie** (Herzfrequenz > 100/min): Die erhöhte Schrittmacherfrequenz des Sinusknotens hat zahlreiche Ursachen (▶ Tab. 40.1). Sie ist meist asymptomatisch.
- **Vorhofflattern** (Vorhoffrequenz 250–350/min mit regelmäßiger Kammerfrequenz): s. Fall 107
- **Vorhofflimmern** (Vorhoffrequenz > 350/min mit unregelmäßiger Kammerfrequenz): s. Fall 129
- **paroxysmale SVT:**
  - **ektope Vorhoftachykardie:** Sie tritt vor allem bei herzgesunden Säuglingen, Kindern und Jugendlichen auf; im Erwachsenenalter bevorzugt bei linksventrikulärer Dysfunktion, Cor pulmonale oder Digitalisintoxikation. Ein oder mehrere ektope(r) Herd(e) generiert(en) zeitweise in einem Vorhof oder beiden Vorhöfen Erregungen mit höherer Frequenz als

Tab. 40.1 Sinustachykardie – Ursachen (nach Alexander et al., Thiemes Innere Medizin, Thieme, 1999).

physiologisch
• Säuglinge, Kleinkinder
• erhöhter Sympathikotonus
• körperliche oder psychische Belastung
Genussmittel
• Koffein
• Nikotin
• Alkohol
Medikamente
• Atropin, Adrenalin, Chinidin u. a.
pathologisch
• Hyperthyreose
• Hypovolämie (Schock, Blutung)
• Fieber (Anstieg um ca. 10 Schläge/min pro Grad Celsius)
• Anämie
• Hypoxie
• Herzinsuffizienz
• Myokarditis
• hyperkinetisches Herzsyndrom

der Sinusknoten und wird (werden) somit zum Schrittmacher. Symptome sind abrupt auftretendes Herzrasen und Schwindel, selten Synkopen.

- **AV-Knoten-Reentry-Tachykardie** (AVNRT, Frequenz 180–250/min): Elektrophysiologische Veränderungen im AV-Knoten führen zu unterschiedlichen Erregungsleitungsgeschwindigkeiten innerhalb des AV-Knotens, sodass kreisende Erregungen entstehen können. Die Betroffenen sind ansonsten herzgesund.
- Präexzitationssyndrome: Man unterscheidet das **WPW-Syndrom** (häufigste Form), das **Lown-Ganong-Levine (LGL)-Syndrom** und das **Präexzitationssyndrom bei Mahaim-Bündel**. Zugrunde liegen akzessorische Leitungsbahnen, die zu einem „Bypass" des AV-Knotens führen: eine atrioventrikuläre Bahn (Kent-Bündel) beim WPW-Syndrom, eine atrionodale Bahn (James-Bündel) beim LGL-Syndrom und eine atriofaszikuläre oder atrioventrikuläre Bahn (Mahaim-Bündel). Die meisten Betroffenen sind herzgesund, akzessorische Leitungsbahnen kommen jedoch gehäuft bei Ebstein-Anomalie (Mahaim-Bündel!), Mitralklappenprolaps und hypertrophischer Kardiomyopathie vor. Symptome sind anfallsartiges Herzrasen, Synkopen, selten Herzinsuffizienz oder plötzlicher Herztod (ventrikuläre Tachykardie).

▸ **Diagnostik:** Um eine tachykarde Herzrhythmusstörung richtig zuordnen zu können, müssen folgende Punkte bei der **Analyse des EKGs** beachtet werden:

1. **Breite des Kammerkomplexes** (QRS): Ist dieser verbreitert (QRS > 120 ms), liegt eine ventrikuläre Tachykardie oder ein Präexzitationssyndrom vor, letzteres jedoch nur, wenn das RS-Intervall < 70 ms, PR < RP und eine Schenkelblockkonfiguration erkennbar ist.
2. **Abstand zwischen den Kammerkomplexen** (RR-Abstand gleichmäßig oder ungleichmäßig): Ist der RR-Abstand ungleichmäßig und der Kammerkomplex schmal, liegt entweder ein Vorhofflimmern (keine P-Welle) oder eine ektope Vorhoftachykardie (P-Welle, atypisch konfiguriert) vor. Bei unregelmäßigem RR-Abstand und breitem Kammerkomplex kann ein Vorhofflimmern mit einem Schenkelblock vorliegen.
3. **Vorhandensein und Konfiguration einer P-Welle:** Sind mehr P-Wellen als Kammerkomplexe erkennbar, liegt (bei schmalem Kammerkomplex) ein Vorhofflattern (Vorhoffrequenz > 250/min) oder eine Vorhoftachykardie (Vorhoffrequenz < 250/min) vor.
4. **Abstand von Vorhoferregung** (P) **zu Kammererregung** (R): Ist bei schmalem Kammerkomplex PR < RP, liegt ein Präexzitationssyndrom vor. Ist PR > RP, liegt am ehesten eine ektope Vorhoftachykardie vor. Liegt P im Kammerkomplex oder ist gar nicht erkennbar, dann liegt bei schmalem Kammerkomplex und regelmäßigem RR-Abstand eine AV-Knoten-Reentry-Tachykardie vor.
5. **Morphologie des Kammerkomplexes** (z. B. Delta-Welle oder Schenkelblock): Bei jeder tachykarden Herzrhythmusstörung mit breitem Kammerkomplex und regelmäßigem RR-Abstand ist bis zum Beweis des Gegenteils ein ventrikulärer Ursprung und somit ein potenziell lebensbedrohliches Problem anzunehmen, das einer sofortigen therapeutischen Intervention bedarf.

Im vorliegenden Fall weist die deutlich verkürzte PQ-Zeit den Weg zur Diagnose „Präexzitationssyndrom" und die Delta-Welle zu Beginn des Kammerkomplexes, die den Kammerkomplex – allerdings oft nur in einigen Ableitungen – verbreitert, den Weg zur Diagnose „WPW-Syndrom". Verkürzte PQ-Zeit und Delta-Welle sind Folge einer vorzeitigen Depolarisation des Ventrikels bei antegrader Erregung über die akzessorische Leitungsbahn.

Therapie:

- **Sinustachykardie:** Beseitigung der Ursache (▸ Tab. 40.1) bzw. bei hyperkinetischem Herzsyndrom einer funktionellen Störung, Gabe eines β-Blockers
- **Vorhofflattern:** s. Fall 107
- **Vorhofflimmern:** s. Fall 129
- **paroxysmale SVT:** Um eine paroxysmale Tachykardie bei **ektoper Vorhoftachykardie** oder **AV-Knoten-Reentry-Tachykardie** zu beenden, wendet man Maßnahmen an, die die AV-Überleitung verzögern, wie Druck auf einen Karotissinus oder das Valsalva-Manöver (Bauchpresse nach tiefer Inspiration bei geschlossener Glottis); bei Erfolglosigkeit injiziert man Adenosin (6–12 mg) oder Verapamil (5–10 mg). Bleibt dies erfolglos oder ist der Patient kreislaufinstabil, ist eine elektrische Kardioversion notwendig. Bei häufigen Rezidiven oder ausgeprägter Symptomatik ist eine Prophylaxe mit Verapamil oder β-Blocker indiziert.

- **Präexzitationssyndrome:**
  - WPW-Syndrom: Therapie der Wahl bei paroxysmaler atrioventrikulärer Reentry-Tachykardie ist Ajmalin i. v. (s. Frage 40.4). Die vor allem auf den AV-Knoten gerichtete Wirkung von Kalziumantagonisten, Digitalis oder Adenosin kann bei einem Präexzitationssyndrom den Übergang der Erregung auf die akzessorische Bahn und damit eine 1:1-Überleitung auf den Ventrikel mit myokardialem Pumpversagen bewirken. Bei häufigen Rezidiven oder ausgeprägter Symptomatik ergibt sich die Indikation zu einer Dauertherapie. Die selektive Hochfrequenzkatheterablation der akzessorischen Leitungsbahn ist kurativ und in > 95 % der Fälle erfolgreich und gilt daher heute als Therapie der Wahl zur Tachykardieprophylaxe.
  - Lown-Ganong-Levine (LGL)-Syndrom: selektive Hochfrequenzablation der akzessorischen Leitungsbahn
  - Präexzitationssyndrom bei Mahaim-Bündel: selektive Hochfrequenzablation der akzessorischen Leitungsbahn

Zusatzthemen für Lerngruppen

- ventrikuläre Tachykardie (Ursachen, Diagnostik, Therapie)
- Kardioversion/Defibrillation (praktisches Vorgehen)
- bradykarde Herzrhythmusstörungen

41 Reizdarmsyndrom

41.1 Welche Verdachtsdiagnose stellen Sie?

Reizdarmsyndrom (Colon irritabile), da eine organische Darmerkrankung durch die Vordiagnostik weitestgehend ausgeschlossen ist und das Reizdarmsyndrom bei passender Klinik (Stuhlunregelmäßigkeiten, diffuse Unterbauchbeschwerden, Erleichterung durch Defäkation) **als Ausschlussdiagnose** infrage kommt.

41.2 Welche Therapiemöglichkeiten gibt es?

Erste therapeutische Maßnahme muss sein, dem Patienten das Gefühl zu geben, dass er mit seiner Erkrankung ernst genommen wird und ihn gleichzeitig über die Harmlosigkeit des Befundes (funktionelle Störung) und die Prognose (s. Frage 41.3) zu informieren. Darüber hinaus gibt es folgende Therapiemöglichkeiten:

- ggf. Psychotherapie (Gesprächstherapie, Hypnose)
- Ernährungstherapie: Vermeidung subjektiv unverträglicher Speisen
- bei starker Obstipation Gabe von Laxanzien
- bei ausgeprägten Darmkrämpfen Versuch mit Butylscopolamin

41.3 Wie ist die Prognose der vermuteten Erkrankung?

- Sehr gut, da es sich um eine funktionelle Störung handelt; allerdings ist bei den meisten Patienten mit dem Fortbestand der Beschwerden zu rechnen.

Kommentar

Von einem Reizdarmsyndrom (Colon irritabile) spricht man bei chronischen gastrointestinalen Symptomen, die sich nicht auf eine organische Ursache zurückführen lassen. Diese Diagnose ist eine der häufigsten in der Gastroenterologie. Bis zu 20 % der erwachsenen Bevölkerung in den Industrienationen weisen die Symptome des Reizdarmsyndroms auf, wobei Frauen zweimal häufiger betroffen sind als Männer.

▶ **Ätiologie:** Sie ist unbekannt. Möglicherweise ist eine Motilitätsstörung des Darms für die Beschwerden mitverantwortlich. Das Syndrom tritt gehäuft nach einer gastrointestinalen Infektion auf. Da vor allem depressive und ängstliche Menschen betroffen sind und ein organisches Korrelat fehlt, wird das Reizdarmsyndrom in die Gruppe der psychosomatischen Krankheitsbilder eingeordnet.

▶ **Klinik:** s. Diagnostik.

▶ **Diagnostik:** „Reizdarmsyndrom" ist eine Ausschlussdiagnose. Daher sollten als Minimalprogramm die im obigen Fall durchgeführten Untersuchungen veranlasst werden. Die Diagnose beruht auf klinischen Kriterien (ROM-II-Kriterien, ▶ Tab. 41.1).

Tab. 41.1 Diagnose Reizdarmsyndrom – Kriterien (nach Alexander et al., Thiemes Innere Medizin, Thieme, 1999).

• seit mindestens 3 Monaten fortdauernde oder rezidivierend auftretende Bauchschmerzen oder Unwohlsein, die durch Stuhlentleerung vermindert werden und/oder mit einer veränderten Häufigkeit oder Konsistenz des Stuhls einhergehen
und
• unregelmäßige Veränderungen des Stuhlgangs während mindestens ¼ der Zeit und mindestens 2 der folgenden Kriterien:
○ veränderte Häufigkeit des Stuhlgangs
○ veränderte Konsistenz des Stuhlgangs (fest oder dünn/wässrig)
○ veränderte Stuhlpassage (starkes Pressen, plötzlicher imperativer Stuhldrang, Gefühl der unvollständigen Darmentleerung)
• Schleimausscheidung
• Blähungen oder „Trommelbauch“

Tab. 41.2 Differenzialdiagnose des Reizdarmsyndroms (nach Alexander et al., Thiemes Innere Medizin, Thieme, 1999).

Erkrankung	Befund/Hinweise
Neoplasien (Adenome, Karzinome)	höheres Lebensalter
chronisch-entzündliche Darmerkrankung	häufig jüngere Patienten, meist mit „Alarmsymptomen“ (Fieber, Blut im Stuhl, nächtliches Auftreten der Symptome) einhergehend
Angina abdominalis	postprandialer Dauerschmerz und Gewichtsverlust
unerwünschte Medikamentenwirkung	gründliche Anamnese
Zöliakie (einheimische Sprue)	Gewichtsabnahme, Antikörper gegen Gliadin und Endomysium, tiefe Duodenalbiopsie
Laktoseintoleranz	Anamnese (Auftreten nach Milchgenuss), zeitlich begrenzter Versuch einer laktosefreien Diät, Laktose-H_2-Atemtest
bakterielle Fehlbesiedlung	Diarrhö, meist mit Gewichtsabnahme, häufig bei Diabetes mellitus, H_2-Atemtest
Infektionen	Stuhluntersuchung, evtl. Untersuchung des Duodenalsaftes (Lamblien)
Endometriose	synchrones Auftreten der Beschwerden mit der Menstruation
psychiatrische Erkrankungen	schwierige Abgrenzung bei somatisierter Depression oder sog. „panic disorder“

► **Differenzialdiagnosen:** s. ► Tab. 41.2.

► **Therapie:** Eine effektive Therapie des Reizdarmsyndroms ist nicht bekannt. Medikamente wie Prokinetika (z. B. Metoclopramid) oder Spasmolytika (z. B. Butylscopolamin) sind meist auf Dauer unwirksam. Einige Patienten profitieren von einer Gesprächspsychotherapie, viele Patienten sind einer solchen Therapie aber nicht zugänglich und fühlen sich als „geisteskrank” abgestempelt. Die vielfach vorbestehende depressive Grundhaltung erschwert die Behandlung zusätzlich. Wichtig ist, dem Patienten zu vermitteln, dass man den durch die Beschwerden hervorgerufenen Leidensdruck ernst nimmt, den Beschwerden aber keine gefährliche Erkrankung zugrunde liegt.

Zusatzthemen für Lerngruppen

- Obstipation (Differenzialdiagnosen, Therapie)
- Sprue (Klinik, Diagnostik, Therapie)
- Motilitätsstörungen

42 Frühsommermeningoenzephalitis (FSME)

42.1 Wie lautet Ihre Verdachtsdiagnose und was ist die Ursache der Erkrankung?

- **Verdachtsdiagnose:** Frühsommermeningoenzephalitis (FSME)
- **Ursache:** FSME-Virus, ein zu den Flaviviren zählendes Arbovirus (arthropod-borne virus)

42.2 Welche andere durch Zecken übertragene Erkrankung mit z.T. ähnlicher Symptomatik kennen Sie? Begründen Sie, weshalb diese Erkrankung bei diesem Patienten höchstwahrscheinlich nicht vorliegt!

- Meningitis, Enzephalitis oder Meningoenzephalitis im Rahmen einer Borreliose (Neuroborreliose)
- Eine Neuroborreliose ist bei diesem Patienten unwahrscheinlich, denn
  - Meningitis, Enzephalitis oder Meningoenzephalitis sind mögliche Manifestationen der Stadien II und III einer Borreliose und treten somit erst Monate bis Jahre und nicht bereits wenige Tage nach dem Zeckenbiss auf.
  - Außerdem liefert die Anamnese keinen Hinweis auf eine Borrelieninfektion (in Form eines früheren Zeckenbisses oder eines Erythema migrans). Allerdings: Zeckenbiss wird oft nicht bemerkt, nicht jedes Stadium wird zwingend durchlaufen.

42.3 Nennen Sie mehrere Meningismuszeichen!

- **Lasègue-Zeichen:** Schmerz im Bein, Rücken oder in der Glutealregion bei passivem Anheben eines Beins durch den Untersucher; bei Meningitis beidseits positiv
- **Steifigkeit des Nackens** bei passiver Beugung der Halswirbelsäule nach ventral
- **Kernig-Zeichen:** reflektorische Beugung im Kniegelenk bei passivem Anheben des Beins durch den Untersucher
- **Brudzinski-Zeichen:** reflektorische Kniebeugung bei passiver Beugung der Halswirbelsäule nach ventral

42.4 Unter welchen Umständen ist eine Impfung zur Prophylaxe sinnvoll?

- **aktive Immunisierung:** Indikation nur bei Risiko einer Exposition gegenüber Zeckenbissen, z. B. bei Beschäftigten in der Land- und Forstwirtschaft, Jägern oder Wanderern in FSME-Risikogebieten (Süddeutschland, Österreich). In den von der ständigen Impfkommission ausgewiesenen Risiko- und Endemiegebieten (z. B. Baden-Württemberg) wird inzwischen eine Impfung der gesamten Bevölkerung empfohlen.
- **passive Immunisierung** mit FSME-Immunglobulinen bis zu 96 Stunden nach einem Zeckenbiss in Risikogebieten

Kommentar

Die Frühsommermeningoenzephalitis ist eine nach Zeckenbiss auftretende Virusinfektion, die zur Entzündung der Hirnhäute und des Hirnparenchyms führen kann.

▶ **Ätiologie:** Erreger ist das FSME-Virus, das durch die häufigste Zeckenart Mitteleuropas, Ixodes ricinus (gemeiner Holzbock), übertragen wird. Es ist in Teilen Süddeutschlands (Bayern, Baden-Württemberg), Österreich und Osteuropa endemisch und befällt dort ca. 5 % der Zeckenpopulation. Aber selbst in Endemiegebieten kommt es nach einem Zeckenbiss in weniger als 1 % der Fälle zu einer FSME-Infektion. Da die Zecken vor allem in den Sommermonaten aktiv sind, tritt die Erkrankung vor allem von Juni bis September auf.

▶ **Klinik:** Meist verläuft die FSME-Infektion asymptomatisch. Bei symptomatischen Verläufen ist ein **zweiphasiger Krankheitsverlauf** charakteristisch: Die **1. Krankheitsphase** beginnt 1–2 Wochen nach einem Zeckenbiss und ist durch grippeähnliche Symptome (Kopf- und Gliederschmerzen, Husten, Fieber) charakterisiert, die maximal 1 Woche andauern. Nach einem fieberfreien Intervall von 1–2 Wochen schließt sich bei ca. 10 % der symptomatischen Patienten die **2. Krankheitsphase** an, die mit neurologischen Symptomen einhergeht: Bei Meningitis stehen Kopfschmerzen und Nackensteifigkeit, bei Enzephalitis Bewusstseinsstörungen, Krampfanfälle oder Psychosen im Vordergrund. Selten treten auch schlaffe Paresen als Zeichen einer Myelitis auf. Typischerweise heilen die neurologischen Symptome innerhalb von 2 Wochen folgenlos aus.

▸ **Diagnostik:** Die Diagnose kann durch Nachweis von anti-FSME-Virus-Antikörpern der Subklasse IgM oder den Erregernachweis mittels PCR gesichert werden. Die Liquoranalyse zeigt im Falle einer Meningitis wie bei anderen viralen Meningitiden eine lymphozytäre Pleozytose.

▸ **Therapie:** Da eine spezifische Therapie nicht bekannt ist, erfolgt die Behandlung symptomatisch (z. B. Schmerzmedikation, fiebersenkende Maßnahmen). Im Falle eines Zeckenbisses in Endemiegebieten kann postexpositionell bis 96 Stunden nach dem Zeckenbiss anti-FSME-Immunglobulin verabreicht werden.

▸ **Prophylaxe:** Wirksamen Schutz vor einer FSME-Infektion bietet die aktive Immunisierung. In den von der ständigen Impfkommission ausgewiesenen Risiko- und Endemiegebieten (z. B. Baden-Württemberg) wird inzwischen eine Impfung der gesamten Bevölkerung empfohlen. Nach einer FSME-Immunisierung wurden wiederholt Impfreaktionen mit neurologischen Symptomen ähnlich einer FSME-Infektion beobachtet.

Zeckenbisse lassen sich durch langärmelige Oberbekleidung und lange Hosen vermeiden. Nach Wanderungen durch hohes Gras oder Strauchwerk sollte man die Haut sorgfältig inspizieren und Zecken umgehend durch drehende Bewegungen mit einer Pinzette entfernen, ohne sie zu quetschen. So lässt sich die Zahl der ins Blut übertretenden Viren minimieren.

Erkrankung an und Tod durch FSME sind meldepflichtig.

Zusatzthemen für Lerngruppen

- Neuroborreliose
- Lyme-Arthritis
- Tollwut
- Reiseimpfungen

43 Non-Hodgkin-Lymphom (Haarzell-Leukämie)

43.1 Welche Erkrankung liegt vor?

Haarzell-Leukämie, denn bei dem Patienten liegen erkrankungstypische Befunde vor: Splenomegalie, Panzytopenie und im peripheren Blut lymphoide Zellen mit haarförmigen Zytoplasmaausläufern, in denen sich auch nach Behandlung mit Tartrat saure Phosphatase nachweisen lässt (tartratresistente Saure-Phosphatase-Reaktion).

43.2 In welche Gruppe von Erkrankungen würden Sie die Erkrankung einordnen?

In die Gruppe der Non-Hodgkin-Lymphome.

43.3 Welche Erkrankungen kommen differenzialdiagnostisch noch in Betracht?

- andere Non-Hodgkin-Lymphome (andere Oberflächenexpressionsmarker der Zellen, Abgrenzung durch Immunzytologie)
- chronische lymphatische Leukämie (Abgrenzung durch Immunphänotypisierung)
- myelodysplastisches Syndrom (dysplastische Zellen im Knochenmark)
- Osteomyelosklerose (Knochenmarkhistologie und -zytologie)

43.4 Wie wird die Erkrankung typischerweise behandelt?

- Interferon-α als Primärtherapie
- Purinanaloga (z. B. Cladribin) bei unzureichendem Ansprechen auf Interferon- α

Kommentar

Bei dem im Fallbeispiel beschriebenen Patienten liegt eine Haarzell-Leukämie vor. Sie zählt zu den Non-Hodgkin-Lymphomen (NHL), einer heterogenen Gruppe von Erkrankungen, die durch autonome Proliferation eines Zellklons der Lymphopoese gekennzeichnet sind und bei denen die histologischen Charakteristika des Hodgkin-Lymphoms (s. Fall 9) fehlen.

► **Ätiologie:** Sie ist meist unbekannt. Prädisponierende Faktoren sind lang dauernde Immunsuppression, z. B. nach Organtransplantation, Defekte des Immunsystems (z. B. AIDS) und Autoimmunerkrankungen. Bei manchen NHL scheint eine chronische Virusinfektion eine ursächliche Rolle zu spielen (EBV-Infektion beim Burkitt-Lymphom in Afrika, HTLV-1-Infektion beim adulten T-Zell-Lymphom).

► **Einteilung:** NHL werden nach histopathologischen Gesichtspunkten (► Tab. 43.1) und klinischen Gesichtspunkten (► Tab. 43.2) eingeteilt. Die histopathologische Klassifikation der WHO basiert auf der REAL (Revised European American Lymphoma)-Klassifikation und schließt das Hodgkin-Lymphom und Plasmazell-Neoplasien ein. Die Haarzell-Leukämie ist ein niedrigmalignes Non-Hodgkin-Lymphom vom B-Zelltyp.

► **Klinik:** NHL treten besonders bei Älteren auf, der Altersgipfel liegt in der 7. Lebensdekade. Männer sind häufiger betroffen als Frauen. Häufig finden sich **Allgemeinsymptome** (sog. B-Symptome) wie Abgeschlagenheit, Appetitlosigkeit, Gewichtsverlust, Fieber und Nachtschweiß. Die Symptomatik hängt auch von der Lokalisation des Lymphoms ab. Bei der Mycosis fungoides z. B. finden sich erythematosquamöse Hautplaques (Epidermisinfiltrate). Durch Infiltration von Leber, Milz und Lymphknoten mit den malignen Zellen kommt es zu **Hepato- und/oder Splenomegalie** und **Lymphknotenschwellungen**, durch Verdrängung der normalen Hämatopoese zu **Anämie**, **Infektanfälligkeit** (Neutropenie) und **Blutungen** (Thrombopenie). Bei der Haarzell-Leukämie stellen Infektionen eine häufige Todesursache dar; häufig verläuft die Erkrankung jedoch initial symptomlos und schleichend.

► **Diagnostik:** Bei V. a. NHL müssen alle **Lymphknotenregionen palpiert** und ein vergrößerter Lymphknoten zwecks **histologischer Untersuchung** entnommen werden, denn nur so lässt sich die Diagnose sichern. Bei V. a. Haarzell-Leukämie

Tab. 43.1 Klassifikation der lymphatischen Neoplasien* (WHO 1999) (aus Greten, Innere Medizin, Thieme, 2005).

Einteilung	Neoplasie
B-Zell-Neoplasien	
Vorläufer-B-Zell-Neoplasien	• Vorläufer-B-lymphoblastisches Lymphom/Vorläufer-B-lymphoblastische Leukämie
reife (periphere) B-Zell-Neoplasien	• lymphozytisches Lymphom (*Immunozytom*)/ chronische lymphatische B-Zell-Leukämie (CLL), • Haarzell-Leukämie, • Plasma-Zell-Myelom/Plasmozytom, • extranodales Lymphom vom MALT-Typ, • follikuläres Lymphom (*zentroblastisch-zentrozytisches Lymphom*), • Mantelzell-Lymphom (*zentrozytisches Lymphom*), • diffuses großzelliges B-Zell-Lymphom (*zentroblastisch/immunoblastisches Lymphom*), • Burkitt-Lymphom/Burkitt-Zell-Leukämie
T-Zell- und NK-Zell-Neoplasien	
Vorläufer-T-Zell-Neoplasien	• Vorläufer-T-lymphoblastische(s) Leukämie/Lymphom
reife (periphere) T-ZellNeoplasien	• Mycosis fungoides/Sézary-Syndrom, • peripheres T-Zell-Lymphom, nicht anderweitig charakterisiert, • angioimmunoblastisches T-Zell-Lymphom, • anaplastisches großzelliges Lymphom, T-/Null-Zell-Typ
Morbus Hodgkin	**s. Fall 9**

* Diese Tabelle enthält nur die häufigeren Entitäten. Bezüglich der seltenen Entitäten wird auf die hämatopathologische Fachliteratur verwiesen. Für die wichtigsten Erkrankungen werden die abweichenden Bezeichnungen der zuvor üblicherweise verwendeten Kiel-Klassifikation kursiv angegeben.

Tab. 43.2 Klassifikation der Non-Hodgkin-Lymphome nach klinischen Gesichtspunkten (aus Hahn, Checkliste Innere Medizin, Thieme, 2010).

B-Zell-Reihe (ca. 80 %)	T-Zell-Reihe (ca. 20 %)
indolente Lymphome (niedrigmalignen NHL zugeordnet)	

• chronische lymphatische Leukämie
• Immunozytom (Morbus Waldenström)
• Haarzell-Leukämie
• Marginalzonen-B-Zell-Lymphome
  ○ extranodal (MALT)
  ○ nodal (monozytoid)
• Follikuläre Keimzentrumslymphome Grad I und II
	• Mycosis fungoides
	• chronische adulte T-Zell-Leukämie/Lymphome

aggressive Lymphome (niedrig-/hochmalignen NHL zugeordnet)	
• Plasmozytom/multiples Myelom • Mantelzellenlymphom • follikuläres Keimzentrumslymphom Grad III • diffuses großzelliges B-Zell-Lymphom (einschl. immunoblastisches, zentroblastisches und diffuses großzelliges Lymphom) • mediastinales B-Zell-Lymphom • Burkitt-ähnliches B-Zell-Lymphom	• unspezifizierte T-Zell-Lymphome • angioimmunoblastisches Lymphom • angiozentrisches Lymphom • intestinales T-Zell-Lymphom • anaplastisches großzelliges T- und Null-Zell-Lymphom
sehr aggressive Lymphome (hochmalignen NHL zugeordnet)	
• Vorläuferzell-B-lymphoblastisches Lymphom • Burkitt-Lymphom	• Vorläuferzell-T-lymphoblastisches Lymphom • adultes T-Zell-Lymphom/Leukämie

ist die Untersuchung des Blutausstrichs die entscheidende diagnostische Maßnahme (s. Frage 43.1). Fluoreszenzzytometrisch lässt sich ein typisches Zelloberflächenmarkerprofil (CD103, CD19 u. a.) nachweisen.

Nach Diagnose eines NHL sind folgende **Staging-Untersuchungen** erforderlich:

- **Laboruntersuchungen:** BSG (evtl. beschleunigt), Differenzialblutbild (Zytopenie?); spezielle Tumormarker existieren nicht. Eine molekulare Definition und Klassifikation der NHL, basierend auf Genexpressionsanalysen (Microarraytechnik) wird zukünftig die klinischen und histomorphologischen Einteilungen ergänzen.
- **Röntgen-Thorax** in 2 Ebenen zum Ausschluss bzw. Nachweis vergrößerter Hiluslymphknoten
- **Abdomensonografie** zum Ausschluss bzw. Nachweis vergrößerter Lymphknoten (▶ Abb. 43.1)
- Knochenmarkpunktion und -analyse: Bei Haarzell-Leukämie ist die Knochenmarkpunktion aufgrund einer Infiltration mit malignen Zellen und einer Vermehrung retikulärer Fasern häufig wenig ergiebig (Punctio sicca).

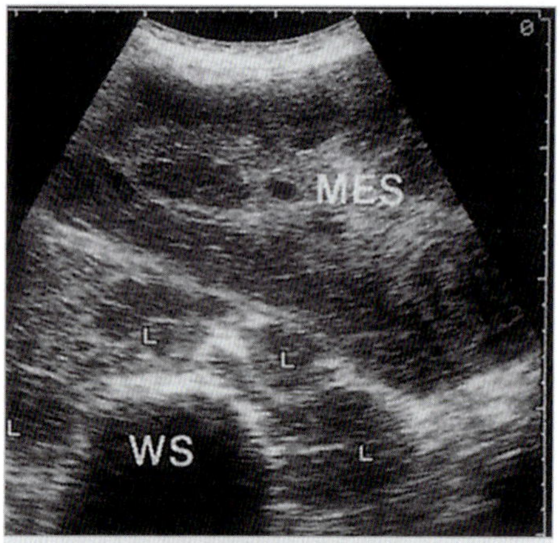

Abb. 43.1 Ausgeprägter Lymphombefall der paraaortalen Lymphknotenregion (L) sowie des Mesenteriums (MES) bei Non-Hodgkin-Lymphom (WS = Wirbelsäule) (aus Schmidt, Checkliste Sonographie, Thieme, 2004).

▶ **Differenzialdiagnosen:** Es kommen alle Ursachen einer Lymphknotenschwellung in Betracht: die in Frage 43.3 genannten Ursachen, außerdem Infektionen (bakterielle, insbesondere Tbc; virale,

Tab. 43.3 Therapie der Non-Hodgkin-Lymphome.

Stadium	Therapieverfahren
indolente NHL	
I und II	Bestrahlung, Chemotherapie
III und IV	Chemotherapie (R-CHOP) meist nur bei rascher Progression, Knochenmarkbeteiligung, B-Symptomen, Beschwerden bei großen Lymphomen oder Splenomegalie, ausgeprägter Paraproteinämie. Ansonsten zuwarten und regelmäßige Kontrollen.
aggressive NHL	
IA	Bestrahlung
IB-IV	Chemotherapie (z. B. CHOP) ggf. Radioimmuntherapie (z. B. Ibritumomab)

z. B. infektiöse Mononukleose), Metastasen eines extralymphatischen Tumors, Hodgkin-Lymphom und akute oder chronische Leukämie.

▶ **Therapie:** Sie richtet sich nach dem histologischen Typ und dem Malignitätsgrad des Lymphoms (▶ Tab. 43.3).

Bei der Haarzell-Leukämie ergibt sich eine Therapieindikation aufgrund der insgesamt günstigen Prognose erst beim Auftreten von Symptomen, einer höhergradigen Anämie, Neutropenie oder Thrombopenie sowie bei rezidivierenden Infektionen. Typisch ist das fehlende Ansprechen auf eine konventionelle Chemotherapie, die daher bei dieser Erkrankung als obsolet gilt. Die Behandlung symptomatischer Patienten erfolgt nach aktuellen Leitlinien primär mit Purinanaloga (Cladibrin oder Deoxycoformicin) oder Interferon-α. Interferon-α führt bei über 80 % der Patienten innerhalb von 4–6 Monaten zu einer Normalisierung des Blutbildes und der Milzgröße. Auch Purinanaloga wie Cladribin führen in 85 % der Fälle zu einer Remission. Rituximab-CHOP ist der aktuelle Standard in der Behandlung von Patienten mit aggressivem NHL jeden Alters.

▶ **Prognose:** Auch sie hängt vom histologischen Typ und vom Malignitätsgrad des Lymphoms ab. Niedrigmaligne NHL zeigen auch ohne Therapie eine langsame Progression. Die Hinzunahme von Rituximab zu einer Chemotherapie mit CHOP hat die Prognose aggressiver NHL verbessert (5-Jahres-Überlebensrate 60 %). Die Lebenserwartung von Patienten mit Haarzell-Leukämie ist nach einer Behandlung mit Interferon-α oder Purinanaloga meist nicht eingeschränkt.

Zusatzthemen für Lerngruppen →•

- Hodgkin-Lymphom
- infektiöse Mononukleose
- Sarkoidose

44 Sjögren-Syndrom

44.1 Welche Erkrankung könnte bei der Patientin vorliegen?

Sjögren-Syndrom, denn Mundtrockenheit und trockenes Auge (Sicca-Symptomatik) sind Leitsymptome dieses Syndroms. Die Mundtrockenheit führt zu vermehrter Karies und Zungenfissuren, das trockene Auge zu Rötung, Brennen und Fremdkörpergefühl. Der Reizhusten ist wahrscheinlich Folge der verminderten Schleimproduktion durch die Tracheobronchialdrüsen. Auch die Arthralgien und die Laborbefunde (BSG-, CRP- und γ-Globulinerhöhung, Autoantikörper) passen zu dieser Diagnose. Wahrscheinlich liegt ein primäres Sjögren-Syndrom vor, da antinukleäre Antikörper nachweisbar sind.

44.2 Nennen Sie eine einfache Untersuchungstechnik zur Objektivierung der verminderten Tränenproduktion!

Schirmer-Test: Bei einem Sjögren-Syndrom würde man eine verminderte Tränenbenetzung (< 5 mm/5 min) eines in den unteren Bindehautsack eingelegten Filterpapierstreifens erwarten.

44.3 Welche weiteren diagnostischen Maßnahmen können zur weiteren Abklärung durchgeführt werden?

- Speicheldrüsenszintigrafie: Nachweis einer verminderten Sekretion
- Speicheldrüsenbiopsie: Nachweis einer Infiltration mit Lymphozyten und Plasmazellen
- Sonografie oder MRT der Speicheldrüsen: Vergrößerung, Strukturveränderung

! **44.4** **Welche weiteren Autoantikörper sind für die vermutete Erkrankung besonders typisch?**

- Antikörper gegen La(SS-B)-Antigene: sehr spezifisch und typisch für das primäre Sjögren-Syndrom, bei bis zu 70 % der Patienten vorhanden
- Antikörper gegen Ro(SS-A)-Antigene: weniger spezifisch, auch bei anderen Kollagenosen (z. B. SLE) nachweisbar, bei bis zu 70 % der Patienten mit Sjögren-Syndrom vorhanden.
- anti-α-Fodrin-Antikörper: sehr sensitiv

44.5 **Wie kann die Erkrankung behandelt werden?**

- künstliche Tränen als Tropfen oder Gel
- neuer Therapieansatz: Stimulation der Drüsensekretionsleistung durch Pilocarpin
- Immunsuppressiva (Cyclophosphamid) nur bei schwerer sekundärer Vaskulitis oder Beteiligung innerer Organe (z. B. Pankreatitis, interstitielle Nephritis, primäre biliäre Zirrhose, interstitielle Lungenerkrankung); geringer Effekt auf die Sicca-Symptomatik
- Antimalariamittel (z. B. Hydroxychloroquin) bei Arthralgien

Kommentar

Das Sjögren-Syndrom ist eine zu den Kollagenosen zählende Autoimmunerkrankung, die vor allem exokrine Drüsen betrifft und mit trockenem Auge (Xerophthalmie) und Keratokonjunctivitis sicca infolge einer Dacryoadenitis sicca sowie Mundtrockenheit (Xerostomie) infolge einer Sialadenitis sicca einhergeht.

► **Ätiologie:** Sie ist unbekannt. Man unterscheidet das primäre Sjögren-Syndrom, das als eigenständiges Krankheitsbild auftritt, und das sekundäre Sjögren-Syndrom, das im Rahmen anderer entzündlich-rheumatischer Erkrankungen wie der rheumatoiden Arthritis oder anderer Kollagenosen auftritt.

► **Pathogenese:** Autoantikörper gegen die Epithelzellen der Ausführungsgänge von Tränen- und Speicheldrüsen induzieren eine Immunreaktion, die mit einer Lymphozyteninfiltration und einer verminderten Sekretionsleistung dieser Drüsen einhergeht. Auch andere exokrine Drüsen können betroffen sein (z. B. Tracheobronchialdrüsen, wie bei der beschriebenen Patientin, Pankreas).

► **Klinik:** s. Fall. Die Entzündung der Drüsen führt zu charakteristischen **rezidivierenden, symmetrischen** und **schmerzhaften Schwellungen der Speicheldrüsen**, bevorzugt der Ohrspeicheldrüsen (► Abb. 44.1). Arthritiden oder Arthralgien sind häufig, Entzündungen innerer Organe (s. Frage 44.5) selten. Nach jahrelanger Erkrankung kann ein Non-Hodgkin-Lymphom auftreten.

► **Diagnostik:** s. Frage 44.1–44.4. **Antinukleäre Antikörper** werden bei primärem Sjögren-Syndrom fast regelhaft nachgewiesen, sind hierfür aber nicht spezifisch; sie treten auch bei anderen Kollagenosen, z. T. auch bei klinisch Gesunden auf. Da keiner der Antikörper für die Erkrankung zu 100 % sensitiv und spezifisch ist, muss die Diagnose durch funktionelle Tests oder eine Biopsie gesichert werden. Eine Xerophthalmie allein reicht zur Stellung der Diagnose nicht aus, da das Syndrom des trockenen Auges bei über 10 % der Bevölkerung vorkommt. Bei positivem Ausfall des **Schirmer-Tests** (s. Frage 44.2) kann das Sekretionsdefizit der Speicheldrüsen mittels **Speicheldrüsenszintigrafie** verifiziert werden. Der Nachweis eines Lymphozyteninfiltrats in einer Speicheldrüse (**Biopsie**)

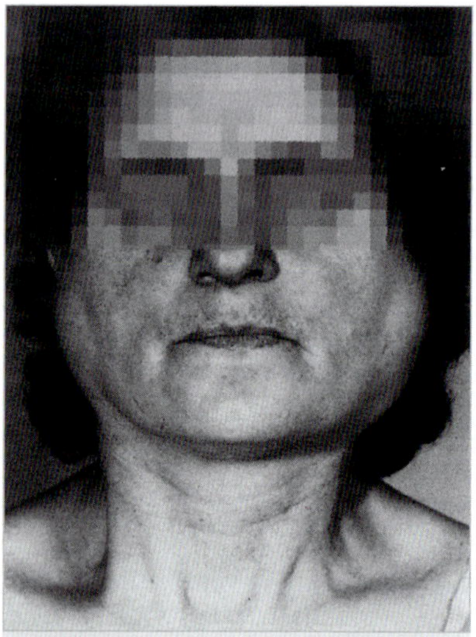

Abb. 44.1 Beidseitige Parotisschwellung bei Sjögren-Syndrom (aus Siegenthaler, Siegenthalers Differenzialdiagnose, Thieme, 2005).

macht die Diagnose „Sjögren-Syndrom" wahrscheinlich.

▶ **Therapie:** s. Frage 44.5.

Zusatzthemen für Lerngruppen

- Mumps
- Differenzialdiagnosen der Kollagenosen
- Differenzialdiagnosen des chronischen Hustens

45 Pneumonie (ambulant erworben)

45.1 Wie lautet Ihre Verdachtsdiagnose?

Pneumonie, da Fieber, Schüttelfrost und Husten bestehen und das Sputum eitrig ist. Wahrscheinlich liegt eine Lobärpneumonie im rechten Lungenunterlappen vor, da im Bereich dieses Lappens klingende Rasselgeräusche zu hören sind. Diese entstehen bei Infiltration des Lungengewebes (infiltriertes Gewebe leitet den Schall besonders gut), wie sie für die Pneumonie typisch ist.

45.2 Welche weiteren Untersuchungen würden Sie bei diesem Patienten durchführen? Begründen Sie Ihren Vorschlag!

- Röntgenaufnahme des Thorax zum Nachweis eines pneumonischen Infiltrats
- Blutkultur und Sputumkultur zwecks Erregernachweis
- Labordiagnostik zum Nachweis einer akuten Entzündung, zur Kontrolle der Funktion wichtiger Organe (Niere, Leber) und zum Ausschluss einer parainfektiösen Gerinnungsstörung: CRP, BSG, Blutbild, Kreatinin, Harnstoff, Elektrolyte, Glukose, GOT, GPT, Quick bzw. INR, PTT
- Blutgasanalyse zur Erfassung einer respiratorischen Insuffizienz

45.3 Was ist der häufigste „Auslöser" der vermuteten Erkrankung?

Pneumokokken (Streptococcus pneumoniae), da die Pneumonie ambulant erworben wurde.

45.4 Machen Sie einen Therapievorschlag!

- Antibiotikatherapie: zunächst blind, d. h. je nach vermutetem Erreger: Bei V. a. Pneumokokkenpneumonie ist Penicillin G Mittel der ersten Wahl. In Abhängigkeit vom Ergebnis der mikrobiologischen Untersuchung (Resistenz?) ggf. auf anderes Antibiotikum umsteigen.
- fiebersenkende Maßnahmen: Wadenwickel, Paracetamol
- Patienten anweisen, viel zu trinken (Fieber!), sonst erschwerte Mukolyse und Gefahr der prärenalen Niereninsuffizienz
- bei reduziertem Allgemeinzustand oder respiratorischer Insuffizienz Klinikeinweisung zur stationären Behandlung, dort parenterale Flüssigkeitszufuhr, Sauerstoffzufuhr, Thromboembolieprophylaxe, Atemtraining

Kommentar

Unter einer Pneumonie versteht man eine durch Mikroorganismen verursachte Entzündung des am Gasaustausch beteiligten Lungenparenchyms. Eine Entzündung des Lungeninterstitiums bezeichnet man als interstitielle Lungenerkrankung.

▶ **Einteilung:** Pneumonien werden nach folgenden Gesichtspunkten eingeteilt:
- nach der **Ätiologie** in primäre, d. h. ohne Lungenvorschädigung auftretende, und sekundäre Pneumonie (mit Lungenvorschädigung)
- nach dem **pathologischen Befund** (Verteilungsmuster) in lobäre bzw. segmentale (typische) und nicht lobäre bzw. nicht segmentale (atypische) Pneumonie
- nach **epidemiologischen Gesichtspunkten** in ambulant erworbene und im Krankenhaus erworbene (nosokomiale) Pneumonie

▶ **Ätiologie:** Häufigster Erreger einer **ambulant erworbenen Pneumonie** ist Streptococcus pneumoniae. Die Pneumokokkenpneumonie ist eine klassische Lobärpneumonie. Weitere Erreger sind Haemophilus influenzae, Anaerobier, Legionellen, Chlamydien und Mykoplasmen. Typische Erreger **nosokomialer Pneumonien** sind gramnegative Bakterien und Staphylococcus aureus. Bei **Immunsuppression** kommen neben gramnegativen Bakterien, Mykobakterien und Pneumocystis jiroveci auch Viren (z. B. CMV) und Pilze (z. B. Candida, Cryptococcus neoformans) als Erreger in Betracht.

▶ **Klinik:** Die **Pneumokokkenpneumonie** beginnt akut mit hohem Fieber, Schüttelfrost, eitrigem Sputum, Dyspnoe, Zyanose und atemabhängigen Thoraxschmerzen. Im Gegensatz dazu beginnen **durch andere Erreger** (z. B. Mykoplasmen, Viren) **bedingte Pneumonien** eher schleichend mit trockenem Husten (kaum Auswurf) und subfebrilen Temperaturen.

▶ **Diagnostik:** s. a. Frage 45.2. **Anamnese** und **körperliche Untersuchung** geben Hinweise auf die Art und Ursache der Erkrankung: Einseitig auskultierbare Rasselgeräusche in Projektion auf ein umschriebenes Lungensegment und ggf. gedämpfter Klopfschall weisen zusammen mit Husten, putridem Sputum und hohem, akut einsetzendem Fieber auf eine Pneumokokkenpneumonie hin, trockener Husten und subfebrile Temperaturen bei geringem Auskultationsbefund auf durch andere Erreger bedingte Pneumonien. Um die Diagnose „Pneumonie" zu sichern und das Ausmaß und die Verteilung der infiltrativen Veränderungen abschätzen zu können, muss eine **Röntgenaufnahme des Thorax in 2 Ebenen** angefertigt werden. Bei Pneumokkenpneumonie findet sich eine scharf begrenzte lobäre oder segmentale Infiltration (▶ Abb. 45.1a), bei atypischer Pneumonie (z. B. durch Mykoplasmen) beidseitige, fleckige oder homogene Verschattungen (▶ Abb. 45.1b). Außerdem sollte eine **Sputumdiagnostik** erfolgen: Zeigt das Grampräparat reichlich grampositive Kokken, ist bei passendem klinischem und radiologischem Bild eine Pneumokokkenpneumonie sehr wahrscheinlich. Sputum ist auch für die Resistenztestung erforderlich, um eine gezielte Antibiotikatherapie durchführen zu können. Die **Blutgasanalyse** ist erforderlich, um eine respiratorische Insuffizienz erkennen und behandeln zu können. Liegt eine Insuffizienz vor, ist in der Regel eine Einweisung des Patienten zur stationären Behandlung (O_2-Gabe, i. v. Antibiotikatherapie) notwendig.

▶ **Differenzialdiagnosen:** In Betracht kommen Tuberkulose, Infarktpneumonie, eine Pneumonie im Rahmen einer Bronchialobstruktion (Bronchialkarzinom) und eine Aspirationspneumonie. Im vorliegenden Fall kommt allenfalls eine entzündliche Herzerkrankung (Myokarditis, Endokarditis) mit konsekutiver Linksherzinsuffizienz in Frage, die Einseitigkeit des Auskultationsbefundes sowie das Fehlen weiterer Hinweise auf eine Herzerkrankung (z. B. Herzrhythmusstörungen, Ödeme, Orthopnoe) sprechen jedoch dagegen.

▶ **Therapie:** s. Frage 45.4. Mittel der Wahl bei Pneumokokkenpneumonie ist aufgrund seiner ausgeprägten bakteriziden Wirkung auch heute

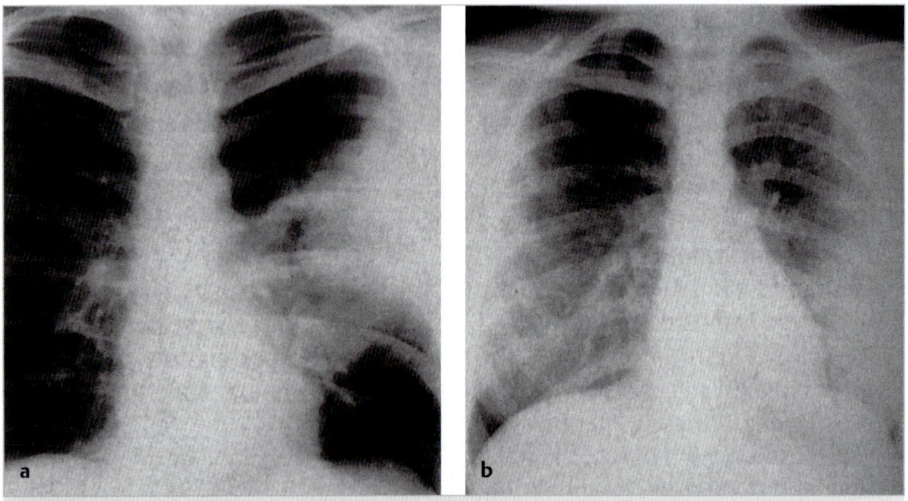

Abb. 45.1 Thoraxröntgenaufnahmen bei Pneumonie (aus Hahn, Checkliste Innere Medizin, Thieme, 2010):
a Pneumokokkenpneumonie
b Mykoplasmenpneumonie

noch Penicillin G, da andere Antibiotika deutlich höhere minimale Hemmkonzentrationen gegen Pneumokokken aufweisen. Eine unkomplizierte ambulant erworbene Pneumonie kann auch ambulant behandelt werden, z.B. mit Amoxicillin oral. Da Penicillin-resistente Pneumokokken auch in Deutschland zunehmen, sollte dem Ergebnis der Resistenztestung Beachtung geschenkt und die antibiotische Therapie ggf. umgestellt werden. Bei Penicillinallergie können Makrolide (z.B. Clarithromycin) eingesetzt werden. Makrolide gelten auch als Mittel der ersten Wahl zur Behandlung der ambulant erworbenen Pneumonie, wenn kein verwertbares Grampräparat vorliegt, eine Infektion mit Streptococcus pneumoniae weniger wahrscheinlich erscheint oder das Bild einer atypischen Pneumonie vorliegt. Zur Therapie der nosokomialen Pneumonie s. Fall 137.

Zusatzthemen für Lerngruppen →•

- nosokomiale Pneumonie (Erreger, Therapie)
- Aspirationspneumonie (Diagnostik, Therapie)
- ARDS (Klinik, Diagnostik, Therapie)
- Legionellose (Pathogenese, Verlaufsformen, Diagnostik, Therapie)

46 Lungenödem bei dekompensierter Linksherzinsuffizienz

46.1 Was ist die wahrscheinlichste Ursache der Dyspnoe? Begründen Sie Ihre Entscheidung!

Lungenödem bei dekompensierter Linksherzinsuffizienz. Für eine Linksherzinsuffizienz und gegen eine primär pulmonale Ursache der Dyspnoe sprechen folgende Befunde bzw. Fakten:

- Orthopnoe (Luftnot, die im Liegen auftritt und sich im Sitzen bessert)
- Rasselgeräusche über beiden Lungen
- kein Giemen, Brummen oder verlängertes Exspirium und somit kein Anhalt für eine höhergradige pulmonale Ventilationsstörung
- Galopprhythmus (entspricht dem sog. 3. Herzton, entsteht durch die schlagartige Füllung des dilatierten linken Ventrikels im Rahmen einer Tachykardie)
- Herzerkrankung in der Vorgeschichte

46.2 Welche Maßnahmen (in der Reihenfolge des praktischen Vorgehens) ergreifen Sie akut? Begründen Sie Ihren Vorschlag!

1. Sauerstoffgabe (4–8 l/min): lindert die Dyspnoe
2. Glyceroltrinitrat (Nitro)-Spray: 2 Hübe sublingual, dann mittels Perfusor je nach Blutdruck: senkt die Vorlast, verbessert die myokardiale Durchblutung und senkt den myokardialen Sauerstoffverbrauch
3. i.v. Gabe von Schleifendiuretika (z.B. Furosemid 40mg) zur akuten Diurese und Reduktion des intravasalen Volumens
4. bei Unruhe und/oder Schmerzen i.v. Gabe von Morphin (5–10mg)
5. Transport der Patientin in ein Krankenhaus, und zwar in Oberkörperhochlagerung (Beine tief lagern), um den venösen Rückstrom zum Herzen zu minimieren
6. bei fehlendem Anstieg der Sauerstoffsättigung und Verschlechterung des Zustands der Patientin unter o.g. Therapie Intubation und Beatmung mit PEEP zur Beseitigung der respiratorischen Insuffizienz

46.3 Nennen Sie die weltweit gebräuchliche klinische Stadieneinteilung dieses Krankheitszustandes! Welches Stadium liegt bei der Patientin vor?

Klinische Stadieneinteilung der Herzinsuffizienz nach der New York Heart Association (NYHA):

- Stadium I: normale Belastbarkeit ohne Beschwerden
- Stadium II: Beschwerden bei stärkerer Belastung
- Stadium III: Beschwerden bei geringer Belastung
- Stadium IV: Beschwerden in Ruhe. Dieses Stadium liegt bei der im Fallbeispiel beschriebenen Patientin vor

Kommentar

Als Herzinsuffizienz bezeichnet man das akute oder chronische Unvermögen des Herzens, den Organismus ausreichend mit Blut zu versorgen. Sie ist folglich keine Erkrankung, sondern ein Symptom verschiedener Grunderkrankungen.

► **Einteilung:** Die Herzinsuffizienz wird nach folgenden Gesichtspunkten eingeteilt:

- nach der **Pathogenese** in Low-Output-Failure (vermindertes Herzzeitvolumen [HZV]) und High-Output-Failure (erhöhtes HZV)
- nach der **betroffenen Herzhälfte** in Links-, Rechts- und globale Herzinsuffizienz
- nach dem **Verlauf** in akute und chronische Herzinsuffizienz

▶ **Ätiologie:** Zu den häufigsten Ursachen s. Fall 92. Weitere Ursachen sind hämodynamisch relevante Herzrhythmusstörungen (z. B. eine anhaltende ventrikuläre Tachykardie), Füllungsbehinderung der Ventrikel (z. B. bei Herzbeuteltamponade) sowie Sauerstoffmangel (z. B. bei ausgeprägter Anämie).

▶ **Klinik:**

- Bei akuter oder dekompensierter chronischer **Linksherzinsuffizienz** kommt es aufgrund der Blutstauung vor dem linken Herzen zum Lungenödem (s. Fall), bei akuter Linksherzinsuffizienz infolge des Pumpversagens außerdem zum kardiogenen Schock. Bei kompensierter chronischer Linksherzinsuffizienz dominieren Belastungsdyspnoe und Dyspnoe im Liegen („Asthma cardiale") infolge einer Lungenstauung.
- Bei **Rechtsherzinsuffizienz** kommt es aufgrund der Blutstauung vor dem rechten Herzen zu gestauten Halsvenen, Ödemen der abhängigen Körperpartien, Pleuraerguss, Aszites und evtl. Appetitlosigkeit o. a. gastrointestinalen Symptomen bei Blutstauung im Gastrointestinaltrakt.

Zur klinischen Stadieneinteilung s. Frage 46.3.

▶ **Diagnostik:** Hinweise auf eine Herzinsuffizienz als Ursache der Dyspnoe bietet die **Anamnese:** Eine über einen kurzen Zeitraum (mehrere Minuten bis wenige Stunden) progrediente Dyspnoe weist auf eine akute oder dekompensierte chronische Linksherzinsuffizienz hin. Demgegenüber tritt die Dyspnoe bei pulmonalen Ursachen häufiger schlagartig ein (z. B. beim Asthmaanfall oder bei Lungenembolie) oder entwickelt sich langsam progredient mit Begleitsymptomen wie Fieber und produktivem Auswurf (z. B. bei Pneumonie). Häufig weist auch die Vorgeschichte (z. B. bekannte Herz- oder Lungenerkrankung) oder die Vormedikation auf die wahrscheinliche Ursache der Dyspnoe hin. Die Abnahme der Dyspnoe in aufrechter Stellung und ihre Zunahme im Liegen deuten auf eine Linksherzinsuffizienz hin, da die liegende Körperhaltung eine weitere Zunahme des bereits erhöhten linksventrikulären Füllungsdrucks bewirkt. Auch die **körperliche Untersuchung** liefert Hinweise (Ödeme, Pleuraerguss, Rasselgeräusche?). Symptome einer obstruktiven Ventilationsstörung wie Giemen, Brummen oder ein verlängertes Exspirium finden sich bei kardial bedingter Dyspnoe weniger häufig als bei pulmonal bedingter Dyspnoe. Dennoch kann bei einem Lungenödem eine Behinderung der Exspiration (z. B. durch ein Bronchialwandödem) auftreten und eine primär pulmonale Ursache der Dyspnoe vortäuschen.

Da die Herzinsuffizienz ein Symptom darstellt, ist immer eine **Abklärung der Grunderkrankung** erforderlich. Hierzu wird ein **EKG** abgeleitet. Im vorliegenden Fall lässt der Ausdruck des 1-Kanal-Monitors (Tachykardie mit schmalen QRS-Komplexen, z. B. Vorhofflimmern) im Notarztwagen keine sicheren Rückschlüsse auf die Ursache der Herzinsuffizienz zu, da nur eine Ableitung vorliegt (Beurteilung der Herzrhythmusstörung oder Erkennung von Ischämiezeichen nicht sicher möglich), sodass in der Klinik die sofortige Ableitung eines 12-Kanal-EKGs erforderlich ist. Zumindest kann durch die Monitorableitung eine schwerwiegende Herzrhythmusstörung (z. B. höhergradiger AV-Block, ventrikuläre Tachykardie), welche eine akute kausale Therapie erforderlich machen könnte, erkannt oder ausgeschlossen werden. Zu den **weiteren diagnostischen Maßnahmen** in der Klinik s. Frage 92.3.

▶ **Differenzialdiagnosen:** Pulmonale Ursachen der Dyspnoe (s. Diagnostik).

▶ **Therapie:** Da eine korrekte Diagnosestellung im Notarztwagen meist nicht möglich ist, zielt die Initialtherapie primär auf die Behandlung der Herzinsuffizienz ab. Die wichtigsten Maßnahmen bei einem **Lungenödem** (s. Frage 46.2) stellen die i. v. Gabe von Schleifendiuretika zur Vorlastsenkung und die Gabe von Sauerstoff dar. Bei normalem bis hohem Blutdruck kann die Gabe von Glyceroltrinitrat (Nitro)-Spray eine weitere Vorlastsenkung bewirken, bei bereits erniedrigtem Blutdruck die Situation aber weiter verschlechtern. Eine anhaltende Hypoxämie kann über eine relative Koronarinsuffizienz eine weitere Verschlechterung der Pumpfunktion bewirken, sodass bei einem fehlenden Anstieg der Sauerstoffsättigung und anhaltender schwerer Ruhedyspnoe eine endotracheale Intubation und Beatmung mit positivem endexspiratorischem Druck erforderlich sein können. Zur

Therapie des **Pumpversagens** s. Fall 150, zur Therapie der **chronischen Herzinsuffizienz** s. Fall 92.

Zusatzthemen für Lerngruppen

- aortale Gegenpulsationspumpe (Wirkprinzip, Indikation)
- Katecholamine (Substanzen, Indikationen, Differenzialtherapie)
- Pulmonaliskatheter (Swan-Ganz-Katheter): Indikationen, Parameter, Interpretation, therapeutische Konsequenz

47 Makrozytäre Anämie bei Intrinsic-Faktor-Mangel (perniziöse Anämie)

47.1 Wie lautet Ihre Verdachtsdiagnose?

V. a. **perniziöse Anämie**, da eine makrozytäre (megaloblastäre) Anämie sowie V. a. Polyneuropathie bestehen.

47.2 Nennen Sie die beiden „Auslöser" einer makrozytären Anämie und deren Ursachen!

- **Vitamin-B_{12}-Mangel:**
  - Mangel an Intrinsic-Faktor: bei perniziöser Anämie (Vorliegen von anti-Parietalzell-, evtl. auch anti-Intrinsic-Faktor-Antikörpern und Autoimmungastritis Typ A [= Korpusgastritis, atrophisch]) oder nach Magenresektion
  - Malabsorptionssyndrom bei Dünndarmerkrankungen
  - vermehrter Verbrauch: z. B. bei Bandwurmbefall oder bakterieller Überwucherung des Dünndarms
- **Folsäuremangel:**
  - unzureichende Folsäureaufnahme mit der Nahrung (z. B. Alkoholiker)
  - Malabsorptionssyndrom bei Dünndarmerkrankungen
  - erhöhter Bedarf: Schwangerschaft
  - Dauerbehandlung mit Folsäureantagonisten (z. B. Methotrexat) oder Phenytoin

47.3 Welche diagnostischen Maßnahmen (in der Reihenfolge des praktischen Vorgehens) veranlassen Sie zur Sicherung Ihrer Verdachtsdiagnose und zum Ausschluss der Differenzialdiagnosen?

- **Laboruntersuchungen:** Differenzialblutbild zum Ausschluss einer Leukämie, Bestimmung der Serumkonzentrationen von Vitamin B_{12} und Folsäure
- **Untersuchung des Knochenmarks** zum Nachweis von Megaloblasten bzw. zum Ausschluss eines myelodysplastischen Syndroms
- bei durch Konzentrationsbestimmung nachgewiesenem Vitamin-B_{12}-Mangel
  - **Schilling-Test** zur Differenzierung zwischen einem Malabsorptionssyndrom und einem Intrinsic-Faktor-Mangel
  - **Bestimmung der Antikörper** gegen Parietalzellen (APCA) und gegen Intrinsic-Faktor
  - **Magensaftanalyse** zum Nachweis einer Anazidität infolge der Zerstörung von Parietalzellen
  - **Gastroskopie** mit Biopsie zum Nachweis einer Autoimmungastritis vom Typ A

47.4 Beschreiben Sie den Ablauf des Schilling-Tests und nennen Sie mögliche Resultate!

- **Ablauf:** orale Applikation von radioaktiv markiertem Vitamin B_{12} erst ohne, dann mit Intrinsic-Faktor (IF) und Bestimmung der Vitamin-B_{12}-Konzentration im Urin
- **Ergebnisse:**
  - Vitamin-B_{12}-Konzentration im Urin ohne und mit IF normal: Normalbefund
  - Vitamin-B_{12}-Konzentration im Urin ohne und mit IF erniedrigt: Resorptionsstörung im Dünndarm
  - Vitamin-B_{12}-Konzentration im Urin ohne IF erniedrigt, mit IF normal: Intrinsic-Faktor-Mangel

Kommentar

Unter dem Begriff der makrozytären (megaloblastären) Anämie fasst man Erkrankungen mit gestörter DNA-Synthese zusammen. Die Störung der DNA-Synthese betrifft insbesondere Zellen mit hohem Turnover, wie die Zellen der Erythropoese, und führt zu einer verzögerten Zellteilung und so zum Auftreten großer, hyperchromer Erythrozyten (Megalozyten) im peripheren Blut.

▸ **Ätiologie:** Ursachen einer makrozytären Anämie sind der Vitamin-B_{12}- und der Folsäuremangel (s. Frage 47.2). Am häufigsten ist der Vitamin-B_{12}-Mangel und seine häufigste Ursache ist die perniziöse Anämie. Dies ist eine Autoimmunerkrankung, bei der Autoantikörper gegen die Parietalzellen der Magenschleimhaut – die Produzenten des Intrinsic-Faktor – auftreten, evtl. auch gegen Intrinsic-Faktor. Die Folgen der Einwirkung der anti-Parietalzell-Antikörper (ACPA) sind eine Autoimmungastritis vom Typ A, eine Anazidität und ein Mangel an Intrinsic-Faktor, der als Vitamin-B_{12}-bindendes Protein Voraussetzung für die Resorption des Vitamin B_{12} im Dünndarm ist.

▸ **Klinik:** Neben Allgemeinsymptomen der Anämie wie Leistungsminderung, Blässe oder Dyspnoe können Manifestationen des Vitamin-B_{12}- oder Folsäuremangels an anderen Organen im Vordergrund stehen.

Ein **Vitamin-B_{12}-Mangel** kann Symptome einer **Polyneuropathie** (Kribbeln oder Taubheitsgefühl vor allem der Beine) verursachen. Als Folge der **funikulären Spinalerkrankung** (**funikuläre Myelose**) können eine spastische Lähmung und Pyramidenbahnzeichen (Markscheidenschwund der Pyramidenbahn) oder eine Gangunsicherheit (Markscheidenschwund der Hinterstränge) auftreten. Eine weitere typische Folge des Vitamin-B_{12}-Mangels stellt die **Hunter-Glossitis** dar, die sich als schmerzhafte Rötung der Zunge manifestiert.

Bei **Folsäuremangel** treten **Anämiesymptome** und **gastrointestinale Symptome** (z. B. Diarrhö), jedoch keine neurologischen Symptome und keine Hunter-Glossitis auf. Ein Folsäuremangel während der Schwangerschaft kann beim Embryo zu einem Neuralrohrdefekt führen.

▸ **Diagnostik:** Der V. a. auf eine makrozytäre Anämie ergibt sich aus der **Anamnese** (z. B. bei Einnahme von Folsäureantagonisten oder Phenytoin, Alkoholabusus) und der **körperlichen Untersuchung** (gerötete atrophische Zunge, reduzierte Tiefensensibilität im Stimmgabeltest). Die Diagnose „makrozytäre hyperchrome Anämie" ergibt sich aus **Laboruntersuchungen:** dem verminderten Hämoglobingehalt des Blutes bei erhöhtem erythrozytärem Zellvolumen (MCV) und erhöhtem mittlerem Hämoglobingehalt der Erythrozyten (MCH). Zu den **diagnostischen Maßnahmen zur Ursachenabklärung** s. Frage 47.3 und s. Differenzialdiagnosen.

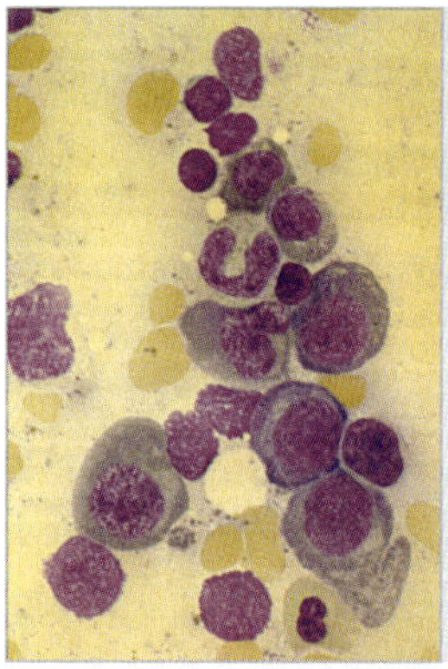

Abb. 47.1 Megaloblastäres Knochenmark mit stark gesteigerter Erythropoese (aus Siegenthaler, Siegenthalers Differenzialdiagnose, Thieme, 2005).

▸ **Differenzialdiagnosen:** Wichtigste Differenzialdiagnose der makrozytären Anämie sind die myelodysplastischen Syndrome. Da sie mit einer isolierten makrozytären Anämie einhergehen können, muss in jedem Fall eine zytologische bzw. histologische Untersuchung des Knochenmarks erfolgen. Diese zeigt bei einer makrozytären Anämie typischerweise eine Hyperplasie der Erythropoese, sodass das Verhältnis von granulopoetischen Zellen zu erythropoetischen Zellen (G/E-Index) etwa 1:1 ist (normal 3:1). Die Erythropoese ist jedoch ineffektiv (Kernreifungsstörung durch Vitamin-B_{12}- bzw. Folsäuremangel), sodass Megaloblasten dominieren (▸ Abb. 47.1). Neben der ineffektiven Erythropoese liegt zudem meist eine Ausreifungsstörung der Granulo- und Thrombopoese vor, die zu einer Leuko- und/oder Thrombopenie führen kann. Zum Knochenmarkbefund bei myelodysplastischem Syndrom s. Fall 100.

▸ **Therapie:** Eine kausale Therapie (z. B. medikamentöse Behandlung einer Wurmerkrankung) ist in der Mehrzahl der Fälle (atrophische Autoimmungastritis) nicht möglich, sodass eine Substitution von Vitamin B_{12} und/oder Folsäure erfolgen muss:

- Vitamin B_{12}: akut 100 µg Hydroxycobalamin pro Tag i. m. für 3 Wochen, dann 500 µg i. m. alle 3 Monate als Erhaltungsdosis
- Folsäure: 5 mg/d p. o.

Zusatzthemen für Lerngruppen

- myelodysplastisches Syndrom
- Differenzialdiagnosen der hypochromen Anämie
- hämolytische Anämien (Ursachen, Diagnostik)

48 Kolorektales Karzinom

48.1 Welche diagnostischen Maßnahmen (in der Reihenfolge des praktischen Vorgehens) schlagen Sie zum Tumorstaging und zur Komplettierung der Diagnostik vor? Begründen Sie Ihren Vorschlag!

1. Bestimmung des Tumormarkers CEA (karzinoembryonales Antigen), um einen prätherapeutischen Ausgangswert zwecks Vergleich mit Verlaufskontrollen zu erhalten
2. Röntgenbild des Thorax zwecks Metastasensuche
3. Sonografie und CT des Abdomens (▸ Abb. 48.1) und kleinen Beckens zur Erfassung der Tumorausdehnung und Metastasensuche
4. rektale Endosonografie zur Erfassung der Tumorinfiltration der Darmwand und damit des Tumorstadiums.

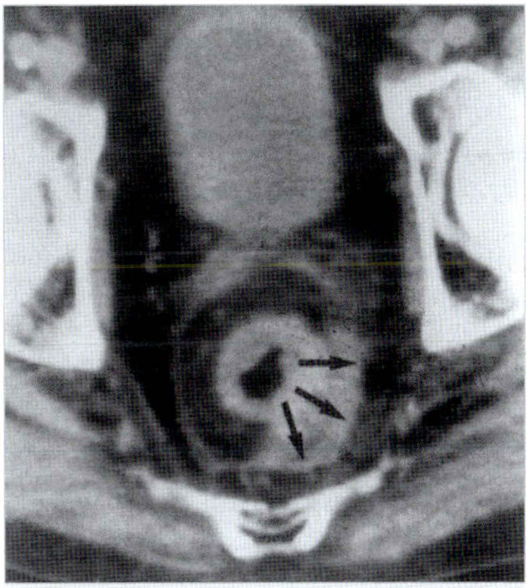

Abb. 48.1 CT eines fortgeschrittenen Rektumkarzinoms mit Durchbruch bis zu den rektalen Hüllfaszien zwischen 3.00 und 7.00 Uhr. Regionale Lymphknotenmetastasierung bei 5.00 Uhr. Sehr charakteristisch für derartige fortgeschrittene Karzinome (wie auch nach Strahlentherapie) ist die ausgeprägte Betonung der rektalen Hüllfaszien, die normalerweise kaum sichtbar sind (aus Schumpelick, Bleese, Mommsen; Kurzlehrbuch Chirurgie, Thieme, 2010).

48.2 In welchen Organen erwarten Sie zuerst Fernmetastasen?

Als erstes in der Leber, dann in der Lunge, später in anderen Organen.

48.3 Welche Wege der lymphogenen Metastasierung sind bei einem Rektumkarzinom zu erwarten? Welchen lymphogenen Metastasierungsweg erwarten Sie bei diesem Patienten?

- **proximales Rektumdrittel:** Metastasierung in die paraaortalen Lymphknoten
- **mittleres Rektumdrittel** (Patient!): zusätzlich Metastasierung in die Lymphknoten der Beckenwand
- **distales Rektumdrittel:** zusätzlich Metastasierung in die inguinalen Lymphknoten und die Lymphknoten der Beckenwand

48.4 Das Staging ergibt ein Tumorstadium T_3 N_0 M_0 (= UICC II oder Dukes B). Machen Sie einen Therapievorschlag!

- operative Therapie mit kurativem Ansatz: totale Rektumresektion mit totaler oder partieller Resektion des Mesorektums (Lymphablflussgebiet!)
- postoperative adjuvante Radio-Chemotherapie mit 5-Fluoruracil (mit oder ohne Folinsäure)

Kommentar

Das kolorektale Karzinom ist der zweithäufigste maligne Tumor des Mannes (nach dem Bronchialkarzinom) und der Frau (nach dem Mammakarzinom).

▸ **Ätiologie und Pathogenese:** Kolorektale Karzinome entstehen meist aus dysplastischen Adenomen (**Adenom-Karzinom-Sequenz**). Ursache der malignen Entartung der Adenome ist eine Reihe von Mutationen, die folgende Gene betrifft (in der Reihenfolge ihres Auftretens): APC-Gen (Tumorsuppressor-Gen), k-ras-Onkogen, DCC-Tumorsuppressor-Gen, p53-Tumorsuppressor-Gen. Das Karzinomrisiko ist erhöht bei einer Größe des Adenoms von mehr als 1 cm, villösen Anteilen in der Histologie und einem gehäuften Auftreten der Adenome.

- **Risikofaktoren:** hoher Konsum an tierischen Fetten und Eiweißen, Nikotinabusus, Alkoholabusus
- **obligate Präkanzerosen:** familiäre adenomatöse Polyposis (FAP), hereditäres nichtpolypöses Kolonkarzinom-Syndrom (HNPCC)
- **andere Risikoerkrankungen:** chronisch-entzündliche Darmerkrankungen (vor allem Colitis

ulcerosa), Z. n. kolorektalem Karzinom, Karzinome von Mamma, Ovar und Corpus uteri.

▶ **Pathologie:** ⅘ aller kolorektalen Karzinome sind Adenokarzinome; Schleim bildende und undifferenzierte Karzinome sind mit je 10% deutlich seltener. 80% der kolorektalen Karzinome finden sich im Rektum oder Sigma. Der Tumor breitet sich per continuitatem in der Darmwand aus. Er metastasiert hämatogen (s. Frage 48.2) – da das venöse Blut des Dickdarms in die Pfortader abfließt, sind Lebermetastasen häufig und werden bei 25% der Patienten bereits bei Diagnosestellung gefunden – und lymphogen (s. Frage 48.3). Dabei ist mit einer umso ausgedehnteren Metastasierung zu rechnen, je weiter distal der Tumor angesiedelt ist.

▶ **Stadieneinteilung:** Die Infiltrationstiefe ist prognostisch relevant und Grundlage der verschiedenen Tumorklassifikationen, die zur Prognoseabschätzung und Therapieplanung eingesetzt werden (UICC-, Dukes- oder TNM-Klassifikation [▶ Tab. 48.1]).

▶ **Klinik:** Symptome treten meist erst in fortgeschrittenem Tumorstadium auf: eine Veränderung der Stuhlgewohnheiten, wie Obstipation (s. Fall) oder Wechsel von Obstipation und Diarrhö, Blut im Stuhl, Anämie. Sehr spät kommt es zu Subileus oder Ileus und Kachexie.

▶ **Diagnostik:**
- Vorsorgeuntersuchungen:
  - bei obligater Präkanzerose jährliche Koloskopie ab dem 10. (FAP) oder 20. Lebensjahr (HNPCC)
  - bei Nichtrisikopatienten: Koloskopie alle 10 Jahre ab dem 50. Lebensjahr (bei Verwandten 1. Grades mit kolorektalem Karzinom ab dem 40. Lebensjahr), fäkaler Okkultblut-Test jährlich ab dem 50. Lebensjahr
- **Diagnostik bei V. a. kolorektales Karzinom und Staging-Diagnostik:** s. Fall bzw. s. Frage 48.1

▶ **Therapie:** Sie besteht in der operativen Entfernung des betroffenen Darmabschnitts unter Wahrung eines Sicherheitsabstands im gesunden Gewebe. Bei primär nicht kurativ resezierbaren Tumoren kann durch eine neoadjuvante Radiochemotherapie versucht werden, ein Down-Staging zu erreichen. Bei isolierten Leber- und Lungenmetastasen ist eine gezielte Resektion möglich. Bei lokal fortgeschrittenen Kolon- und Rektumkarzinomen kann eine adjuvante Radiochemotherapie (5-Fluoruracil) die Prognose verbessern. Nicht operable Patienten werden palliativ behandelt (z. B. mit Kryooder Lasertherapie, Umgehungsanastomosen). Durch die Zugabe von humanisierten Antikörpern gegen VEGF (z. B. Bevacizumab oder Cetuximab) zu den klassischen Chemotherapeutika können bei Patienten mit nachgewiesener k-ras-Mutation höhere Ansprechraten bei fortgeschrittenen kolorektalen Karzinomen erreicht werden.

▶ **Nachsorge:** Die Abstände, in denen die Nachsorgeuntersuchungen erfolgen, hängen vom Tumorstadium ab (Faustregel: einmal jährlich). Etwa 70% der Lokalrezidive treten in den ersten beiden Jahren nach der Operation auf. Nachsorgemaßnahmen:
- Anamnese, körperliche Untersuchung
- Koloskopie
- Abdomensonografie

Tab. 48.1 Klassifikation und Prognose des kolorektalen Karzinoms (nach Alexander et al., Thiemes Innere Medizin, Thieme, 1999).

UICC (Dukes-Stadium)	TNM	5-Jahres-Überlebensrate
Stadium I (A)	$T_{1-2}\ N_0\ M_0$	95%
Stadium II (B1, B2)	$T_{3-4}\ N_0\ M_0$	80–95%
Stadium III (C)	$T_x\ N_1\ M_0$ $T_x\ N_2\ M_0$	70–75% 45%
Stadium IV (D)	$T_x\ N_x\ M_1$	2–25%

T1 = Submukosa, T2 = Muscularis propria, T3 = Subserosa, nichtperitonealisiertes perikolisches, perirektales Gewebe, T4 = viszerales Peritoneum/andere Organe oder Strukturen, N1 = < 3 perikolische/perirektale LK, N2 = > 3 perikolische/perirektale LK, N3 = LK an Gefäßstämmen erfasst

- Röntgenaufnahme des Thorax
- CEA-Bestimmung nur, wenn CEA präoperativ erhöht war

▶ **Prognose:** Die Überlebensrate hängt wesentlich vom Tumorstadium ab (▶ Tab. 48.1).

Zusatzthemen für Lerngruppen

- Tumormarker: Marker, Indikation, Interpretation
- kolorektale Adenome
- fäkaler Okkultblut-Test: Prinzip, Interpretation, Stellenwert
- Reizdarmsyndrom

49 Akuter arterieller Verschluss

49.1 Wie lautet Ihre Verdachtsdiagnose?

Akuter arterieller Verschluss der A. femoralis communis, da im Versorgungsgebiet dieses Gefäßes klassische Leitsymptome dieses Krankheitsbildes vorliegen: Schmerzen, Kältegefühl, geringere Temperatur als am kontralateralen Bein, Blässe und Pulslosigkeit. Der Verschluss ist am ehesten embolischer Genese, da die Symptomatik plötzlich aufgetreten ist und das EKG Vorhofflimmern zeigt.

49.2 Nennen Sie die diagnostischen und therapeutischen Maßnahmen, die in dieser Situation erforderlich sind! Begründen Sie jede Maßnahme!

- **diagnostische Maßnahmen:**
  - Blutentnahme: Kreatinin, Blutbild, Transaminasen (Organstatus vor Therapie), Quick, PTT (Status vor Einleitung einer Antikoagulation), CK (bereits Muskelschädigung?), Laktat (Hinweis auf anaerobe Energiegewinnung, Zeichen der Organischämie)
  - Farbduplexsonografie zur Lokalisation der Embolie
  - später: kardiologische Diagnostik zur Abklärung des Vorhofflimmerns (Belastungs-EKG, transösophageale Echokardiografie zur Suche nach intrakardialen Thromben)
  - Blutdruck- und Pulskontrolle zwecks Kontrolle der Kreislaufsituation bei Herzrhythmusstörung (Vorhofflimmern)
  - Monitorüberwachung bei absoluter Arrhythmie mit schneller Überleitung zwecks Rhythmusüberwachung
- **therapeutische Maßnahmen:**
  - Vollheparinisierung (initial etwa 25 000 IE unfraktioniertes Heparin i. v./24 h, Ziel: PTT-Verlängerung auf das Doppelte bis Dreifache der Norm) zur Prophylaxe von Appositionsthromben und zur Antikoagulation bei Vorhofflimmern
  - Tieflagerung der Extremität (verbessert Perfusion)
  - Polsterung des Beins (schützt vor Druckschäden)
  - Watteverband (schützt vor Auskühlung)
  - Vorstellung in der chirurgischen Abteilung zur Embolektomie mittels Ballonkatheter innerhalb der nächsten 6 Stunden, damit die kritische Ischämietoleranz des Gewebes nicht überschritten wird
  - später: Versuch, den Sinusrhythmus wiederherzustellen (medikamentös oder durch Kardioversion), bei arterieller Embolie jedoch erst nach Ausschluss weiterer intrakardialer Thromben durch die transösophageale Echokardiografie und nach ausreichender Antikoagulation

49.3 Welche Ursache vermuten Sie und welche therapeutischen Maßnahmen ergreifen Sie?

- **Verdachtsdiagnose:** Heparin-induzierte Thrombozytopenie Typ II (HIT II)
- **therapeutische Maßnahmen:**
  - Heparintherapie sofort beenden
  - Wechsel auf andere Antithrombotika, z. B. Lepirudin
  - Therapie der Thromboembolien (s. o.), ggf. alternativ systemische Fibrinolyse, falls multiple Embolien vorliegen oder die Emboli nicht mit Fogarty-Katheter zu erreichen sind

Kommentar

Beim **akuten arteriellen Verschluss** kommt es zu einer partiellen oder kompletten Verlegung des Gefäßlumens.

► **Ätiologie:** Ursache ist eine Embolie oder eine Thrombose, wobei embolische Verschlüsse etwa viermal häufiger sind. Wesentlicher Risikofaktor einer arteriellen Embolie ist das Vorhofflimmern, da hierbei intrakardiale Thromben entstehen können.

► **Klinik:** Die klassischen **Leitsymptome** des akuten arteriellen Verschlusses einer Extremität sind die **6 „P" nach Pratt:** pain (akut einsetzender, starker Schmerz), paleness (Blässe), paralysis (Bewegungsunfähigkeit), paraesthesia (Missempfindungen), pulselessness (Pulslosigkeit) und prostration (Schock). Im vorliegenden Fall sind mit Ausnahme von Missempfindungen und Schock alle Leitsymptome vorhanden.

► **Diagnostik:** s. Fall und Frage 49.2. Da es sich um einen gefäßchirurgischen Notfall handelt, ist die Farbduplexsonografie der Arteriografie zur Lokalisation des Gefäßverschlusses vorzuziehen. Im Anschluss an die Notfalltherapie muss die Ursache des Gefäßverschlusses geklärt werden (s. Frage 49.2). Im vorliegenden Fall besteht Vorhofflimmern, wie an den unregelmäßigen RR-Abständen, dem Fehlen typischer P-Wellen sowie den groben Flimmerwellen (besonders gut erkennbar in Ableitung V_1) zu erkennen ist.

► **Therapie:** s. Frage 49.2. Entscheidend ist die umgehende Einleitung einer adäquaten Therapie mit dem Ziel, die Perfusion der verschlossenen Extremität umgehend wiederherzustellen. Therapie der Wahl ist die möglichst schnelle Entfernung des Embolus bzw. des thrombotischen Materials mittels Fogarty-Katheter durch einen Chirurgen. Bei peripheren Verschlüssen, die mit dem Katheter nicht vollständig rekanalisiert werden können, ist eine lokale Fibrinolyse möglich.

Zur **Heparin-induzierten Thrombozytopenie** s. Fall 144.

Zusatzthemen für Lerngruppen →•

- Fibrinolysetherapie (Indikationen, Kontraindikationen, Substanzen, Nebenwirkungen)
- Therapie des Vorhofflimmerns
- Angiografie (Indikationen, Risiken)

50 Herpes zoster (Zoster, Gürtelrose)

50.1 Wie lautet Ihre Verdachtsdiagnose?

Herpes zoster (Zoster, Gürtelrose), denn die Symptome sind für diese Erkrankung typisch: Schmerzen im Bereich eines oder mehrerer Dermatome (hier Th 8/9), gefolgt von einem schmerzhaften Erythem in diesem Bereich. Im Erythem finden sich gruppiert stehende Papeln, die sich rasch in Bläschen, später in Pusteln umwandeln und anschließend unter Krustenbildung abheilen. Herpes zoster betrifft häufig alte Menschen.

50.2 Was ist die Ursache der Erkrankung?

Reaktivierung einer Varizella-Zoster-Infektion.

50.3 Welche Rolle spielt die Antikörperdiagnostik bei dieser Erkrankung?

Die Bestimmung von Antikörpern gegen Varizella-Zoster-Virus (VZV) ist bei V. a. Herpes zoster nicht indiziert, da sich durch die Reaktivierung der Infektion nichts am Antikörperstatus (VZV-IgG positiv) ändert und ein positiver IgG-Befund aufgrund der hohen Prävalenz in der Bevölkerung bei vielen klinisch Gesunden erhoben werden kann. Lediglich der Nachweis von Antikörpern der Klasse IgM spricht – bei zuvor negativem Befund – für eine akute VZV-Infektion (z. B. Windpocken).

50.4 Wie wird die Erkrankung behandelt?

Mit Virustatika, z. B. Aciclovir oder Famciclovir.

50.2 Nennen Sie typische Komplikationen der Ersterkrankung!

- bakterielle Superinfektion der Haueffloreszenzen, meist durch Streptococcus pyogenes oder Staphylococcus aureus
- Zerebellitis, Enzephalitis, transverse Myelitis
- interstitielle Pneumonie (Varizellenpneumonie): Sie tritt häufiger bei Erwachsenen als bei Kindern auf und hat eine hohe Letalität!
- Hepatitis
- Arthritis
- Myokarditis, Otitis media

- Embryopathie bei Infektion in der Frühschwangerschaft

Kommentar

Der Herpes zoster (Zoster, Gürtelrose) ist die typische Manifestation der Reaktivierung einer Infektion mit dem Varizella-Zoster-Virus (VZV).

▶ **Ätiologie:** Die VZV-Infektion (Varizellen = Windpocken) tritt meist im Kindesalter auf. Das Virus ist hoch ansteckend und wird durch Tröpfcheninfektion übertragen. Nach Abklingen der Infektion, die bei Erwachsenen deutlich häufiger zu Komplikationen (s. Frage 50.2) führt als bei Kindern, persistiert das Virus in den Spinalganglien. Herpes zoster entsteht bei erneuter Virusreplikation in den Spinalganglien und Ausbreitung der Viren entlang der Spinalnerven. Hierzu kommt es gehäuft bei einer Schwäche des Immunsystems, z. B. bei alten Menschen, bei HIV-Infizierten oder unter immunsuppressiver Therapie.

▶ **Klinik:** s. Frage 50.1. Die Hautveränderungen treten einseitig und im Bereich eines oder mehrerer Dermatome auf; thorakale Dermatome sind häufiger befallen als zervikale, lumbale oder sakrale. Typisch ist auch ein Befall des Dermatoms des 1. Trigeminusastes (Zoster ophthalmicus, ▶ Abb. 50.1) sowie des 3. Trigeminusastes (Zoster oticus, die Haut des äußeren Gehörgangs betreffend), teilweise mit Einbeziehung von Hirnnerven (Hirnnervenparese). Das Zoster-Exanthem ist äußerst schmerzhaft. Zwar heilt es meist nach ca. 10 Tagen ab, doch können die Schmerzen im ehemals betroffenen Dermatom persistieren (postherpetische Neuralgie).

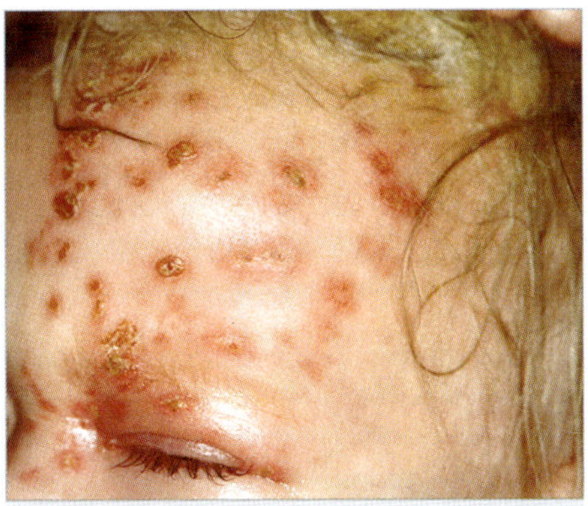

Abb. 50.1 Zoster ophthalmicus bei einem 16 Monate alten Jungen (aus Gortner, Meyer, Sitzmann; Duale Reihe Pädiatrie, Thieme, 2012).

▶ **Diagnostik:** Die Diagnose wird **klinisch** gestellt. Ein Erregernachweis mittels PCR und Serologie (s. Frage 50.3) ist nur bei schweren Verläufen (z. B. bei Immunsupprimierten) indiziert.

▶ **Therapie:** Das Exanthem bedarf abgesehen von **Virustatika** (s. Frage 50.4) einer effektiven **Schmerztherapie**. Neben klassischen Analgetika (z. B. Paracetamol) kann bei einer postherpetischen Neuralgie Carbamazepin schmerzlindernd wirken. Ist der Schmerz mit medikamentöser Therapie nicht in den Griff zu bekommen, können neurochirurgische Verfahren (Chordotomie, Koagulation von Spinalganglien) zum Einsatz kommen.

Zusatzthemen für Lerngruppen

- Virustatika
- Zytomegalievirusinfektionen (Klinik, Diagnostik, Therapie)
- Differenzialdiagnosen des Thoraxschmerzes

51 Akute Diarrhö

51.1 Versuchen Sie, durch Befragung des Patienten die Zahl der in Frage kommenden Ursachen zu reduzieren! An welche Ursachen denken Sie und wonach fragen Sie?

- **bakterielle, virale oder Protozoen-Infektion** (**Enteritis**): Auslandsaufenthalt, verdorbene Lebensmittel oder ungares Geflügel gegessen, Kontakt zu Personen mit Durchfallerkrankung, Fieber?
- **Lebensmittelvergiftung** durch bakterielle Toxine (z. B. von Staphylococcus aureus, Clostridien): Übelkeit, Erbrechen, verdorbene Lebensmittel oder Inhalt alter Konserven gegessen?
- **chronische entzündliche Darmerkrankung** (Morbus Crohn, Colitis ulcerosa): Bauchschmerzen, schon früher ähnliche Symptomatik, Blut im Stuhl?
- **übermäßiger Konsum von schlecht resorbierbaren Kohlenhydraten** (Mannit, Sorbit [Zuckerersatzstoffe], Laktulose): Nahrungsmittelanamnese inkl. Getränke (Alkohol) und Süßstoffe

- **Reizdarmsyndrom** (**Colon irritabile**): Änderung von Stuhlkonsistenz und -frequenz, Ausschluss anderer Erkrankungen
- **Malassimilationssyndrome** (Sprue, Disaccharidasemangel, Gallensäureverlustsyndrom, exokrine Pankreasinsuffizienz, Morbus Whipple; Malassimilation = unzureichende Aufnahme wichtiger Nahrungsbestandteile infolge einer Verdauungsstörung [Maldigestion] oder Resorptionsstörung [Malabsorption]): Auftreten nach Konsum bestimmter Lebensmittel (z. B. Getreideprodukte bei Sprue, Milchprodukte bei Laktoseintoleranz), Begleitsymptome (z. B. Arthritis, Sakroiliitis bei Morbus Whipple)?
- **Medikamente:** Einnahme von Laxanzien, Antibiotika?
- **Nahrungsmittelallergie:** Auftreten nach Konsum bestimmter Nahrungsmittel, Begleitsymptome (Asthma, Rhinitis, Urtikaria), Allergien (z. B. Heuschnupfen)?

51.2 Welche diagnostischen Maßnahmen sollten Sie bei einer akuten Diarrhö durchführen? Begründen Sie Ihren Vorschlag!

- Untersuchung des Stuhlgangs auf pathogene Keime (mehrfach!) zwecks Erregersuche
- Labordiagnostik: Nierenretentionswerte, Elektrolyte, BSG oder CRP, Blutbild, Leberwerte und Gerinnungsparameter, um eine Exsikkose mit ggf. akutem prärenalen Nierenversagen, eine Entzündungsreaktion und eine Begleithepatitis auszuschließen bzw. nachzuweisen
- Bestimmung von Clostridium-difficile-Toxin zum Nachweis einer pseudomembranösen Kolitis bei vorausgegangener Antibiotikatherapie

Kommentar

Eine Frequenz der Stuhlentleerung von dreimal pro Woche bis dreimal täglich wird als normal angesehen, eine häufigere Stuhlentleerung als Diarrhö definiert.

▶ **Einteilung:** Um die Zahl der Differenzialdiagnosen einzugrenzen, hat sich die Einteilung in akute Diarrhö (Dauer ≤ 3 Wochen) und chronische Diarrhö (Dauer > 3 Wochen) bewährt.

▶ **Ätiologie:** Eine **akute Diarrhö** hat bei jungen Patienten und sonst unauffälliger Vorgeschichte – wie im vorliegenden Fall – am häufigsten eine infektiöse Genese (Enteritis). Typische Erreger einer bakteriellen Enteritis sind Salmonellen, E. coli (vor allem Enterotoxin bildende Stämme), Shigellen und Campylobacter jejuni. Diese Erreger sind auch typische Auslöser der „Reisediarrhö“, die nach oder während eines Aufenthaltes in Ländern mit geringem hygienischen Standard auftritt. Seltenere Ursachen sind Lebensmittelvergiftung durch bakterielle Toxine und Medikamente.

Ursachen der **chronischen Diarrhö** sind chronische Darminfektionen – häufig mit Protozoen (z. B. Askariden) –, Medikamente (Laxanzienabusus), chronisch-entzündliche Darmerkrankungen und Malabsorptionssyndrome.

▶ **Klinik:** Je nach Ursache ist die Diarrhö von Übelkeit und Erbrechen, Fieber, Blutbeimengung zum Stuhl oder anderen Symptomen begleitet (s. Frage 51.1).

▶ **Diagnostik:** Wie Frage 51.1 zeigt, ist die Anamnese wegweisend. Je nach Verdachtsdiagnose ist eine Stuhluntersuchung, der serologische Erregernachweis oder eine endoskopische Untersuchung mit Biopsie indiziert.

▶ **Therapie:** Bakterielle und virale Enteritiden sind fast immer selbstlimitierend. Eine antibiotische Behandlung ist daher nicht erforderlich und bleibt schweren Verläufen (Sepsis, blutige Durchfälle) vorbehalten. Dem Patienten werden daher Allgemeinmaßnahmen wie reichliches Trinken empfohlen. Bei ausgeprägten Flüssigkeitsverlusten sollten diese durch parenterale Flüssigkeitsgabe ausgeglichen werden, da bei zunehmender Exsikkose die Gefahr von Komplikationen (z. B. prärenales Nierenversagen, Hypokaliämie) zunimmt. Kurzfristig kann die Gabe von Loperamid zur Reduktion der Stuhlfrequenz erforderlich sein. Eine durch Protozoen (Lamblien, Amöben) hervorgerufene Enteritis wird mit Metronidazol behandelt. Zur Therapie der Sprue s. Fall 136, der Laktoseintoleranz s. Fall 60, des Morbus Crohn s. Fall 145 und der Colitis ulcerosa s. Fall 114.

Zusatzthemen für Lerngruppen →•

- Typhus abdominalis
- exokrine Pankreasinsuffizienz
- Laktoseintoleranz

52 Diabetische Nephropathie

52.1 Welche diagnostischen Maßnahmen schlagen Sie zur Abklärung der Ödeme vor?

- **Konzentrationsbestimmung des Albumins im Urin** zur Erfassung einer Mikroalbuminurie (Ausscheidung von 30–300 mg Albumin/d oder 20–200 mg Albumin/l Spontanurin = Frühzeichen der diabetischen Nephropathie!)
- **Blutdruckmessung** (s. u.)
- **EKG:** kardiale Erkrankung (z. B. KHK, hypertensive Herzkrankheit)
- **Echokardiografie:** Kontraktilität (Herzinsuffizienz?), Dilatation der Herzhöhlen (Herzinsuffizienz?), Hypertrophie des Myokards (hypertensive Herzkrankheit?)
- **Labor:** Elektrophorese (Dysproteinämie?), Elektrolyte

52.2 Welche weiteren diagnostischen Maßnahmen schlagen Sie der Patientin vor?

- **Augenuntersuchung** (Augenhintergrund und Visus), am besten durch einen Augenarzt, zum Ausschluss bzw. Nachweis einer diabetischen Retinopathie
- **Blutdruckmessung** an beiden Armen und 24-Stunden-Blutdruckmessung zum Ausschluss einer arteriellen Hypertonie
- **neurologische Untersuchung:** Prüfung von Vibrations-, Temperatur- und Schmerzempfindung und Muskeleigenreflexen zum Ausschluss bzw. Nachweis einer diabetischen Neuropathie
- **Inspektion und Palpation der Füße** (Hyperkeratose, Ulzera, Nekrosen, Pulsstatus, Temperatur?) zum Ausschluss bzw. Nachweis eines diabetischen Fußsyndroms
- **Laboruntersuchungen:** HbA_{1c}, Blutzuckertagesprofil (Blutzuckereinstellung?), Cholesterin, HDL-Cholesterin (Arteriosklerose-Risikoprofil?)
- **Untersuchung der Gefäße:** Pulsstatus, Belastungs-EKG und Ultraschalluntersuchung der Karotiden (Plaques, Stenosen?) zum Ausschluss bzw. Nachweis einer diabetischen Makroangiopathie

52.3 Welche Stadien der diabetischen Nephropathie kennen Sie? Nennen Sie typische Befunde des jeweiligen Stadiums!

- **Stadium 1 (Nierenschädigung mit normaler Nierenfunktion):** S-Kreatinin im Normbereich, Blutdruck im Normbereich oder Hypertonie, Dyslipidämie, raschere Progression von KHK, AVK, Retinopathie und Neuropathie
  - **Stadium 1a (Mikroalbuminurie):** Albuminausscheidung 20–200 mg/l, Kreatininclearance > 90 ml/min
  - **Stadium 1b (Makroalbuminurie):** Albuminausscheidung > 200 mg/l, Kreatininclearance > 90 ml/min
- **Stadium 2 (Nierenschädigung mit Niereninsuffizienz):** S-Kreatinin grenzwertig oder erhöht, Hypertonie, Dyslipidämie, Hypoglykämie-Neigung, rasche Progression von KHK, AVK, Retinopathie u. Neuropathie. Anämie-Entwicklung, Störung des Knochenstoffwechsels
  - **Stadium 2a (leichtgradig):** Albuminausscheidung > 200 mg/l, Kreatininclearance 60–89 ml/min
  - **Stadium 2b (mittelgradig):** Albuminausscheidung > 200 mg/l, Kreatininclearance 30–59 ml/min
  - **Stadium 2c (hochgradig):** Albuminausscheidung abnehmend, Kreatininclearance 15–29 ml/min
  - **Stadium 2d (terminal):** Albuminausscheidung abnehmend, Kreatininclearance < 15 ml/min

52.3 Welche Maßnahmen ergreifen Sie bei einer manifesten diabetischen Nephropathie?

- straffe Blutdruckeinstellung; Zielwert 130/80 mmHg
- Meidung nephrotoxischer Substanzen (z. B. Röntgenkontrastmittel)
- eiweißreduzierte Diät
- Statine zur Senkung des LDL-Cholesterins auf < 100 mg/dl

52.5 Welche Substanzklassen sollten zur Behandlung einer arteriellen Hypertonie bevorzugt eingesetzt werden, wenn gleichzeitig eine diabetische Nephropathie vorliegt? Begründen Sie Ihren Vorschlag!

- ACE-Hemmer oder Angiotensin-II (AT_1)-Rezeptorantagonist, denn beide Substanzklassen senken den systemischen Blutdruck und haben darüber hinaus einen nephroprotektiven Effekt, den andere Antihypertensiva (z. B. Kalziumantagonisten) nicht aufweisen.
- ggf. Kombination mit Diuretika, Kalziumantagonisten o. a. Antihypertensiva

Kommentar

Die diabetische Nephropathie ist eine progrediente Nierenfunktionseinschränkung auf dem Boden einer Glomerulosklerose, also einer Verdickung der Basalmembran der Glomeruli. Sie ist Folge der diabetischen Mikroangiopathie, einer der Spätkomplikationen des Diabetes mellitus (s. Fall 37).

▸ **Ätiologie und Pathogenese:** Die Basalmembranverdickung der Glomeruli entsteht bei mangelhafter Blutzuckereinstellung durch Ablagerung von Glykoproteinen in der Basalmembran. Sie führt zu einer Störung der glomerulären Filtration und so zum Erscheinen von Molekülen im Urin, die normalerweise nicht filtriert werden (wie Albumin). Diese Veränderungen finden sich häufiger bei Typ-I- als bei Typ-II-Diabetikern. Die bei Diabetikern häufige arterielle Hypertonie verstärkt die Glomerulosklerose. Da bei Diabetikern Harnwegsinfekte gehäuft auftreten, können rezidivierende akute Pyelonephritiden die Nierenschädigung beschleunigen. Die Nierenschädigung wiederum verstärkt die arterielle Hypertonie.

▸ **Stadieneinteilung:** s. Frage 52.3.

▸ **Klinik:** Steigende Blutdruckwerte deuten auf eine beginnende oder manifeste diabetische Nephropathie hin. Das Auftreten von Ödemen ist dann Folge des Eiweißverlustes über die Niere. Ursache der Ödeme ist vor allem ein Albuminmangel (Serumalbumin < 2,5 g/dl) im Rahmen eines nephrotischen Syndroms (Proteinurie > 3 g/d, Eiweißmangel/Albuminmangel, Hyperlipoproteinämie). In fortgeschrittenen Stadien sind die Patienten vermehrt anfällig für Infektionen (IgG-Mangel durch Eiweißverlust), später treten Symptome der Niereninsuffizienz/Urämie (s. Fall 73) hinzu.

▸ **Diagnostik:** Bei jedem Diabetiker sollte zum Zeitpunkt der Erstdiagnose des Diabetes mellitus sowie in mindestens halbjährlichem Abstand die Albuminkonzentration im Urin, und zwar im ersten Morgenurin, bestimmt werden. Bei pathologischem Befund muss die Untersuchung wiederholt werden. Während eine Mikroalbuminurie bei konsequenter Behandlung noch reversibel ist, liegt bei einer nichtselektiven Proteinurie bereits eine irreversible strukturelle Nierenschädigung vor.

Zu weiteren Komponenten der Routinediagnostik bei Diabetikern s. Fall 37.

▸ **Therapie:** s. Frage 52.3 und 52.5. Die Therapie der Wahl der diabetischen Nephropathie besteht in der **Optimierung der Blutzuckereinstellung** (s. Fall 37) und in einer **konsequenten Blutdrucksenkung** mit einem Zielblutdruck von < 130/< 80 mmHg.

Zur Kontrolle ist eine 24-Stunden-Blutdruckmessung sinnvoll. Wegen ihrer Wirkung auf den intraglomerulären Druck und die glomeruläre Perfusion haben ACE-Hemmer und Angiotensin-II (AT_1)-Rezeptorantagonisten abgesehen vom blutdrucksenkenden auch einen nephroprotektiven Effekt und sollten daher bevorzugt eingesetzt werden. β-Blocker wirken lebensverlängernd, aber wohl weniger spezifisch nephroprotektiv.

Da Patienten mit diabetischer Nephropathie ein erhöhtes kardiovaskuläres Risiko haben, sind folgende weitere Therapiemaßnahmen sinnvoll: Eiweißzufuhr 0,8 g/kg KG/d, Nikotinverzicht, Senkung des LDL-Cholesterins < 100 mg/dl. Zudem kann eine Thrombozytenaggregationshemmung (ASS 100 mg/d) erwogen werden,

Zur Therapie der chronischen Niereninsuffizienz s. Fall 10.

Zusatzthemen für Lerngruppen →•

- nephrotisches Syndrom
- Differenzialdiagnosen der Proteinurie
- chronische Niereninsuffizienz (Symptome, Stadien, Therapie, Komplikationen)

53 Hyperkortisolismus (Cushing-Syndrom)

53.1 Wie lautet Ihre Verdachtsdiagnose?

Hyperkortisolismus (Cushing-Syndrom), da Hypertonie, Adynamie, Gesichtsschwellung („Vollmondgesicht", ▸ Abb. 53.1a) und Akne, stammbetonte Adipositas, livide breite Streifen (Striae distensae) im Bereich der Bauchhaut (▸ Abb. 53.1b) und Diabetes-mellitus-typische Symptome bzw. Befunde des Cushing-Syndroms sind.

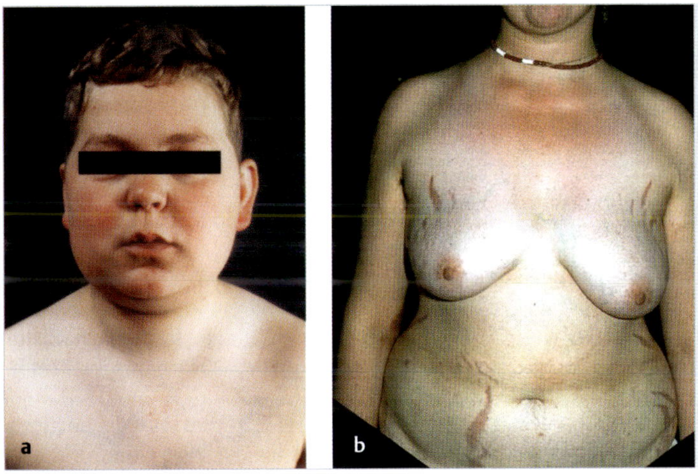

Abb. 53.1 Cushing-Syndrom (Balletshofer, Gallwitz, Müssig; Endokrinologie und Diabetes, Thieme, 2009):
a Vollmondgesicht
b stammbetonte Adipositas und Striae distensae

53.2 **Welche diagnostischen Maßnahmen schlagen Sie zur Sicherung der Verdachtsdiagnose vor? Welche Befunde erwarten Sie?**

1. **Dexamethason-Hemm- oder Suppressionstest** (Kurztest): Nach Einnahme von 2 mg Dexamethason um Mitternacht wird am folgenden Tag um 8.00 Uhr das Serumkortisol bestimmt. Bei Cushing-Syndrom wird die Kortisolsynthese in der Nebennierenrinde durch extern appliziertes Glukokortikoid nicht supprimiert, d. h. der 8-Uhr-Serumkortisolwert liegt nicht wie beim Gesunden unter 3 µg/dl. Ggf. kann ergänzend der Langtest durchgeführt werden: Nach Gabe von 8 mg Dexamethason um 24.00 Uhr über 2 Tage ist beim zentralen Cushing-Syndrom ein Abfall des Serumkortisols um mindestens 50 % zu erwarten. Diese Suppression ist bei einem adrenalen Cushing- oder einem ektopen ACTH-Syndrom nicht zu erwarten.
2. **Bestimmung der Kortisolkonzentration im 24-Stunden-Urin** (2 ×): bei Cushing-Syndrom deutlich erhöht
3. **Bestimmung der Kortisolkonzentration im Serum im Tagesprofil:** bei Cushing-Syndrom aufgehobene Tagesrhythmik
4. **bei pathologischem Ausfall der o. g. Tests** ergänzend:
   - **ACTH basal** (morgendliche ACTH-Serumkonzentration im Nüchternzustand): bei zentralem Cushing-Syndrom (= Morbus Cushing) erhöht, bei adrenalem Cushing-Syndrom supprimiert
   - **CRH-Test** (Bestimmung der ACTH-Serumkonzentration im Nüchternzustand sowie 15, 30, 60 und 90 min nach Injektion von 100 µg CRH): bei zentralem Cushing-Syndrom deutlicher Anstieg des ACTH bei bereits erhöhtem Basalwert
   - **Lokalisationsdiagnostik:** Sonografie, ggf. CT oder MRT der Nebennieren

53.3 **Durch welche dieser Untersuchungen lässt sich die vermutete Erkrankung am sichersten ausschließen?**

Durch den Dexamethason-Hemmtest: Wenn im Langtest eine Suppression der Kortisolsynthese nachgewiesen werden kann, ist ein Hyperkortisolismus ausgeschlossen.

53.4 **Nennen Sie weitere Ursachen der sekundären Hypertonie!**

- Nierenarterienstenose
- Conn-Syndrom (Hyperaldosteronismus)
- Pseudohyperaldosteronismus
- Akromegalie
- adrenogenitales Syndrom
- Phäochromozytom
- primärer Hyperparathyreoidismus
- Medikamente (z. B. Ovulationshemmer, Ciclosporin)

Kommentar

Als Cushing-Syndrom fasst man die Symptome zusammen, die aufgrund eines chronischen Überangebots an Glukokortikoiden, d.h. eines Hyperkortisolismus, entstehen.

▶ **Ätiologie:** Am häufigsten ist das Cushing-Syndrom durch eine **Langzeitbehandlung mit Glukokortikoiden** (z.B. bei Asthma bronchiale oder entzündlich-rheumatischen Erkrankungen) bedingt (exogenes Cushing-Syndrom). Eine weitere Ursache ist die **autonome ACTH-Produktion**, entweder in der Hypophyse (hormonell aktives Hypophysenadenom = zentrales Cushing-Syndrom = Morbus Cushing) oder durch Tumorzellen – am häufigsten durch kleinzellige Bronchialkarzinome – im Sinne eines paraneoplastischen Syndroms (ektopes ACTH-Syndrom). Dritte Ursache ist die **autonome Kortisolproduktion** durch Tumoren der Nebennierenrinde (bei Erwachsenen meist Adenome).

▶ **Klinik:** Bei über 80% aller Patienten mit einem zentralen Cushing-Syndrom findet sich eine arterielle Hypertonie, häufig aber auch bei Patienten mit einem exogenen Cushing-Syndrom. Typischerweise treten die im Fall genannten Symptome und Befunde, eine Anfälligkeit für eitrige Hautinfektionen (Furunkel), Wundheilungsstörungen, Muskelschwäche infolge einer Myopathie, gastrointestinale Ulzera, Osteoporose sowie bei Frauen eine Veränderung der Körperbehaarung hin zum männlichen Behaarungstyp (Hirsutismus) und Zyklusstörungen, bei Männern Potenzprobleme auf. Bei verzögerter Diagnose und Therapie ist die Morbidität und Mortalität von Patienten mit Cushing-Syndrom aufgrund des kardiovaskulären Risikoprofils (Hypertonie und Diabetes mellitus) erhöht.

▶ **Diagnostik:** s. Frage 53.2 und 53.3. Der Dexamethason-Hemm-Kurztest ist bei Vorliegen eines Hyperkortisolismus fast immer pathologisch. Allerdings ist die Spezifität des Kurztests recht gering, da bei adipösen Patienten die Suppression der Kortisolsynthese oft inkomplett ist, auch wenn kein Cushing-Syndrom vorliegt. Daher sollte in diesen Fällen ein Dexamethason-Hemm-Langtest angeschlossen werden. Zeigt auch der Langtest keine erkennbare Suppression der Kortisolsynthese, ist das Cushing-Syndrom so gut wie gesichert. Es sollte eine weiterführende Diagnostik (s. Frage 53.2, Punkt 2–4) angeschlossen werden.

▶ **Therapie:** Therapie der Wahl des Cushing-Syndroms ist die **Operation:** bei einem Tumor der Nebennierenrinde in Form einer einseitigen Adrenalektomie, bei einem Hypophysenadenom in Form einer transsphenoidalen Adenomektomie. In der postoperativen Nachsorge muss durch Funktionstests geklärt werden, ob eine Nebennierenunsuffizienz (nach Adrenalektomie) oder eine Hypophyseninsuffizienz (nach transsphenoidaler Operation) vorliegt und eine Hormonsubstitution erforderlich ist.

Beim ektopen ACTH-Syndrom wird die Kortisolsynthese medikamentös blockiert (Ketoconazol + Octreotid).

Zusatzthemen für Lerngruppen

- adrenogenitales Syndrom
- Akromegalie
- Inzidentalome

54 Chronische Hepatitis C

54.1 Wie lautet Ihre Verdachtsdiagnose?

Chronische Hepatitis C. Begründung: Der Nachweis von anti-HCV-Antikörper zeigt, dass sich der Organismus des Patienten mit dem Hepatitis-C-Virus auseinandergesetzt hat, ist jedoch kein Beweis für eine aktive (replikative) Infektion. Die chronische Transaminasenerhöhung in Verbindung mit dem Nachweis von anti-HCV-Antikörpern legt den Verdacht auf eine chronische Hepatitis C aber nahe.

54.2 Welche Diagnostik schlagen Sie zur Sicherung Ihrer Verdachtsdiagnose vor?

Um eine aktive (replikative) Hepatitis-C-Virusinfektion diagnostizieren zu können, muss HCV-RNA im Blut nachgewiesen werden.

54.3 **Welche weiteren diagnostischen Maßnahmen (in der Reihenfolge des praktischen Vorgehens) schlagen Sie vor Einleitung einer Therapie vor? Begründen Sie Ihren Vorschlag!**

1. **Bestimmung der Viruslast**, d. h. Quantifizierung der HCV-RNA im Blut, um einen Ausgangswert vor Therapiebeginn zu erhalten und anhand dieses Wertes das Ansprechen auf die Therapie beurteilen zu können.
2. **Bestimmung des HCV-Genotyps:** hat prognostische Bedeutung, ermöglicht Einschätzung des zu erwartenden Therapieerfolgs
3. **Sonografie** zum Ausschluss begleitender Lebererkrankungen (z. B. eines hepatozellulären Karzinoms)
4. **Leberbiopsie** zur Feststellung des histologischen Schweregrads der Entzündung (Grading) und zur Beurteilung fibrotischer Veränderungen (beginnende oder fortgeschrittene Zirrhose?).

54.4 **Wie wird eine chronische Hepatitis C behandelt?**

Antivirale Kombinationstherapie mit pegyliertem (PEG) Interferon-α und Ribavirin.

! **54.5** **Welche Ursache könnten die Schwerpunktneuropathie und die Purpura haben?**

Gemischte Kryoglobulinämie (monoklonales und polyklonales IgG), eine typische systemische Manifestation der Hepatitis-C-Infektion: Der Patient bildet gegen Antikörper gerichtete Autoantikörper, sodass Antikörperkomplexe entstehen (meist IgM-IgG). Diese präzipitieren bei niedriger Körpertemperatur und lagern sich z. B. in Gelenken und Gefäßen ab. Die Folgen sind Gelenkbeschwerden und/oder eine Vaskulitis, die vor allem kleine Gefäße betrifft, typischerweise die Hautgefäße (Purpura) und die Vasa nervorum (Schwerpunktpolyneuropathie = Mononeuropathia multiplex [Ausfälle einzelner peripherer Nerven] + distale symmetrische Polyneuropathie mit sensiblen und motorischen Ausfällen und Muskelatrophie [▶ Abb. 54.1]). Stets sind im Serum Kryoglobuline und ein Verbrauch von Komplementfaktoren nachweisbar (s. Fall, Ursache: Komplementaktivierung durch Antigen-Antikörper-Reaktion), häufig auch der Rheumafaktor, der wie die Kryoglobuline ein Autoantikörper (gegen das Fc-Fragment von IgG) ist.

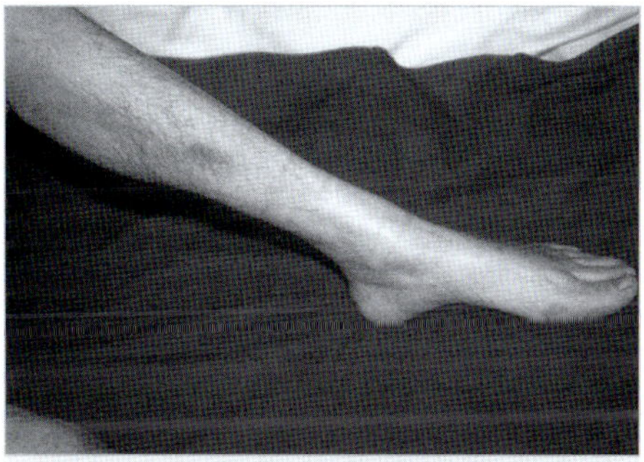

Abb. 54.1 Atrophie der Unterschenkelmuskulatur bei Schwerpunktneuropathie.

Kommentar

Als chronische Hepatitis bezeichnet man eine mehr als 6 Monate dauernde Leberentzündung. Mehr als ⅔ der chronischen Virushepatitiden sind durch das Hepatitis-C-Virus bedingt.

▶ **Ätiologie:** Das Hepatitis-C-Virus (HCV) ist ein RNA-Virus (Flavivirus). Es existieren 6 Genotypen und ca. 100 Subtypen. Die häufigsten Genotypen in Mitteleuropa sind 1a, 1b, 2 und 3. Die Übertragung erfolgt parenteral, sexuell oder perinatal. Risikogruppen sind i. v. Drogenabhängige und deren Partner (wichtigste Risikogruppe), Patienten, die mit Blutprodukten behandelt werden, Hämodialysepatienten und medizinisches Personal (Nadelstichverletzungen!).

▶ **Klinik:** Bei etwa 70 % der Patienten mit einer akuten Hepatitis C – die meist asymptomatisch verläuft – heilt die Infektion nicht aus und die Erkrankung wird chronisch. Auch die chronische Hepatitis C verläuft häufig asymptomatisch oder geht mit unspezifischen Allgemeinbeschwerden (z. B. Appetitlosigkeit, Abgeschlagenheit) einher. Etwa ⅕ der Patienten mit chronischer Hepatitis C entwickelt im weiteren Verlauf eine Leberzirrhose. Bei bis zu 7 % dieser Patienten tritt mit einer Latenz von 20–30 Jahren als Folge der chronischen Hepatitis C ein hepatozelluläres Karzinom auf. Außer diesen die Leber betreffenden Krankheitsfolgen kann eine gemischte Kryoglobulinämie (s. Frage 54.5), eine Glomerulonephritis, eine Autoimmun-Thyreoiditis oder ein Sjögren-Syndrom auftreten.

▶ **Diagnostik:** s. Frage 54.2 und 54.3. Bei der Quantifizierung der HCV-RNA sollte auch der HCV-Genotyp bestimmt werden, um den Therapieerfolg abschätzen zu können: Genotyp 1b spricht mit Abstand am schlechtesten auf die Therapie an. Die Genotypen 2a und 3a sprechen am besten auf eine antivirale Therapie an.

Bei etwa 50% der Patienten sind die Transaminasen nicht oder nur gering erhöht. Jedoch können auch bei normaler Serumkonzentration der Transaminasen bereits erhebliche entzündliche und fibrotische Veränderungen der Leber vorliegen. Daher sollte vor Einleitung der Therapie eine Leberbiopsie erfolgen, um den Schweregrad der Erkrankung beurteilen zu können.

▶ **Therapie:** Therapieziel bei der chronischen Hepatitis C ist die Elimination des HCV, um der Entwicklung einer Leberzirrhose vorzubeugen bzw. das Fortschreiten einer Leberzirrhose zu verlangsamen. Patienten mit gesicherter HCV-Infektion (HCV-RNA nachweisbar) und erhöhten Transaminasen sollten behandelt werden. Als Standardtherapie gilt die Kombinationstherapie aus rekombinantem PEG-Interferon-α2a und Ribavirin. Die Therapiedauer liegt in der Regel bei 6 bis 12 Monaten und richtet sich im Wesentlichen nach dem HCV-Genotyp, der HCV-RNA-Konzentration vor Therapie und dem virologischen Verlauf unter der Behandlung. Die Ansprechrate auf PEG-Interferone ist höher als die auf nicht modifizierte Interferone.

▶ **Prognose:** Je nach Genotyp kann bei etwa 50–80% der Patienten durch die Therapie mit PEG-Interferon-α und Ribavirin eine anhaltende Remission induziert werden. Bei Patienten, die auf diese Therapie nicht ansprechen, ist die Prognose durch die Entwicklung einer Leberzirrhose (etwa 20% der Patienten) und eines hepatozellulären Karzinoms reduziert.

Zusatzthemen für Lerngruppen

- Leberzirrhose
- akute Virushepatitis
- Differenzialdiagnosen der Vaskulitiden

55 Spondylitis ankylosans (Morbus Bechterew)

55.1 Wie lautet Ihre Verdachtsdiagnose?

Spondylitis ankylosans (ankylosierende Spondylitis, **Morbus Bechterew**), da über Monate andauernde Schmerzen im Bereich der kaudalen Wirbelsäule mit nächtlichem Maximum typisch für diese Erkrankung sind (sog. entzündlicher Rückenschmerz). Im fortgeschrittenen Krankheitsstadium ist die Beweglichkeit der Wirbelsäule typischerweise eingeschränkt. Auch große Gelenke (z. B. Kniegelenk) können entzündet sein. Auch die erhöhten Werte für BSG und CRP passen zur Verdachtsdiagnose „Spondylitis ankylosans".

55.2 Nennen Sie mehrere klinische Funktionsprüfungen, die bei der vermuteten Erkrankung typischerweise pathologisch ausfallen!

- **Messung der LWS-Beweglichkeit nach Schober:** Man bringt 10 cm kranial des Dornfortsatzes S1 eine Hautmarke an und bittet den Patienten, die LWS maximal zu beugen. Bei unbeeinträchtigter Wirbelsäule vergrößert sich dabei der Abstand zwischen diesen beiden Punkten um mindestens 4 cm, nicht jedoch bei Morbus Bechterew, da die Beweglichkeit der LWS eingeschränkt ist.
- **Messung der BWS-Beweglichkeit nach Ott:** Man bringt 30 cm kaudal des Dornfortsatzes C7 eine Hautmarke an und bittet den Patienten, die BWS maximal zu beugen. Bei unbeeinträchtigter Wirbelsäule vergrößert sich dabei der Abstand zwischen diesen beiden Punkten um mindestens 3 cm, nicht jedoch bei Morbus Bechterew, da die Beweglichkeit der BWS eingeschränkt ist.
- **Mennell-Handgriff:** Patient in Bauchlage; Überstreckung des Oberschenkels bei Fixierung von Kreuzbein und Becken; Schmerz im Bereich der Sakroiliakal (SI)-Gelenke (Mennell-Handgriff positiv) hinweisend auf SI-Arthritis.
- **Messung des Thoraxumfangs bei maximaler Inspiration** (**Atembreite**): Man misst den Thoraxumfang bei maximaler Inspiration und bei maximaler Exspiration, und zwar bei herabhängenden Armen in Höhe der Mamillen (bei Männern) bzw. oberhalb des Brustansatzes (bei Frauen). Bei Jüngeren mit unbeeinträchtigter

BWS beträgt die Differenz der Messwerte > 6 cm, bei Morbus Bechterew ist sie wegen der eingeschränkten Beweglichkeit der BWS geringer.

- **Kinn-Jugulum- und Hinterhaupt-Wand-Abstand:** Der Abstand zwischen Kinn und Jugulum ist im fortgeschrittenen Krankheitsstadium wegen zunehmender Beugung auch der HWS vermindert, der Abstand zwischen Hinterhaupt und Wand im Vergleich zu Gesunden erhöht.

55.3 Welche weiteren diagnostischen Maßnahmen (in der Reihenfolge des praktischen Vorgehens) sind sinnvoll? Begründen Sie Ihren Vorschlag!

1. Labor: Bestimmung des HLA-B27
2. Röntgen des Beckens oder Zielaufnahmen der SI-Gelenke
3. Röntgen der Wirbelsäule
4. MRT der SI-Gelenke, falls der Röntgenbefund der SI-Gelenke unauffällig ist

55.4 Welche therapeutischen Möglichkeiten gibt es?

- physikalische Therapie zur Erhaltung bzw. Verbesserung der Wirbelsäulenbeweglichkeit und zum Training der Rücken- und Schultergürtelmuskulatur
- nichtsteroidale Antirheumatika (NSAR): wirken antiphlogistisch und analgetisch
- anti-TNF-α-Antikörper (Infliximab, Adalimumab) oder TNF-α-Rezeptor-Fusionsproteine (Etanercept): vor allem in frühen Krankheitsstadien bei ausgeprägter klinisch und serologisch nachweisbarer Krankheitsaktivität (falls NSAR nicht ansprechen)
- Basistherapie (z. B. Methotrexat, Sulfasalazin): nur bei chronischer peripherer Gelenkbeteiligung; keine ausreichende Wirkung auf entzündliche Prozesse der Wirbelsäule oder der SI-Gelenke

Kommentar

Die Spondylitis ankylosans (ankylosierende Spondylitis, Morbus Bechterew) ist eine entzündlich-rheumatische Erkrankung mit obligater Beteiligung der SI-Gelenke und Hauptmanifestation am Achsenskelett. Je nach Krankheitsstadium finden sich entzündliche, destruktiv-proliferative oder ossifizierende Veränderungen vor allem im Bereich der SI-Gelenke und der Wirbelsäule.

▶ **Ätiologie:** Sie ist unbekannt. 90 % der Patienten mit Spondylitis ankylosans sind HLA-B27-positiv, was zusammen mit der familiären Häufung der Erkrankung für eine genetische Prädisposition spricht.

▶ **Klinik: Leitsymptom**, insbesondere im Frühstadium der Erkrankung, sind **Kreuzschmerzen**, die durch folgende Merkmale gekennzeichnet sind: 1. Chronizität (Dauer von mindestens 3 Monaten), 2. Schmerzmaximum in Ruhe, insbesondere in den frühen Morgenstunden, 3. Besserung bei Bewegung. Im Frühstadium sind darüber hinaus die SI-Gelenke klopfschmerzhaft. Im späteren Stadium nimmt die Wirbelsäulenbeweglichkeit aufgrund einer Verknöcherung von Wirbelgelenken, Bandscheiben und Bändern ab und die Kyphose der BWS nimmt zu. Der Krankheitsverlauf ist äußerst variabel, das Spektrum reicht von blanden Verläufen bis zu Fällen mit rasch progredienter **Versteifung der Wirbelsäule**. Bei bis zu 30 % der Patienten tritt eine **Oligoarthritis großer Gelenke**, bei ca. 25 % der Patienten eine **Iridozyklitis** auf. Die Iridozyklitis ist meist einseitig und rezidiviert. Häufig treten auch Schmerzen im Bereich der Insertionsstellen von Sehnen oder Bändern auf (**Insertionstendopathie**), die durch entzündliche Veränderungen bedingt sind. Selten treten im Spätstadium eine Kardiomyopathie, Aortitis und eine Lungenfibrose auf.

▶ **Diagnostik:** Zu Beginn der Erkrankung ist der Entzündungsprozess vor allem im Bereich der SI-Gelenke nachweisbar. Typische Zeichen einer SI-Arthritis im **Röntgenbild der SI-Gelenke** sind initial eine Pseudoerweiterung des Gelenkspaltes, später Randsklerosen und Usuren (Knochendefekte) („Rosenkranz-" oder „buntes Bild", ▶ Abb. 55.1). Bei kurzer Krankheitsdauer und unauffälligem Röntgenbild ergibt sich die Indikation zur **MRT**, die bei über 70 % dieser Patienten eine SI-Arthritis im Frühstadium zeigt. Die Szintigrafie ist zum Nachweis einer SI-Arthritis nicht geeignet, da die Befunde zu unspezifisch sind. Da in fortgeschrittenen Krankheitsstadien Veränderungen der Wirbelsäule dominieren, sind **Röntgenaufnahmen der Wirbelsäule** indiziert. Hoch charakteristisch für die Spondylitis ankylosans sind die Spondylitis anterior (Schwund der Wirbelkanten = „glänzende

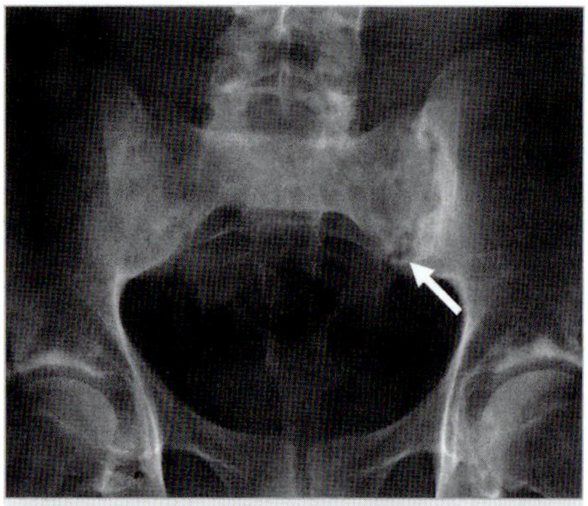

Abb. 55.1 Typisches Röntgenbild bei SI-Arthritis: Die rechte Iliosakralfuge ist im unteren Anteil bereits knöchern überbrückt. Das linke SI-Gelenk zeigt neben einer deutlichen Sklerosierung Knochendefekte (Pfeil) (aus Oestmann, Radiologie, Thieme, 2005).

Ecken") und Syndesmophyten (Verknöcherungen des Anulus fibrosus), welche im Terminalstadium mit knöcherner Überbauung aller Zwischenwirbelräume zum Vollbild einer „Bambusstabwirbelsäule" führen. Der **Nachweis des HLA-B27** stützt die Diagnose einer Spondylitis ankylosans, beweist diese jedoch nicht, da HLA-B27 bei bis zu 10% der Bevölkerung (in Abhängigkeit von Rasse und Region) nachweisbar ist. Andererseits schließt das Fehlen des HLA-B27-Antigens eine Spondylitis ankylosans nicht aus.

▶ **Therapie:** s. Frage 55.4. Die Gabe **nichtsteroidaler Antirheumatika** und **Krankengymnastik** können den Prozess der zunehmenden Syndesmophytenbildung nicht bremsen, jedoch die Beweglichkeit und Funktion der Wirbelsäule günstig beeinflussen. **Basistherapeutika** wie Methotrexat oder Sulfasalazin zeigen keine Wirkung bei Spondylitis und SI-Arthritis; ihr Einsatz ist daher ausschließlich der Oligoarthritis peripherer Gelenke vorbehalten. **TNF-α-Antagonisten** jedoch sind auch bei entzündlichen Veränderungen des Achsenskeletts wirksam, insbesondere in frühen Krankheitsstadien mit hoher Entzündungsaktivität.

▶ **Prognose:** Der Krankheitsverlauf ist variabel und reicht von rasch progredienten Verläufen mit hoher Entzündungsaktivität und rascher Versteifung bis zu wenig symptomatischen Verläufen mit Ausbleiben einer Versteifung. Die Mortalität ist nur leicht (etwa 1,5-fach) erhöht (z.B. durch Amyloidose).

Zusatzthemen für Lerngruppen

- Differenzialdiagnose der Oligoarthritis
- Differenzialdiagnose des Rückenschmerzes
- Indikationen und Nebenwirkungen von NSAR

56 Hyponatriämie

56.1 **Nennen Sie die 8 Pathomechanismen und die Ursachen der Hyponatriämie!**

1. **renaler Natriumverlust** infolge Therapie mit Diuretika oder Hyperglykämie (osmotische Diurese)
2. **extrarenaler Natriumverlust** infolge rezidivierenden Erbrechens, Diarrhö oder Pankreatitis
3. **gestörte Wasserexkretion** infolge chronischer Niereninsuffizienz
4. **Stimulation des Renin-Angiotensin-Aldosteron-Systems und der ADH-Sekretion** (barorezeptorvermittelt) durch reduziertes intravasales Volumen bei Herzinsuffizienz (infolge Ödembildung), Leberzirrhose (infolge Aszites oder Hypalbuminämie) oder nephrotischem Syndrom (infolge Hypalbuminämie)
5. **Syndrom der inadäquaten ADH-Sekretion (SIADH , Schwartz-Bartter-Syndrom):** übermäßige ADH-Sekretion, meist infolge von ADH-Sekretion durch die Zellen eines kleinzelligen Bronchialkarzinoms (paraneoplastisches Syndrom), seltener infolge eines Schädel-Hirn-Traumas, Enzephalitis, Apoplex, Hirntumors, infolge von Medikamenten (z.B. Zytostatika, Carbamazepin, trizyklische Antidepressiva) oder einer ausgeprägten Hypothyreose
6. **Mangel an Mineralokortikoiden** bei Insuffizienz der Nebennierenrinde (Morbus Addison)
7. **Überschuss an freiem Wasser** bei psychogener Polydipsie oder exzessiver Gabe elektrolytfreier Flüssigkeit (z.B. natriumarme parenterale Ernährung)
8. **Veränderung des Na^+-H_2O-Verhältnisses im Serum** bei Hyperlipidämie oder Hyperproteinämie (Pseudohyponatriämie)

56.2 **Welche Fragen stellen Sie der Patientin bzw. den behandelnden Ärzten, um die Zahl der in Frage kommenden Ursachen der Hyponatriämie zu reduzieren?**

- Therapie mit Diuretika?
- Diabetes mellitus (Hyperglykämie)?
- natriumarme parenterale Ernährung?
- Erbrechen, Diarrhö?
- Herz-, Nieren- oder Lebererkrankung?
- Gewichtszu- oder -abnahme (Natrium- und Volumenüberschuss oder Natrium- und Wassermangel)?
- Ödeme?
- Symptome einer Hypothyreose (z. B. Frieren, Müdigkeit) oder eines Morbus Addison (z. B. Adynamie, Kollapsneigung)?
- Trauma?

56.3 **Worauf achten Sie bei der klinischen Untersuchung, um die Zahl der in Frage kommenden Ursachen der Hyponatriämie zu reduzieren?**

- Zeichen eines Volumenmangels (Hautturgor, trockene Zunge, keine Venenfüllung)?
- Zeichen einer Herzinsuffizienz (gestaute Halsvenen, Ödeme, Rasselgeräusche über den Lungen, Orthopnoe)?
- Zeichen einer Hypothyreose (z. B. Myxödem, Bradykardie, trockene, kühle Haut) oder eines Morbus Addison (niedriger Blutdruck, Hyperpigmentierung)?

56.4 **Welche beiden weiteren diagnostischen Maßnahmen sind erforderlich, um die Zahl der in Frage kommenden Ursachen der Hyponatriämie zu reduzieren?**

- **Bestimmung der Serumosmolalität:**
  - **Hyperosmolalität** ist bedingt durch Hyperglykämie oder Therapie mit natriumfreien, glukose- oder mannitolhaltigen Infusionslösungen.
  - **Hypoosmolalität** ist bedingt durch gesteigerte Wasserzufuhr mit Verdünnungshyponatriämie (z. B. natriumfreie Infusionen, psychogene Polydipsie), Stimulation des Renin-Angiotensin-Aldosteron-Systems (Herzinsuffizienz, Leberzirrhose) oder gestörte Wasserausscheidung (SIADH, chronische Niereninsuffizienz).
  - **Normale Osmolalität** findet sich bei Pseudohyponatriämie.
- **Bestimmung der Natriumkonzentration im Urin:**
  - Eine **erhöhte Natriumkonzentration** im Urin weist bei gleichzeitigem Flüssigkeitsüberschuss (Hypoosmolalität) auf eine Niereninsuffizienz hin, bei gleichzeitigem Volumenmangel (Hypotonie, Tachykardie, verminderter zentralvenöser Druck, geringe Venenfüllung) sind Diuretika die häufigste Ursache.
  - Eine **verminderte Natriumkonzentration** im Urin weist bei gleichzeitigem Flüssigkeitsüberschuss auf eine Herzinsuffizienz oder Leberzirrhose, bei gleichzeitigem Volumenmangel auf Natriumverlust (s. Frage 56.1) hin.

Kommentar

Als Hyponatriämie ist eine Serumnatriumkonzentration von < 135 mmol/l definiert. Mit Symptomen ist ab einer Serumnatriumkonzentration von < 130 mmol/l zu rechnen. Werte unter 120 mmol/l sind gefährlich und deuten auf eine relevante Grunderkrankung hin. Die Hyponatriämie zählt zu den häufigsten Elektrolytstörungen, insbesondere im Krankenhaus.

▶ **Ätiologie und Pathogenese:** s. Frage 56.1. Eine im Krankenhaus auftretende Hyponatriämie ist meist durch **therapeutische Maßnahmen** (Diuretika, exzessive Gabe elektrolytfreier Flüssigkeit) oder **schwere Allgemeinerkrankungen** (Herzinsuffizienz, Leberzirrhose, Niereninsuffizienz, nephrotisches Syndrom, s. u.) bedingt. Die Hyponatriämie entsteht meist nicht durch Natriummangel oder -verlust, sondern durch einen Überschuss an freiem Wasser. Dieser spiegelt sich in einer Hypoosmolalität wider. Ursachen des Wasserüberschusses sind eine vermehrte exogene Zufuhr oder eine Störung der Wasserausscheidung, z. B. bei chronischer Niereninsuffizienz. Die Wasserausscheidung wird in der Niere vor allem durch das antidiuretische Hormon (ADH) reguliert. Eine gesteigerte Wirkung oder Sekretion von ADH führt zu Wasserretention. Eine Verdünnungshyponatriämie in Verbindung mit einer pathologisch erhöhten ADH-Konzentration bei Ausscheidung eines konzentrierten hypertonen Urins (hohe Urinosmolalität) wird als **Syndrom der inadäquaten ADH-Sekretion (SIADH)** bezeichnet (Ursachen s. Frage 56.1). Intravasaler Volumenmangel bei Herzinsuffizienz, Leberzirrhose oder nephrotischem Syndrom führt durch Stimulation von Barorezeptoren zu einer gesteigerten ADH-Sekretion. Die Wasserretention wird durch Stimulation des Renin-Angiotensin-Aldosteron-Systems verstärkt.

▶ **Klinik:** Symptome der Hyponatriämie sind meist auf die zugrunde liegende Erkrankung (z. B. Herzinsuffizienz) zurückzuführen. Bei schwerer und akuter Hyponatriämie können zentralnervöse Symptome (z. B. Somnolenz, Koma) als Folge eines Hirnödems hinzutreten, die dann der Hyponatriämie zugeschrieben werden können (Einstrom von freiem Wasser in die Zellen).

▶ **Diagnostik:** s. Fragen 56.2–56.4.

▶ **Therapie: Therapeutische Maßnahmen** (Diuretika, Infusionsplan) müssen **angepasst**, die **Grunderkrankung** muss **behandelt** werden: zu Herzinsuffizienz s. Fall 92, zu Leberzirrhose s. Fall 63, zu nephrotischem Syndrom s. dessen häufigste Ursachen – Glomerulonephritis (s. Fall 99) und diabetische Nephropathie (s. Fall 52). Bei SIADH wird ebenfalls die Grunderkrankung behandelt.

Die **symptomatische Therapie** besteht **bei**

- **Hyponatriämie und Volumenmangel** in **Volumensubstitution mit 0,9 %iger Kochsalzlösung**. Höherkonzentrierte Kochsalzlösung sollte erst bei ausgeprägter Symptomatik und schwerer Hyponatriämie (Serumnatrium < 120 mmol/l) verabreicht werden. Dabei ist auf eine langsame Substitution zu achten, da große Mengen hypertoner Kochsalzlösung ein Hirnödem auslösen können.
- **Hyponatriämie bei normalem Flüssigkeitsvolumen** (z. B. bei SIADH, Morbus Addison) in Natriumsubstitution mittels **0,9 %iger Kochsalzlösung** bei Gabe von **Furosemid** und **Flüssigkeitsrestriktion.**
- **Hyponatriämie bei Flüssigkeitsüberschuss** in **Flüssigkeitsrestriktion.**

Bei **seit Längerem bestehender Hyponatriämie** darf diese nur **partiell ausgeglichen**, d. h. die Serumnatriumkonzentration nur um 0,5–1 mmol/h bzw. 12 mmol/24 h angehoben werden, andernfalls droht eine pontine Myelinolyse mit Bewusstseinsstörung, Krampfanfällen und/oder Tetraparese. Bei therapierefraktären Fällen eines SIADH können Vaptane wie Tolvaptan eingesetzt werden. Vaptane blockieren die Wirkung des ADH an der Niere.

Zusatzthemen für Lerngruppen

- Hypokaliämie
- Hypokalzämie
- Wirkungsweise der verschiedenen Diuretika
- SIADH

57 Transitorische ischämische Attacke (TIA)

57.1 Wie lautet Ihre Verdachtsdiagnose?

Transitorische ischämische Attacke (TIA), da ein reversibles neurologisches Defizit mit Halbseitensymptomatik vorlag, welches weniger als 24 Stunden angehalten hat (= Definition der TIA).

57.2 Befunden Sie das bei Aufnahme der Patientin abgeleitete EKG (▶ Abb. 57.1)!

▶ Abb. 57.2 zeigt

- Vorhofflimmern bei einer mittleren Herzfrequenz von 120–140/min und
- einen kompletten Linksschenkelblock mit sekundären Erregungsrückbildungsstörungen (ST-Streckenhebung in V_1–V_4, ST-Streckensenkung in V_6).

57.3 Was halten Sie für die Ursache Ihrer Verdachtsdiagnose?

Arterielle Hirnembolie, da Vorhofflimmern, d. h. ein Risikofaktor der arteriellen Embolie, besteht und die Symptomatik plötzlich auftrat, wie es bei arterieller Embolie der Fall ist. Die vermutlich schlechte myokardiale Pumpfunktion und die fehlende Antikoagulation steigern das Risiko einer arteriellen Embolie bei Vorhofflimmern.

57.4 Sind bei der nun beschwerdefreien Patientin weitere diagnostische oder therapeutische Maßnahmen erforderlich? Wenn ja, welche?

- Bei der Patientin sind trotz Beschwerdefreiheit folgende **diagnostische Maßnahmen** erforderlich:
  - **Duplexsonografie der hirnversorgenden Arterien** zum Ausschluss bzw. Nachweis von Stenosen, Plaques oder Thromben

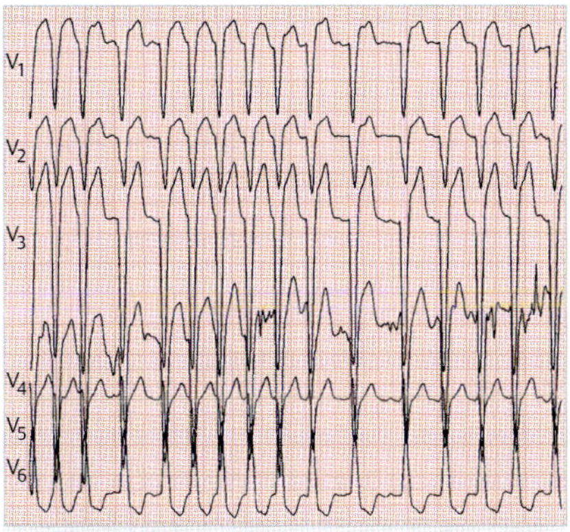

Abb. 57.2 EKG (nur Brustwandableitungen) (aus Hamm, Willems; Checkliste EKG, Thieme, 2007).

- ○ **CT des Schädels** zwecks Suche nach hypodensen Arealen als Hinweis auf aktuelle oder ältere ischämische Läsionen und zum Ausschluss einer intrazerebralen Blutung oder eines Hirntumors
- ○ **transösophageale Echokardiografie** zwecks Suche nach Thromben im linken Vorhof

- Darüber hinaus sind folgende **therapeutische Maßnahmen** erforderlich:
  - ○ **orale Antikoagulation**, zunächst mittels Heparin, dann überlappend mittels Cumarinderivat (Marcumar; s. Fall 62), da bei unbehandeltem Vorhofflimmern das Risiko einer erneuten Hirnembolie sehr hoch ist
  - ○ **Optimierung der Herzinsuffizienztherapie**, da die Patientin über Belastungsdyspnoe klagt: z. B. Dosisanpassung des ACE-Hemmers, zusätzlich β-Blocker

Kommentar

Als **transitorische ischämische Attacke (TIA)** bezeichnet man eine neurologische Störung, die Folge einer zerebralen Durchblutungsstörung ist und sich innerhalb von 24 Stunden komplett zurückbildet. Hält die neurologische Störung länger als 24 Stunden an, bildet sich aber vollständig zurück, spricht man von einem **prolongierten reversiblen ischämischen neurologischen Defizit (PRIND)**. Bei einem manifesten **Hirninfarkt** hingegen bildet sich das neurologische Defizit nur teilweise oder gar nicht zurück.

▶ **Ätiologie:** Häufigste Ursache zerebraler Ischämien ist die **Thrombose** hirnversorgender Arterien **auf dem Boden einer Arteriosklerose**. Typische Risikofaktoren hierfür sind arterielle Hypertonie, Nikotinabusus, Hyperlipidämie und Diabetes mellitus. Diese Risikofaktoren liegen bei der oben beschriebenen Patientin nicht vor. Zudem ist die Patientin noch recht jung und eine Arteriosklerose der Herzkranzgefäße wurde erst vor kurzem ausgeschlossen. Im vorliegenden Fall ist eine zerebrale Ischämie auf dem Boden einer Arteriosklerose folglich nicht sehr wahrscheinlich. Den Hinweis auf die Ursache der TIA gibt hier das EKG: Die unregelmäßigen RR-Abstände sowie die nicht abgrenzbaren P-Wellen sind die typischen Merkmale eines Vorhofflimmerns.

Bei chronischem Vorhofflimmern beträgt das Risiko einer **Hirnembolie** ca. 6 %, wenn keine Antikoagulation erfolgt. Bestehen zudem eine myokardiale Schädigung, wie der komplette Linksschenkelblock (QRS-Komplex ≥ 120 ms, Verspätung des oberen Umschlagspunktes, sekundäre Erregungsrückbildungsstörungen) anzeigt, und eine Pumpschwäche (Belastungsdyspnoe!), ist von einem noch höheren Risiko auszugehen. Bei Vorhofflimmern fehlt die Kontraktion des Vorhofs, sodass die Bildung von Thromben erleichtert wird, insbesondere, wenn die Pumpfunktion des Ventrikels eingeschränkt ist (Kardiomyopathie). Daher ist in diesem Fall das Vorhofflimmern die wahrscheinlichste Ursache der TIA.

▶ **Klinik: Leitsymptome** zerebraler Durchblutungsstörungen sind je nach Lokalisation der Ischämie eine **motorische und/oder sensorische Halbseitensymptomatik** (Bein und/oder Arm können betroffen sein), eine **Aphasie** oder **einseitige Sehstörungen**. Ischämien im Vertebralisstromgebiet äußern sich häufig durch **Schluckstörungen**, **Dysarthrie** oder **Schwindel**.

▶ **Diagnostik:** s. Frage 57.4. Auch wenn das EKG Vorhofflimmern zeigt, sollte stets eine höhergradige Stenosierung hirnversorgender Arterien durch die Duplexsonografie ausgeschlossen werden. Bei jüngeren Patienten ohne kardiovaskuläre Risikofaktoren ist eine Thrombophiliediagnostik (s. Fall 19) indiziert.

▶ **Therapie:** s. Frage 57.4. Bei chronischem Vorhofflimmern sollte bei Z. n. einer zerebralen Ischämie immer eine dauerhafte orale Antikoagulation zur

Embolieprophylaxe eingeleitet werden. Zuvor muss eine intrazerebrale Blutung mittels CT ausgeschlossen werden.

Zusatzthemen für Lerngruppen

- Differenzialdiagnosen der tachykarden Herzrhythmusstörungen
- orale Antikoagulation (Indikation, Therapieziele, Kontraindikationen)
- Therapie des Vorhofflimmerns
- offenes Foramen ovale

58 Akute Pyelonephritis

58.1 Wie lautet Ihre Verdachtsdiagnose?

Akute Pyelonephritis, da die Patientin Brennen bei der Miktion angibt und ein Klopfschmerz im Bereich der linken Flanke auslösbar ist. Die pulmonale Klinik erklärt sich durch die COPD.

58.2 Welche Untersuchungen (in der Reihenfolge des praktischen Vorgehens) schlagen Sie vor, um die Verdachtsdiagnose zu sichern und Differenzialdiagnosen auszuschließen? Begründen Sie Ihren Vorschlag!

1. **Sonografie des Abdomens** zum Ausschluss eines Harnstaus bei Flankenschmerz, ggf. Nachweis von Konkrementen oder Abszessen in der Niere, Ausschluss einer Cholezystitis mit atypischer Klinik
2. **Untersuchung des Mittelstrahlurins** zum Nachweis von Leukozyten und Bakterien
3. **Laboruntersuchung:** Entzündungsparameter, Kreatinin, Transaminasen, Gerinnung und Blutbild zur frühzeitigen Erkennung einer Sepsis mit drohendem Multiorganversagen
4. **Röntgenaufnahme des Thorax** zum Ausschluss einer Pneumonie, da atypische Pneumonien oft ohne wesentliche Sputumproduktion ablaufen und auskultatorisch oft unauffällig sind.

58.3 Nennen Sie die häufigsten Erreger der vermuteten Erkrankung!

E. coli (in über 50% der Fälle), gefolgt von Proteus mirabilis und Klebsiellen. Bei komplizierten Verläufen und nosokomialer Infektion kommen Pseudomonas, Enterokokken und Staphylokokken als Erreger in Frage.

58.4 Nennen Sie die 5 Komplikationen der vermuteten Erkrankung!

1. Urosepsis: potenziell lebensbedrohlich
2. Übergang in eine chronische Pyelonephritis mit Entwicklung einer Niereninsuffizienz
3. paranephritischer Abszess: Auf diese Komplikation weist Flankenschmerz (wie bei der im Fallbeispiel beschriebenen Patientin) hin!
4. eitrige Nephritis oder renaler Abszess
5. Funktionsstörung des Tubulusapparates: Behinderung der Konzentrationsfähigkeit, Natrium- und/oder Kaliumverlust, renal tubuläre Azidose

Kommentar

Eine akute Pyelonephritis ist eine plötzlich auftretende bakterielle Entzündung des Niereninterstitiums, die auch die Nierentubuli sowie manchmal – nicht immer – das Nierenbecken betrifft.

▶ **Ätiologie:** Die akute Pyelonephritis ist fast immer Folge einer aszendierenden Infektion der unteren Harnwege, selten entsteht sie aufgrund einer Bakteriämie bei vorgeschädigter Niere. Zu den Risikofaktoren für eine aszendierende Harnwegsinfektion s. Frage 28.4. Wichtigster Risikofaktor ist eine anatomisch oder funktionell bedingte Behinderung des Harnabflusses (z. B. Konkrement, Blasenfunktionsstörung), da sie zu einem Aufstau bakterienhaltigen Urins nach proximal führt. Bei der beschriebenen Patientin lauten die Risikofaktoren „weibliches Geschlecht" (anatomische Länge der Harnröhre) und „Diabetes mellitus" (geschwächtes Immunsystem).

▶ **Klinik:** Für die akute Pyelonephritis ist **hohes Fieber mit dumpfen (Klopf-)Schmerzen in der Flankengegend** typisch, evtl. mit Schüttelfrost – wie bei der beschriebenen Patientin – und Obstipation. Häufig bestehen zusätzlich Brennen beim Wasserlassen und häufiger Harndrang, diese können aber auch fehlen. Aufgrund der oft geringen organbezogenen Symptomatik muss bei unklarem Fieber immer an eine Pyelonephritis gedacht werden.

▶ **Diagnostik:** s. Frage 58.2, Punkt 1–3, und Fall 28. Bei unklarem Fieber ist stets eine Urinuntersuchung erforderlich. Aufgrund möglicher Antibiotikaresistenz der Erreger, insbesondere bei rezidivierenden oder nosokomialen Harnwegsinfekten, sollte immer ein Antibiogramm angefordert werden.

▶ **Therapie:** Jede Pyelonephritis muss – über 7–10 Tage – antibiotisch behandelt werden. Aufgrund der akuten Symptomatik muss die **antibiotische Therapie** meist blind begonnen und nach Eingang des Antibiogramms ggf. angepasst werden. Für die blinde Anbehandlung geeignet sind Gyrasehemmer, Cephalosporine (ab 2. Generation) und Aminopenicilline. Nephrotoxische Antibiotika und Analgetika sollten vermieden werden. Neben der antibiotischen Behandlung ist eine **reichliche Flüssigkeitszufuhr** notwendig, um den Flüssigkeitsverlust durch Fieber und Schwitzen auszugleichen und eine möglichst häufige Blasenentleerung („Blasenspülung") zu bewirken. Bei ausgeprägter Symptomatik ist **Bettruhe** hilfreich.

▶ **Prognose:** Eine unkomplizierte Pyelonephritis heilt unter antibiotischer Therapie folgenlos aus. Bei einer Urosepsis können Organkomplikationen (septischer Schock, Nierenversagen) auftreten, die dann mit einer erhöhten Mortalität assoziiert sind.

Zusatzthemen für Lerngruppen →•

- Nephrolithiasis (Ursachen, Diagnostik, Therapie)
- Sepsis (Komplikationen, Therapie)
- benigne Prostatahyperplasie

59 Disseminierte intravasale Gerinnung (DIC, Verbrauchskoagulopathie)

59.1 Was ist die wahrscheinlichste Ursache der vermehrten Blutungsneigung?

Disseminierte intravasale Gerinnung (**DIC**, Verbrauchskoagulopathie), da einerseits die disseminierten Hautblutungen für eine im Rahmen der Sepsis aufgetretene Störung der Blutgerinnung sprechen und andererseits die beschriebenen Nekrosen Ausdruck der bei einer DIC auftretenden Mikrothromben sein können. Die Thrombopenie ist ein typisches Frühsymptom.

59.2 Nennen Sie Laborparameter, die Sie in dieser Situation bestimmen sollten! Welche Veränderungen erwarten Sie, falls Ihre Diagnose zutrifft?

- INR- oder Quick-Wert: INR-Wert erhöht, Quick-Wert vermindert
- partielle Thromboplastinzeit (PTT): verlängert
- Thrombozyten: Abfall im Verlauf
- Fibrinogen: Abfall im Verlauf
- Fibrinmonomere: positiv
- Fibrinogenspaltprodukte (z. B. D-Dimer): positiv bei reaktiver Hyperfibrinolyse
- Antithrombin III (AT III): vermindert
- Nierenretentionswerte: Anstieg im Verlauf möglich, da Gefäßverschlüsse zu akutem Nierenversagen führen können

59.3 Welche therapeutischen Möglichkeiten gibt es? Unter welchen Umständen kommen die einzelnen Optionen bevorzugt zum Einsatz?

- **Behandlung der Grunderkrankung:** stets erforderlich
- **Heparin:** sofern der Patient nicht blutet. Zweck: Prophylaxe der Hyperkoagulabilität, die letztendlich für den Verbrauch an Gerinnungsfaktoren verantwortlich ist; Applikation mittels Perfusor (10 000 IE/50 ml, 2 ml/h).
- **AT III:** bei AT-III-Mangel; 1 IE/kg KG pro Prozentpunkt, um den die AT-III-Konzentration ansteigen soll, Substitution auf > 80 % der Norm
- **Fibrinogenkonzentrat:** bei Fibrinogenmangel; initial Gabe von 1–2 g i. v., dann ggf. weitere Gaben (bis 8 g/d), bis die Blutung sistiert
- **Frischplasma** (**FFP**): bei deutlich vermindertem Quick-Wert; 500 ml innerhalb der ersten 2 Stunden, dann Dosierung nach Quick-Wert (Ziel: > 50 %) und Fibrinogen (Ziel: > 50 mg/dl)
- **Thrombozytenkonzentrate:** bei Abfall der Thrombozyten auf Werte von < 30 000/µl; Ziel: Stopp der Blutung, Anhebung der Thrombozytenzahl auf > 30 000/µl
- **Behandlung von Komplikationen:** z. B. bei Nierenversagen Dialyse oder Hämofiltration

Haut- und Provokationstests sowie den Nachweis antigenspezifischer Antikörper der Klasse IgE im Radio-Immunoabsorptions-(Sorbens-)Test (RAST) möglich.

▶ **Therapie:** Die Einnahme von Laktase-haltigen Kapseln oder Tabletten vor dem Verzehr von Milchprodukten kann symptomatisch helfen. Eine Ernährungsberatung hilft dem Patienten, laktosehaltige Lebensmittel (Milchprodukte) zu meiden und zeigt ihm Alternativen (z. B. laktosearme Milch) auf.

Zusatzthemen für Lerngruppen

- Differenzialdiagnosen der chronischen Diarrhö
- Zollinger-Ellison-Syndrom
- Gallensäureverlustsyndrom

61 Hyperlipidämie

61.1 Nennen Sie 3 Medikamente, die Sie dieser Patientin verordnen würden! Begründen Sie Ihren Vorschlag!

1. **Cholesterinsynthesehemmer** (z. B. Simvastatin, Pravastatin) zur Senkung der Konzentration von LDL-Cholesterin (und sekundär auch der Gesamtcholesterinkonzentration)
2. **β-Blocker** (z. B. Metoprolol, Bisoprolol), da sie den Blutdruck senken und die Prognose bei Z. n. Myokardinfarkt günstig beeinflussen
3. **ACE-Hemmer** (z. B. Ramipril, Enalapril), da sie den Blutdruck senken und die Prognose bei Z. n. Myokardinfarkt günstig beeinflussen

61.2 Welche Zielwerte für Gesamtcholesterin, HDL-, LDL-Cholesterin und Triglyzeride streben Sie bei dieser Patientin an?

- Gesamtcholesterin < 180 mg/dl
- HDL-Cholesterin > 40 mg/dl
- LDL-Cholesterin < 100 mg/dl
- Triglyzeride < 150 mg/dl

61.3 Nennen Sie weitere kardiovaskuläre Risikofaktoren, zu denen diese Fallbeschreibung keine Informationen aufweist!

- Nikotinkonsum
- Diabetes mellitus
- Hyperhomocysteinämie
- Stress

Kommentar

Als **Hyperlipidämie** bezeichnet man eine Hypercholesterinämie (Serum-Gesamtcholesterin > 240 mg/dl) und/oder eine Hypertriglyzeridämie (Serum-Triglyzeride > 200 mg/dl). Unter einer **Hyperlipoproteinämie** versteht man eine erhöhte Serumkonzentration der die Lipide transportierenden Lipoproteine (Chylomikronen, VLDL, LDL, HDL); hierbei ist auch die Lipidkonzentration erhöht.

▶ **Einteilung und Ätiologie:** Die Hyperlipidämie lässt sich einteilen nach

- dem **Typ des vermehrt vorkommenden Lipoproteins** (Klassifikation nach Frederickson, ▶ Tab. 61.1)
- **ätiologischen Gesichtspunkten**:
  - **physiologisch-reaktive Hyperlipidämie** mit geringer Konzentrationserhöhung infolge von Nahrungsaufnahme
  - **primäre** (hereditäre bzw. familiäre) **Hyperlipidämie** (▶ Tab. 61.2)
  - **sekundäre** (durch Erkrankungen oder Medikamente bedingte) **Hyperlipidämie** (▶ Tab. 61.3)

▶ **Klinik:**

- **klinische Zeichen:** Xanthome (vor allem an Sehnen [▶ Abb. 61.1] und interdigital), Xanthelasmen (Augenlider), Arcus lipoides
- **Folgeerkrankungen:** Arteriosklerose (koronare Herzkrankheit, periphere arterielle Verschlusskrankheit, arterielle Verschlusskrankheit der hirnversorgenden Arterien), Steatosis hepatis, Pankreatitis (bei schwerer Hypertriglyzeridämie)

▶ **Diagnostik:**

- **Anamnese:** Frage nach weiteren kardiovaskulären Risikofaktoren wie Diabetes mellitus, Nikotinkonsum, nach Hinweisen für sekundäre Hyperlipidämie (▶ Tab. 61.3)
- **körperliche Untersuchung:** Symptome der Hyperlipidämie (s. Klinik), arterielle Hypertonie, Symptome der Hypothyreose, periphere Durchblutungsstörung, Ödeme?

Tab. 61.1 Klassifikation der Hyperlipidämien (Hyperlipoproteinämien, HLP) nach Frederickson (aus Hahn, Checkliste Innere Medizin, Thieme, 2010).

HLP-Typ	Plasmalipoproteine			Serumlipide		typische Werte (mg/dl)	
	Chylo	VLDL	LDL	Chol	TG	Chol	TG
I	↑ ↑	–	–	↑	↑ ↑	320	4000
IIa	–	–	↑ ↑	↑ ↑	–	370	90
IIb	–	↑	↑	↑	↑	350	400
III	chol.-reiche VLDL (IDL)			↑ ↑	↑ ↑	500	700
IV	–	↑	–	–	↑	220	400
V	↑ ↑	↑	–	↑ ↑	↑ ↑	700	5000

Tab. 61.2 Primäre Hyperlipidämien (aus Hahn, Checkliste Innere Medizin, Thieme, 2010).

Erkrankung	wesentliche LP-Erhöhung	HLP-Typ nach Frederickson	typische Werte (mg/dl)	Häufigkeit
Hypercholesterinämie (hohes Arteriosklerose-Risiko)				
polygene Hypercholesterinämie	LDL	IIa	C: 280	häufigste HLP
familiäre Hypercholesterinämie (heterozygot)	LDL	IIa	C: 350–600	1:500
familiärer Apo-B-100-Defekt (heterozygot)	LDL	IIa	C: 250–600	1:750
kombinierte Hyperlipidämie (hohes Arteriosklerose-Risiko)				
familiäre Typ-III-HLP (polygen)	VLDL-Remnants	III	T: 350–500 C: 400–700	1:5000
familiäre kombinierte HLP (dominant)	VLDL/LDL	IIa/IIb/IV	T: 100–500 C: 250–400	1:400
Hypertriglyzeridämie				
familiäre Hypertriglyzeridämie (dominant)	VLDL (Chylo)	IV (V)	T: 500 C: 200	1:500
familiärer Lipoproteinlipase- oder Apo-C-II-Mangel (rezessiv)	Chylo VLDL	I/V	T: 10000 C: 500	sehr selten
andere Fettstoffwechselstörungen (hohes Arteriosklerose-Risiko)				
familiäre Hypoalphalipoproteinämie (dominant)	HDL-Cholesterin < 5 mg/dl			1:20
Lipoprotein(a) = Lp(a)Hyperlipoproteinämie	Lipoprotein(a)-Spiegel > 30 mg/dl gelten als Risikofaktor für Arteriosklerose			häufig

polygen = Zusammenwirken erblicher und exogener Faktoren (z. B. Ernährung), C = Gesamtcholesterin, T = Triglyzeride, LP = Lipoprotein

Tab. 61.3 Häufige sekundäre Hyperlipidämien (aus Hahn, Checkliste Innere Medizin, Thieme, 2010).

Grundkrankheit/Ursache	wesentliche LP-Erhöhung	HLP-Typ nach Frederickson
Diabetes mellitus Typ II, metabolisches Syndrom	VLDL (Chylo)	IV (V)
Alkohol	VLDL	IV
Medikamente: z. B. Thiazide, β-Blocker, Kortison	VLDL/LDL	IIa/IIb/IV
Hypothyreose	LDL (IDL)	IIa (III)
nephrotisches Syndrom	LDL (VLDL)	IIa, IIb
Cholestase (Cholesterinerhöhung)	LpX	
Hepatitis	VLDL/LDL	IV/IIb
Stress: psychisch, Herzinfarkt, Traumata, OP etc.	VLDL	IV

LpX = abnormes cholesterinreiches Lipoprotein

- **Laboruntersuchungen:** Gesamtcholesterin, LDL- und HDL-Cholesterin mit LDL-HDL-Quotient, Triglyzeride, Lipoprotein(a), Blutzuckertagesprofil (Diabetes mellitus?), Serum-Homocystein (Hyperhomocysteinämie?)
- **EKG, Belastungs-EKG:** Hinweise auf KHK?

► **Therapie:** Ziel ist es, die in Frage 61.2 genannten Zielwerte zu erreichen. Bei Patienten mit Diabetes mellitus und bereits eingetretenem kardiovaskulärem Ereignis (z. B. Myokardinfarkt) wird in aktuellen Empfehlungen eine Absenkung des LDL-Cholesterins auf < 70 mg /dL empfohlen. Dabei ist vor allem dem Verhältnis von LDL- zu HDL-Cholesterin Beachtung zu schenken: Ziel: LDL/HDL < 2. Zu diesem Zweck existieren folgende Therapieoptionen:

- **Allgemeinmaßnahmen:**
  - Diät: Alkoholkarenz, Reduktion der Kalorienzufuhr, Reduktion der Gesamtnahrungsfettmenge auf < 30 %, Cholesterinreduktion (z. B. Verzicht auf Eier), tierische Fette durch pflanzliche Fette ersetzen, dabei Nahrung mit hohem Gehalt an Omega-3-Fettsäuren (z. B. Fisch) bevorzugen
  - regelmäßige körperliche Bewegung (abhängig von Begleiterkrankungen)
- **medikamentöse Therapie**, falls Allgemeinmaßnahmen keine ausreichende Wirkung zeigen:
  - Cholesterinsynthesehemmer = **HMG-CoA-Reduktasehemmer** (Statine, s. Frage 61.1): Sie senken effektiv die Cholesterinkonzentration: Die Hemmung des geschwindigkeitsbestimmenden Enzyms der Cholesterinsynthese bewirkt, dass die durch die Cholesterinkonzentration vermittelte Suppression des LDL-Rezeptorgens aufgehoben wird – die Synthese von LDL-Rezeptoren nimmt zu. Dadurch wird LDL-Cholesterin vermehrt in die Leberzellen transportiert und seine Serumkonzentration sinkt.
  - **Cholesterinabsorptionshemmer** (**Ezetemib**): Sie bewirken in Kombination mit Statinen eine additive Senkung des LDL-Cholesterins.
  - **Anionenaustauscher:** Sie binden Gallensäuren, hemmen so deren Resorption und stimulieren dadurch die Synthese von Gallensäuren aus Cholesterin und die Synthese von LDL-Rezeptoren. Infolgedessen sinkt die Cholesterinkonzentration im Serum. Anionenaustauscher

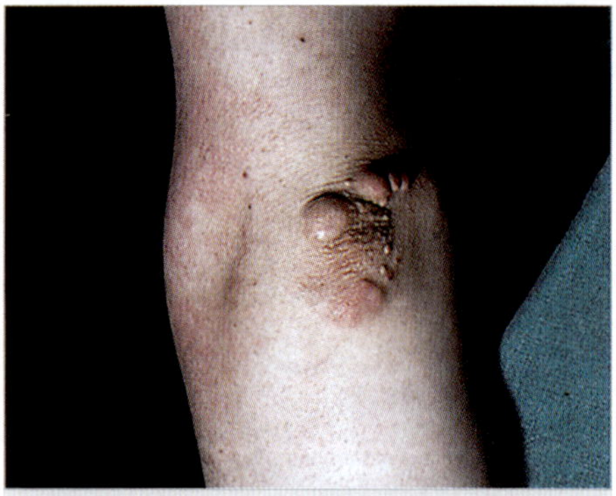

Abb. 61.1 Tuberöse Xanthome über den Ellenbogensehnen bei einem 30-jährigen Mann mit Hypercholesterinämie vom Typ II (aus Moll, Duale Reihe Dermatologie, Thieme, 2010).

werden eingesetzt, wenn die Wirkung von Cholesterinsynthesehemmern nicht ausreicht, um die o.g. Zielwerte zu erreichen.
   - **Fibrate** (z.B. Gemfibrozil): Sie aktivieren die Lipoproteinlipase und senken folglich vor allem die Serumkonzentration der Triglyzeride, weniger die des LDL-Cholesterins. Sie sind daher bei Hypertriglyzeridämie indiziert.
   - **Nikotinsäurederivate** (z.B. Acipimox): Sie reduzieren die Synthese von VLDL und LDL, sodass die Serumkonzentration von Triglyzeriden und Cholesterin abnimmt. Sie sind bei Kombination von Hypertriglyzeridämie und Hypercholesterinämie indiziert.
- **weitere Therapieoptionen: LDL-Apherese** zur Elimination des LDL-Cholesterins bei schweren familiären Hypercholesterinämien.

Bei **Post-Myokardinfarktpatienten** ist die Therapie der Hyperlipidämie und anderer kardiovaskulärer Risikofaktoren besonders wichtig, da eine konsequente Sekundärprävention die Prognose nach einem Myokardinfarkt deutlich verbessert. Eine **aggressive Behandlung einer Hyperlipidämie mittels Cholesterinsynthesehemmer** kann die Mortalität bei diesen Patienten um mehr als 30% senken. Darüber hinaus verbessern Acetylsalicylsäure, β-Blocker und ACE-Hemmer unabhängig voneinander die Prognose nach einem Herzinfarkt: **Acetylsalicylsäure** senkt als Thrombozytenaggregationshemmer die Re-Thromboserate. β-Blocker vermindern die Inzidenz lebensbedrohlicher ventrikulärer Arrhyhthmien und wirken bei einer begleitenden arteriellen Hypertonie blutdrucksenkend. **ACE-Hemmer** beeinflussen Umbauvorgänge im infarzierten Myokard und mindern die Entwicklung einer Dilatation und Hypertrophie des geschädigten linken Ventrikels. ACE-Hemmer wirken sich daher vor allem bei reduzierter Myokardfunktion prognostisch günstig aus. Bei der beschriebenen Patientin beeinflusst der ACE-Hemmer zudem durch Blutdrucksenkung die Prognose günstig. Jeder Patient mit Z.n. Myokardinfarkt sollte daher mit einem Präparat aus jeder dieser 4 Substanzgruppen behandelt werden – unter Beachtung der Nebenwirkungen und Kontraindikationen.

Zusatzthemen für Lerngruppen

- Hyperhomocysteinämie
- Anorexia nervosa
- Hyperurikämie
- Adipositas

62 Phlebothrombose

62.1 Wie lautet Ihre Verdachtsdiagnose?

Phlebothrombose, da eine deutliche Schwellung des linken Beins mit livider Verfärbung (Zyanose) besteht und eine Operation vorausging (Risikofaktor!). Da diese im Bereich des Beckens stattfand, ist der Thrombus möglicherweise in der Beckenvene lokalisiert.

62.2 Welche Diagnostik schlagen Sie – in der Reihenfolge des praktischen Vorgehens – zur Sicherung der Diagnose vor?

1. D-Dimer-Bestimmung (Serum): Ein negativer Test schließt eine frische Phlebothrombose i.d.R. aus. Ein positives Testergebnis ist eher unspezifisch (auch bei Entzündung, Malignomen etc. möglich).
2. Kompressionssonografie und Farbduplexsonografie der Beinvenen
3. Angio-CT oder MRT: nur bei V.a. Beckenvenenthrombose und unklarem oder negativem Sonografiebefund
4. Phlebografie: falls eine Befundklärung durch Sonografie und/oder CT bzw. MRT nicht möglich ist

62.3 Welche Risikofaktoren für diese Erkrankung kennen Sie?

- **angeborene Gerinnungsstörung** (bei ca. jedem 2. Patienten):
   - Faktor-V-Leiden-Mutation (APC-Resistenz): Eine Punktmutation im Faktor-V-Gen führt zu mangelnder Inaktivierung des Faktors durch aktiviertes Protein C (APC).
   - Hyperhomocysteinämie (Mutation des Methyltetrahydrofolatreduktase [MTFHR]-Gens): Die Ursache der Hyperkoagulabilität ist unbekannt.

- Protein-C-Mangel: Protein C ist das Proenzym des APC (s. o.); ein Mangel an Protein C führt zu Hyperkoagulabilität.
- Protein-S-Mangel: Protein S ist der Kofaktor von APC; ein Mangel an Protein S führt zu Hyperkoagulabilität.
- AT-III-Mangel: AT III ist der wichtigste Thrombininhibitor; ein Mangel an AT III führt zu Hyperkoagulabilität.

- operative Eingriffe: Insbesondere Operationen im Hüft- bzw. Beckenbereich bewirken Hyperkoagulabilität, vor allem, wenn keine prophylaktische Heparinisierung erfolgte.
- fehlende Bewegung und Immobilisierung, z. B. postoperativ oder bei Schwerkranken
- Abknicken der V. poplitea bei langem Sitzen, z. B. im Bus oder Flugzeug
- Therapie mit Östrogenen und oralen Kontrazeptiva
- Rauchen
- maligne Tumorerkrankungen (Hyperkoagulabilität)
- Antiphospholipid-Syndrom (Antikörperbildung gegen Thrombozyten und Gerinnungsfaktoren, s. Fall 19)
- Exsikkose (Hyperkoagulabilität)

62.4 Machen Sie einen Therapievorschlag! Nennen Sie, wo möglich, „Zielwerte" für Ihre Therapie!

- in der **Akutphase**
  - **therapeutische Antikoagulation**, bevorzugt mit fraktioniertem (niedermolekularem) Heparin oder Fondaparinux: Dosis an das Körpergewicht adaptiert; keine Laborparameter als Zielwert, da Gerinnungsparameter wie die aPTT bei therapeutischer Dosierung nicht auf die Gabe von fraktioniertem Heparin reagieren. Bei schwerer Niereninsuffizienz (Kreatinin-Clearance ≤ 30 ml/min) und im Rahmen gefäßrekanalisierender Maßnahmen sollte unfraktioniertes Heparin eingesetzt werden (z. B. Calciparin): zunächst i. v. Bolus mit 70 IE/kg KG, dann 20 000–35 000 IE Heparin kontinuierlich i. v. pro 24 h; Ziel ist eine Verlängerung der aPTT um das 1,5- bis 2,5-Fache des Normwertes (dieser variiert von Labor zu Labor).
  - **lokale Kompressionsbehandlung:** initial mit elastischen Wickeln, später mit Kompressionsstrümpfen.
- im Anschluss an die Akutphase **orale Antikoagulation**, z. B. mit Phenprocoumon (Marcumar) zur Rezidivprophylaxe: nach vorheriger Heparinisierung überlappend; Zielwert INR 2,0–3,0; Therapiedauer bei Ersthrombose 6 Monate, bei permanent bestehenden Risikofaktoren oder Zweitthrombose lebenslang
- **systemische Fibrinolyse** (s. u.)
- **Thrombektomie** mit dem Fogarty-Katheter

62.5 Nennen Sie mindestens 3 Indikationen für eine systemische Fibrinolysetherapie bei der vermuteten Erkrankung!

- hämodynamisch relevante Lungenembolie (RR-Abfall und/oder erhöhter pulmonalarterieller Druck)
- akute tiefe Beinvenenthrombose im Oberschenkel- oder Beckenbereich (Symptome seit weniger als 10 Tagen) mit massiver Schwellung und Gefahr eines postthrombotischen Syndroms
- Phlegmasia coerulea dolens: Minderung der arteriellen Perfusion der Extremität durch die massive Weichteilschwellung
- zeitgleich akuter Myokardinfarkt

Kommentar

Als Phlebothrombose bezeichnet man einen akuten kompletten oder inkompletten Verschluss einer tiefen Vene durch einen Thrombus. Sie tritt in über 90% der Fälle im Bereich der Becken- oder Beinvenen auf. Da links die A. iliaca die V. iliaca überkreuzt und so zu einer Abflussbehinderung führt, ist das linke Bein doppelt so häufig betroffen wie das rechte Bein. Thrombosen der Armvenen (Paget-von-Schroetter-Syndrom, < 2%) treten z. B. nach Anlage eines zentralen Venenkatheters oder bei einem Thoracic-outlet-Syndrom (Kompressionssyndrom im Bereich der oberen Thoraxapertur, z. B. infolge einer Halsrippe) auf.

▶ **Ätiologie:** s. Frage 62.3.

▶ **Klinik:** Leitsymptom der Phlebothrombose ist die **akut aufgetretene** komplette oder partielle **Schwellung einer Extremität** sowie **Zyanose**, begleitet von **dumpfen, ziehenden Schmerzen** in der Extremität. Bei der tiefen Becken- oder Beinvenenthrombose gelten andere klinische Zeichen, wie der Wadenkompressionsschmerz (Meyer-Zeichen), der Wadenschmerz bei Dorsalflexion im Sprunggelenk (Homans-Zeichen) sowie der Schmerz bei Druck auf die Fußsohle (Payr-Zeichen), zwar als typisch, können aber nur bei weniger als der Hälfte der Betroffenen ausgelöst werden und sind daher, wie bei der im Fallbeispiel beschriebenen Patientin, nicht zum Ausschluss der Diagnose geeignet.

▸ **Diagnostik:** Bei jedem Patienten mit einer Phlebothrombose sollte zumindest durch eine **gezielte Anamnese** nach Risikofaktoren für eine Thrombembolie (s. Frage 62.3) gesucht werden; Risikofaktoren für das Paget-von-Schroetter-Syndrom sind Handball, Basketball, Tennis und Holzhacken. Bei familiärer Häufung, rezidivierenden Thrombosen und allen jungen Patienten muss zudem eine weiterführende laborchemische Diagnostik zum Ausschluss der in Frage 62.3 genannten hereditären Gerinnungsstörungen erfolgen (s. Fall 19).

Aufgrund ihrer hohen Sensitivität ist die wichtigste diagnostische Maßnahme die Bestimmung der D-Dimere. Bei erhöhtem D-Dimere-Wert sollte dann eine **Phlebosonografie** durchgeführt werden. Typisch für eine Phlebothrombose ist die unvollständige Komprimierbarkeit des Venenlumens im Querschnitt. Durch die **Farbduplexsonografie** (Methode der Wahl) kann der Thrombus als nicht perfundierte Enge in der Vene sichtbar gemacht werden (▸ Abb. 62.1); die Analyse der venösen Strömungsprofile (Doppler-Sonografie) erbringt zusätzliche Informationen. Zur weiterführenden Diagnostik s. Frage 62.2.

▸ **Therapie:** In der **Akutphase** gibt es 3 Therapieoptionen:

- **Vollheparinisierung** (s. Frage 62.4): **Standardtherapie**; heute wird fraktioniertem Heparin wegen der einfacheren Applikation (s.c. statt i.v.), der fehlenden Notwendigkeit für ständige Laborkontrollen und der gleichmäßigeren Wirkung (bei unfraktioniertem Heparin ist die aPTT oft außerhalb des therapeutischen Bereichs) der Vorzug gegeben.
- **Fibrinolyse:** bei gegebener Indikation (s. Frage 62.5) und nach Ausschluss von Kontraindikationen (z.B. Operation vor weniger als 10 Tagen, florides Magen- oder Darmulkus)
- **Thrombektomie:** nur bei Phlegmasia coerulea dolens

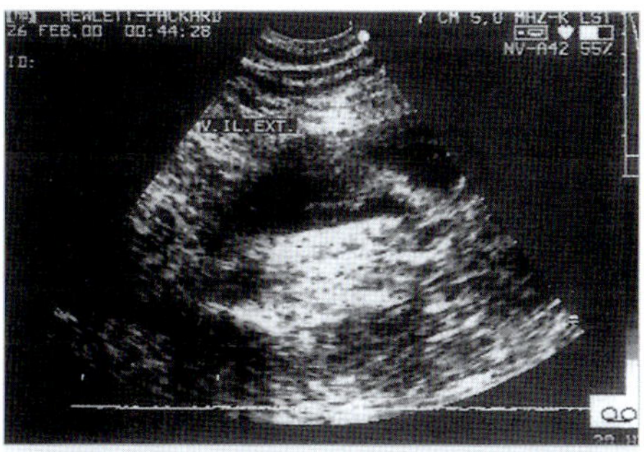

Abb. 62.1 Sonografischer Nachweis eines flottierenden Thrombusendes in der Beckenvene bei tiefer Inspiration (aus Alexander, Thiemes Innere Medizin, Thieme, 1999).

Zusätzlich erfolgt eine **lokale Kompressionsbehandlung** (s. Frage 62.4).

Die **Nachbehandlung** (Rezidivprophylaxe) erfolgt mit **oralen Antikoagulanzien** (Dauer s. Frage 62.4). Bei vorheriger Heparinisierung wird die orale Antikoagulation eingeleitet, sobald 2 Tage lang ein therapeutischer INR-Wert bestanden hat. In der Schwangerschaft und im Wochenbett sind orale Antikoagulanzien kontraindiziert (teratogen), hier wird Heparin eingesetzt.

Zukünftig werden **orale Thrombininhibitoren** wie Dabigatran und orale Faktor-Xa-Inhibitoren wie Rivaroxabon sehr wahrscheinlich Phenprocoumon als Therapiestandard zur Sekundärprophylaxe ablösen. Diese neueren Substanzen sind vergleichbar wirksam und weisen möglicherweise ein geringeres Blutungsrisiko auf; außerdem sind regelmäßige Gerinnungskontrollen nicht erforderlich.

Zusatzthemen für Lerngruppen

- Komplikationen der Phlebothrombose
- Antiphospholipid-Syndrom
- postthrombotisches Syndrom
- Thrombophlebitis
- Phlegmasia coerulea dolens

63 Leberzirrhose mit Aszites und bakterieller Peritonitis

63.1 Was ist sehr wahrscheinlich die Ursache der abdominellen Beschwerden?

Eine **spontane bakterielle Peritonitis** bei äthyltoxischer Leberzirrhose mit Aszites: Hinweise auf eine Leberzirrhose sind der Ikterus, die Spider-

Nävi, das Palmarerythem, die vergrößerte, grobknotig verhärtete Leber, der Aszites und die Ösophagusvarizen. Für das Vorliegen einer spontanen bakteriellen Peritonitis, einer Komplikation des Aszites, sprechen die diffusen Bauchschmerzen mit Übelkeit, reflektorischer Anspannung der Bauchdecken und Fieber.

63.2 Handelt es sich bei dem Aszites-Punktat um ein Transsudat oder ein Exsudat? Begründen Sie Ihre Aussage!

Es handelt sich um ein Exsudat, da das spezifische Gewicht der Flüssigkeit > 1016 g/l, der Eiweißgehalt > 3,0 g/dl beträgt und die Flüssigkeit außerdem zellreich (Leukozyten > 500/µl) ist.

63.3 Machen Sie einen Therapievorschlag!

- **Therapie der spontanen bakteriellen Peritonitis:** wegen der hohen Letalität der Peritonitis (bis zu 90%!) schon bei V.a. Peritonitis einen Gyrasehemmer (z.B. Ciprofloxacin) oder ein Cephalosporin der 3. Generation (z.B. Cefotaxim), am besten i.v., verabreichen!
- **Therapie des Aszites:**
  - Kochsalzrestriktion (< 3 g/d durch salzarme Kost, natriumarme Mineralwässer)
  - Flüssigkeitsrestriktion (1 l/d)
  - Diuretika: Spironolacton (Aldosteronantagonist, Beginn mit 25 mg/d, bei guter Nierenfunktion steigern auf 50 mg/d), evtl. zusätzlich Schleifendiuretikum (z.B. Furosemid)
  - Wiederholung der Aszitespunktion im Verlauf, falls erforderlich
  - Achtung: Aszites langsam ausschwemmen (tägliche Gewichtsabnahme < 500 g), da es bei schneller Ausschwemmung aufgrund der raschen Veränderung des intraabdominellen Druckes zu Kreislaufinstabilität kommt!
- **Therapie der portalen Hypertension:** Indikation zur Anlage eines transjugulären intrahepatischen portosystemischen Shunts (TIPS) prüfen
- **Therapie der Leberzirrhose:** Alkoholverbot, Meiden hepatotoxischer Medikamente
- ggf. Vitamin-B-Komplex (Vitamin B_1, B_6, B_{12}), da bei Alkoholikern diesbezüglich oft Mangel herrscht

! 63.4 Was ist die Erklärung für den bevorzugten Einsatz von Spironolacton bei Leberzirrhose mit Aszites?

Leberzirrhose induziert einen sekundären Hyperaldosteronismus, dem der Aldosteronantagonist Spironolacton entgegenwirkt. Pathomechanismen des sekundären Hyperaldosteronismus:

- Aszites führt zu Natrium- und Flüssigkeitsverlust in die Bauchhöhle, der das Renin-Angiotensin-Aldosteron-System stimuliert und eine vermehrte Aldosteronsynthese bewirkt.
- reduzierter Aldosteronabbau in der zirrhotischen Leber

63.5 Welche Folgen und Komplikationen einer Leberzirrhose kennen Sie?

- **portale Hypertension und ihre Folgen:**
  - Ösophagus-, Korpus- und Fundusvarizen, bei ca. 30% der Patienten Blutung aus Varizen
  - Aszites und seine Komplikationen: spontane bakterielle Peritonitis, Refluxösophagitis (erhöhter intraabdomineller Druck), respiratorische Insuffizienz (Druck des Aszites auf das Diaphragma)
  - hepatorenales Syndrom = Niereninsuffizienz bei Leberversagen, Ursachen: Volumenverlust durch Aszites und Blutungen aus Varizen
  - Splenomegalie mit Hypersplenismus = übermäßiger Abbau von Blutzellen in der Milz mit Leukopenie und Thrombopenie
- **hepatische Enzephalopathie**
- **hepatozelluläres Karzinom** (s. Fall 143)

Kommentar

Als Leberzirrhose bezeichnet man einen fibrosierenden und knotigen Gewebsumbau der Leber als Folge verschiedenster chronischer Lebererkrankungen.

▶ **Ätiologie und Pathophysiologie:** Typische Ursachen einer Leberzirrhose sind der chronische Alkoholabusus, eine chronische Virushepatitis (meist Hepatitis C), die Hämochromatose, die primär biliäre Zirrhose, die primär sklerosierende Cholangitis, Autoimmunhepatitiden und eine chronische dekompensierte Rechtsherzinsuffizienz. Die nodösen fibrosierenden Veränderungen führen zu einer zunehmenden Zerstörung der Läppchenarchitektur und damit zu einer progredienten

Funktionseinschränkung der Leber, wobei die Synthesefunktion und die Abbaufunktion der Leber gleichermaßen betroffen sind. Zudem bewirkt der Gewebsumbau eine zunehmende intrahepatische Zirkulationsstörung, die eine portale Hypertension (Pfortaderhochdruck) nach sich zieht. Diese ist eine wesentliche Teilursache der Entstehung von Aszites bei Leberzirrhose, jedoch tragen hierzu auch ein sekundärer Hyperaldosteronismus (s. Frage 63.4) und eine Hypalbuminämie (Synthesestörung und Eiweißverlust in den Aszites) bei.

▶ **Klinik:** Neben **Allgemeinsymptomen** wie Müdigkeit und Leistungsminderung finden sich ein **geringgradiger Ikterus**, eine **Lackzunge** (glatte rote Zunge), **Spider-Nävi**, **Palmarerythem** sowie **Zeichen einer verminderten Leberfunktion:** periphere Ödeme (Hypalbuminämie), Neigung zu Hämatomen und Blutungen (verminderte Synthese von Gerinnungsfaktoren) sowie beim Mann eine Bauchglatze, Potenzstörungen, evtl. auch Hodenatrophie und Gynäkomastie, bei der Frau Zyklusstörungen (vermehrte Östrogenbildung in der Peripherie aufgrund eines verminderten Abbaus des Östrogen-Prohormons Androstendion).

▶ **Komplikationen:** s. Frage 63.5.

Insbesondere bei fortgeschrittener Leberzirrhose mit Aszites entsteht leicht eine **spontane bakterielle Peritonitis**. Sie heißt „spontan", weil sich keine Eintrittspforte der Bakterien (z.B. Darmruptur) nachweisen lässt. Ursache der Peritonitis ist eine Migration von Darmbakterien durch die Darmwand in den Aszites als Folge eines Aszites-bedingten Darmwandödems. Bei einer Leukozytenzahl von > 500/µl liegt definitionsgemäß eine spontane bakterielle Peritonitis vor. Peritonitiszeichen (diffuse Bauchschmerzen, Abwehrspannung, Fieber) können fehlen.

Die **hepatische Enzephalopathie** entsteht vermutlich aufgrund verminderten Abbaus von Ammoniak und Toxinen in der Leber infolge der Leberinsuffizienz oder der Umgehungskreisläufe bei portaler Hypertension. Sie äußert sich durch Konzentrationsstörungen sowie grobschlägigen Tremor (Flattertremor, flapping tremor) (Enzephalopathie Grad I) bzw. mit zunehmendem Schweregrad durch Somnolenz (Grad II), Schlaf, aus dem der Patient erweckbar ist, jedoch unzusammenhängend spricht (Grad III) bis hin zum Koma (Grad IV).

▶ **Diagnostik:**
- bei V.a. Leberzirrhose:
  - **Anamnese:** Liegt eine der Ursachen der Leberzirrhose vor?
  - **körperliche Untersuchung:** Symptome der Leberzirrhose bzw. ihrer Komplikationen?
  - **Labor:** Transaminasen, γ-GT, Bilirubin (erhöht?), Albumin, Cholinesterase (Synthesestörung?), INR und AT III (vermindert?), Gesamt-Eiweiß (vermindert?), Eiweiß-Elektrophorese (Albumin vermindert, γ-Globuline erhöht), Hepatitisserologie (chronische Hepatitis B oder C?), Ferritin (Hämochromatose?), Coeruloplasmin- und Kupfergehalt (Morbus Wilson?)
  - **Abdomensonografie:** Beurteilung der Leber (vergrößert, Strukturveränderung [▶ Abb. 63.1]?), Suche nach Komplikationen (Erweiterung der Pfortader und Splenomegalie als Zeichen der portalen Hypertension, perihepatische Flüssigkeitsansammlung bei Aszites [▶ Abb. 63.1], hepatozelluläres Karzinom?)
  - **Leberbiopsie:** zur Diagnose und Beurteilung des Aktivitätsgrades der Leberzirrhose
- **bei V.a. portale Hypertension:** Abdomensonografie (s.o.), Ösophagogastroduodenoskopie
- **bei Komplikationen:**
  - **Aszites und Folgen:** laborchemische Untersuchung der Flüssigkeit zwecks Unterscheidung zwischen Transsudat (eiweiß- und zellarm) und Exsudat (eiweiß- und zellreich): Ein

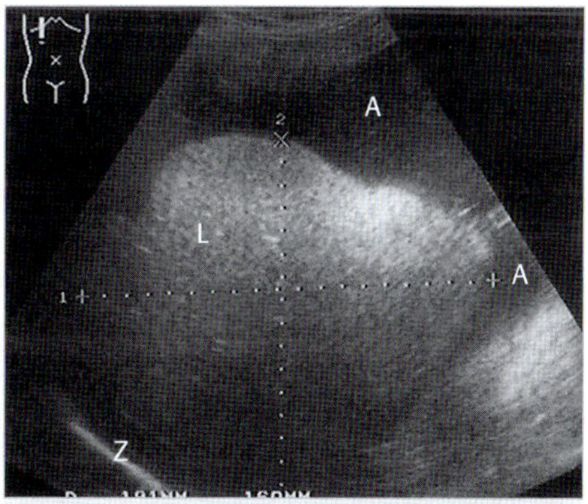

Abb. 63.1 Sonogramm bei Leberzirrhose: vergrößerte Leber mit abgerundeter Oberfläche, grobknotiger Kontur und bikonvexer Form, inhomogenes Binnenstrukturmuster; reichlich perihepatischer Aszites (L = Leber, A = Aszites, Z = Zwerchfell) (aus Hofer, Sono Grundkurs, Thieme, 2005).

Tab. 63.1 Child-Pugh-Klassifikation in der Leberzirrhose (aus Hahn, Checkliste Innere Medizin, Thieme, 2010).

Parameter	1 Punkt	2 Punkte	3 Punkte
Aszites	fehlend	sonografisch nachweisbar	klinisch nachweisbar
Enzephalopathie	keine	I–II	III–IV
Serum-Bilirubin (mg/dl)	< 2	2–3	> 3
Quick (%)	> 70	40–70	< 40
Serum-Albumin (g/dl)	> 3,5	3–3,5	< 3

Child A = 5–6 Punkte, Child B = 7–9 Punkte, Child C = 10–15 Punkte

Transsudat weist auf eine portale Hypertension bei Leberzirrhose ohne weitere Komplikationen oder eine chronische Rechtsherzinsuffizienz hin. Bei einem Exsudat besteht der V. a. Malignität oder Entzündung, die Differenzierung ist durch zytologische und bakteriologische Untersuchung des Aszites möglich.
- **hepatische Enzephalopathie:** Anamnese und körperliche Untersuchung (Symptome?), Schriftprobe, Bestimmung des Ammoniak i. S. (bei hepatischer Enzephalopathie erhöht)
- **hepatozelluläres Karzinom:** s. Fall 143

▸ **Stadieneinteilung:** Die Leberzirrhose wird nach Child-Pugh in die Schweregrade A–C eingeteilt (▸ Tab. 63.1).

▸ **Therapie:** s. Frage 63.3 bzw. bei hepatozellulärem Karzinom s. Fall 143. Bei **hepatischer Enzephalopathie** besteht die Therapie vor allem aus Maßnahmen zur Verminderung von Eiweißabbauprodukten (z. B. Ammoniak) durch **verminderte Eiweißzufuhr** (< 50 g/d, bei Koma Eiweißkarenz) und einer Hemmung der Ammoniakbildung durch die Darmflora durch Gabe von **Laktulose.** Die Anlage eines TIPS ist heute Therapie der Wahl bei refraktärem Aszites. Versagen diese Maßnahmen, muss unverzüglich die Indikation zur Lebertransplantation geprüft werden.

▸ **Prognose:** Sie hängt vom Stadium der Leberzirrhose ab. Während eine Leberzirrhose im Child-Stadium A die Prognose kaum einschränkt, beträgt die 1-Jahres-Überlebensrate im Stadium Child B 85 %, im Stadium Child C nur 35 %.

Zusatzthemen für Lerngruppen

- maligne und benigne Raumforderungen der Leber
- Differenzialdiagnosen des Aszites
- Morbus Wilson
- Differenzialdiagnosen der Hypergammaglobulinämie

64 Hyperkaliämie (bei akuter Niereninsuffizienz)

64.1 Was ist die Ursache der Muskelschwäche?

Schwere Hyperkaliämie (Serumkalium > 7 mmol/l) bei akuter Niereninsuffizienz (Hinweis: Urinartiger Foetor ex ore, Kreatinin > 1,2 mg/dl), wahrscheinlich prärenal auf dem Boden einer akuten Leukämie (Hinweis: massive Leukozytose bei Anämie und Thrombozytopenie). Das EKG (▸ Abb. 64.2) zeigt den typischen Befund der Hyperkaliämie, das spitze hoch-positive T.

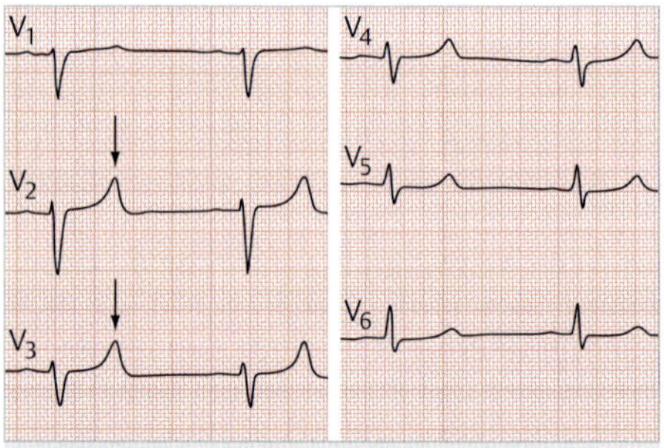

Abb. 64.2 EKG bei Hyperkaliämie.

64.2 **Welche anderen Ursachen einer Hyperkaliämie kennen Sie?**

- Gewebstraumatisierung mit Freisetzung von Kalium aus dem Gewebe (Crush-Syndrom)
- schwere metabolische oder respiratorische Azidose (intrazelluläre Akkumulation von H^+ führt zu Verschiebung von Kalium aus dem Intrazellular- in den Extrazellularraum)
- Hypoaldosteronismus bei Nebenniereninsuffizienz (Morbus Addison)
- chronische Niereninsuffizienz (reduzierte Kaliumexkretion)
- Medikamente:
  - kaliumsparende Diuretika (Amilorid, Triamteren, Spironolacton: Hemmung des Renin-Angiotensin-Aldosteron-Systems)
  - Digitoxin, Digoxin (Hemmung der Na^+-K^+-ATPase!)
  - ACE-Hemmer (Hemmung des Renin-Angiotensin-Aldosteron-Systems)
  - kaliumsalzhaltige Antibiotikalösungen
  - Kaliumchlorid in Infusionen (perioperativ, parenterale Ernährung)
- „Pseudohyperkaliämie" aufgrund von Hämolyse bei der Blutentnahme durch erhöhte Erythrozytenfragilität oder falsche Abnahmetechnik (zu viel Sog)

64.3 **Wie kann eine Hyperkaliämie medikamentös behandelt werden?**

- **Glukose-Insulin-Infusion** (z. B. 30 IE Normalinsulin + 500 ml Glukose 10 % über 30 min): wirkt nach etwa 20 Minuten (s. Kommentar)
- **Kalziumglukonat 10 %** 10–20 ml über 3 min i. v.: Die Wirkung tritt schneller ein als bei der Glukose-Insulin-Infusion, hält aber nur ca. 1 Stunde an. Achtung: Kalziumglukonat ist **bei Hyperkalzämie und** bei **digitalisierten Patienten kontraindiziert**!
- **forcierte Diurese:** parenterale Gabe von Furosemid (40–80 mg) und 0,9 %iger Natriumchloridlösung (bei akutem Nierenversagen nur wirksam, wenn die Urinausscheidung wieder einsetzt)
- **Ionenaustauscher** (Resonium A oder Sorbisterit): nur bei nicht lebensbedrohlicher Hyperkaliämie, da die Wirkung erst 8 Stunden nach Applikation einsetzt

! **64.5** **Welche weitere(n) Maßnahme(n) müssen Sie jetzt ergreifen, um das Leben des Patienten zu retten?**

- Anlage eines Sheldon-Katheters (großlumiger zentralvenöser Katheter zur Dialyse) und Beginn einer Notfalldialyse mit kaliumarmem Dialysat
- falls erforderlich, Fortsetzung der kardiopulmonalen Reanimation, bis die Serumkaliumkonzentration durch die Dialyse deutlich abgenommen hat und eine Hyperkaliämie als Ursache der Asystolie nicht mehr in Betracht kommt
- ggf. Versuch mit passagerem Herzschrittmacher, bis die Maßnahmen zur Kaliumsenkung greifen; Herzschrittmacher ineffektiv bei elektromechanischer Entkopplung.

Kommentar

Von einer Hyperkaliämie spricht man bei Anstieg des Serumkaliums auf Werte über 5,5 mmol/l.

▶ **Ätiologie:** s. Frage 64.1 und 64.2. Eine häufige Ursache der Hyperkaliämie – häufiger als das akute Nierenversagen – ist die Verabreichung der in Frage 64.2 genannten Medikamente an Patienten mit eingeschränkter Nierenfunktion, insbesondere die Verabreichung kaliumsparender Diuretika an Patienten mit chronischer Herzinsuffizienz oder Leberzirrhose und chronischer Niereninsuffizienz, auch wenn letztere noch kompensiert ist.

▶ **Klinik:** Ob Symptome auftreten, hängt von der Serumkaliumkonzentration – Symptome treten häufig erst ab einer Konzentration > 6 mmol/l auf – und von der Schnelligkeit des Konzentrationsanstiegs ab: Bei chronischer Niereninsuffizienz ist der Körper in der Regel gut an eine höhere Serumkaliumkonzentration adaptiert, sodass eine vorübergehende Hyperkaliämie meist nur geringe Symptome verursacht; bei akutem Nierenversagen hingegen steigt das Serumkalium schnell (1 mmol/l pro Tag), sodass die Symptomatik ausgeprägt ist.

▶ **Leitsymptome** der Hyperkaliämie sind eine **generalisierte Muskelschwäche, Paresen, Parästhesien** (periorales Kribbeln) und kardiale Überleitungsstörungen (**AV-Block**, **Kammerflattern**, **Kammerflimmern**, **Asystolie**). Eine Serumkaliumkonzentration von über 7 mmol/l ist wegen der Gefahr der Asystolie lebensbedrohlich.

▸ **Diagnostik:**
- **Anamnese:** Ursache der Hyperkaliämie?
- **Labor:** Serumkalium, CK, LDH (Hämolyse?), Kreatinin (Niereninsuffizienz?)
- **BGA:** Azidose?
- **EKG:** spitzes hoch-positives T (▸ Abb. 64.1), verbreiterter QRS-Komplex (= schwere Hyperkaliämie), AV-Block, Kammerflattern oder -flimmern, Asystolie?

Bei dem im Fallbeispiel beschriebenen Patienten sprechen der Foetor ex ore und die Laborwerte für ein akutes Nierenversagen auf dem Boden einer akuten Leukämie. Allerdings ist besonders bei hohen Leukozytenzahlen auf eine sorgfältige Blutentnahmetechnik zu achten, da bei einer Leukozytose eine In-vitro-Hämolyse auftreten kann, welche zu einer falsch-hohen Serumkaliumkonzentration führt.

▸ **Therapie:** s. Frage 64.3 und 64.5. Bei einer Serumkaliumkonzentration > 7 mmol/l muss wegen der akuten Lebensgefahr durch eine Asystolie die Kaliumkonzentration schnellstmöglich gesenkt werden. Die **Glukose-Insulin-Infusion** senkt die Serumkaliumkonzentration innerhalb von wenigen Stunden (Insulin stimuliert die Na^+-K^+-ATPase und fördert so die Aufnahme von K^+ in die Zelle; Glukose stimuliert die Insulinfreisetzung). **Kalziumglukonat** wirkt schneller, aber kürzer als die Glukose-Insulin-Infusion, denn Kalzium antagonisiert die kardiale und neuromuskuläre Wirkung von K^+. Die Kontraindikationen (s. Frage 64.3) sind zu beachten! Zusätzlich lässt sich die Serumkaliumkonzentration durch **forcierte Diurese** (s. Frage 64.3) senken. Ultima ratio ist die Absenkung des Kaliums durch die **Hämodialyse** (s. Frage 64.5). Dies ist bei akuter Niereninsuffizienz häufig die einzige therapeutische Option, falls die Diurese unter konservativer Therapie (Flüssigkeit, Schleifendiuretika) nicht wieder einsetzt.

Ionenaustauscher enthalten negativ geladene Reste, die K^+ mit höherer Affinität binden als Na^+. Diese Substanzen werden oral verabreicht und hemmen die Kaliumresorption im Darm. Sie eignen sich folglich lediglich zur **Behandlung der chronischen Hyperkaliämie**.

Zusatzthemen für Lerngruppen
- akutes Nierenversagen (Ursachen, Therapie)
- metabolische Azidose
- Pseudohyperkaliämie (Ursachen)

65 Aortenklappenstenose

65.1 Welche Verdachtsdiagnose stellen Sie?

Aortenklappenstenose, da
- Dyspnoe, Schwindel, Synkopen und retrosternaler Druckschmerz bei Belastung typische Symptome einer höhergradigen Aortenklappenstenose sind,
- ein raues, spindelförmiges Systolikum mit Punctum maximum im 2. Interkostalraum (ICR) rechts und Fortleitung in die Karotiden der für diese Erkrankung typische Auskultationsbefund ist und
- das Röntgenbild den für die Aortenklappenstenose typischen Befund zeigt (▸ Abb. 65.2): abgerundete Spitze und Verbreiterung des linken Ventrikels, Dilatation und Elongation der Aorta ascendens mit prominentem Aortenknopf, Verkalkung der Aortenklappe.

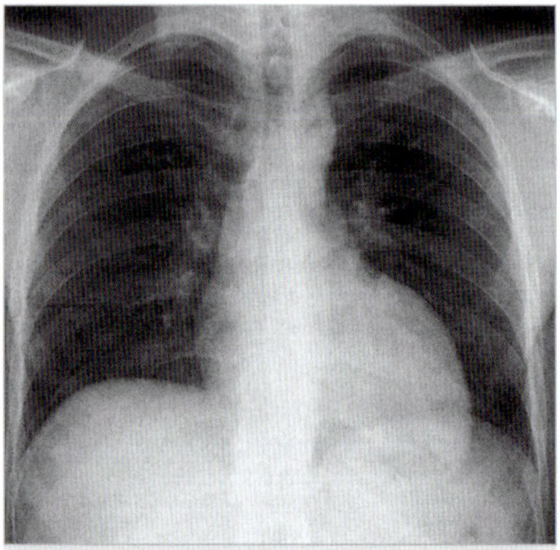

Abb. 65.2 Röntgen-Thorax p. a. bei Aortenklappenstenose (aus Oestmann, Radiologie, Thieme, 2005).

65.2 **Welche weiteren diagnostischen Maßnahmen (in der Reihenfolge des praktischen Vorgehens) schlagen Sie vor? Begründen Sie Ihren Vorschlag!**

1. **EKG** zwecks Suche nach Ischämiezeichen, da der Patient Druckgefühl in der Brust und damit ein Angina-pectoris-Äquivalent angibt
2. **Echokardiografie** zur Darstellung des Vitiums, Abschätzung des Gradienten und zur Beurteilung der Pumpfunktion des linken Ventrikels
3. **Linksherzkatheteruntersuchung** zur Beurteilung des Schweregrades der Aortenklappenstenose durch invasive Druckmessung und zum Ausschluss einer begleitenden koronaren Herzerkrankung

65.3 **Nennen Sie die Therapieoptionen! Unter welchen Umständen kommen die einzelnen Optionen bevorzugt zum Einsatz?**

- **Diuretika:** bei asymptomatischen Patienten mit leicht- oder mittelgradiger Aortenklappenstenose
- **operativer Klappenersatz:** bei
  - allen symptomatischen Patienten
  - Zeichen der linksventrikulären Schädigung
  - einem mittleren Druckgradienten über der Aortenklappe von > 50 mmHg
- **Kommissurotomie:** bei Kindern und Jugendlichen
- **körperliche Schonung:** bei symptomatischen Patienten
- **Prophylaxe einer bakteriellen Endokarditis** (z. B. bei zahnärztlichen Eingriffen, vor Koloskopien): heute nur noch bei Hochrisikopatienten

! **65.4** **Erläutern Sie kurz die Mechanismen, die bei dieser Erkrankung zur Entstehung der thorakalen Beschwerden führen!**

- Aortenklappenstenose → erhöhte Druckbelastung des linken Ventrikels → konzentrische Hypertrophie des linken Ventrikels und erhöhter linksventrikulärer enddiastolischer Druck → erhöhter Koronarwiderstand im subendokardialen Myokard → relative Koronarinsuffizienz
- bei höhergradiger Aortenstenose Abfall des Drucks in der Aorta (hinter der Klappe) → Abfall des Perfusionsdrucks in den Koronargefäßen → relative Koronarinsuffizienz

Kommentar

Unter einer Aortenklappenstenose versteht man eine Einengung des linksventrikulären Ausflusstrakts in der Umgebung der Aortenklappe.

▶ **Einteilung und Ätiologie:** Nach der Lokalisation der Stenose unterscheidet man zwischen valvulärer, supra- und subvalvulärer Aortenklappenstenose. Die **valvuläre Aortenklappenstenose** ist die häufigste Form und die zweithäufigste Herzklappenerkrankung. Eine klinisch manifeste valvuläre Aortenklappenstenose bei jüngeren Patienten ist in der Mehrzahl der Fälle angeboren und meist Folge einer bikuspid angelegten Aortenklappe. Bei Patienten jenseits des 60. Lebensjahres kann sie Folge einer rheumatischen Poststreptokokken-Endokarditis sein, seit Antibiotika (Penicillin) zur Behandlung des rheumatischen Fiebers zur Verfügung stehen, sind rheumatische Herzerkrankungen jedoch eher selten; meist liegen degenerative Klappenveränderungen zugrunde (kalzifizierende Aortenklappenstenose). Bei der **supravalvulären Aortenklappenstenose** ist die Stenose oberhalb der Aortenklappe lokalisiert, diese seltene Form der Aortenklappenstenose ist angeboren, wie auch die **subvalvuläre Aortenstenose** , die durch eine membranöse Verdickung der Ausflussbahn des linken Ventrikels hervorgerufen wird. Darüber hinaus wird die Aortenklappenstenose nach dem Schweregrad eingeteilt (s. Klinik).

▶ **Klinik:** Eine leichtgradige Aortenklappenstenose (Gradient < 50 mmHg) macht oft über viele Jahre keine Beschwerden. Bei mittelgradiger (Gradient 30–60 mmHg) und schwerer (Gradient > 60 mmHg) Aortenklappenstenose treten bei Belastung typischerweise Dyspnoe, Schwindel, Synkopen und Angina pectoris auf (Pathogenese s. Frage 65.4).

▶ **Diagnostik:**
- **Anamnese:** s. Fall und Klinik.
- **körperliche Untersuchung:** Leitbefund bei der Auskultation des Herzens ist ein vom 1. Herzton abgesetztes raues, spindelförmiges systolisches Geräusch über dem 2. ICR rechts parasternal mit Fortleitung in die Karotiden. Bei hochgradiger Stenose ist der 2. Herzton oft paradox gespalten, d. h. die Spaltung des 2. Herztons aufgrund des verspäteten Aortenklappenschlusses ist bei Exspiration deutlicher hörbar als bei Inspiration.

- **Röntgen-Thorax:** s. Frage 65.1
- **EKG:** Bei länger bestehender, hämodynamisch relevanter Aortenklappenstenose zeigt das EKG Zeichen der konzentrischen Linksherzhypertrophie (Sokolov-Lyon-Index: S in V_1 + R in V_5 > 3,5 mV; Kammerkomplexe noch schmal). In fortgeschrittenen Stadien finden sich Zeichen der linksventrikulären Schädigung (verbreiterte Kammerkomplexe), Endstreckenveränderungen (ST-Streckensenkungen in I, aVL, V_4–V_6, T-Negativierungen) in den linkspräkordialen Ableitungen als Folge einer relativen Koronarinsuffizienz und – prognostisch ungünstige – supraventrikuläre oder ventrikuläre Herzrhythmusstörungen.
- **Echokardiografie:** Sie sichert die Diagnose, denn sie zeigt die Veränderung der Herzklappe (Verdickung, Verkalkung). Zudem gibt sie Aufschluss darüber, ob bereits eine Hypertrophie oder Dilatation des linken Ventrikels vorliegt, und über die Pumpfunktion des möglicherweise bereits beschädigten Myokards. Auch die Klappenöffnungsfläche und der Druckgradient lassen sich mittels Echokardiografie abschätzen.
- **Linksherzkatheteruntersuchung:** Sie dient der exakten hämodynamischen Quantifizierung des Vitiums sowie dem Ausschluss einer begleitenden Koronarsklerose, die bei einem eventuellen operativen Eingriff ebenfalls behandelt werden kann.

► **Therapie:** s. Frage 65.3. Bei asymptomatischen Patienten mit einem Druckgradienten über der Aortenklappe von < 50 mmHg ist die Therapie konservativ. Die Indikation zur operativen Therapie sollte frühzeitig, d. h. bei Zeichen der Linksherzinsuffizienz, gestellt werden, nicht erst, wenn bereits eine linksventrikuläre Schädigung vorliegt. Die Indikation zur OP besteht auch bei asymptomatischen Patienten mit einem Druckgradienten über der Aortenklappe von > 50 mmHg, da diese häufig nur asymptomatisch sind, weil sie sich körperlich schonen. Insbesondere bei älteren Patienten wird zunehmend das Verfahren der minimal-invasiven Transkatheter-Aortenklappenimplantation eingesetzt. Dabei wird mittels eines speziellen Katheters zunächst die verengte Aortenklappe gesprengt (Ballonvalvuloplastie), um dort die Ersatzklappe über den Katheter zu implantieren.

► **Prognose:** Ein Fünftel der Patienten verstirbt am plötzlichen Herztod, vor allem durch maligne Herzrhythmusstörungen (Kammerflimmern). Die 10-Jahres-Überlebensrate der operierten Patienten beträgt über 65 %.

Zusatzthemen für Lerngruppen

- Aortenaneurysma
- Aortenisthmusstenose
- Differenzialdiagnosen der Synkope
- Herzinsuffizienz (Differenzialtherapie)

66 Interstitielle Lungenerkrankung

66.1 Wie lautet Ihre Verdachtsdiagnose?

- Interstitielle Lungenerkrankung, da
  - eine langsam progrediente, von der Körperlage unabhängige Dyspnoe (also keine Orthopnoe = Hinweis auf dekompensierte Linksherzinsuffizienz), trockener Reizhusten und Knisterrasseln und somit typische Symptome einer interstitiellen Lungenerkrankung vorliegen,
  - die Blutgasanalyse eine respiratorische Partialinsuffizienz (Hypoxie) mit Zeichen der Hyperventilation (Hypokapnie) zeigt,
  - der Röntgen-Thorax streifige, scharf begrenzte Verschattungen in der Lungenperipherie bei normal konfiguriertem, nicht vergrößertem Herzen, d. h. die Zeichen einer Lungenfibrose zeigt (► Abb. 66.2),
  - die Lungenfunktionsanalyse eine restriktive Ventilationsstörung (Vitalkapazität und Lungencompliance vermindert) mit höhergradiger Einschränkung der Diffusionskapazität ergibt.
  - sich keine Anhaltspunkte für eine zugrunde liegende systemische Erkrankung (z. B. Kollagenose) oder Exposition gegenüber bekannten Ursachen (s. u.) ergeben, sodass möglicherweise eine idiopathische interstitielle Pneumonitis (IIP) vorliegt.

66.2 Nennen Sie die typische Komplikation dieser Erkrankung!

Cor pulmonale (s. Fall 11).

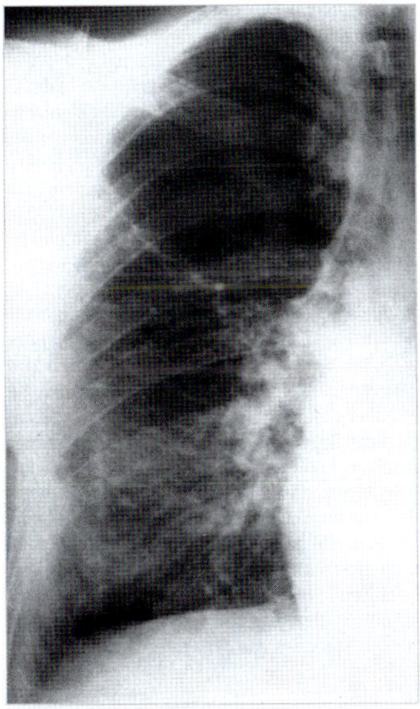

Abb. 66.2 Röntgen-Thorax p. a. bei idiopathischer interstitieller Fibrose: Ausschnitt rechte Lungenseite. Streifenförmige Strukturvermehrung mit Schrumpfung von Mittel- und Unterlappen; Reduzierung der Lungenstruktur im kompensatorisch überblähten Oberlappen (aus Thurn et al., Einführung in die radiologische Diagnostik, Thieme, 1998).

66.3 **Nennen Sie 7 Ursachen dieser Erkrankung, die Sie bei der weiteren Abklärung berücksichtigen sollten!**

1. anorganische Stäube, z. B. Quarzstaub, Asbeststaub, Nikotin
2. Sarkoidose
3. organische Stäube, z. B. Aktinomyzeten- oder Vogelkot-haltiger Staub
4. Histiozytosis X
5. chronische Lungenstauung bei Linksherzinsuffizienz
6. entzündlich-rheumatische Systemerkrankungen: Kollagenosen, rheumatoide Arthritis
7. Medikamente: z. B. Amiodaron, Busulfan, Bleomycin

66.4 **Nennen Sie mehrere Untersuchungen, die zur weiteren Abklärung der Erkrankungsursache hilfreich sind!**

- hoch auflösendes (HR-)CT der Lunge: Verteilungsmuster der Veränderungen hinweisend auf Subtypen der Lungenfibrose, Milchglasinfiltrate als Aktivitätshinweis
- Bronchoskopie mit Lungenbiopsie und bronchoalveolärer Lavage (BAL): Differenzialzytologie in der BAL hinweisend auf Subtypen
- offene Lungenbiopsie: Goldstandard zur Differenzierung von Subtypen der idiopathischen Lungenfibrose

66.5 **Welche Therapiemöglichkeiten gibt es, sofern keine Ursache zu finden ist?**

- Glukokortikoide und Azathioprin
- Behandlung des Cor pulmonale: Sauerstoff-Langzeittherapie (s. Fall 11), Diuretika und ACE-Hemmer (s. Fall 92) zur Therapie der Rechtsherzinsuffizienz, Endothelinrezeptor-Antagonist Bosentan zur Reduktion des pulmonalarteriellen Druckes bei pulmonalarterieller Hypertonie
- bei terminaler respiratorischer Insuffizienz Lungentransplantation oder, falls bereits ein dekompensiertes Cor pulmonale vorliegt, Herz-Lungen-Transplantation

Kommentar

„Interstitielle Lungenerkrankung" ist der Oberbegriff für Erkrankungen, die zu einer Lungenfibrose, d. h. einer Bindegewebsproliferation im Lungeninterstitium, führen. Neben den interstitiellen Lungenerkrankungen mit bekannter Ursache (s. Frage 66.3) werden 5 Subtypen der idiopathischen interstitiellen Pneumonitis (IIP) unterschieden, die sich bezüglich des klinischen Bildes, des Verteilungsmusters der pulmonalen Veränderungen, dem Ansprechen auf eine Steroidtherapie und der Prognose unterscheiden (▸ Tab. 66.1).

▸ **Ätiologie:** s. Frage 66.3. Lässt sich keine der dort genannten Ursachen nachweisen, spricht man von einer IIP. Als mögliche Ursache der idiopathischen interstitiellen Fibrose (IPF) wird eine Mutation des Surfactant-Protein-C diskutiert.

▸ **Pathogenese:** Den zahlreichen Ursachen einer interstitiellen Lungenerkrankung (s. Frage 66.3) ist gemeinsam, dass sie eine akute oder chronische Schädigung des Lungenparenchyms verursachen, die dann fibrotische Umbauprozesse zur Folge hat. Oft liegt der Gewebereaktion auf die diversen kausalen Faktoren eine Entzündungsreaktion zugrunde, die dann als Alveolitis klinisch manifest wird.

Tab. 66.1 Subtypen der idiopathischen interstitiellen Pneumonitis.

Subtyp	IPF (UIP)	DIP	RB-ILD	AIP	NSIP
Verlauf	schleichend	schleichend	schleichend	akut	schleichend bis akut
Nikotinkonsum relevant	ja	ja	ja, immer	nein	nein
BAL	Neutrophilie	normal oder unspezifisch	normal oder Neutrophilie	Neutrophilie	Neutrophilie + Lymphozytose
HR-CT-Befund *Lokalisation*	peripher, basal, subpleural	peripher, basal	diffus	diffus	peripher, basal, subpleural
Milchglasinfiltrate	kaum	ja	fleckförmig	ja	ja
Zeichnung	retikulär	retikulär	nodulär	keine	keine oder retikulär
Ansprechen auf Steroide	gering	ja	ja	gering	ja
mittlere Überlebenszeit	3–5 Jahre	12 Jahre	k. A.	1–2 Monate	17 Jahre
Differenzialdiagnosen	Sarkoidose, Kollagenose, EAA, Asbestose	EAA, Pneumocystis jiroveci Pneumonie, RB-ILD	DIP, NSIP, EAA	Pneumonie, Lungenödem, eosinophile Pneumonie	UIP, EAA, DIP

Abkürzungen: IPF = idiopathische interstitielle Fibrose, DIP = desquamative interstitielle Pneumonitis, RB-ILD = „respiratory bronchiolitis interstitial lung disease“ (= Kondensatpneumopathie), AIP = akute interstitielle Pneumonitis, NSIP = nicht-spezifische interstitielle Pneumonitis, BAL = bronchoalveoläre Lavage, EAA = exogen allergische Alveolitis, k. A. = keine Angabe

Die Alveolitis kann aber auch im Rahmen einer autoimmunen Entzündungsreaktion (z. B. Kollagenosen, Sarkoidose) auftreten.

▶ **Klinik:** s. Fall. Typischerweise ist die Symptomatik langsam – über viele Monate – progredient. In fortgeschrittenen Krankheitsstadien besteht Ruhedyspnoe, im Spätstadium aufgrund einer hypoxisch bedingten pulmonalen Vasokonstriktion (Euler-Liljestrand-Mechanismus) zusätzlich ein Cor pulmonale, evtl. auch eine respiratorische Insuffizienz.

▶ **Diagnostik:** s. Fall und Frage 66.1. Zusätzlich sind indiziert:

- **Laboruntersuchungen** zum Ausschluss bzw. Nachweis der in Frage 66.3 genannten Ursachen: BSG, antinukleäre Antikörper (Kollagenose?), Rheumafaktor (rheumatoide Arthritis?)
- **HR-CT** (= Dünnschicht-CT) der Lunge: Hiermit lässt sich die Ausdehnung der fibrotischen Veränderungen beurteilen und lässt bei einer IIP (▶ Tab. 66.1) Rückschlüsse auf den Subtyp zu (prognostisch und therapeutisch relevant). Der Nachweis einer milchglasartigen Trübung im HR-CT der Lunge deutet zudem auf eine entzündliche Aktivität der interstitiellen Lungenerkrankung hin, die möglicherweise durch eine antientzündliche Therapie (z. B. Glukokortikoide) günstig beeinflusst werden kann.
- **bronchoalveoläre Lavage** (**BAL**): Sie ermöglicht eine Beurteilung des entzündlichen Infiltrats und weist somit oft den Weg zur Diagnose (▶ Tab. 66.1): So weisen CD8-positive Zellen in der BAL-Flüssigkeit auf eine exogen-allergische Alveolitis hin, CD4-positive Zellen z. B. auf eine Sarkoidose.
- Die idiopathische interstitielle Pneumonitis ist immer eine Ausschlussdiagnose. Besteht der V. a. eine idiopathische interstitielle Pneumonitis, ist eine **Lungenbiopsie** indiziert. Sie ist therapeutisch und prognostisch relevant, da die einzel-

nen Subtypen der idiopathischen interstitiellen Pneumonitis (z. B. Bronchiolitis obliterans mit organisierender Pneumonie oder akute interstitielle Pneumonitis) unterschiedlich auf eine Steroidtherapie ansprechen und eine deutlich unterschiedliche Prognose aufweisen.

► **Therapie:** Behandlung der Ursachen:
- anorganische und organische Stäube, z. B. Quarzstaub, Asbeststaub, Vogelkot: Exposition meiden, Arbeitsplatzwechsel
- Sarkoidose: s. Fall 104
- bei Alveolitis Glukokortikoide
- Histiozytosis X: Glukokortikoide
- chronische Lungenstauung bei Linksherzinsuffizienz: s. Fall 46; Therapie der Herzinsuffizienz sowie deren Ursachen
- entzündlich-rheumatische Systemerkrankungen (Kollagenosen, rheumatoide Arthritis): bei neutrophiler Alveolitis Cyclophosphamidtherapie zeitlich begrenzt (6–12 Monate)
- bestimmte Medikamente weglassen (z. B. Amiodaron, Busulfan, Bleomycin)

Zur Therapie der **idiopathischen Lungenfibrose** s. Frage 66.5.

► **Prognose:** Sie hängt von einer zugrunde liegenden Erkrankung (s. o.), bei der IIP von deren Subtyp (► Tab. 66.1) ab.

Zusatzthemen für Lerngruppen →•
- Cor pulmonale
- systemische Sklerodermie
- Sarkoidose
- exogen-allergische Alveolitis

67 Sepsis (septischer Schock) bei infiziertem diabetischen Ulkus

67.1 Wie lautet Ihre Verdachtsdiagnose?

Septischer Schock bei infiziertem neuropathischen Ulkus bei insulinpflichtigem Diabetes mellitus. Für eine Sepsis sprechen die Rötung und Schwellung des Fußballens in der Umgebung des Ulkus, das Fieber, die warme, trockene Haut, die CRP-Erhöhung und Leukozytose. Das Verhältnis von Herzfrequenz zu systolischem arteriellem Blutdruck (Schockindex) beträgt mehr als 1, sodass ein Schockzustand besteht.

67.2 Welche diagnostischen Maßnahmen schlagen Sie vor? Begründen Sie Ihren Vorschlag!

1. Verlegung des Patienten auf die Intensivstation zwecks kontinuierlicher Überwachung von EKG, Puls, Sauerstoffsättigung, Urinausscheidung und Blutdruck
2. Anlage eines zentralen Venenkatheters zur Messung des zentralvenösen Drucks (ZVD) zwecks ZVD-gesteuerter Volumenzufuhr. Bei Zunahme der Schocksymptomatik ggf. Anlage eines Pulmonalarterienkatheters zum hämodynamischen Monitoring.
3. wiederholte Abnahme von Blutkulturen (aerob und anaerob), vor allem im Fieberanstieg, zum Erregernachweis und zur Resistenztestung
4. regelmäßige Laborkontrollen im Verlauf:
   - Gerinnungsparameter (Thrombozyten, Quick, PTT, AT III, Fibrinogen), um eine Verbrauchskoagulopathie frühzeitig zu diagnostizieren (Thrombozyten sind bereits erniedrigt = Warnsignal!)
   - Nierenretentionsparameter und Elektrolyte, um ein akutes Nierenversagen, das bei septischem Schock häufig auftritt, frühzeitig zu diagnostizieren
   - Serumglukose, um eine Hyperglykämie frühzeitig zu diagnostizieren und durch Insulinzufuhr beheben zu können (bei einer schweren Infektion ist der Insulinbedarf durch Überwiegen kontrainsulinärer Hormone erhöht)
   - Laktat, um eine anaerobe Stoffwechsellage, wie sie in der Spätphase des septischen Schocks auftritt, diagnostizieren zu können
5. Blutgasanalyse zur Erfassung einer respiratorischen Insuffizienz (möglicherweise liegt bereits eine metabolische Azidose vor, da der Patient hyperventiliert)
6. Röntgen des rechten Vorfußes zum Ausschluss bzw. Nachweis einer knöchernen Mitbeteiligung (Osteomyelitis)

67.3 **Welche therapeutischen Maßnahmen schlagen Sie vor? Begründen Sie Ihren Vorschlag!**

1. parenterale Volumenzufuhr mit kristalloiden Lösungen (z. B. Ringer-Lösung) und kolloidalen Lösungen (z. B. HAES) – unter Kontrolle des ZVD (normal 4–8 mmHg) –, um das intravasale Flüssigkeitsvolumen zu steigern
2. falls der Blutdruck unter Flüssigkeitsgabe nicht ansteigt, Gabe von Katecholaminen parenteral als Perfusor (Noradrenalin, Dosis abhängig vom Effekt auf den Blutdruck), um den Blutdruck zu normalisieren
3. Antibiotika zur Elimination der Erreger: Initialtherapie z. B. mit Aminopenicillin + Aminoglykosid (z. B. Amoxicillin + Gentamycin), nach Erhalt der Blutkulturergebnisse bzw. der Resistenztestung ggf. Anpassung
4. Heparinisierung zur Prophylaxe der disseminierten intravasalen Gerinnung (DIC, s. Fall 59), bei DIC mit Blutungen Substitution von Gerinnungsfaktoren
5. bei respiratorischer Insuffizienz Beatmung
6. frühzeitige Sanierung des Infektionsherdes (hier antibiotische Therapie, ggf. operative Sanierung)
7. parenterale Ernährung (falls der Patient nicht ausreichend Nahrung zu sich nehmen kann, z. B. bei Koma)
8. Stressulkusprophylaxe mit Protonenpumpenhemmer, z. B. Omeprazol

67.4 **Welche Formen des Schocks kennen Sie?**

- Volumenmangelschock
- kardiogener Schock
- septischer Schock
- anaphylaktischer Schock

! **67.5** **Wie verhalten sich Herzzeitvolumen, peripherer Gefäßwiderstand und pulmonalkapillärer Verschlussdruck (PCWP) bei diesen Schockformen?**

- **Volumenmangelschock:** Herzzeitvolumen und PCWP vermindert, peripherer Gefäßwiderstand erhöht
- **kardiogener Schock:** Herzzeitvolumen stark vermindert, PCWP und peripherer Gefäßwiderstand stark erhöht
- **septischer Schock:**
  - Frühphase (hyperdynam): Herzzeitvolumen normal bis erhöht, PCWP noch normal, peripherer Gefäßwiderstand vermindert
  - Spätphase (hypodynam): Herzzeitvolumen vermindert, PCWP normal bis erhöht, peripherer Gefäßwiderstand normal bis erhöht
- **anaphylaktischer Schock:** Herzzeitvolumen und peripherer Gefäßwiderstand vermindert, PCWP normal

Kommentar

Als Sepsis bezeichnet man eine massive, systemische Entzündungsreaktion infolge der Zirkulation von Mikroorganismen im Blut.

► **Ätiologie:** Eine Sepsis wird meist durch das Eindringen gramnegativer Bakterien in die Blutbahn verursacht, jedoch kann eine Vielzahl fakultativ oder obligat menschenpathogener Bakterien und Pilze eine Sepsis auslösen.

► **Pathogenese und Klinik:** Die bakteriellen bzw. Pilz-Antigene induzieren die systemische Freisetzung verschiedener Mediatoren (z. B. Zytokine, Kinine, Prostaglandine, Leukotriene), die kaskadenartig die Immunantwort triggern, welche häufig überschießend ist. Die systemische Freisetzung der Mediatoren führt zu **Fieber** und Vasodilatation mit **warmer**, **trockener Haut** und **starkem Blutdruckabfall** (**Schock**). Als Gegenregulation steigen Herzfrequenz und Herzzeitvolumen (**frühe**, **hyperdyname Phase des septischen Schocks**). Die Gegenregulationsmechanismen reichen angesichts der massiven Mediatorfreisetzung jedoch nicht aus, um die Peripherie mit Blut zu versorgen. Dies führt zu einer Störung der Mikrozirkulation, die in die **späte**, **hypodyname Phase des septischen Schocks** mit **Kaltschweißigkeit** überleitet und durch Hypoxie und metabolische Azidose (daher die Tachypnoe des beschriebenen Patienten, Kompensationsmechanismus, s. Fall 96!) zu einer Organinsuffizienz führt, z. B. zu **akutem Nierenversagen** oder – im Fall des Gehirns – zu **Bewusstseinsstörungen** wie Somnolenz (s. Fall).

Die Freisetzung von Endotoxin (Lipopolysaccharid = Teil der Zellwand gramnegativer Bakterien) beim Zerfall gramnegativer Bakterien im Zuge der Entzündungsreaktion führt durch Aktivierung der Gerinnungskaskade zur **disseminierten intravasalen Gerinnung**.

▶ **Diagnostik und Therapie:** Außer den in Frage 67.2 genannten Maßnahmen sollte man versuchen, den Infektionsherd zu identifizieren (bei dem beschriebenen Patienten ist dies das Ulkus), um diesen frühzeitig lokal sanieren zu können. Jeder septische Schock ist ein Notfall und sollte daher intensivmedizinisch anhand der in Frage 67.2 und 67.3 genannten Grundregeln versorgt werden, wobei das Vorgehen im Einzelfall – je nach Infektionsherd und den im Rahmen des Schocks betroffenen Organsystemen – deutlich variiert.

Zusatzthemen für Lerngruppen →•

- Formen des Schocks
- Therapie des diabetischen Fußes
- disseminierte intravasale Gerinnung

68 Chronisch-venöse Insuffizienz bei postthrombotischem Syndrom

68.1 Was ist am ehesten Ursache der Bein- bzw. Fußschwellung?

Eine **chronisch-venöse Insuffizienz** (CVI), denn die Patientin weist mit einem Schweregefühl und einer Weichteilschwellung einer distalen unteren Extremität, Hyperpigmentierung und Atrophie der Haut mit Depigmentierung im Bereich des betroffenen Unterschenkels und einer Dermatitis mit Juckreiz am betroffenen Bein typische Symptome und Befunde einer chronischen venösen Stauung auf. Für diese ist typisch, dass die Symptome bei Hochlegen der Beine zurückgehen. Die chronisch-venöse Insuffizienz ist wahrscheinlich durch ein postthrombotisches Syndrom bedingt. Dieses ist wahrscheinlich auf eine nicht diagnostizierte tiefe Beinvenenthrombose zurückzuführen, da die Beschwerden wenige Tage nach einer längeren Busfahrt, d.h. nach längerer Immobilität, eingesetzt haben und längere Immobilität ein Risikofaktor der tiefen Beinvenenthrombose ist.

68.2 Nennen Sie die wichtigsten Differenzialdiagnosen einer Schwellung des Unterschenkels und Fußes sowie die typischen Leitbefunde!

- **kardial bedingtes Ödem** (**Rechtsherzinsuffizienz**): beidseitige Schwellung, kardiale Grunderkrankung, außer Beinödemen weitere Zeichen der Rechtsherzinsuffizienz (Leberstauung, Pleuraergüsse), Abnahme der Schwellung durch Hochlegen der Beine
- **Eiweißmangelödem:** beidseitige Schwellung, tief eindrückbar (Delle bleibt), Hypalbuminämie
- **Ödem bei Niereninsuffizienz:** ähnlicher Befund wie bei Eiweißmangelödem, zusätzlich Niereninsuffizienz
- **Lymphödem:** diffuse teigige Konsistenzvermehrung, Nichtabhebbarkeit der Haut (Stemmer-Zeichen), tiefe Querfalte über dem Grundgelenk der Zehen
- **Lipödem:** beidseitige Schwellung von Ober- und Unterschenkel, betont perimalleolär, nicht auf dem Fußrücken, nicht eindrückbar
- **Gelenkerguss:** einseitige, streng gelenkbezogene Schwellung (z.B. im Bereich des oberen oder unteren Sprungggelenks), schmerzhaft, Bewegungseinschränkung in allen Freiheitsgraden (Kapselmuster), prall-elastisch eindrückbar (es bleibt keine Delle)

68.3 Welches diagnostische Verfahren schlagen Sie vor, um Ihre Verdachtsdiagnose zu sichern?

Duplex- und Farbduplexsonografie: Geprüft werden die Durchgängigkeit und Klappenfunktion der tiefen und oberflächlichen Beinvenen sowie der Perforansvenen (Duplexsonografie). Die Farbduplexsonografie erleichtert die morphologische Darstellung des Thrombus. In der Regel können alte thrombotische Verschlüsse so identifiziert werden; eine Phlebografie ist daher meist nicht erforderlich.

68.4 Welche Therapiemöglichkeiten gibt es?

- **konservative Therapie:**
  - Kompressionsstrümpfe
  - Kompressionsverbände
  - Allgemeinmaßnahmen, z.B. Gehen oder Liegen statt Sitzen bzw. Stehen

- **invasive Therapie:**
  - operative Therapie: Varizenstripping (nur wenn tiefe Beinvenen frei durchgängig sind, also nicht bei einem postthrombotischen Syndrom)
  - Sklerosierungsbehandlung (nur bei Varikose)

Kommentar

Als chronisch-venöse Insuffizienz (CVI) bezeichnet man Symptome, die als Folge einer chronischen venösen Abflussstörung auftreten.

▶ **Ätiologie:** Ursache der CVI ist entweder eine Insuffizienz der Venenklappen (**höhergradige Varikosis**) oder ein thrombotischer Verschluss tiefer Beinvenen (**postthrombotisches Syndrom**).

▶ **Pathogenese und Klinik:** Die venöse Abflussstörung führt zu einer Zunahme des hydrostatischen Drucks und so zum Übertritt von Flüssigkeit aus den Venen in das Interstitium (**einseitiges Ödem**). Bei stark erhöhtem hydrostatischem Druck treten auch Erythrozyten in das Interstitium über. Diese werden von Makrophagen phagozytiert, die das Eisen speichern und dadurch dem Gewebe eine bräunliche Färbung verleihen (Hämosiderose mit **Hyperpigmentierung** im Versorgungsgebiet distal der Abflussstörung). Das Ödem behindert die Zufuhr von Sauerstoff und Nährstoffen in das betroffene Gebiet und ruft so zunächst eine **Atrophie der Haut mit Depigmentierung** (**Atrophie blanche**), evtl. auch eine nässende **Dermatitis**, später eine **Verhärtung und Verdickung der Haut** (**Lipodermatosklerose**) und schließlich **Ulzerationen** (**Ulcus cruris**) hervor.

▶ **Stadieneinteilung:** Die CVI wird nach Widmer in 3 Stadien (Schweregrade) eingeteilt:

- **Stadium I:** kranzartige Erweiterung der Hautvenen (Corona phlebectatica), typischerweise am medialen und lateralen Fußrand, und leichtgradige perimalleoläre Ödeme (reversibel)
- **Stadium II:** persistierende perimalleoläre und prätibiale Ödeme, Hyperpigmentierung, Depigmentierung (Atrophie blanche, ▶ Abb. 68.1), Lipodermatosklerose, evtl. mit Stauungsdermatitis
- **Stadium III:** zusätzlich florides (▶ Abb. 68.1) oder narbig verheiltes Ulcus cruris

▶ **Diagnostik:** s. Frage 68.3. Zur Diagnose einer CVI ist der Nachweis einer venösen Abflussstörung erforderlich. Hierzu sind die Duplex- und die Farbduplexsonografie am besten geeignet, die einerseits die Insuffizienz der Venenklappen im betroffenen Gefäßabschnitt darstellen können und andererseits den Ausschluss oder Nachweis eines Abflusshindernisses (Thrombose) ermöglichen. Andere Verfahren wie die Venenverschlussplethysmografie oder die Phlebodynamometrie liefern in der Regel keinen therapeutisch relevanten Erkenntniszugewinn.

▶ **Therapie:** Als erstes sollte der Patient über einfache Maßnahmen informiert werden, die bei konsequenter Beachtung die Beschwerden häufig wesentlich lindern: **Regelmäßige Bewegung** fördert durch Aktivierung der Wadenmuskelpumpe den venösen Abstrom und reduziert so den Druck im venösen System. Der Patient sollte **längeres Sitzen oder Stehen vermeiden**, da dies den hydrostatischen Druck erhöht und das Abknicken der Beine bei längerem Sitzen den venösen Abstrom zusätzlich behindert. Ergänzend sollten Patienten in allen Krankheitsstadien – außer bei floridem Ulcus cruris oder höhergradiger pAVK –**Kompressionsstrümpfe** tragen, wobei diese morgens vor dem Aufstehen angelegt werden sollten, um einer Ödementwicklung im Tagesverlauf vorzubeugen. **Invasive Therapieverfahren** (s. Frage 68.4) bleiben

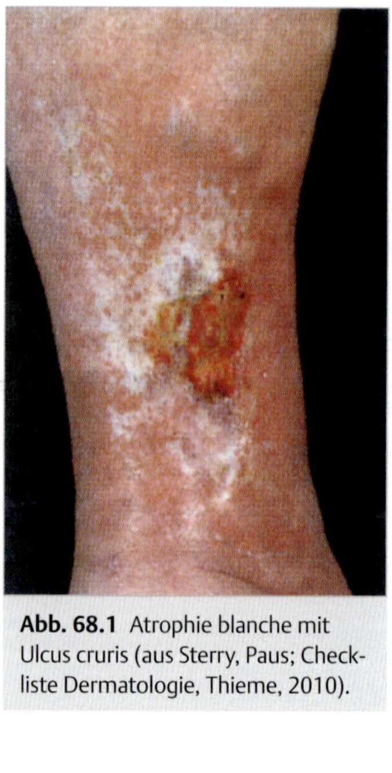

Abb. 68.1 Atrophie blanche mit Ulcus cruris (aus Sterry, Paus; Checkliste Dermatologie, Thieme, 2010).

schweren Verlaufsformen einer **Varikosis** vorbehalten.

Auch das **Ulcus cruris** wird mittels einer konsequenten Kompressionstherapie behandelt. Die lokale Anwendung von Zinkpaste kann die Abheilung der Ulzera begünstigen.

Zusatzthemen für Lerngruppen →•

- Phlegmasia coerulea dolens
- Lymphgefäßerkrankungen (primär und sekundär)
- Rechtsherzinsuffizienz

69 Agranulozytose

69.1 Nennen Sie mehrere Faktoren, die zur Entwicklung der Leukopenie beigetragen haben!

- **Methotrexat:** wirkt dosisabhängig myelosuppressiv und die Dosis ist für das Alter der Patientin zu hoch
- **Diclofenac:** verstärkt die Myelotoxizität von Methotrexat
- **Cotrimoxazol:** verstärkt die Myelotoxizität von Methotrexat erheblich, da beide Substanzen Folsäureantagonisten sind
- **Niereninsuffizienz:** Sowohl Methotrexat als auch nichtsteroidale Antirheumatika wie Diclofenac werden renal eliminiert, sodass bei einer Niereninsuffizienz wesentlich höhere Plasmaspiegel vorliegen.

69.2 Welche diagnostischen Maßnahmen ordnen Sie an?

- **täglich Differenzialblutbild:** Die Neutrophilenzahl ist prognostisch und therapeutisch relevant.
- **Blutkulturen** aerob und anaerob zum Ausschluss einer Bakteriämie
- **Urinstatus** zum Ausschluss einer Harnwegsinfektion als Auslöser der Bakteriämie
- **Röntgen-Thorax in 2 Ebenen:** V.a. Pneumonie (die Patientin hustet!)
- **bakteriologische Sputumuntersuchung** zwecks Erregernachweis
- bei Nachweis einer Pneumonie ggf. Bronchoskopie zwecks Erregerdiagnostik (opportunistische Infektion, z.B. durch Pneumocystis jiroveci)
- **Knochenmarkpunktion und -analyse** zum Ausschluss eines myelodysplastischen Syndroms, einer Leukämie mit aleukämischem Verlauf (hier finden sich leukämische Blasten nur im Knochenmark) und eines Felty-Syndroms (einer schweren Verlaufsform der rheumatoiden Arthritis mit Lymphknotenschwellung, Splenomegalie und Leukopenie)

69.3 Welche therapeutischen Maßnahmen schlagen Sie vor?

- sofortiges Absetzen aller bisher eingenommenen Medikamente
- Isolierung des Patienten in keimarmer Umgebung (Umkehrisolation) und Beachtung strengster Hygienemaßnahmen
- Gabe von Breitbandantibiotika, z.B. Cephalosporin der 3. Generation (z.B. Cefotaxim) oder Piperacillin/Tazobactam, jeweils in Kombination mit einem Aminoglykosid, nach Abnahme von Material (Blutkulturen, Abstriche) für die mikrobiologische Diagnostik
- Gabe von granulopoetischen Wachstumsfaktoren, z.B. G-CSF (granulocyte colony-stimulating factor) oder GM-CSF (granulocyte-macrophage colony-stimulating factor)
- Gabe von Folsäure in hohen Dosen, um die folsäureantagonistische Wirkung von Methotrexat aufzuheben
- parenterale Zufuhr von reichlich Flüssigkeit (z.B. physiologische Kochsalzlösung), da es sich möglicherweise um eine prärenale Niereninsuffizienz handelt

Kommentar

Eine Abnahme der Granulozytenzahl auf Werte unter 2000/µl ist nach WHO als **Granulozytopenie** definiert, eine Abnahme auf Werte unter 500/µl als **Agranulozytose**.

▶ **Ätiologie und Pathogenese:** Ursache sind Medikamente. Nach der Pathogenese unterscheidet man zwischen medikamentös-allergischer und medikamentös-toxischer Agranulozytose.

Bei der **medikamentös-allergischen Agranulozytose** wird das Medikament an Plasmaproteine gebunden, und es werden Antikörper gegen den Protein-Medikament-Komplex gebildet. Antigen-Antikörper-Komplexe lagern sich an der Oberfläche zirkulierender Granulozyten an und bewirken durch Komplementaktivierung eine Lyse der Granulozyten. Typische Auslöser einer medikamentös-allergischen Agranulozytose sind Thyreostatika (z. B. Carbimazol, Thiamazol), Metamizol, Sulfonamide, aber auch Cotrimoxazol.

Bei der **medikamentös-toxischen Agranulozytose** schädigt das Medikament, z. B. ein Zytostatikum wie Methotrexat, das Knochenmark und führt so zu einer dosisabhängigen Hemmung der Granulopoese. Methotrexat gilt derzeit als das Mittel der Wahl zur Behandlung der rheumatoiden Arthritis; es wird in einer Dosis von 7,5–25 mg/Woche eingesetzt. Der myelosuppressive Effekt von Methotrexat wird durch seine Wirkung als Folsäureantagonist verstärkt. Wegen der Myelotoxizität muss das Differenzialblutbild regelmäßig kontrolliert werden. Aufgrund der vorwiegend renalen Elimination ist die Gabe von Methotrexat bei Niereninsuffizienz kontraindiziert. Die Myelotoxizität von Methotrexat wird potenziert, wenn es mit anderen Substanzen verabreicht wird, die ein Folsäuredefizit erzeugen, wie z. B. Trimethoprim im Kombinationspräparat Cotrimoxazol (Trimethoprim hemmt auch die menschliche Dihydrofolatreduktase, allerdings ist die Affinität zum bakteriellen Enzym wesentlich höher). NSAR wie Diclofenac reduzieren die Clearance von Methotrexat und können so über höhere Methotrexat-Plasmaspiegel myelotoxisch wirken.

Bei Agranulozytose treten aufgrund der wenigen verbliebenen Neutrophilen, d. h. einer ausgeprägten Immunschwäche akut und relativ symptomlos schwere Infektionen auf.

▶ **Klinik:** Eine Agranulozytose kann asymptomatisch verlaufen oder aber nach unterschiedlicher Latenz symptomatisch werden. Das Risiko für einen symptomatischen Verlauf steigt mit der Dauer der Neutropenie. Symptome der Agranulozytose sind hohes (sog. neutropenisches) **Fieber**, **Schüttelfrost** und **Schleimhautentzündung im Mund- und Rachenraum**, aber auch im **Gastrointestinaltrakt** (daher die Diarrhö bei der beschriebenen Patientin). Die Tonsillen als Bollwerk der Infektionsabwehr sind besonders betroffen und können Ulzera aufweisen (**Angina agranulocytotica**).

▶ **Komplikationen:** Häufig tritt eine **Sepsis** auf.

▶ **Diagnostik:** s. Frage 69.2. Bei Agranulozytose mit Fieber muss eine rasche und umfassende Erregerdiagnostik im Vordergrund der diagnostischen Maßnahmen stehen, um sofort nach Entnahme von Blutkulturen und Abstrichen eine Antibiotikatherapie einleiten zu können.

▶ **Differenzialdiagnosen:** In Betracht kommen **hämatologische Systemerkrankungen** und, bei Patienten mit rheumatoider Arthritis, das **Felty-Syndrom** (s. Frage 69.2). Bei letzterem ist die Neutropenie Folge einer Autoimmunerkrankung (Antikörper gegen G-CSF), weshalb die Gabe von Methotrexat hier sogar zu einem Anstieg der Leukozyten führen kann.

▶ **Therapie:** s. Frage 69.3. Zur Therapie bei Sepsis s. Fall 67.

▶ **Prognose:** Sie hängt wesentlich vom Auftreten lebensbedrohlicher Infektionen ab.

Zusatzthemen für Lerngruppen

- Immundefekte
- aplastische Anämie
- myelodysplastische Syndrome
- Osteomyelosklerose

70 Viraler Atemwegsinfekt

70.1 Wie lautet Ihre Verdachtsdiagnose?

Viraler Atemwegsinfekt, da die Symptome (Husten, Schnupfen, Halsschmerzen, Fieber) für einen viralen Infekt typisch sind und das normale CRP gegen einen bakteriellen Infekt (z. B. Pneumonie) spricht. Influenza möglich, da hoch symptomatischer und fieberhafter Verlauf.

70.2 Welche weitere Diagnostik ist zu diesem Zeitpunkt erforderlich? Begründen Sie Ihre Aussage!

- Aktuell ist keine weitere Diagnostik erforderlich, da
  - die Klinik einem typischen viralen Infekt entspricht und
  - die unauffälligen serologischen Entzündungsparameter und das klare Sputum gegen eine bakterielle Superinfektion sprechen. Bei erhöhten Entzündungsparametern und putri-

dem Sputum wäre bei Rasselgeräuschen eine Röntgenaufnahme der Lunge zum Ausschluss einer Pneumonie ratsam.
- Aufgrund der kurzen Dauer der Beschwerden kann der spontane Krankheitsverlauf abgewartet werden.

70.3 Machen Sie einen Therapievorschlag!

- Analgetika und Antipyretika, z.B. Paracetamol oder Acetylsalicylsäure
- reichliche Flüssigkeitszufuhr (viel trinken) zum Ausgleich des Flüssigkeitsverlusts bei Fieber
- körperliche Schonung bis zum Ausschluss einer Influenza für den Fall, dass eine Influenza-Myokarditis vorliegt
- bei hohem Fieber physikalische Maßnahmen wie Wadenwickel
- zunächst keine Antibiotika, da keine Hinweise für eine bakterielle Superinfektion vorliegen

70.4 Welche Ratschläge geben Sie der Patientin im Hinblick auf ihr Verhalten in den nächsten Tagen?

- Sie raten zur Wiedervorstellung, falls die Beschwerden zunehmen oder nach einigen Tagen nicht abgenommen haben, um dann ggf. weiterführende Untersuchungen vornehmen zu können.
- Sie empfehlen engmaschige Blutzuckerkontrollen, da im Rahmen von Infektionen der Insulinbedarf steigt (Überwiegen kontrainsulinärer Hormone) und ggf. die Insulintherapie angepasst werden muss.

70.5 Würden Sie der Patientin zu einer späteren Grippeimpfung raten? Begründen Sie Ihre Aussage!

Eine Grippeimpfung ist sinnvoll, da die Patientin an einer chronischen Krankheit mit erhöhter Infektanfälligkeit leidet und zudem durch ihren Beruf vermehrt gegenüber Krankheitserregern exponiert ist.

Kommentar

Der virale Atemwegsinfekt zählt zu den häufigsten Gründen einer ärztlichen Konsultation.

► **Ätiologie:** Typische Erreger viraler Atemwegsinfekte (der „Erkältungskrankheiten") sind Rhinoviren, Adenoviren, Respiratory-syncytial-Viren (RSV) und Coronaviren. Erreger der epidemischen Grippe (Influenza) sind die Influenzaviren (Myxovirus influenzae), wobei von den drei Typen (Typ A, B und C) vor allem die Subtypen des Typ A für Pan- und Epidemien verantwortlich sind. Eine Erkrankung durch die 2009 entdeckte Influenza-A-Variante H1N1 wird auch als Schweine- oder Mexikogrippe bezeichnet.

► **Klinik:** Infektionen durch Rhino-, Adeno-, Coronaviren oder RSV verursachen meist Halsschmerzen, Schnupfen und Husten, jedoch kein Fieber. Im Gegensatz dazu treten bei Influenza regelhaft plötzlich hohes Fieber, Myalgien und ein ausgeprägtes Krankheitsgefühl auf. Eine seltene, ernste Komplikation ist die (hämorrhagische) Influenzapneumonie. Jedoch ist eine bakterielle Superinfektion im Rahmen einer Influenza wesentlich häufiger als eine Influenzapneumonie. Typische Erreger einer bakteriellen Superinfektion sind Streptokokken (Strept. pyogenes oder Strept. pneumoniae), Staphylokokken oder Haemophilus influenzae. Hinweise auf eine bakterielle Superinfektion sind putrider Auswurf, eitriger Schnupfen oder Zeichen der respiratorischen Insuffizienz. Sie können bereits nach kurzer Krankheitsdauer auftreten.

► **Diagnostik:** Bei V.a. „Erkältung" ist keine umfangreiche Diagnostik erforderlich (s. Frage 70.2). Die Verdachtsdiagnose **„Influenza"** kann durch Nachweis des Virus im Rachenspülwasser oder retrospektiv anhand eines signifikanten Anstiegs der Influenzaantikörper im Serum, d.h. eines Anstiegs um mindestens vier Titerstufen, diagnostiziert werden. Jedoch hat diese sichere Abgrenzung zu anderen viralen Erkältungskrankheiten keine therapeutische Konsequenz und bleibt schweren Verläufen vorbehalten, z.B. bei V.a. atypische Viruspneumonie. **Bei Zeichen einer respiratorischen Insuffizienz** (Dyspnoe, Zyanose) sollte zum Ausschluss einer Influenzapneumonie eine **Röntgenaufnahme des Thorax** angefertigt werden. Wie andere atypische Viruspneumonien fällt die Influenzapneumonie durch diffuse fleckförmige Infiltrationen auf. Während der virale Atemwegsinfekt meist nicht mit einer serologischen Entzündungsreaktion einhergeht, findet sich bei bakterieller Superinfektion regelhaft eine beschleunigte BSG, ein erhöhtes CRP und/oder eine Leukozytose. **Bei** klinischen oder laborchemischen **Hinweisen auf** eine **bakterielle Superinfektion** sollte eine **Röntgenaufnahme des Thorax** zum Ausschluss einer Pneumonie erfolgen.

▶ **Therapie:** Sprechen Klinik und Labordiagnostik gegen eine bakterielle Superinfektion, ist eine antibiotische Therapie nicht sinnvoll; zu den Therapiemaßnahmen s. Frage 70.3. Bei bakterieller Superinfektion verabreicht man Antibiotika (z.B. Makrolide wie Clarithromycin). Bei schweren Verläufen einer echten Influenza-Infektion kann die Gabe von Neuraminidaseinhibitoren wie Oseltamivir den Verlauf der Erkrankung abschwächen, jedoch nur wenn die Erstgabe innerhalb von 48 Stunden nach Symptombeginn erfolgt.

▶ **Influenzaprophylaxe:** Eine Grippeimpfung (aktive Immunisierung mit Totvakzinen) ist bei älteren Menschen, Patienten mit Beeinträchtigung der Infektabwehr und stark exponierten Personen sinnvoll. Wegen der jährlich wechselnden Subtypen ist eine jährliche Impfung – vor Beginn der kalten Jahreszeit – erforderlich.

Zusatzthemen für Lerngruppen

- Diphtherie
- Leptospirosen
- Mumps
- Masern

71 Osteoporose mit Wirbelkörperfraktur

71.1 Wie lautet Ihre Verdachtsdiagnose?

- **Sinterungsfraktur** des 5. Brustwirbelkörpers bei V.a. **Osteoporose.** Zeichen der Sinterungsfraktur sind die Höhenminderung und die keilförmige Verformung des Wirbelkörpers; der schlagartige Beginn der Rückenschmerzen passt zur Diagnose „Wirbelkörperfraktur". Für eine Osteoporose spricht die hohe Strahlentransparenz der Wirbelsäule.

71.2 Welche diagnostische(n) Maßnahme(n) schlagen Sie zur Sicherung Ihrer Verdachtsdiagnose vor?

- **obligat:** Osteodensitometrie (Quantifizierung der Knochendichte)
- **fakultativ:**
  - ergänzende Röntgenaufnahmen der Lenden- und Brustwirbelsäule bei V.a. weitere Frakturen
  - Knochenbiopsie (Beckenkamm): keine Routinediagnostik, jedoch zur Ursachenabklärung in unklaren Fällen (hier: Mann mittleren Alters, kein adäquates Trauma) hilfreich

71.3 Welche Formen und Ursachen dieser Erkrankung kennen Sie?

- **primäre Osteoporose:**
  - postmenopausale Osteoporose; Ursache: Östrogenmangel
  - Altersosteoporose
- **sekundäre Osteoporose**; Ursachen:
  - Hyperkortisolismus, entweder durch Medikamente bedingt (steroidinduzierte Osteoporose, häufig) oder endogen (adrenales, zentrales oder ektopes Cushing-Syndrom, eher selten)
  - Hyperthyreose
  - primärer Hyperparathyreoidismus
  - Hypogonadismus, Androgenmangel
  - Akromegalie
  - Vitamin-D-Mangel: z.B. bei gastroenterologischen Erkrankungen mit Malabsorption oder rezidivierender Diarrhö
  - chronische Niereninsuffizienz (renale Osteopathie): Vitamin-D-Mangel, sekundärer Hyperparathyreoidismus (s. Fall 10)
  - Inaktivität, z.B. bei längerer Immobilisation
  - Langzeittherapie mit Heparin
  - chronisch-entzündliche Gelenkerkrankungen (z.B. rheumatoide Arthritis)
  - Plasmozytom

71.4 Welche Möglichkeiten der medikamentösen Therapie gibt es?

- **Kalzium** (1 g/d): essenziell für die Mineralisierung der Knochengrundsubstanz, daher Basisversorgung für alle Osteoporosepatienten
- **Vitamin D** (1000 IE/d): fördert die Kalziumresorption im Darm und die -rückresorption in der Niere, Basisversorgung für alle Osteoporosepa-

tienten (Beseitigung eines latenten Vitamin-D-Mangels, der insbesondere bei Älteren häufig ist)
- **Bisphosphonate** (z. B. Alendronat): hemmen die Osteoklastenaktivität, d. h. den Knochenabbau, erhöhen somit die Knochendichte und senken die Frakturrate
- **Kalzitonin:** aktiviert die Osteoblasten und damit die Neubildung von Knochen, erhöht also die Knochendichte, jedoch ist der Effekt auf die Frakturrate weniger gut dokumentiert als für die Bisphosphonate. Kalzitonin ist gut geeignet bei schmerzhaften Wirbelkörperfrakturen, da es in höheren Dosen zentral analgetisch wirkt.
- **Fluoride:** fördern die Neubildung von Knochen, ihre Wirksamkeit ist jedoch geringer als die der Bisphosphonate
- **rekombinantes Parathormon:** neuer Therapieansatz, bezüglich des Knochenaufbaus und der Reduktion der Frakturrate mindestens so effektiv wie Bisphosphonate, Wirkung tritt schneller ein, sehr teuer
- **Strontiumranelat:** wirkt osteoanabol, senkt die Frakturrate
- **Denosumab** (anti-RANKL-Antikörper): spezifische Hemmung der Osteoklastenaktivität
- **Raloxifen:** selektiver Östrogenrezeptor-Modulator (SERM), wirkt antiresorptiv wie die Östrogene, hat jedoch keine Östrogenwirkung auf Mamma und Uterus; nur bei Frauen mit postmenopausaler Osteoporose

71.5 Welche Möglichkeiten der Prophylaxe gibt es?

- **Vitamin D_3** (800 IE/Tag): bei Risikofaktoren (s. u.)
- **Östrogene** (bei Frauen): Prophylaxe der postmenopausalen Osteoporose; nur bei Langzeitanwendung sinnvoll. Aufgrund vermehrter Thrombembolieneigung heute nur noch bei klarer gynäkologischer Indikation. Alternative: Raloxifen (Östrogen-Rezeptoragonist)
- **Sport**

Kommentar

Osteoporose ist eine generalisierte Skeletterkrankung, die durch eine verminderte Knochenmasse und eine veränderte Knochenstruktur charakterisiert ist.

▶ **Ätiologie:** s. Frage 71.3. **Risikofaktoren** der Osteoporose sind **weibliches Geschlecht** (die Knochenmasse von Frauen ist geringer als die der Männer und sie nimmt in der Postmenopause ab), **hohes Lebensalter** und das **Vorkommen von Osteoporose in der Familie**.

▶ **Klinik:** Aufgrund der verminderten Knochenmasse und der veränderten Knochenstruktur sinken die Wirbelkörper in sich zusammen, was zu **Rückenschmerzen**, vor allem im Bereich der Brust- und Lendenwirbelsäule, **Abnahme der Körpergröße** und Entstehung eines **Rundrückens** führt. Aus demselben Grund ist das Frakturrisiko erhöht; es kommt zu **Spontanfrakturen** (d. h. Frakturen ohne adäquates Trauma). Besonders betroffen sind Wirbelsäule und Femur. Eine Wirbelkörperfraktur (wie im vorliegenden Fall) äußert sich durch akut einsetzende Rückenschmerzen im betroffenen Bereich, meist mit Klopfschmerzhaftigkeit und Stauchungsschmerz.

▶ **Diagnostik:** Bei Vorliegen einer Fraktur, bei der kein adäquates Trauma als Auslöser zu eruieren ist, sollte immer eine Osteoporose ausgeschlossen werden. Dies ist durch Messung der Knochendichte (**Osteodensitometrie**) möglich. Am besten evaluiert ist die Dual X-Ray Absorptiometry (DEXA), da die wichtigsten Therapiestudien mit dieser Methode überwacht wurden und sie überall verbreitet ist. Die DEXA wird ab dem 65. Lebensjahr bevorzugt am Oberschenkelhals durchgeführt, da degenerative Veränderungen die Messung an der LWS verfälschen können. Sonografisch kann ergänzend eine Messung der Knochensteifigkeit erfolgen. Da nicht sicher belegt ist, dass die Knochensteifigkeitsmessung das Frakturrisiko zuverlässig vorhersagt, kann diese die DEXA-Messung nicht ersetzen. Man bestimmt die Abweichung des Knochendichtemesswerts vom Mittelwert der Knochendichte junger Erwachsener, ausgedrückt als Standardabweichung (sog. T-Score). Nach WHO-Richtlinien spricht man bei einem T-Score kleiner als –1,0 von einer Osteopenie, bei einem T-Score kleiner als –2,5 von einer Osteoporose.

Röntgenaufnahmen der Wirbelsäule dienen vor allem der Erkennung von Frakturen. Typische Zeichen der Osteoporose an der Wirbelsäule sind Keil-, Fisch- oder Plattwirbel sowie Deckplatteneinbrüche (▶ Abb. 71.1).

Bei Erstdiagnose einer Osteoporose sollten zum **Ausschluss einer sekundären Form** der Osteoporose (s. Frage 71.3) als Minimalprogramm die Serumkonzentrationen von Kalzium (Hyper-

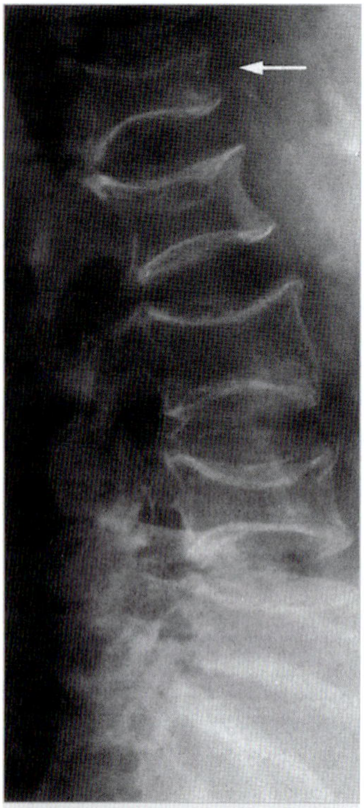

Abb. 71.1 Hochgradige Osteoporose: Bikonkavform der Lendenwirbelkörper (Fischwirbel), Verbreiterung der Zwischenwirbelräume, Kompressionsfraktur des 1. LWK (Pfeil) (aus Bücheler, Lackner, Thelen; Einführung in die Radiologie, Thieme, 2005).

parathyreoidismus?), alkalischer Phosphatase (erhöht bei Morbus Paget) und Phosphat (chronische Niereninsuffizienz?) sowie die BSG gemessen, ein Differenzialblutbild und eine Serumelektrophorese durchgeführt und nach Bence-Jones-Protein i.U. gesucht werden (Plasmozytom?). Zudem ist die Konzentrationsbestimmung des Vitamin D (Hydroxycholekalziferol) sinnvoll (Vitamin-D-Mangel?). Ergibt sich klinisch ein Hinweis auf das Vorliegen anderer zu einer Osteoporose prädisponierender Erkrankungen (z.B. Hypogonadismus, Hyperthyreose), müssen diese weiter abgeklärt werden.

▶ **Therapie:** s. Frage 71.4.

▶ **Prophylaxe:** s. Frage 71.5.

Zusatzthemen für Lerngruppen

- primärer Hyperparathyreoidismus
- Osteomalazie
- Morbus Paget
- renale Osteopathie

72 Symptomatische Cholezystolithiasis

72.1 Wie lautet Ihre Verdachtsdiagnose?

Symptomatische Cholezystolithiasis (Gallenkolik), da akut einsetzende Schmerzen im rechten Oberbauch, oft mit Ausstrahlung in die rechte Schulter und in den Rücken, das Leitsymptom der Gallenkolik sind und das Sonogramm zwei Gallenblasensteine zeigt (die echoreichen Signale mit dorsaler Schallauslöschung). Die vergrößerte Gallenblase deutet auf einen Verschluss des Ductus cysticus durch ein weiteres Konkrement hin.

72.2 Nennen Sie Risikofaktoren für diese Erkrankung!

1. Adipositas („fat")
2. weibliches Geschlecht: Frauen sind doppelt so häufig betroffen wie Männer („female").
3. Einnahme von Östrogenpräparaten
4. Alter (Risiko steigt mit zunehmendem Alter) („forty")
5. cholesterinreiche Kost
6. parenterale Ernährung
7. hereditäre Faktoren („family"), helle Haut („fair")
8. Schwangerschaft (fertile)

„6 × F-Regel": female, fair, fat, forty, fertile, family

72.3 Nennen Sie typische Komplikationen der Erkrankung!

- Gallenblasenhydrops bei Verschluss des Ductus cysticus durch Konkrement
- akute Cholezystitis, evtl. komplizierend:
  - Perforation
  - Abszessbildung, bei Verschluss des Ductus cysticus durch Konkrement Gallenblasenempyem

- chronisch-rezidivierende Cholezystitis (Porzellangallenblase)
- akute Cholangitis
- biliäre Pankreatitis bei Verschluss des Ductus choledochus durch Konkrement(e)

72.4 Welche Behandlungsmöglichkeiten gibt es?

Die Indikation zur Therapie ist nur bei symptomatischen Patienten gegeben. Die Therapieoptionen lauten:

- **symptomatische Therapie:** Analgetika, Spasmolytika (Butylscopolamin), zunächst Nahrungskarenz, bis eine klinische Besserung eintritt, dann fettreduzierte Kost; bei Cholezystitis, Cholangitis und Empyem Antibiotika (Fluorchinolone, bei Anaerobierinfektion zusätzlich Metronidazol)
- **konservative Therapie:** orale Litholyse mittels Chenodesoxycholsäure oder Urodesoxycholsäure, ggf. anschließend extrakorporale Stoßwellenlithotrypsie (ESWL, s. Kommentar)
- **operative Therapie:** Cholezystektomie (laparoskopisch oder konventionell)

72.5 Welches Analgetikum verordnen Sie der Patientin?

Pethidin, denn diese Substanzen steigern im Gegensatz zu anderen Opioiden den Tonus des Sphinkter Oddi nicht und lösen daher keinen Sphinkterspasmus aus.

Kommentar

Das Vorliegen von Gallensteinen bezeichnet man als **Cholelithiasis**. Die Steine können in der Gallenblase und/oder im Ductus choledochus lokalisiert sein (**Cholezystolithiasis** bzw. **Choledocholithiasis**). Gallensteine sind bei etwa 12% der Bevölkerung nachweisbar.

▸ **Ätiologie und Pathogenese:** Voraussetzung für die Bildung von Gallensteinen ist ein Überschreiten des Löslichkeitsproduktes für Cholesterin oder Pigment in der Gallenflüssigkeit. Der häufigste Risikofaktor hierfür ist die Adipositas (weitere Risikofaktoren s. Frage 72.2). Meist handelt es sich um reine oder gemischte Cholesterinsteine, seltener um braune oder schwarze Pigmentsteine (Bilirubinsteine).

▸ **Klinik:** Nur ca. 25% der Gallensteinträger haben Beschwerden, in der Regel in Form von **Gallenkoliken.** Leitsymptom der Gallenkolik ist ein schlagartig einsetzender, starker Schmerz im rechten Oberbauch, nicht selten mit Ausstrahlung in die rechte Schulter und in den Rücken, welcher typischerweise nach Verzehr fettiger Speisen auftritt (Kontraktionsreiz für die Gallenblase) und nach 30 Minuten bis 4 Stunden sistiert. Häufigster Auslöser ist die Einklemmung eines Steins im Ductus cysticus, seltener im Ductus choledochus im Bereich der Papille. Manche Gallensteinträger verspüren lediglich **ein Druck- oder Völlegefühl im rechten Oberbauch** nach Verzehr fettiger Speisen.

▸ **Komplikationen:** Bei Einklemmung eines Steins im Ductus cysticus kann die Gallenflüssigkeit, die in unveränderter Menge in die Gallenblase gelangt, nicht abfließen, sodass sich die Gallenblase allmählich vergrößert (**Gallenblasenhydrops**) und als prall-elastischer, wenig druckschmerzhafter Tumor unter dem rechten Rippenbogen zu tasten ist. Die **akute Cholezystitis** ist eine Folge des Gallenblasenhydrops: Dieser führt aufgrund des wachsenden Drucks in der Gallenblase zu Durchblutungsstörungen der Gallenblasenwand, die ein Eindringen von Bakterien (häufig E. coli, Enterokokken) in die Gallenblasenwand begünstigen. Die akute Cholezystitis äußert sich durch Fieber und Schmerzen im Bereich des rechten Rippenbogens. Im Rahmen der Entzündung kann es zur **Gallenblasenperforation** mit Peritonitis kommen. Bei Infektion mit Eitererregern kann sich ein **Empyem** ausbilden (Symptom: Fieber, Schüttelfrost, Peritonitis). Rezidivierende Entzündungsschübe führen zu narbigen Veränderungen und zu Einlagerung von Kalk in die Gallenblasenwand (**Porzellangallenblase**). Bei Steineinklemmung im Ductus cysticus oder Ductus choledochus kann es zu einer aszendierenden bakteriellen Infektion (**Cholangitis**; Erreger s. akute Cholezystitis) kommen, die Schmerzen im Sinne einer Gallenkolik, Fieber und Ikterus auslöst. Bei Verschluss des Ductus choledochus führt der Gallerückstau in das Pankreas zu einer Entzündungsreaktion (**biliäre Pankreatitis**, Klinik s. Fall 27). Bei Steineinklemmung kann es darüber hinaus zur **freien Steinperforation** (meist in das Duodenum) kommen, evtl. mit Gallensteinileus.

▸ **Diagnostik:** Die Diagnose „Cholelithiasis" wird durch den Nachweis eines oder mehrerer Kon-

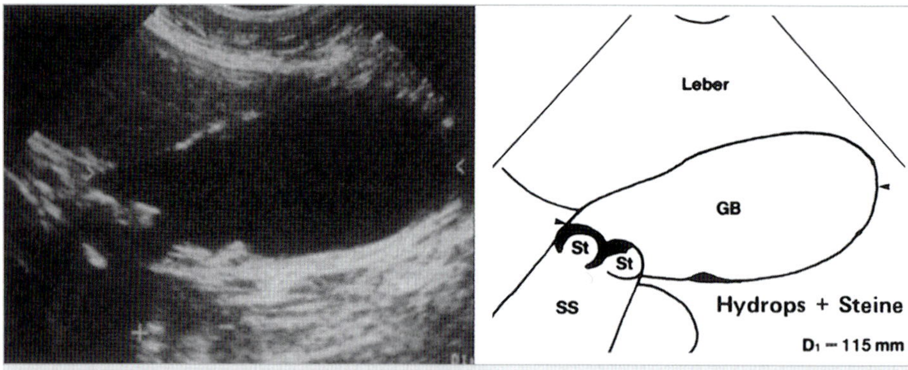

Abb. 72.1 Sonografie bei Cholezystolithiasis: Steine und Gallenblasenhydrops (aus Schumpelick, Bleese, Mommsen; Kurzlehrbuch Chirurgie, Thieme, 2010).

kremente in der Gallenblase bzw. im Ductus choledochus in der **Abdomensonografie** gestellt. Mit diesem Verfahren lassen sich auch die Komplikationen (z. B. Gallenblasenhydrops, ▸ Abb. 72.1) diagnostizieren. Laborchemisch zeigt sich meist eine Erhöhung des CRP, oft auch eine Cholestase (Erhöhung der γ-GT, GOT und GPT). Eine Erhöhung der Lipase weist auf eine Begleitpankreatitis hin. Bei V. a. ein Konkrement im Gallengang kann die Durchführung einer ERCP indiziert sein, mit dem Ziel, das Konkrement zu entfernen (Papillotomie und Extraktion). Bei Komplikationen wie einem rupturierten Gallenblasenempyem oder einer Begleitpankreatitis kommt die CT zum Einsatz.

▸ **Therapie:** Die **Gallenkolik** wird symptomatisch mit **Analgetika**, **Spasmolytika** sowie **Nahrungskarenz** behandelt (s. Frage 72.4 und 72.5). Ist eine Cholezystolithiasis symptomatisch geworden, besteht die Indikation zur **Beseitigung der Gallensteine**. Für eine **konservative Therapie mit oraler Litholyse oder ESWL** kommen nur Patienten mit reinen Cholesterinsteinen (die im Röntgenbild nicht zu sehen sind), guter Compliance, Steinen < 1 cm, maximal halbgefüllter Gallenblase infrage. Steine mit anderer Zusammensetzung sprechen auf diese Behandlung weniger gut an.

Zudem muss die Gallenblase ausreichend kontraktil sein. Bei Patienten mit rezidivierenden Gallenkoliken ist eine orale Litholyse oder ESWL wegen der langen Therapiedauer ungeeignet. Die Rezidivrate beider Verfahren liegt bei 60 % bzw. 31 %. Für die Mehrzahl der Patienten mit symptomatischer Cholezystolithiasis ist daher die **laparoskopische Cholezystektomie** die Therapie der Wahl.

Bei einer **akuten Cholezystitis** sollte **nach konservativer Vorbehandlung** mit Nahrungskarenz, Analgetika und Antibiotika innerhalb von 48 Stunden eine sog. **Frühcholezystektomie** erfolgen. Diese ist auch bei Gallenblasenhydrops, Empyem und Perforation indiziert. Eine reine Cholangitis ohne Konkrement wird antibiotisch (z. B. Gyrasehemmer wie Ciprofloxacin) behandelt. Bei Nachweis eines Konkrements sollte dieses entfernt werden (konservativ über ERCP/Papillotomie, ggf. Operation). Bei **biliärer Pankreatitis** sind eine Papillotomie und eine Steinextraktion aus dem Ductus choledochus (**therapeutische ERC**) indiziert.

Zusatzthemen für Lerngruppen

- Pankreatitis
- Pankreaskarzinom
- primär sklerosierende Cholangitis
- primär biliäre Zirrhose

73 Terminale chronische Niereninsuffizienz bei diabetischer Nephropathie

73.1 Was ist die wahrscheinlichste Ursache der von der Patientin beklagten Beschwerden?

Urämie bei terminaler chronischer Niereninsuffizienz auf dem Boden der diabetischen Nephropathie. Als Urämie bezeichnet man ein Syndrom, das durch Funktionsstörungen zahlreicher Organe (► Tab. 73.1) aufgrund der Akkumulation von Harnstoff und toxischen Metaboliten im Blut bedingt ist. Die Patientin weist einige dieser Symptome auf: Abgeschlagenheit, Übelkeit, Juckreiz, bräunlich-gelbliches Hautkolorit, Belastungsdyspnoe, perikardiales Reiben, renale Anämie. Außerdem sind das Kreatinin und Harnstoff i. S. stark erhöht, auch das Serumkalium ist erhöht und es besteht eine arterielle Hypertonie, alles Anzeichen für eine ausgeprägte Nierenfunktionseinschränkung.

73.2 Nennen Sie die 4 Stadien und die zugehörigen Leitbefunde der die Beschwerden verursachenden Erkrankung!

1. **kompensierte Niereninsuffizienz:** verminderte Kreatininclearance, Serumkreatinin aber noch normal; Isosthenurie (Ausscheidung eines Harns mit einem spezifischen Gewicht um 1010 g/l aufgrund einer verminderten Konzentrationsfähigkeit der Nieren → Polyurie, Nykturie)
2. **kompensierte Retention:** Serumkreatinin erhöht (bis 6 mg/dl), keine klinischen Symptome
3. **dekompensierte Retention = präterminale Niereninsuffizienz:** Serumkreatinin > 6 mg/dl, meist auch klinische Symptome (z. B. Müdigkeit, Leistungsschwäche, Hypertonie, Ödeme, Herzinsuffizienz)
4. **terminale Niereninsuffizienz = Urämie:** Serumkreatinin > 10 mg/dl trotz konservativer Therapie, klinische Symptome der Urämie

73.3 Welche Ratschläge geben Sie der Patientin bezüglich ihrer Ernährung?

- **Eiweißrestriktion** (0,8–1,0 g/kg KG pro Tag) zur Verminderung des anfallenden Harnstoffs und Phosphats
- **ausreichende Kalorienzufuhr:** Im Hinblick auf den Diabetes mellitus sollten vor allem schwer resorbierbare Kohlenhydrate zugeführt werden, um rasche postprandiale Blutzuckeranstiege zu vermeiden.
- **natriumchloridarme Kost** (arterielle Hypertonie!)
- **cholesterinarme Kost**, vor allem da aufgrund der Niereninsuffizienz potente Lipidsenker nicht verabreicht werden können; besser: mehrfach ungesättigte Fettsäuren
- **viel trinken:** mindestens 2 l/d

73.4 Würden Sie die Patientin zur Shuntanlage anmelden? Begründen Sie Ihre Aussage!

Eine Indikation zur Shuntanlage besteht in jedem Fall aufgrund der fortschreitenden, irreversiblen Niereninsuffizienz. Selbst wenn durch konservative Maßnahmen eine vorübergehende Besserung der Situation erreicht werden könnte, ist ein weiteres Fortschreiten der Niereninsuffizienz mittelfristig so gut wie sicher. Zudem bestehen bei dieser Patientin gleich mehrere Indikationen zur Hämodialyse: urämische Symptome (Juckreiz, Übelkeit [urämische Gastroenteritis]), V. a. urämische Perikarditis, Serumkreatinin > 8 mg/dl, Harnstoff > 160 mg/dl, renale Anämie, Hyperkaliämie, schwer einstellbare Hypertonie.

Kommentar

Als chronische Niereninsuffizienz bezeichnet man eine progrediente irreversible Einschränkung der Nierenfunktion.

► **Ätiologie und Pathophysiologie:** s. Fall 10.

► **Stadieneinteilung und Klinik:** s. Frage 73.2 und ► Tab. 73.1.

► **Diagnostik:**

- spezifisches Gewicht des Urins, Serumnatrium, -kalzium, -phosphat, Blutgasanalyse (metabolische Azidose?), Kreatininclearance zur genaueren Beurteilung der Nierenfunktion
- EKG, Echokardiografie zum Nachweis einer Perikarditis
- Ausschluss einer renalen Osteopathie: Bestimmung des Parathormons (sekundärer Hyperparathyreoidismus?), Bestimmung des 1,25-Dihydroxycholekalziferols (Vitamin D_3).

► **Therapie:** Die Geschwindigkeit, mit der die Niereninsuffizienz fortschreitet, kann durch diätetische und medikamentöse Maßnahmen verringert werden. Gesichert ist der positive Effekt einer guten **Blutdruckeinstellung** (Zielblutdruck: < 130/80 mmHg). Speziell bei Patienten mit Diabetes mellitus haben ACE-Hemmer und Angiotensin-II (AT_1)-Rezeptorantagonisten einen nephroprotektiven Effekt, der über den blutdrucksenkenden Effekt hinausgeht. Die Blutdruckeinstellung sollte durch eine 24-Stunden-Blutdruckmessung kon-

Tab. 73.1 Urämisches Syndrom.

betroffenes Organ bzw. System	pathologisches Substrat	Symptome
ZNS	Hirnödem (urämische Enzephalopathie)	anfangs Abgeschlagenheit, Konzentrationsstörungen, Stimmungsschwankungen, Schlaflosigkeit; später Bewusstseinstrübung bis Koma
PNS	urämische Polyneuropathie	eingeschränktes Vibrationsempfinden, abgeschwächte Muskeleigenreflexe, später Lähmungen und Muskelatrophie (symmetrische distale sensomotorische Polyneuropathie), restless legs, burning feet, Impotenz (autonome Neuropathie)
Skelettmuskulatur	urämische Myopathie	Muskelschwäche, Muskelkrämpfe
Herz	urämische (fibrinöse) Perikarditis	retrosternale Schmerzen, Fieber, Leukozytose, perikardiales Reiben
Lunge	interstitielles Lungenödem („fluid lung“) urämische (serofibrinöse) Pleuritis	fluid lung: Dyspnoe, Husten, Zyanose je nach Ausprägung des Pleuraergusses Belastungs- bis Ruhedyspnoe
Gastrointestinaltrakt	urämische Gastritis, Enteritis	Foetor ex ore (Uringeruch, urämischer Foetor), Übelkeit, Erbrechen, Sodbrennen, Durchfall
Stoffwechsel	Kohlenhydratintoleranz, Fettstoffwechselstörungen	Hyperglykämie, Hyperlipidämie
Blut	renale Anämie (s. Fall 10) urämische hämorrhagische Diathese	Müdigkeit, Blässe, bei ausgeprägter Anämie Dyspnoe Nasen- und Zahnfleischbluten, gastrointestinale Blutung, Ekchymosen
Immunsystem	Störung der zellulären Immunität (mangelhafte Aktivierung von T-Lymphozyten)	Infektanfälligkeit
Knochen	renale Osteopathie (s. Fall 10)	Knochenschmerzen, Spontanfrakturen
endokrine Organe	Keimzellaplasie	Infertilität
Haut	Pigmentierung, evtl. bullöse Hautveränderungen	bräunlich-gelbliches Hautkolorit, Juckreiz, evtl. bullöse Hautveränderungen

trolliert werden. In dem oben beschriebenen Fall ist die Empfehlung zu einer **Diät** (s. Frage 73.3) dadurch erschwert, dass ein Diabetes mellitus vorliegt. Prinzipiell sollte aber auch hier auf **bilanzierte Eiweißzufuhr** geachtet werden, da man vermutet, dass eine verstärkte Eiweißaufnahme die verbliebenen funktionstüchtigen Glomerula durch vermehrte Hyperfiltration schädigen kann. Eine negative Eiweißbilanz sollte jedoch wegen der Gefahr des Muskelabbaus vermieden werden. Die Energiezufuhr sollte dem Verbrauch angemessen sein und richtet sich vor allem nach der körperlichen Aktivität des Patienten (Berufsanamnese!). Bei Patienten mit Diabetes mellitus sollten langsam resorbierbare Kohlenhydrate bevorzugt werden. Zur Förderung der Harnstoffauscheidung sollten die Patienten angehalten werden, **reichlich** zu **trinken** (mindestens 2 l/d). Geht die Diurese trotz adäquater Flüssigkeitszufuhr zurück, kann die Ausscheidung durch Schleifendiuretika stimuliert werden. Eine **Hyperlipidämie** wird mit **Cholesterinsynthesehemmern** behandelt (s. Fall 61), zur Therapie der renalen Anämie und Osteopathie s. Fall 10. Wichtig ist die Dosisanpassung aller Medikamente an die Nierenfunktion. Bei **Urämie** ist **Dialysebehandlung** indiziert.

Zusatzthemen für Lerngruppen

- Formen des Hyperparathyreoidismus
- Differenzialdiagnosen der akuten Niereninsuffizienz
- renale Hypertonie (Pathogenese, Diagnostik, Therapie)

74 Akuter Gichtanfall bei Gicht (Arthritis urica)

74.1 Wie lautet Ihre Verdachtsdiagnose?

Akuter Gichtanfall, da für diesen schlagartig einsetzende (häufig nächtliche), sehr starke Schmerzen im Bereich eines Gelenks, häufig des Großzehengrundgelenks, mit Rötung und Schwellung typisch sind. Oft bestehen bei Hyperurikämie auch eine Adipositas und eine arterielle Hypertonie (wie bei diesem Patienten) sowie weitere Zeichen eines metabolischen Syndroms (Diabetes mellitus und Hyperlipidämie, hier noch nicht untersucht).

74.2 Welche diagnostischen Maßnahmen schlagen Sie vor?

- **Laboruntersuchungen:**
  - Serumharnsäure (meist > 7 mg/dl)
  - Blutbild (Leukozytose im Gichtanfall)
  - CRP, BSG (im Gichtanfall erhöht)
  - Glukose, Cholesterin (Metabolisches Syndrom?)
  - Kreatinin (bei Uratnephropathie möglicherweise erhöht)
  - Urinstatus (Nierensteinleiden?)
  - Harnsäure im 24-Stunden-Urin (erhöht?)
- bei starkem Erguss **Gelenkpunktion** und Nachweis von Harnsäurekristallen (Fluoreszenzmikroskop)
- **Abdomensonografie** (Nephrolithiasis?)
- **Röntgen der Vorfüße** (Tophi, destruierende Arthropathie?)

74.3 Nennen Sie weitere Manifestationen der Grunderkrankung!

- Nephrolithiasis
- Weichteiltophi
- Gelenktophi, chronische Gichtarthropathie

74.4 Machen Sie einen Therapievorschlag!

- **Therapie des akuten Gichtanfalls:**
  - Colchicin, alle 1–2 Stunden 1 mg
  - nichtsteroidale Antirheumatika (z. B. Diclofenac 3 × 50 mg, Indometacin 3 × 50 mg) in hohen Dosen
  - lokal Kühlung
- **Therapie der Hyperurikämie:**
  - purinarme Kost (Fleisch-, Innereien- und Alkoholkonsum reduzieren), Gewichtsreduktion
  - harnsäuresenkende Therapie (Urikosurika [z. B. Benzbromaron], Urikostatika [z. B. Allopurinol oder Febuxostat])

Kommentar

Als **Hyperurikämie** bezeichnet man eine Zunahme der Harnsäure-Serumkonzentration über 6,4 mg/dl, als **Gicht oder Arthritis urica** die klinisch manifeste Hyperurikämie.

▸ **Ätiologie:** Man unterscheidet eine genetisch bedingte primäre und eine durch Erkrankungen oder Medikamente bedingte sekundäre Hyperurikämie. Die **primäre Hyperurikämie** wird in > 99 % der Fälle durch eine renale Störung der Harnsäuresekretion verursacht, in den restlichen Fällen durch eine vermehrte Harnsäuresynthese (z. B. beim Lesch-Nyhan-Syndrom). Ursachen der **sekundären Hyperurikämie** sind vermehrter Anfall von Harnsäure bei hämolytischer Anämie, Polyzythämie, Leukämie oder Zytostatikatherapie sowie verminderte Harnsäureausscheidung bei Nierenerkrankungen, metabolischer Azidose oder Therapie mit Thiaziddiuretika. Häufig finden sich neben Hyperurikämie andere Zeichen eines metabolischen Syndroms (s. Frage 74.1).

▸ **Pathogenese:** Die Harnsäurekonzentration ist nicht nur im Blut, sondern auch in der Synovialflüssigkeit und im Urin erhöht. Wird das Löslichkeitsprodukt überschritten, fallen Harnsäurekristalle (Uratkristalle) aus und lagern sich im Gelenk und in Nierentubuli ab. Die Fremdkörperreaktion auf Uratkristalle löst den akuten Gichtanfall aus.

▸ **Klinik:** Die Gicht verläuft in 4 Stadien:
- **Hyperurikämie:** symptomlos
- **akuter Gichtanfall:** schlagartig einsetzende Monarthritis mit Rötung und Schwellung des be-

weiteres Karzinogen ist Asbest. Die Latenzzeit bis zum Auftreten des Karzinoms beträgt ca. 15–30 Jahre.

▶ **Einteilung:** Nach der **Lokalisation** unterscheidet man zentrale (häufigste Form, s. beschriebener Patient) und periphere Bronchialkarzinome (Sonderform: Pancoast-Tumor = in der Lungenspitze lokalisiertes Bronchialkarzinom). Zur Einteilung nach dem **histologischen Typ** s. Frage 75.3. Zur Stadieneinteilung s. u.

▶ **Klinik:** Im Frühstadium sind – insbesondere periphere – Bronchialkarzinome meist asymptomatisch. In späteren Stadien äußern sie sich meist durch unspezifische Symptome wie Husten, Auswurf, Gewichtsabnahme, Abgeschlagenheit. Eventuell treten Hämoptysen auf, bei Verschluss eines Bronchus durch das Karzinom Atelektase und Pneumonie. Ein Pancoast-Tumor kann durch Infiltration des Grenzstrangs ein Horner-Syndrom hervorrufen. Bronchialkarzinomzellen sezernieren häufig Hormone, z. B. ACTH oder PTHrP, ein Parathormon-ähnliches Peptid (s. Fall 7; paraneoplastisches Syndrom). Leitsymptome des Bronchialkarzinoms sind Hämoptysen, Gewichtsverlust, Schwäche und Dyspnoe.

▶ **Diagnostik:** s. Frage 75.2. Bei V. a. Bronchialkarzinom fertigt man **Röntgenaufnahmen des Thorax in 2 Ebenen** an. Eine ausgedehnte pulmonale Raumforderung wie in ▶ Abb. 75.2 bedarf, da fast jede 2. pulmonale Raumforderung auf ein Malignom (Primärtumor oder Metastase) zurückgeführt werden kann, einer definitiven Abklärung. Bei einer Größe der Raumforderung wie in ▶ Abb. 75.2 und beim Vorliegen von Risikofaktoren (Rauchen) und den o. g. Symptomen ist der Röntgenbefund bis zum Beweis des Gegenteils als Malignom anzusehen.

Die **weiterführende Diagnostik** dient der Sicherung der Diagnose und der Festlegung des Tumorausbreitungsstadiums. Eine **Diagnosesicherung** ist nur durch **Biopsie** der Raumforderung möglich. Große, zentral gelegene Tumoren sind oft bronchoskopisch erreichbar, entweder durch transbronchiale Biopsie (unter Röntgen-Durchleuchtung) oder – bei Tumoreinbruch in das Bronchialsystem – direkt. Periphere Raumforderungen können von extern punktiert werden, z. B. CT-gesteuert. Gelingt eine histologische Sicherung unter Anwendung dieser Methoden nicht, sollte eine Probethorakotomie zur histologischen Sicherung angestrebt werden. Zu den Alternativen bei Nachweis von Lymphknotenvergrößerungen im Röntgenbild s. Frage 75.2. Tumormarker sind zum Zeitpunkt der Diagnosestellung nur bei 50 % der Bronchialkarzinome erhöht und somit zur Diagnosesicherung nicht geeignet.

Tab. 75.1 Stadieneinteilung des Bronchialkarzinoms nach UICC.

Stadium 0	T_1S	Carcinoma in situ	
Stadium I	T_1, T_2	N_0	M_0
Stadium II	T_1, T_2	N_1	M_0
Stadium IIIa	T_1 oder	N_2	M_0
	T_2, T_3	N_0 oder N_1	M_0
Stadium IIIb	T_1 bis T_4	N_3	M_0
	T_4	N_0 bis N_3	M_0
Stadium IV	T_1 bis T_4	N_0 bis N_3	M_1

Ist ein maligner Lungentumor histologisch gesichert, muss unter Anwendung der in Frage 75.2 genannten Untersuchungen die Ausbreitung des Tumors festgelegt werden (**Staging**). Häufigste Metastasierungsorte sind Lymphknoten, Leber, Gehirn, Nebennieren, Lunge (kontralateral zum Primarius) und Skelett.

▶ **Stadieneinteilung:** Für das Staging des Bronchialkarzinoms wird heute die UICC-Klassifikation eingesetzt (▶ Tab. 75.1).

▶ **Therapie:** Sie erfolgt in Abhängigkeit vom histologischen Typ, von Größe und Lage des Primärtumors sowie dem Vorhandensein und der Lokalisation von Metastasen. Operation, Chemotherapie und Radiatio stehen zur Verfügung. Unter Berücksichtigung des bei Diagnosestellung oft bereits fortgeschrittenen Tumorstadiums ist der Therapieansatz meist palliativ. Ein kurativer Therapieansatz mit Lobektomie wird in der Regel nur bei lokalisierten nicht kleinzelligen Bronchialkarzinomen gewählt.

▶ **Nachsorge:** Nachsorgeuntersuchungen sollten abhängig vom therapeutischen Vorgehen mindestens halbjährlich erfolgen. Dabei sollten eine Röntgenaufnahme des Thorax oder, bei besonderen

Fragestellungen, eine CT durchgeführt werden. Die Indikation zur Bestimmung von Tumormarkern (NSE, SCC, CYFRA, CEA) ergibt sich bei präoperativ erhöhten Werten.

▶ **Prognose:** Sie hängt vom klinischen Tumorstadium und dem histologischen Typ ab. Bei lokalisierten Tumoren, die mit kurativem Ansatz (ca. 10% der Patienten) operiert werden können, beträgt die 5-Jahres-Überlebensrate über 60%. Nicht kurativ operable Patienten haben eine deutlich schlechtere Prognose (5-Jahres-Überlebensrate im Stadium IV 1%).

Zusatzthemen für Lerngruppen →•

- Morbus Wegener
- Pleuramesotheliom
- Differenzialdiagnosen der Atelektase

76 Mitralklappenprolapssyndrom

76.1 Wie bezeichnet man den in der Echokardiografie auffälligen Befund?

Als Mitralklappenprolaps.

76.2 Welche diagnostischen Maßnahmen schlagen Sie bezüglich der Beschwerden vor?

- 24-Stunden-EKG zur Abklärung der paroxysmalen Tachykardien (Ruhe-EKG unauffällig)
- Belastungs-EKG zur Klärung der Frage, ob die Tachykardien durch Belastung provozierbar sind.

76.3 Nennen Sie die häufigsten Komplikationen dieser Erkrankung!

- plötzlicher Herztod, vor allem infolge ventrikulärer Arrhythmien
- Progression der Mitralinsuffizienz

Seltenere Komplikationen sind arterielle Embolien (Quelle: deformierte Mitralsegel) und Endokarditiden.

76.7 Die Patientin fragt Sie, ob eine Therapie erforderlich ist. Wie lautet Ihre Antwort?

Dies hängt vom individuellen Risiko sowie vom Vorliegen von Komplikationen ab:

- Bei einem asymptomatischen Patienten ohne Mitralinsuffizienz oder höhergradige Arrhythmien – also bei der beschriebenen Patientin – ist das individuelle Risiko niedrig. Empfehlung: keine Therapie erforderlich, Befundkontrolle in 5 Jahren
- Patienten mit erhöhtem individuellem Risiko bei höhergradiger Mitralinsuffizienz: Empfehlung: Endokarditisprophylaxe bei Risikoeingriffen (z. B. 2–3 g Amoxicillin oral 1 h vor dem Eingriff), normales Körpergewicht einhalten, 1- bis 2-jährliche fachkardiologische Kontrolle.
- Bei symptomatischen supraventrikulären Arrhythmien ist die Gabe eines β_1-selektiven β-Blockers (z. B. Nebivolol) indiziert.
- Patienten mit erhöhtem individuellem Risiko bei höhergradigen ventrikulären Arrhythmien: ggf. elektrophysiologische Untersuchung, bei maligner Arrhythmie oder überlebtem plötzlichen Herztod Implantation eines automatischen Kardioverter-Defibrillators
- Bei höhergradiger Mitralklappeninsuffizienz ist eine Klappenrekonstruktion oder ein Klappenersatz indiziert.

Kommentar

Der **Mitralklappenprolaps** (Syn.: Barlow-Syndrom) ist durch eine Vergrößerung eines oder beider Mitralsegel charakterisiert, die während der Ventrikelsystole in den linken Vorhof zurückschlagen. Dabei kann durch unvollständigen Schluss der vergrößerten Mitralsegel eine Mitralklappeninsuffizienz unterschiedlichen Schweregrads entstehen. Ein **Mitralklappenprolapssyndrom** liegt vor, wenn bei einem Mitralklappenprolaps Symptome auftreten, die auf diesen zurückgeführt werden können (s. Klinik).

Der Mitralklappenprolaps ist mit einer Prävalenz von bis zu 4% in der erwachsenen Bevölkerung der häufigste Herzklappenfehler in Westeuropa.

▶ **Ätiologie:** Ein Mitralklappenprolaps kann als eigenständige Erkrankung (primärer bzw. idiopathischer Mitralklappenprolaps) oder im Rahmen einer strukturellen Herzerkrankung (sekundärer Mitralklappenprolaps) auftreten. Bei einem **primären Mitralklappenprolaps** findet sich eine Verdickung und Vergrößerung eines oder beider Mitralsegel, z.T. mit Einbeziehung der Chordae tendineae und des Mitralklappenrings. Ein **sekundärer Mitralklappenprolaps** kann u.a. im Rahmen einer dilatativen oder hypertrophen Kardiomyopathie, einer KHK oder eines Vorhofseptumdefekts auftreten.

► **Klinik:** Ein Mitralklappenprolaps wird meist als Zufallsbefund im Rahmen einer Echokardiografie diagnostiziert. Dann hat der Befund keine weitere Bedeutung. Nur 10% der Patienten beklagen Beschwerden, die sich auf den Mitralklappenprolaps zurückführen lassen, wie Palpitationen (Herzklopfen, Herzrasen, Herzstolpern), Schwindel oder Luftnot. Die Beschwerden sind Folge supraventrikulärer oder ventrikulärer Herzrhythmusstörungen.

► **Komplikationen:** s. Frage 76.3. Bei Mitralklappenprolaps mit ventrikulären Herzrhythmusstörungen oder höhergradiger Mitralklappeninsuffizienz ist das Risiko, an einem plötzlichen Herztod zu versterben, erhöht.

► **Diagnostik:** Die Diagnose „Mitralklappenprolaps" wird durch **Auskultation des Herzens** anhand des typischen mittsystolischen Klicks gestellt. **Bei Patienten mit Palpitationen** sollte ein (wenn nötig auch mehrere) **Langzeit-EKG**(s), ggf. auch elektrophysiologische Untersuchungen durchgeführt werden, um das Risiko ventrikulärer Herzrhythmusstörungen abschätzen zu können (s. Komplikationen). Zudem sollten **bei allen Patienten echokardiografische Kontrolluntersuchungen** erfolgen, um die Entwicklung oder Progredienz einer Mitralinsuffizienz diagnostizieren zu können.

► **Therapie:** s. Frage 76.7.

► **Prognose:** Sie ist in der Regel gut, nur bei weniger als 10% der Patienten entwickelt sich eine mittel- oder schwergradige Mitralinsuffizienz.

Zusatzthemen für Lerngruppen

- Differenzialdiagnosen eines Systolikums
- Differenzialdiagnosen und Therapie tachykarder Herzrhythmusstörungen
- Vorhofmyxom

77 Typhus abdominalis

77.1 Wie lautet Ihre Verdachtsdiagnose?

Septische Durchfallerkrankung nach Auslandsaufenthalt, wahrscheinlich **Typhus abdominalis.** Für diese Erkrankung spricht, dass typischerweise in der 2. Erkrankungswoche anhaltend hohes Fieber mit steigender Tendenz auftritt (Kontinua), welches mit Durchfällen mit breiiger Konsistenz, makulopapulösen Effloreszenzen (Roseolen) und einer Leukopenie einhergeht und im Anschluss an eine Reise in ein Risikoland aufgetreten ist.

77.2 Welche Untersuchung(en) schlagen Sie vor, um die Diagnose zu sichern?

- **Erregernachweis:**
  - Kulturen von Blut (mehrfach in der septischen Episode), Stuhl und Urin: Sensitivität bis 70%
  - höhere Sensitivität (> 90%), wenn zusätzlich Duodenalsaft oder Knochenmark kultiviert wird
- **Serologische Tests** (Antikörpersuche mittels Gruber-Widal-Agglutinationsreaktion) sind wegen unzureichender Sensitivität und Spezifität zum Beweis bzw. Ausschluss des Typhus abdominalis nicht geeignet.

77.3 Nennen Sie mehrere typische Komplikationen der Erkrankung (z.B. bei verzögerter Therapie)!

- untere gastrointestinale Blutung
- Darmperforation mit Peritonitis
- Sepsis mit Multiorganversagen
- Abszessbildung (Haut)
- septische Arthritis

77.4 Wie wird die Erkrankung behandelt und was müssen Sie nach Diagnosestellung zusätzlich noch tun?

- antibiotische Therapie, bevorzugt mit Fluorchinolonen (z. B. Ciprofloxacin oder Ofloxacin)
- umgehende Meldung an das Gesundheitsamt: Verdacht auf, Erkrankung an und Tod durch Typhus abdominalis sowie Ausscheidung von Typhuserregern sind meldepflichtig!

Kommentar

Typhus abdominalis ist eine systemische Infektionskrankheit, die durch das gramnegative Stäbchenbakterium Salmonella typhi hervorgerufen wird. Typhus ist eine in Ländern mit schlechten hygienischen Verhältnissen typische und häufige infektiöse Durchfallerkrankung und muss daher bei allen Patienten mit fieberhaftem Krankheitsbild (auch ohne Durchfall, s. u.!) nach einer Reise in Risikoländer in die Differenzialdiagnostik einbezogen werden. Typhus tritt gehäuft in Asien, Südamerika und Afrika auf. In Mitteleuropa und den USA sind Typhuserkrankungen fast ausschließlich Folge einer Infektion während einer Reise in Endemiegebiete.

▸ **Ätiologie und Pathogenese:** Salmonella typhi ist ausschließlich für den Menschen pathogen. Das Bakterium wird durch von Dauerausscheidern kontaminierte Nahrungsmittel bzw. kontaminiertes Trinkwasser oder durch Schmierinfektion übertragen. Die Inkubationszeit beträgt 1–3 Wochen, meist 2 Wochen. Die Bakterien gelangen von der Dünndarmschleimhaut in die regionalen Lymphknoten, wo sie sich vermehren. Über den Lymph- und Blutweg gelangen sie dann in die Peyer-Plaques des Dünndarms, in Milz, Leber, Haut und andere Organe, wo sie eine Entzündungsreaktion auslösen. Da Salmonella typhi vor allem über den Stuhl verbreitet wird, muss der Patient im Einzelzimmer mit eigener Toilette untergebracht werden.

▸ **Klinik:** Der beschriebene Patient zeigt die typischen Leitsymptome des Typhus abdominalis. Die Erkrankung **beginnt** meist **mit treppenförmig ansteigendem Fieber** und **uncharakteristischen Beschwerden** wie Arthralgien, Nachtschweiß, Abgeschlagenheit und Somnolenz. Oft besteht zunächst eine **Obstipation**. In der **2. Erkrankungswoche** treten **Diarrhöen von erbsbreiartiger Konsistenz** auf. Typisch für Typhus sind die **Roseolen**, makulopapulöse Effloreszenzen, die an verschiedenen Körperpartien auftreten können und Zeichen einer septischen Hautbeteiligung sind. Hingegen ist die auch bei diesem Patienten vorhandene relative Bradykardie (Puls 68/min trotz Fieber von > 39 °C) für Typhus weder sehr spezifisch noch sensitiv, findet aber in der älteren Literatur noch Erwähnung. Regelhaft tritt hingegen eine **Leukopenie** auf – im Gegensatz zu anderen bakteriellen Infektionserkrankungen, die meist mit einer Leukozytose einhergehen.

▸ **Komplikationen:** s. Frage 77.3.

▸ **Diagnostik:** Diagnostische Hinweise geben Anamnese und körperliche Untersuchung (s. o.). Die Diagnose lässt sich nur durch **kulturellen Nachweis des Erregers** (s. Frage 77.2) sichern.

▸ **Differenzialdiagnosen:** Bei kulturellem Nachweis des Erregers ist die Diagnose klar. Andere fieberhafte Durchfallerkrankungen (z. B. durch Vibrio cholerae, E. coli, Yersinien oder Salmonella enteritidis) können durch den Nachweis des Erregers oder von Erregerbestandteilen im Stuhl oder der Blutkultur abgegrenzt werden.

▸ **Therapie:** Aufgrund einer zunehmenden Resistenzentwicklung werden zur Initialtherapie heute vor allem **Fluorchinolone** eingesetzt. Trotz antibiotischer Therapie werden einige Patienten (< 5 %) zu Dauerausscheidern von Salmonella typhi (Persistenz des Bakteriums in Dünndarm oder Gallenblase). Eine Dauerausscheidung liegt vor, wenn 10 Wochen nach Symptombeginn noch Salmonellen im Stuhl nachweisbar sind. Da das Risiko einer Dauerausscheidung besteht, muss jeder Patient auf die Wichtigkeit hygienischer Maßnahmen (am wichtigsten: Händedesinfektion) – insbesondere bei einem Krankenhausaufenthalt (s. o.) – hingewiesen werden. **Bei Dauerausscheidern** sollte eine **Sanierung des Erregerreservoirs**, z. B. mittels Langzeitantibiotikatherapie (Chinolone, Cotrimoxazol) oder – bei Galleausscheidern – eine Entfernung der Gallenblase erfolgen.

▸ **Prophylaxe:** Bei einer Reise in Risikogebiete sollte eine aktive Immunisierung mit einem oralen Lebendimpfstoff (Typhoral) durchgeführt werden.

Zusatzthemen für Lerngruppen

- Cholera
- Morbus Crohn
- pseudomembranöse Kolitis

78 Hypoglykämie

78.1 Nennen Sie die verschiedenen Formen und jeweils mehrere Ursachen der Hypoglykämie!

- **primäre Hypoglykämie:**
  - Medikamente (Einnahme zur Therapie eines Diabetes mellitus oder in suizidaler Absicht): Insulin, Sulfonylharnstoffe
  - Insulinom
  - Mangelernährung oder Anorexia nervosa
- **sekundäre Hypoglykämie:**
  - Hyperinsulinämie im Frühstadium eines Diabetes mellitus Typ II
  - Hypokortisolismus bei schwerer Nebennierenrindeninsuffizienz
  - Ausfall von ACTH oder STH bei partieller oder kompletter Hypophysenvorderlappeninsuffizienz
  - Glykogenspeicherkrankheit
  - schwere Lebererkrankung
- **reaktive Hypoglykämie:**
  - Postgastrektomiesyndrom (Spät-Dumping)
  - Fruktose- oder Galaktoseintoleranz

78.2 Welche beiden funktionellen Untersuchungen sind zur Abklärung einer Hypoglykämie besonders hilfreich? Welche Information liefern diese Tests?

- **Hungerversuch:** Der Patient ist – abgesehen von kalorienfreien Getränken – nüchtern. Bestimmung von Glukose, Insulin und C-Peptid i.S. alle 4 Stunden bei Blutglukosekonzentration > 60 mg/dl, alle 2 Stunden bei Blutglukosekonzentration von 50–60 mg/dl bzw. stündlich bei Blutglukosekonzentration < 50 mg/dl. Abbruch nach 72 Stunden, bei Symptomen der Hypoglykämie (s. Kommentar) und einer Blutglukosekonzentration von < 45 mg/dl oder – bei asymptomatischen Patienten – bei zweimaligem Absinken der Blutglukosekonzentration unter 40 mg/dl. Der Nachweis einer Hypoglykämie bei inadäquat hohem Seruminsulin und C-Peptid sichert die Diagnose eines Insulinoms. Ist nur das Insulin, nicht aber das C-Peptid erhöht, besteht der Verdacht auf eine faktitielle, d.h. eine durch exogene Insulinzufuhr herbeigeführte Hypoglykämie (Münchhausen-Syndrom), die einer psychiatrischen Behandlung bedarf.
- **oraler Glukosetoleranztest über 5 Stunden** (Dauer bei Diabetesdiagnostik: lediglich 2 Stunden):
  - bei Frühform eines Diabetes mellitus Typ II mit Hyperinsulinämie: Blutzucker nach 30–120 Minuten leicht bis deutlich erhöht, dann reaktive Hypoglykämie zwischen der 3. und 5. Stunde. Ähnlicher Verlauf bei Postgastrektomiesyndrom, jedoch geringere Hyperglykämie.
  - bei funktioneller Hypoglykämie: Hypoglykämie zwischen der 2. und 4. Stunde, kein Blutzuckeranstieg
  - bei unklaren Fällen Fruktose- und Galaktosebelastungstest: Hypoglykämie bei hereditärer Fruktose- bzw. Galaktoseintoleranz

Kommentar

Als Hypoglykämie wird eine Verminderung der Blutglukose auf < 45 mg/dl bezeichnet.

▶ **Einteilung und Ätiologie:** Um die Abklärung einer Hypoglykämie in Anbetracht der Vielzahl bekannter Ursachen (s. Frage 78.1) zu vereinfachen, wird im klinischen Alltag zunächst unterschieden, ob eine **Nüchternhypoglykämie** (nach mehr als 5 Stunden Nahrungskarenz), eine **reaktive** (postprandiale) **Hypoglykämie** oder eine **medikamentös induzierte Hypoglykämie** vorliegt. In 90 % der Fälle ist eine Hypoglykämie Folge einer medikamentösen Behandlung eines Diabetes mellitus mit Insulin oder oralen Antidiabetika.

▶ **Klinik:** Die typischen Hypoglykämiesymptome sind entweder Folge einer adrenergen Gegenregulation des autonomen Nervensystems (z.B. **Tremor**, **Schweißausbruch**, **Nervosität**) oder einer Neuroglukopenie (z.B. **Schwindel**, **Sehstörungen**, **Somnolenz**, **Koma**).

▶ **Diagnostik:** Bei Nachweis eines verminderten Blutzuckerwertes ergibt sich die Indikation zur weiteren Abklärung. Zum **Ausschluss eines Insuli-**

noms ist die Durchführung eines **Hungerversuchs über 72 Stunden** erforderlich. Zu den Abbruchkriterien s. Frage 78.2. Die Diagnose eines Insulinoms gilt biochemisch als gesichert, wenn eine Hypoglykämie mit einer Blutglukosekonzentration von < 50 mg/dl und einer Erhöhung von Insulin und C-Peptid objektiviert werden kann, wobei der Quotient aus Insulin- und Blutglukosekonzentration während der Hypoglykämie größer als 0,3 sein sollte. Bei biochemisch gesichertem Insulinom ist eine **Lokalisationsdiagnostik** mittels Sonografie und CT des Abdomens anzustreben. Da jedoch bis zu 40 % der Insulinome sich durch diese bildgebenden Verfahren nicht darstellen lassen, ist häufig ergänzend die Durchführung einer selektiven Zöliakografie erforderlich. Der **Ausschluss anderer Erkrankungen** gelingt mithilfe des **oralen Glukosetoleranztests über 5 Stunden** sowie des **Fruktose- bzw. Galaktosebelastungstests** (s. Frage 78.2).

▶ **Therapie:** Die Therapie der Wahl bei Insulinom ist die operative Exstirpation; ist diese nicht möglich, kann Diazoxid verabreicht werden (hemmt die Insulinsekretion). Bei sekundären Formen der Hypoglykämie erfolgt eine Therapie der Grundkrankheit (diätetische Beratung, Antidiabetika bei Diabetes mellitus, Hormonsubstitution bei Hypophysen- oder Nebennierenrindeninsuffizienz, Meidung von Fruktose/Galaktose bei Intoleranz, Einnahme mehrerer kleiner Mahlzeiten und ggf. Reoperation bei Postgastrektomiesyndrom mit Spätdumping).

Zusatzthemen für Lerngruppen →•

- Morbus Addison
- neuroendokrine Tumoren (Differenzialdiagnosen, Klinik)
- Formen des Postgastrektomiesyndroms

79 Varikosis

79.1 Wie lautet Ihre Verdachtsdiagnose?

Stammvarikose der V. saphena magna rechts, da eine einseitige Schwellung des Beines (DD: bei Rechtsherzinsuffizienz beidseitig), die im Tagesverlauf zunimmt und bei Hochlagern abnimmt (DD Phlebothrombose: Schwellung persistiert), typisch für eine chronisch-venöse Insuffizienz ist, die Erweiterung der V. saphena magna bei der klinischen Untersuchung auffällt und die Patientin durch ihre berufliche Tätigkeit viele Stunden am Tag stehen muss (Risikofaktor).

79.2 Wie wird der Trendelenburg-Test durchgeführt und welche Aussage ermöglicht er?

Das betroffene Bein wird hochgelagert, damit sich die Venen entleeren. Dann wird die V. saphena magna an der Mündungsstelle mit dem Finger oder Daumen komprimiert. Nachdem sich der Patient hingestellt hat, wird der Druck auf die Vene gelöst. Füllt sich die Vene daraufhin schlagartig von proximal nach distal, liegt eine Insuffizienz der Venenklappen der V. saphena magna vor.

79.3 Welche weiteren diagnostischen Verfahren schlagen Sie vor, um die Verdachtsdiagnose zu sichern? Begründen Sie Ihren Vorschlag!

- **Doppler-Sonografie:** Nachweis eines Refluxes beim Valsalva-Manöver (Pressen bei geschlossenem Mund nach tiefer Inspiration, stoppt durch intraabdominelle und intrathorakale Druckerhöhung den venösen Rückstrom zum Herzen) (▶ Abb. 79.1), Bestimmung des Insuffizienzpunkts (hier endet das Refluxgeräusch)

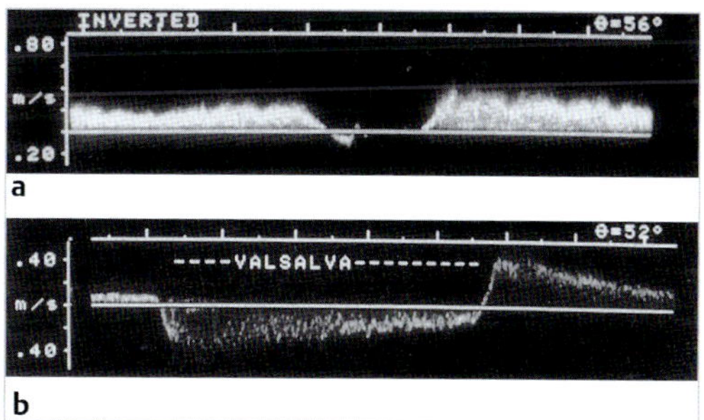

Abb. 79.1 Doppler-Sonogramm der V. femoralis superficialis (proximales Drittel) bei Valsalva-Manöver (aus Neuerburg-Heusler, Hennerici; Gefäßdiagnostik mit Ultraschall, Thieme, 1999):
a Suffiziente Venenklappen: Im Dopplerfrequenz-Zeit-Spektrum ist der Klappenschluss während des Valsalva-Manövers durch ein Sistieren der Strömung zu erkennen.
b Insuffiziente Venenklappen: Lang dauernder Reflux während des Valsalva-Manövers mit reaktiver Steigerung des venösen Rückstroms zum Herzen nach Ende des Manövers.

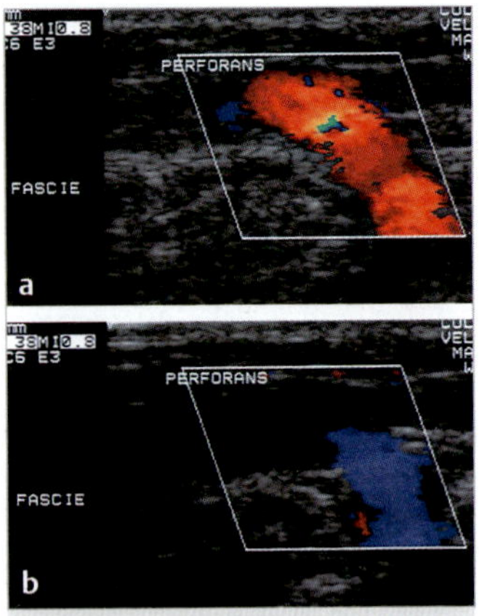

Abb. 79.2 Duplexsonografie: Die Farbkodierung ermöglicht den Nachweis des Reflux in einer insuffizienten Perforansvene (aus Kopp, Ludwig; Checkliste Doppler- und Duplexsonografie, Thieme, 2007):
a Blutströmung vom tiefen zum epifaszialen Venensystem während des Valsava-Manövers (pathologisch).
b Richtungsumkehr der Blutströmung nach Ende des Valsava-Manövers (physiologische Strömungsrichtung).

- **Duplexsonografie** (▶ Abb. 79.2): Sie ermöglicht die Lokalisation der insuffizienten Venenklappen – insbesondere der Perforansvenen – aufgrund von Reflux beim Valsalva-Manöver (s. o.) sowie den Ausschluss thrombotischer Verschlüsse.
- **Phlebografie:** Sie ist indiziert, wenn eine Operation geplant ist, sich die Lokalisation der insuffizienten Venenklappen jedoch sonografisch nicht sicher klären lässt.

79.4 **Welche Therapieverfahren gibt es und wann kommen diese bevorzugt zum Einsatz?**

- **Tragen von Kompressionsstrümpfen:** Primärtherapie bei den meisten Patienten (relative Kontraindikation bei schlecht heilenden Hautulzera oder schwerer pAVK)
- **operative Verfahren** (Varizenexhairese, Crossektomie) bei symptomatischer Stammvarikose
- **Varizensklerosierung** bei symptomatischer Seitenastvarikosis oder Restvarizen nach operativer Therapie

Kommentar

Als Varikosis bezeichnet man eine Erweiterung der Venen der unteren Extremität. Diese ist bei bis zu 50 % der sonst gesunden Bevölkerung nachweisbar, verursacht jedoch nur bei ca. jedem 5. Betroffenen Symptome.

▶ **Ätiologie und Pathogenese:** Ursache der Varikosis ist eine **Insuffizienz der Venenklappen**, meist aufgrund einer Schwäche der Venenwand (primäre Varikosis), selten aufgrund einer Phlebothrombose (sekundäre Varikosis). Aufgrund der Insuffizienz der Venenklappen strömt das venöse Blut nach distal zurück. Besteht lediglich eine Insuffizienz der oberflächlichen Beinvenen (z. B. V. saphena magna), kann das retrograd strömende Blut über die Perforansvenen in die tiefen Beinvenen (z. B. V. femoralis) abfließen. Sind jedoch auch die Klappen der Perforansvenen und der tiefen Beinvenen insuffizient, kommt es zur Strömungsumkehr in den Perforansvenen, sodass sich das Blut bis zum distalen Insuffizienzpunkt (= distalster Punkt mit insuffizienter Venenklappe) staut. Dies wird als chronisch-venöse Insuffizienz bezeichnet.

▶ **Klinik:** Besenreiservarizen (kleine intradermale Varizen, meist am Oberschenkel) machen meist keine Beschwerden und werden allenfalls als kosmetisch störend empfunden. Bei **Insuffizienz der Venenklappen oberflächlicher und tiefer Beinvenen** besteht ein Spannungsgefühl im Bereich des Ober- und Unterschenkels. Oft kann auch eine **Schwellung** der betroffenen Extremität dokumentiert werden. Zu den Symptomen bei chronisch-venöser Insuffizienz s. Fall 68. Im Gegensatz zu kardial bedingten Ödemen tritt die Weichteilschwellung bei einer Varikosis oft nur **einseitig** auf. Anders als bei einer Phlebothrombose entwickeln sich die Beschwerden langsam – über Wochen und Monate – und sind bei Hochlegen der Beine und über Nacht stets rückläufig.

▶ **Diagnostik:**
- **Anamnese:** Jeder Patient mit einer Varikosis sollte nach seinen Lebensgewohnheiten und dem Arbeitsplatz befragt werden. So begünstigen lang dauernde Tätigkeiten im Sitzen oder Stehen (z. B. als OP-Schwester) die Ausbildung einer Varikose.
- **körperliche Untersuchung und Funktionstests:** s. Fall und Frage 79.2

- **bildgebende Verfahren:** s. Frage 79.3. Da sich die Lokalisation und Ausdehnung tiefer und oberflächlicher Venen mittels farbkodierter Duplexsonografie genau erfassen lässt, ist eine Phlebografie meist überflüssig. Eine exakte Lokalisationsdiagnostik ist ohnehin nur sinnvoll, wenn aufgrund der Schwere der klinischen Symptomatik eine Operation oder Varizensklerosierung geplant ist.

▶ **Therapie:** Oft kann die Schwellneigung durch das **Tragen von Kompressionsstrümpfen** minimiert werden. Reicht dies nicht aus oder werden die Strümpfe aus kosmetischen Gründen nicht gewünscht, können operative Verfahren oder eine Sklerotherapie durchgeführt werden. Eine operative Entfernung oberflächlicher Venen wegen insuffizienter Klappen ist nur indiziert, wenn das tiefe Venensystem durchgängig ist.

Zusatzthemen für Lerngruppen →•

- Phlebothrombose
- Extremitätenschwellung: Differenzialdiagnosen
- primäres und sekundäres Lymphödem

80 HIV mit Herpes zoster

80.1 Welches Stadium/welche Kategorie der HIV-Erkrankung liegt bei der Patientin vor? Begründen Sie Ihre Aussage!

- Kategorie B, AIDS-related complex (ARC)
- Begründung: Symptome (Nachtschweiß, Fieber) bestehen seit mehr als 3 Monaten. Somit scheidet Kategorie A (Patient asymptomatisch) aus. Zudem ist die Zahl der Helferzellen vermindert (Normwert: > 1000/µl). Das Blutbild zeigt eine Anämie und Thrombopenie. Somit liegt mindestens ein AIDS-related complex (ARC) im Sinne der Kategorie B vor. Bei der klinischen Untersuchung finden sich eine oropharyngeale Candidiasis sowie eine Herpes-zoster-Infektion. Beide Erkrankungen zählen nicht zu den AIDS-definierenden Erkrankungen, eine AIDS-Erkrankung (= Kategorie C) liegt also (noch) nicht vor.

80.2 Nennen Sie mehrere AIDS-definierende Erkrankungen!

- **AIDS-definierende opportunistische Infektionen:** Pneumocystis-jiroveci-Pneumonie, Toxoplasmose, Kryptosporidiose, disseminierte Kryptokokkose oder Kryptokokken-Meningitis, disseminierte Kokzidioidomykose oder Histoplasmose, Lungentuberkulose, atypische Mykobakteriose, Candida (Soor)-Ösophagitis, Candida-Sepsis, Zytomegalie-, Herpes-simplex-Virusinfektion, rezidivierende Salmonellensepsis
- **AIDS-definierende Tumorerkrankungen:** Kaposi-Sarkom, B-Zell-Lymphome, ZNS-Lymphome, Zervixkarzinom (invasiv)
- **andere AIDS-definierende Erkrankungen:** schwere Kachexie, interstitielle lymphoide Pneumonie (bei Kindern)

80.3 Nennen Sie die beiden wichtigsten Laborparameter zur Beurteilung der Effektivität einer antiretroviralen Therapie!

- **Viruslast:** Virusmenge im Blut, gemessen anhand der RNA-Kopien/ml Plasma; Bestimmung durch quantitative PCR
- **Zahl der CD4-positiven Zellen** (T-Helferzellen) im peripheren Blut

! 80.4 3 Monate später wird die Patientin schwanger. Welche Maßnahmen sollten zur Minimierung des Infektionsrisikos des Neugeborenen ergriffen werden und wie hoch ist dieses Risiko bei Beachtung dieser Maßnahmen?

- Maßnahmen zur Senkung des Infektionsrisikos des Neugeborenen sind:
  - antiretrovirale Therapie (Zidovudin = AZT) bei der Patientin ab der 32. SSW
  - Tokolyse bei Wehen vor der 34. SSW (Vermeidung einer möglicherweise komplikationsträchtigen Frühgeburt)
  - Geburt durch Sectio
  - antiretrovirale Prophylaxe mit AZT beim Neugeborenen für 6 Wochen
  - Verzicht auf Stillen
- Bei Beachtung dieser Maßnahmen beträgt das HIV-Übertragungsrisiko weniger als 5 %, ohne diese prophylaktischen Maßnahmen bis zu 35 %.

Kommentar

Die HIV-Infektion ist eine chronische Erkrankung, deren Endstadium AIDS (Acquired Immunodeficiency Syndrome) darstellt.

▶ **Ätiologie:** Erreger ist das Retrovirus Human Immunodeficiency Virus (HIV). Es gibt zwei Virustypen: HIV-1 und HIV-2. In Europa kommt fast ausschließlich HIV-2 vor.

▶ **Pathogenese:** HIV wird durch Blut und Körpersekrete übertragen. Typische Risikogruppen sind i.v. Drogenabhängige und Prostituierte. Das Virus infiziert selektiv Zellen der Infektabwehr, insbesondere die CD4-positiven T-Lymphozyten (T-Helferzellen). Der Befall der T-Helferzellen führt zu ihrer Zerstörung. Die sinkende Zellzahl geht mit einer progredienten Störung der Infektabwehr einher. Jedoch läuft dieser Prozess mit interindividuell sehr unterschiedlicher Geschwindigkeit ab. Während bei einigen Patienten bereits wenige Wochen nach der Infektion klinische Symptome als Folge der Immundefizienz auftreten und ein Übergang in das Vollbild AIDS erfolgt, bleiben andere Patienten mehr als 10 Jahre asymptomatisch.

▶ **Stadieneinteilung und Klinik:** Die HIV-Infektion wird nach dem Schweregrad in drei Kategorien eingeteilt (CDC 1993): In **Kategorie A** sind die Patienten asymptomatisch, können aber vergrößerte Lymphknoten aufweisen (Lymphadenopathiesyndrom, persistierende generalisierte Lymphadenopathie). Treten anderweitig nicht erklärbare Symptome wie Fieber, Nachtschweiß, Gewichtsverlust oder Diarrhö über einen Zeitraum von mehr als 1 Monat auf, liegt definitionsgemäß eine fortgeschrittene HIV-Erkrankung entsprechend Kategorie B oder C vor. In **Kategorie C** weisen die Patienten das Vollbild AIDS (Acquired Immunodeficiency Syndrome) auf, welches durch das Auftreten definierter Folgeerkrankungen der Immundefizienz (insbesondere Tumoren und opportunistische Infektionen, s. Frage 80.2) definiert ist. In **Kategorie B** passen die Symptome bzw. Befunde weder in Kategorie A noch in Kategorie C, so bei der beschriebenen Patientin.

▶ **Diagnostik:**

- HIV-Diagnostik:
  - Antikörpersuchtests (s. Fall 3)
  - Bei positivem Befund der Antikörpersuchtests wird HIV mittels Polymerasekettenreaktion (PCR) im Blut des Patienten nachgewiesen. Die Menge der im Blut nachweisbaren HIV-RNA (Viruslast) korreliert direkt mit dem Schweregrad und der Prognose der Erkrankung.
  - Bestimmung der T-Helferzellzahl
  - Beurteilung der zellvermittelten Immunität mittels Multitest Mérieux
- **Diagnostik von Folgeerkrankungen:** Labor (BSG, Blutbild und Differenzialblutbild, Bestimmung der Immunglobulinkonzentration, Transaminasen, alkalische Phosphatase, Kreatinin, Urinstatus, Hepatitis-, Toxoplasmose-, CMV-Serologie, TPHA-Test), Röntgen-Thorax, EKG, Lungenfunktion, Abdomensonografie, Fundoskopie, gynäkologische Untersuchung, Endoskopie

▶ **Therapie und Betreuung:** Zur antiviralen Therapie steht eine Vielzahl von antiretroviralen Substanzen zur Verfügung, z.B. Inhibitoren der Reversen Transkiptase (z.B. Efavirenz), Protease-Inhibitoren (z.B. Ritonavir), Entry-Inhibitoren, Fusions-Inhibitoren (z.B. Enfuvirtid) oder Integrase-Inhibitoren (z.B. Raltegravir). Die Therapie erfolgt meist innerhalb klinischer Studien.

Da fast alle HIV-positiven Frauen im gebärfähigen Alter sind, ist das Thema Schwangerschaft bei einer HIV-Infektion praxisrelevant. Jeder Arzt sollte die oben genannten Maßnahmen zur Minimierung des Infektionsrisikos des Neugeborenen kennen und beachten. Bei asymptomatischer HIV-Infektion ist der Schwangerschaftsverlauf nicht beeinträchtigt. Bei symptomatischer HIV-Infektion (Kategorie B oder C) ist die perinatale Sterblichkeit (Kind) und Frühgeburtenrate hingegen erhöht.

Zusatzthemen für Lerngruppen

- HIV-Diagnostik und weiterführende Untersuchungen nach Diagnosestellung
- Pneumocystis-jiroveci-Pneumonie
- Lungentuberkulose
- Formen der Zytomegalievirusinfektion bei Immunkompromittierten

81 Ösophagusvarizenblutung bei Leberzirrhose

81.1 Was ist die wahrscheinlichste Ursache der Hämatemesis?

Blutung aus Ösophagusvarizen, da bei dem Patienten eine Leberzirrhose bekannt ist, entsprechende klinische Zeichen (Sklerenikterus) vorliegen und die Spider-Nävi auf eine portale Hypertension hindeuten, sodass die Wahrscheinlichkeit für das Vorliegen von Ösophagusvarizen sehr hoch ist. Die hellrote Farbe des Blutes spricht eher gegen eine Blutungsquelle im Magen (Schwarzfärbung durch Magensäure), schließt aber eine Blutungsquelle im Magen nicht aus.

81.2 Welche anderen Ursachen kommen bei dem Patienten noch in Betracht?

- Blutung aus Fundus- oder Kardiavarizen
- blutendes Ulcus ventriculi oder duodeni
- erosive Gastritis
- Mallory-Weiss-Syndrom (längliche Schleimhauteinrisse im gastroösophagealen Übergang infolge einer plötzlichen Druckerhöhung im Magen, z.B. bei Erbrechen, mit z.T. massiver Blutung)
- Angiodysplasie (arteriovenöse Gefäßveränderung im Darmtrakt)
- Blutung aus dem Nasen-/Rachenraum
- diffuse Schleimhautblutung bei Gerinnungsstörung durch inadäquate Synthese von Gerinnungsfaktoren als Folge der Leberzirrhose

81.3 Nennen und erläutern Sie verschiedene Therapieverfahren, durch die die Blutung bei der vermuteten Ursache behandelt werden kann!

- **endoskopische Therapie:** Ösophagoskopie mit
  - Sklerosierung der Varizen (mittels Ethoxysklerol)
  - Verschluss der Varizen mit Histoacrylkleber
  - Ligatur blutender Varizen mit Gummiband (Methode der 1. Wahl)
- **medikamentöse Therapie der portalen Hypertension:** Drucksenkung mithilfe von β-Blockern, Octreotid (Somatostatin-Analogon) oder Terlipressin (Vasopressin-Analogon)
- **Ballontamponade** (bei Versagen aller endoskopischer und medikamentöser Therapieverfahren): Kompression der Varizen zur Blutstillung mittels
  - Sengstaken-Blakemore-Sonde: bei Ösophagus- und Kardiavarizen
  - Linton-Nachlas-Sonde: bei Fundusvarizen
- **invasive Therapie der portalen Hypertension:** notfallmäßige Anlage eines transjugulären intrahepatischen portosystemischen Shunts (TIPS) als Ultima ratio nach Versagen aller anderen Maßnahmen

Kommentar

Als Ösophagusvarizen bezeichnet man eine Erweiterung von Ösophagusvenen als Folge einer portalen Hypertension (▸ Abb. 81.1).

▸ **Ätiologie:** Die **häufigste Ursache** einer portalen Hypertension und somit der Ösophagusvarizen ist die **Leberzirrhose**. Da etwa ⅓ aller Patienten mit einer Leberzirrhose eine klinisch relevante Ösophagusvarizenblutung erlebt, ist die Ösophagusvarizenblutung bei o.g. Patienten schon rein statistisch am wahrscheinlichsten. Andere Ursachen sind die Kompression der V. portae z.B. durch einen Tumor, die Schistosomiasis, das Budd-Chiari-Syndrom (Verschluss der Lebervenen z.B. durch einen Thrombus oder Tumor) und die Infiltration der V. cava inferior durch einen Tumor.

▸ **Klinik:** Der plötzliche Beginn des Bluterbrechens und das Erbrechen von hellrotem Blut (kein Kontakt mit Magensaft) sind typisch für die Ösophagusvarizenblutung.

▸ **Diagnostik und Therapie:** Bei der **Akutbehandlung** ist die **Kreislaufstabilisierung** durch Volumensubstitution (s. Fall 8) vorrangig. Da aufgrund der Leberzirrhose oft eine Gerinnungsstörung vorliegt (Bestimmung des Quick- oder INR-Wertes!), kann die endogene Blutstillung erheblich beeinträchtigt sein, sodass der Patient in

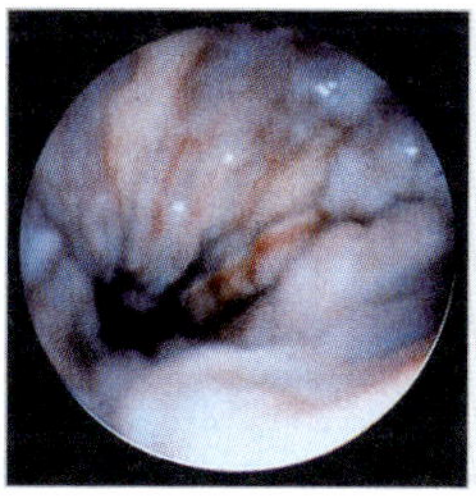

Abb. 81.1 Endoskopisches Bild bei multiplen Ösophagusvarizen (aus Henne-Bruns, Dürig, Kremer; Duale Reihe Chirurgie, Thieme, 2007).

kurzer Zeit große Mengen Blut verliert. Liegt eine Gerinnungsstörung vor, sollten daher neben **Erythrozytenkonzentraten** frühzeitig **Frischplasmapräparate oder Gerinnungsfaktorenkonzentrate** verabreicht werden.

Da aufgrund der oft erheblichen Gerinnungsstörung die Ösophagusvarizenblutung häufig nicht spontan sistiert, ist in jedem Fall die umgehende Durchführung einer Gastroskopie zur **endoskopischen Blutstillung** erforderlich. Die Ligatur mittels Multi-Band-Ligatur-Systemen ist dabei heute die Methode der 1. Wahl, da das Verfahren kaum zu Komplikationen führt. Durch Injektion von Ethoxysklerol (Varizensklerosierung), Gummibandligatur oder Verschluss der blutenden Varizen mit Histoacrylkleber gelingt es in der Mehrzahl der Fälle, die Blutung zu stillen.

Zur **Prophylaxe einer Rezidivblutung** sollte dann versucht werden, den Druck im Pfortadersystem zu senken. Hierzu kann Octreotid oder Terlipressin i.v. appliziert werden. Zur Langzeitprophylaxe kommen β-Blocker zur Anwendung.

Hält eine Ösophagusvarizenblutung nach dem Versuch der endoskopischen Blutstillung weiter **an** und zeigt auch die medikamentöse Senkung des Pfortaderdruckes keinen Erfolg, können die blutenden Varizen durch eine **Ballonsonde** komprimiert werden. Diese den Patienten belastende Maßnahme (Gefahr von Drucknekrosen der Ösophagusschleimhaut) kann aber höchstens 24 Stunden angewandt werden. Als **Ultima ratio** gilt die notfallmäßige **Anlage eines TIPS**, die jedoch aufgrund der hohen Letalität bei Durchführung in einer Notsituation ausgewählten Fällen vorbehalten ist.

▶ **Prognose:** Das Risiko einer Rezidivblutung innerhalb der 1. Woche beträgt über 70 %, bei einer Sklerosierungsprophylaxe langfristig noch 30–50 %. Die Letalität hängt vor allem vom Stadium der Leberzirrhose ab und beträgt z. B. im Child-Stadium C 50 % (Stadieneinteilung nach Child-Pugh s. Fall 63).

Zusatzthemen für Lerngruppen →•

- endokrine und metabolische Komplikationen bei Leberzirrhose
- Ursachen der Leberzirrhose
- Pathophysiologie der portalen Hypertension
- Differenzialdiagnosen des Aszites

82 Hypokalzämie

82.1 Was ist bei dieser Patientin die wahrscheinlichste Ursache der Hypokalzämie? Nennen Sie auch andere Ursachen der Hypokalzämie!

- Die wahrscheinlichste Ursache ist ein **Hypoparathyreoidismus** nach Schilddrüsenoperation (Kocher-Kragenschnitt, Substitution mit Schilddrüsenhormon).
- Andere Ursachen:
  - Vitamin-D_3-Mangel infolge verminderter Zufuhr (Fehlernährung) oder verminderter Aufnahme von Vitamin D (Malabsorption, z. B. bei chronisch-entzündlicher Darmerkrankung), verminderter Umwandlung in der Haut zu Vitamin D_3, Störung des Stoffwechsels von Vitamin D_3 (z. B. genetisch bedingt [Vitamin-D-abhängige Rachitis] oder bei Leber- oder chronischer Niereninsuffizienz).
  - nach Parathyreoidektomie (wegen primärem Hyperparathyreoidismus)
  - Hyperphosphatämie: Gewebszerfall bei Chemotherapie, Niereninsuffizienz
  - Therapie mit Schleifendiuretika (Kalziumverlust über die Nieren)
  - akute Pankreatitis (Ursache der Hypokalzämie unklar)
  - Hyperventilation (Abfall des freien Serumkalziums bei Alkalose, s. Fall 17)

82.2 Welche Parameter sollten zur Klärung der Ursache einer Hypokalzämie bestimmt werden?

- freies Serumkalzium
- Phosphat i. S.
- Albumin i. S.
- Gesamtprotein i. S., falls nur Gesamtkalzium gemessen werden kann, da der größte Teil des Gesamtkalziums an Protein (vor allem Albumin) gebunden ist und der Gesamtkalzium-Wert bei Hypalbuminämie korrigiert werden muss
- Parathormon i. S.
- 25-OH-Vitamin-D_3
- 1,25-$(OH)_2$-Vitamin-D_3
- Kalzium und Phosphat im 24-Stunden-Sammelurin

82.3 Welche dieser Parameter sind bei der Patientin wahrscheinlich verändert? Beschreiben Sie den Befund!

- Kalzium i. S. vermindert
- Phosphat i. S. erhöht
- Albumin und Gesamtprotein i. S. normal
- Parathormon i. S. vermindert
- 25-OH-Vitamin-D_3 und 1,25-$(OH)_2$-Vitamin-D_3 vermindert oder normal (durch Mangel an Parathormon verminderte Bildung von 1,25-$(OH)_2$-Vitamin-D_3)
- Kalzium im 24-Stunden-Urin normal oder vermindert
- Phosphat im 24-Stunden-Urin normal

82.4 Wie würden Sie die Patientin behandeln, falls Ihre Verdachtsdiagnose zutrifft? Geben Sie bei Medikamenten auch die Dosis an!

- Kalzium hoch dosiert: 1000–3000 mg/d
- Vitamin D_3 hoch dosiert: 50 000–100 000 IE/d

Kommentar

Unter Hypokalzämie versteht man ein Absinken der Serumkonzentration des Gesamtkalziums unter 2,2 mmol/l bzw. des ionisierten (freien) Kalziums unter 1 mmol/l.

▸ **Ätiologie:** s. Frage 82.1.

▸ **Pathophysiologie:** Hauptspeicher des Kalziums im menschlichen Körper ist der Knochen. Nur ca. 0,1 % des gesamten Kalziumbestandes im Körper befinden sich im Extrazellulärraum. Im Serum sind ca. 40 % des Kalziums an Eiweiß (vor allem Albumin) gebunden, 10 % komplexgebunden (z. B. Phosphat) und 50 % liegen frei vor. Die **Eiweißbindung des Serumkalziums** hängt vom pH-Wert ab: Bei (respiratorischer) Alkalose, z. B. bei Hyperventilation, sinkt die Konzentration des freien Kalziums (da die Proteinbindung zunimmt), bei Azidose steigt die Konzentration des freien Kalziums.

Der **Kalzium- und der Phosphatstoffwechsel** werden vor allem durch Parathormon und Vitamin D_3 geregelt. **Parathormon** wird in den Gll. parathyreoideae (Epithelkörperchen) gebildet und stimuliert die Phosphatausscheidung in der Niere. Vitamin D_3 (Cholekalziferol) entsteht in der Haut (durch UV-Bestrahlung) aus dem Provitamin 7-Dehydrocholesterol und wird in der Leber hydroxyliert. 25-OH-Vitamin-D_3 gelangt in die Niere und wird dort zu 1,25-$(OH)_2$-Vitamin-D_3 (Kalzitriol), dem biologisch aktiven Vitamin D_3, metabolisiert. Das Absinken des Serumphosphats als Folge der Parathormonwirkung fördert die Bildung von **Kalzitriol** in der Niere. Die Folgen sind eine vermehrte enterale Kalziumabsorption und die Freisetzung von Kalzium aus dem Knochen. Werden bei einer Schilddrüsenresektion versehentlich alle Epithelkörperchen entfernt, sinkt der Parathormonspiegel und mit ihm die Phosphatausscheidung, die Serumphosphatkonzentration steigt an. Dadurch nimmt die Kalzitriolsynthese ab und freies Kalzium bindet vermehrt an Phosphat. Beide Mechanismen führen schließlich zur Hypokalzämie.

▸ **Klinik:** Leitsymptome der Hypokalzämie sind **Muskelkrämpfe** und die hypokalzämische **Tetanie** (s. Fall 17).

▸ **Diagnostik:** Bei der **körperlichen Untersuchung** zeigen sich bei Hypokalzämie folgende Befunde: Zucken des Mundwinkels bei temporaler Perkussion des N. facialis (**Chvostek-Zeichen**) und Pfötchenstellung bei aufgepumpter Blutdruckmanschette (**Trousseau-Zeichen**). Zur **Labordiagnostik** s. Frage 82.2 und 82.3.

▸ **Therapie:** Sie besteht in der Gabe von Kalzium und Vitamin D_3 (Cholekalziferol, alternativ Kalzitriol) in hohen Dosen (s. Frage 82.4).

Zusatzthemen für Lerngruppen

- Pseudohypoparathyreoidismus (Typen, Diagnostik)
- Komplikationen der Schilddrüsenoperation
- Vitamin-D-resistente Rachitis
- renale Osteopathie (Pathophysiologie, Diagnostik)

83 Akutes Nierenversagen

83.1 Nennen Sie die verschiedenen Formen des akuten Nierenversagens sowie jeweils Auslöser und Beispiele!

- **prärenales akutes Nierenversagen** (prärenales ANV); Auslöser:
  - Hypovolämie, z. B. durch Fieber, Schwitzen (wie im vorliegenden Fall), mangelnde Flüssigkeitszufuhr; führt zu einer akuten ischämischen Schädigung der Niere
  - Hämolyse bzw. Rhabdomyolyse (Crush-Niere; Mechanismus unbekannt)
- **renales ANV**; Auslöser: akute rapid-progressive Glomerulonephritis, akute interstitielle Nephritis, hämolytisch-urämisches Syndrom, embolischer oder thrombotischer Verschluss der Nierenarterien, Verstopfung der Tubuli durch Paraproteine (beim Plasmozytom), nephrotoxische Medikamente, z. B. Aminoglykoside (Gentamicin, s. Fall) und andere Antibiotika, nichtsteroidale Antirheumatika, Zytostatika; jodhaltige Röntgenkontrastmittel
- **postrenales ANV:** Folge einer Obstruktion der ableitenden Harnwege (z. B. bei Urolithiasis) oder Kompression derselben durch einen Tumor oder ein Koagel

83.2 Nennen Sie die 4 Stadien des akuten Nierenversagens und beschreiben Sie, wie sich die Harnproduktion jeweils verhält!

- **Stadium I:** Schädigung der Niere durch Ischämie oder toxische Substanzen; Urinproduktion normal
- **Stadium II:** Oligurie oder Anurie; Glomerulumfiltrat und Harnproduktion reduziert
- **Stadium III:** Polyurie; Glomerulumfiltrat steigt, tubuläre Rückresorption noch gestört, daher gesteigerte Harnproduktion
- **Stadium IV:** Normurie

83.3 Durch welche 4 im Urin bestimmbaren Parameter lässt sich ein akutes Nierenversagen von einer funktionellen Oligurie abgrenzen?

- **spezifisches Gewicht:** bei ANV vermindert (Unfähigkeit der Nieren, den Urin zu konzentrieren), bei funktioneller Oligurie erhöht (Volumenmangel)
- **Osmolalität:** bei ANV vermindert (Unfähigkeit der Nieren, den Urin zu konzentrieren, daher geringe Konzentration gelöster Teilchen), bei funktioneller Oligurie erhöht (Volumenmangel, daher erhöhte Konzentration gelöster Teilchen)
- **Harnstoff:** bei ANV vermindert, bei funktioneller Oligurie erhöht (s. o.)
- **Natrium:** bei ANV vermindert, bei funktioneller Oligurie erhöht (s. o.).

83.4 Welche therapeutischen Maßnahmen schlagen Sie bei der Patientin vor?

- Absetzen des Gentamicins, Dosisanpassung des Cephalosporins an die Nierenfunktion
- Anpassung der Antikoagulation an die Nierenfunktion (niedermolekulare Heparine werden renal eliminiert und müssen bei ANV zugunsten von unfraktioniertem Heparin abgesetzt werden)
- reichliche parenterale Flüssigkeitsgabe unter Flüssigkeitsbilanzierung (Flüssigkeitsverlust durch Fieber bzw. Schwitzen berücksichtigen) und ggf. Messung des zentral-venösen Drucks, der im Normbereich liegen sollte (4–12 cm H_2O).
- Schleifendiuretika erst nach Ausgleich des Flüssigkeitshaushalts, da diese nicht die glomeruläre Filtration, sondern nur die Rückresorption beeinflussen.

Kommentar

Unter einem akuten Nierenversagen (ANV) versteht man eine rasch fortschreitende Einschränkung – bis hin zum Verlust – der Nierenfunktion. Sie ist häufig reversibel.

▸ **Formen und Ätiologie:** s. Frage 83.1. Das ANV hat meist eine prärenale Ursache: Sehr häufig ist es Folge einer Minderperfusion der Niere bei **Hypovolämie**, z. B. im Rahmen von Operationen oder eines septischen oder kardiogenen Schocks. Eine weitere häufige Ursache des ANV sind **Röntgenkontrastmittel**, **Antibiotika** und die oft rezeptierten **nichtsteroidalen Antirheumatika**. Letztere werden häufig älteren Patienten verabreicht, deren Nierenfunktion oft durch Allgemeinerkrankungen (z. B. Diabetes mellitus) eingeschränkt ist und die daher besonders anfällig für die Entwicklung eines ANV sind.

▸ **Stadieneinteilung:** s. Frage 83.2.

▶ **Klinik:** Zunächst verläuft das ANV symptomlos; evtl. sind Symptome der zum ANV führenden Grunderkrankung vorhanden. In Stadium II sind die Oligurie bzw. Anurie, Abgeschlagenheit und Zeichen der Überwässerung (Konzentrationsstörungen, Somnolenz [Hirnödem], Dyspnoe, Husten [Lungenödem], in Stadium III die Polyurie und Urämiesymptome Leitsymptome, jedoch fehlen diese Stadien bei bis zu 15% der Patienten.

▶ **Diagnostik:** Wegweisend ist ein progredienter Anstieg der Nierenretentionswerte (Kreatinin und Harnstoff i. S.) innerhalb weniger Tage. Bei unklarer Genese des ANV muss nach der Grunderkrankung gefahndet werden. Zur Abklärung einer renalen Ursache sollten eine Urinuntersuchung (Hämaturie, Leukozyturie? Proteine quantitativ) mit Proteindifferenzierung (glomeruläre und/oder tubuläre Schädigung?) und mikroskopischer Untersuchung (dysmorphe Erythrozyten oder Akanthozyten bei Glomerulonephritis [GN]), eine erweiterte Labordiagnostik (c-ANCA bei Morbus Wegener, p-ANCA bei mikroskopischer Polyangiitis, anti-Basalmembran-Antikörper bei Goodpasture-Syndrom) und eine Nierensonografie (kleine Niere bei chronischer Schädigung, vergrößerte Niere bei akuter GN) erfolgen. Bei V.a. GN (glomeruläre Proteinurie, dysmorphe Erythrozyturie) ist in der Regel eine Nierenbiopsie zur Typisierung erforderlich, da die kausale Therapie vom Typ der GN abhängt. Ein postrenales ANV lässt sich in der Regel leicht durch eine Sonografie ausschließen (z. B. gestautes Nierenbecken).

▶ **Therapie:** Während beim prärenalen Nierenversagen der Ausgleich eines Flüssigkeitsdefizits ausreicht, um die Nierenfunktion wieder anzustoßen, sind bei einem renalen ANV neben dem Weglassen nephrotoxischer Substanzen Maßnahmen zur Behandlung der Grunderkrankung (z. B immunsuppressive Therapie und ggf. Plasmapherese bei GN, zytostatische Therapie bei Plasmozytom) vorrangig. Bei einem postrenalen ANV muss das den Harnfluss behindernde Substrat (z. B. Nierenstein, Koagel) entfernt werden (frühzeitig Urologen hinzuziehen).

Die Indikation zur Notfalldialyse ergibt sich nach Ausschöpfen der Allgemeinmaßnahmen (Flüssigkeitsrestriktion/-bilanzierung, Weglassen nephrotoxischer Substanzen, Kreislaufstabilisierung), wenn der Harnstoff i. S. über 150 mg/dl ansteigt, eine schwere metabolische Azidose oder Hyperkaliämie auftritt oder eine Überwässerung mit Diuretika nicht beherrscht werden kann.

▶ **Prognose:** Die Nierenfunktion normalisiert sich bei adäquater kausaler Behandlung eines prä- oder postrenalen ANV in der Regel rasch. Bei renalem ANV ist die Wiederherstellung der Nierenfunktion von der Grunderkrankung und dem Ansprechen auf eine mögliche kausale Therapie abhängig.

Zusatzthemen für Lerngruppen

- chronisches Nierenversagen
- Glomerulonephritis (Formen)
- Thrombotisch-thrombozytopenische Purpura

84 Chronisch myeloische Leukämie (CML)

84.1 Welche Verdachtsdiagnose stellen Sie?

Chronisch myeloische Leukämie (**CML**), da das Ausmaß der Leukozytose nur durch eine Neoplasie erklärbar ist, das Fehlen einer Vermehrung von Lymphozyten eine chronisch lymphatische Leukämie ausschließt (und somit nur ein Ursprung der Zellen aus der myeloischen Reihe bleibt) und das Fehlen von Blasten gegen eine akute und für eine chronische Leukämie spricht.

84.2 Welche zytogenetische Abnormalität liegt bei dieser Erkrankung vor und dient als diagnostischer Marker?

Das sog. Philadelphia-Chromosom.

! 84.3 Welche molekulargenetische Veränderung liegt dieser Abnormalität zugrunde?

Eine reziproke Translokation von DNA der langen Arme der Chromosomen 9 und 22. Aus der Translokation resultiert ein bcr-abl-Fusionsgen.

84.4 Welche 2 weiteren diagnostischen Maßnahmen schlagen Sie bei dem Patienten zur Diagnosesicherung vor? Welches Ergebnis erwarten Sie?

- **Knochenmarkpunktion und -analyse:** hyperplastische Myelopoese, jedoch keine qualitativen Veränderungen (z. B. exzessive Vermehrung von undifferenzierten Blasten wie bei akuter Leukämie)
- **zytochemische Untersuchung des Blutausstrichs:** stark verminderte Aktivität der alkalischen Leukozytenphosphatase (ALP)

Kommentar

Als chronisch myeloische Leukämie (CML) bezeichnet man eine unkontrollierte Proliferation eines Klons der myeloischen Zellreihe, die auf einer malignen Entartung einer hämatopoetischen Stammzelle beruht. Die CML zählt zu den myeloproliferativen Erkrankungen und tritt bevorzugt zwischen der 4. und 6. Lebensdekade auf.

▶ **Ätiologie:** Die Ursache ist unbekannt. Prädisponierend wirkt die Exposition gegenüber Benzol, ionisierender Strahlung sowie gegenüber Zytostatika.

▶ **Klinik:** Die Symptomatik ist oft gering. Neben Allgemeinsymptomen wie einer ungewollten **Gewichtsabnahme** und **Nachtschweiß** geben die Patienten häufig **Schmerzen im linken Oberbauch** als Folge der regelhaft auftretenden **massiven Splenomegalie** (Folge der ausgeprägten extramedullären Blutbildung) an.

▶ **Diagnostik:** Bei CML zeigt das **Blutbild** meist – wie bei o. g. Patienten – eine massive Leukozytose mit Linksverschiebung. Im Verlauf der Erkrankung kann jedoch eine Blastenkrise, d. h. eine Zunahme der Blasten im peripheren Blut auftreten. Mittels **zytogenetischer Untersuchung des Blutausstrichs** lässt sich bei über 90 % der CML-Patienten in den Zellen des autonom proliferierenden Klons das **Philadelphia-Chromosom** nachweisen, das durch reziproke Translokation von DNA der langen Armen der Chromosomen 9 und 22 zustande kommt. Dadurch entsteht ein bcr-abl-Fusionsgen. Der **Nachweis des bcr/abl-Rearrangements mittels molekularbiologischer Methoden** ist nicht nur zur Diagnosestellung sinnvoll, sondern dient auch der Therapiekontrolle (s. u.). Im Gegensatz zu allen anderen myeloproliferativen Erkrankungen ist bei der CML die **Aktivität der alkalischen Leukozytenphosphatase** (ALP; messbar mittels zytochemischer Untersuchung von Leukozyten des Blutausstrichs) **vermindert**, was auf die Diagnose CML hinweist. Die **Knochenmarkuntersuchung** ergibt bei der CML eine Vermehrung der mittleren Entwicklungsstufen (Promyelozyten, Myelozyten. Vor Einleitung einer Therapie sollten die **Größe von Leber und Milz sonografisch dokumentiert** (▶ Abb. 84.1) und die **Leberwerte und Nierenretentionswerte bestimmt** werden.

▶ **Differenzialdiagnosen:** Eine Leukozytose von mehr als 30 000/µl ist immer auf das Vorliegen einer Leukämie verdächtig, insbesondere wenn sich klinisch keine Hinweise auf eine schwere bakterielle Infektion mit **Sepsis** ergeben. Die **akuten Leukämien** (ALL, AML) sind durch das massenhafte Auftreten von Blasten im peripheren Blut und im Knochenmark, die **chronisch lymphatische Leukämie** ist vor allem durch eine massive Lymphozytose gekennzeichnet. Bei **Osteomyelofibrose**, die

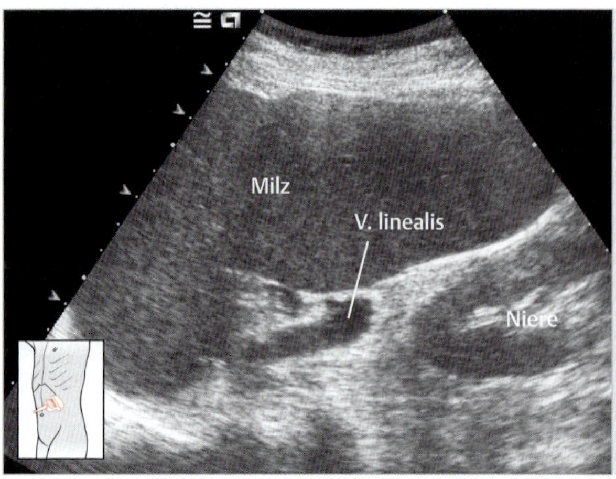

Abb. 84.1 Sonogramm: Splenomegalie. Die Milz überdeckt die linke Niere vollständig (aus Delorme, Debus, Jenderka; Duale Reihe Sonografie, Thieme, 2012).

wie die CML zu den myeloproliferativen Erkrankungen zählt, sind die Leukozytenzahlen geringer als bei CML und die Aktivität der ALP ist gesteigert.

▶ **Therapie:** Tyrosinkinasehemmer (z. B. Imatinib) sind heute die Therapie der 1. Wahl, da sie im Vergleich zu den bisherigen zytoreduktiven Therapien zu höheren Remissionsraten führen. Eine Heilung der CML ist nur durch eine allogene **Knochenmarktransplantation** möglich. Voraussetzung hierzu ist ein HLA-kompatibler Spender. Da eine Graft-versus-host-disease (GVHD) bei Patienten über 55 Jahren meist deutlich schwerer verläuft, werden Patienten ab dem 55. Lebensjahr nur in wenigen Zentren transplantiert.

Kommt eine Knochenmarktransplantation nicht in Frage, ist eine **zytoreduktive Therapie** mit Hydroxyurea oder Interferon-α möglich. Ein Ansprechen auf diese Therapie lässt sich mittels molekularbiologischer Methoden anhand der verminderten Expression des bcr-abl-Fusionsgens nachweisen und dokumentieren.

Zusatzthemen für Lerngruppen

- akue Leukämien
- chronisch lymphatische Leukämie
- Osteomyelofibrose

85 Atelektase

85.1 Wie lautet Ihre Verdachtsdiagnose?

Atelektase des rechten Oberlappens bei V. a. Fremdkörperaspiration. Die Röntgenaufnahme des Thorax (▶ Abb. 85.2) zeigt eine homogene, gut abgrenzbare Verschattung ohne Aerobronchogramm. Diese Konfiguration entspricht einer Atelektase. Differenzialdiagnostisch muss eine Pneumonie ausgeschlossen werden. Bei der hier beschriebenen Patientin sprechen jedoch der abrupte Beginn der Beschwerden sowie die fehlenden Entzündungszeichen (kein Fieber) gegen eine Pneumonie.

85.2 Welche Untersuchung sollte zur Klärung der Ursache der Beschwerden und aus therapeutischen Erwägungen heraus durchgeführt werden?

Eine Bronchoskopie mit Entfernung des Fremdkörpers.

85.3 Welche anderen Ursachen für den oben beschriebenen Befund kennen Sie?

- obstruierendes Bronchialkarzinom
- Verlegung durch Schleimpropf
- Kompression von außen, z. B. durch Pleuraerguss oder Tumor
- Hypoventilation, z. B. postoperativ

Kommentar

Unter einer Atelektase versteht man luftleeres Lungengewebe ohne entzündliche Veränderungen.

▶ **Ätiologie und Pathogenese:** s. Frage 85.3. Eine Atelektase entsteht, wenn bei Verlegung eines Bronchus die Luft im poststenotischen Segment resorbiert wird (**Resorptionsatelektase**) oder wenn Lungengewebe komprimiert wird (**Kompressionsatelektase**).

▶ **Klinik:** Die fehlende Ventilation von einzelnen Lungenabschnitten bei einer Atelektase kann zu Dyspnoe führen. Bei einer Fremdkörperaspiration (s. Fall) als Ursache der Atelektase besteht zudem fast immer ein nicht produktiver Husten.

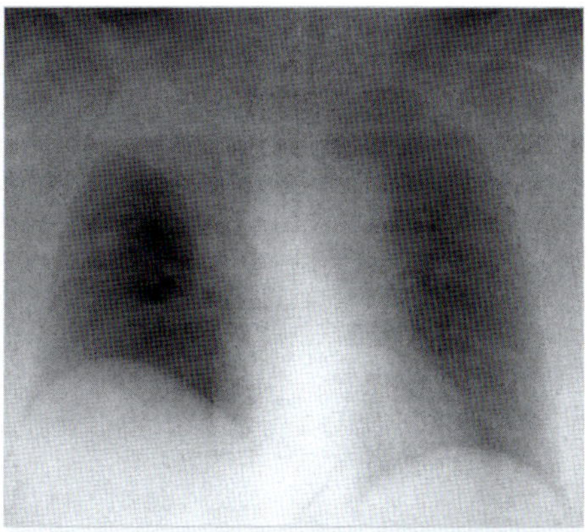

Abb. 85.2 Röntgen-Thorax p. a. bei Atelektase des Oberlappens (aus Oestmann, Radiologie, Thieme, 2005).

Bei einer Atelektase ist das **Atemgeräusch** über dem betroffenen Lungenabschnitt **abgeschwächt**. Rasselgeräusche wie bei einer Pneumonie sind für eine reine Atelektase untypisch, können aber Ausdruck einer Retentionspneumonie bei Atelektase sein.

▸ **Diagnostik und Therapie:** Im vorliegenden Fall deuten die **anamnestischen Angaben** auf eine Verlegung des Bronchialsystems nach Aspiration von Nahrungsbestandteilen hin. Bei V.a. Aspiration ergibt sich die Indikation zur **Bronchoskopie**, um den **aspirierten Fremdkörper** zu **bergen** und somit die Ventilation des verschlossenen Bronchialsegments wiederherzustellen. Auch bei Atelektasen unklarer Ursache sollte die Indikation zur Bronchoskopie großzügig gestellt werden, da sich hinter der durch die Atelektase verursachten Verschattung im **Röntgenbild oder CT** ein Bronchialkarzinom verbergen kann, das dann nur bronchoskopisch darstellbar ist. Bei Patienten mit chronischer Bronchitis können Bronchien auch durch einen Schleimpfropf verschlossen sein, was zur Ausbildung einer Resorptionsatelektase führt. In diesem Fall ist eine bronchoskopische Absaugung sinnvoll. Bei **V.a. sekundäre bakterielle Infektion** im poststenotischen Lungensegment muss eine **antibiotische Behandlung** eingeleitet werden.

▸ **Prognose:** Gelingt eine Wiedereröffnung des verschlossenen Bronchialabschnitts, z.B. durch Entfernung eines Fremdkörpers, entfaltet sich der ehemals poststenotische atelektatische Lungenbezirk meist spontan. Die Prognose ist daher im Allgemeinen gut, wird aber vor allem durch eine mögliche Grunderkrankung oder Komplikationen (z.B. Pneumonie) bestimmt.

Zusatzthemen für Lerngruppen

- Bronchialkarzinom (Komplikationen)
- Mukoviszidose
- Bronchiektasen

86 Hiatushernie

86.1 Was ist am ehesten Ursache der Refluxösophagitis bei dieser Patientin?

Eine **Hiatushernie**: Auf dem Röntgenbild (▸ Abb. 86.1) erkennt man eine Verlagerung des gastroösophagealen Übergangs (Kardia) durch den Hiatus oesophageus in den Brustkorb. Folglich handelt es sich um eine axiale Gleithernie.

86.2 Welche Formen dieser Erkrankung bzw. Anomalie kennen Sie?

- **axiale Gleithernie:** s.o.
- **paraösophageale Hernie:** Teile von Magenfundus und großer Kurvatur schieben sich unter Mitnahme des Peritoneums neben dem Ösophagus in den Thorax. Der gastroösophageale Übergang verbleibt an typischer Stelle unterhalb des Hiatus oesophageus.
- **kardiofundale Fehlanlage:** Vorstufe der axialen Gleithernie mit vergrößertem ösophagogastralen Winkel ohne vollständige Herniation
- **Mischformen**

86.3 Wie würden Sie die Patientin akut behandeln?

- Gabe eines **Protonenpumpeninhibitors** bis zum Sistieren der Beschwerden
- **Allgemeinmaßnahmen** empfehlen: keine schweren Mahlzeiten am Abend, nicht unmittelbar nach der Nahrungsaufnahme hinlegen, wenig bzw. am besten kein Alkoholkonsum

86.4 Bei welcher Form dieser Anomalie sollte ein operatives Vorgehen erwogen werden?

Bei der **paraösophagealen Hernie** sollte wegen möglicher lebensbedrohlicher Komplikationen (Strangulation, Inkarzeration der hernierten Magenanteile) prophylaktisch eine operative Korrektur erfolgen.

Kommentar

Als Hiatushernie bezeichnet man eine Verlagerung von Magenbestandteilen in den Thorax. Die Prävalenz der Hiatushernie beträgt etwa 5 pro 1000

Einwohner; sie nimmt mit steigendem Lebensalter deutlich zu.

▶ **Formen:** s. Frage 86.2. Bei der axialen Gleithernie kann Zylinderepithel wie im Magen oder Dünndarm das Plattenepithel des distalen Ösophagus ersetzen (Barrett-Ösophagus). Mit einem Anteil von über 90 % sind axiale Gleithernien mit Abstand am häufigsten, paraösophageale Hernien folgen mit deutlichem Abstand.

▶ **Ätiologie und Pathogenese:** Mögliche Ursachen der Entstehung von Hernien sind Druckunterschiede zwischen Thorax und Abdomen oder eine Lockerung des Halteapparates im Bereich der Kardia.

▶ **Klinik:** Bei **axialen Gleithernien** sind Symptome meist Folge einer konsekutiven Refluxkrankheit (wie im vorliegenden Fall) und eher die Ausnahme, sodass die Gleithernie meist Zufallsbefund im Rahmen einer Gastroskopie ist. **Paraösophageale Hernien** dagegen sind häufiger symptomatisch. Sie äußern sich z. B. durch Völlegefühl, Übelkeit, linksthorakale Schmerzen oder fallen erst durch die Folgen von Komplikationen auf (z. B. Eisenmangelanämie bei Ulkus mit Sickerblutung, akutes Abdomen bei Inkarzeration).

▶ **Diagnostik:** Zunächst ist eine **Thorax-Übersichtsaufnahme** indiziert, evtl. ist die Hernie bereits darauf sichtbar. Zur Diagnosesicherung dienen der **Röntgen-Ösophagusbreischluck** (ggf. in Kopftieflage) bzw. die **Ösophagogastroskopie**.

▶ **Therapie:** Bei **axialen Gleithernien**, **kardiofundaler Fehlanlage** und **Mischformen** besteht eine Behandlungsindikation nur bei symptomatischer Refluxkrankheit (Therapie s. Frage 86.3). **Paraösophageale Hernien** dagegen sollten **operativ korrigiert** werden, auch wenn keine Symptome vorliegen (s. Frage 86.4). Aufgrund einer Abflussbehinderung in den hernierten Anteilen des Magens ist das Risiko von Erosionen und Ulzera hier deutlich erhöht. Besonders gefährlich sind Inkarzeration und Strangulation. Die Therapie besteht in einer Reposition und Fixierung des Magens an der vorderen Bauchwand.

Zusatzthemen für Lerngruppen

- Ösophaguskarzinom
- Achalasie
- gastroösophageale Refluxkrankheit
- Ösophagusdivertikel

87 Struma

87.1 Wie lautet Ihre Verdachtsdiagnose?

Struma multinodosa mit euthyreoter Stoffwechsellage, da eine knotige Vergrößerung beider Schilddrüsenlappen vorliegt, der langsam progrediente Verlauf und die Gewichtszunahme gegen ein Schilddrüsenkarzinom sprechen und die Schilddrüsenstoffwechsellage euthyreot ist.

87.2 Was ist die häufigste Ursache für diese Erkrankung?

Jodmangel

87.3 Welche weiteren diagnostischen Maßnahmen schlagen Sie vor? Begründen Sie Ihre Vorschläge!

- **Schilddrüsensonografie** zur Bestimmung des Schilddrüsenvolumens und zur Suche nach und Größenbestimmung von Schilddrüsenknoten (▶ Abb. 87.1)
- **Schilddrüsenszintigrafie:** vermehrte oder verminderte Speicherung von Radionuklid (Ausdruck der Jodaktivität; warmer bzw. heißer Knoten, diffuse Autonomie oder kalter Knoten)?
- **Feinnadelpunktion** von kalten Knoten

87.4 Welche Therapiemöglichkeiten gibt es? Führen Sie auf, unter welchen Bedingungen die einzelnen Therapieformen besonders geeignet oder ungeeignet sind!

- **Jodidtherapie:** kausale Therapie, da bei Beseitigung des Jodmangels der Stimulus für die Schilddrüsenproliferation entfällt. Vor allem bei Jugendlichen wirksam. Kontraindiziert bei Hyperthyreose oder Autoimmunthyreopathie (Schilddrüsenantikörper positiv), da Jod eine Hyperthyreose auslöst oder verstärkt.

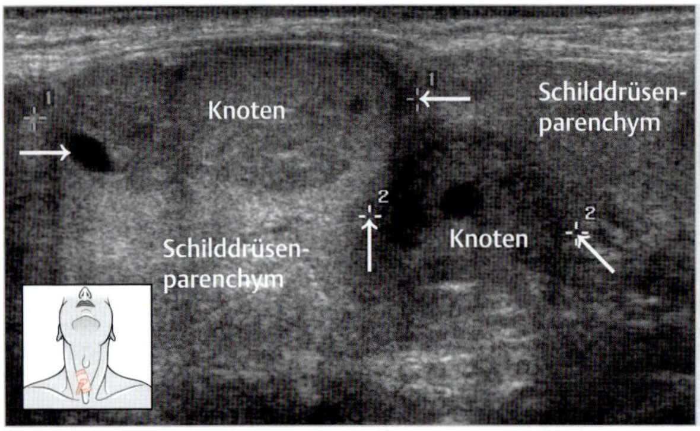

Abb. 87.1 Sonogramm bei Struma multinodosa: Mehrere, überwiegend echoärmere Knoten mit umgebendem „Halo" (echoarmer Saum) (aus Delorme, Debus, Jenderka; Duale Reihe Sonografie, Thieme, 2012).

- **Schilddrüsenhormontherapie** (L-Thyroxin): Suppression des TSH und damit des Stimulus für die Schilddrüsenproliferation durch Gabe von Schilddrüsenhormon. Besonders günstig ist die Kombination mit Jodid.
- **Schilddrüsenteilresektion:** Indikationen:
  - trotz medikamentöser Therapie sichtbare Struma
  - lokale mechanische Komplikationen (z. B. Tracheaeinengung, Halsvenenstauung)
  - V. a. Malignität: kalter Knoten, Nachweis maligner Zellen oder einer follikulären Neoplasie in der Aspirationszytologie

Kommentar

Unter einer Struma versteht man eine Vergrößerung der Schilddrüse. Bei normaler Hormonproduktion bezeichnet man sie als euthyreot oder blande, bei verstärkter bzw. verminderter Hormonproduktion als hyper- bzw. hypothyreot.

▶ **Ätiologie und Pathogenese:** Die blande Struma ist fast immer auf einen alimentären Jodmangel zurückzuführen. Der intrathyreoidale Jodmangel führt zur vermehrten Bildung verschiedener Wachstumsfaktoren, die die Proliferation der Schilddrüse stimulieren und zur Hyperplasie des Organs führen.

▶ **Klinik:** Die Schilddrüse ist tastbar bzw. sichtbar vergrößert (Stadieneinteilung s. ▶ Tab. 87.1). Bei großen Strumen können durch Druck auf benachbarte Strukturen Symptome auftreten, z. B. Stridor oder Dyspnoe (Trachea), Globusgefühl oder Dysphagie (Ösophagus), Heiserkeit (N. laryngeus recurrens). Je nach Hormonproduktion finden sich außerdem Symptome der Hyperthyreose (s. Fall 30) oder der Hypothyreose (z. B. Müdigkeit, Verlangsamung, Frieren, Gewichtszunahme, trockene, kühle Haut und trockenes, brüchiges Haar).

Tab. 87.1 Stadieneinteilung der Struma (nach WHO).

Stadium I	Struma bei normaler Kopfhaltung nur tastbar: a: Struma auch bei zurückgebeugtem Hals nicht sichtbar, b: Struma bei zurückgebeugtem Hals sichtbar
Stadium II	sichtbare Struma bei normaler Kopfhaltung
Stadium III	sehr große, aus der Entfernung sichtbare Struma

▶ **Diagnostik:** Eine Struma muss immer abgeklärt werden. Das **basale TSH** gibt Auskunft über die Schilddrüsenfunktion. Die **Bestimmung der peripheren Schilddrüsenhormone** T_3 und T_4 ist eigentlich nur **bei pathologisch verändertem TSH** sinnvoll:

- **erhöhtes TSH** → latente (T_3/T_4 normal) oder manifeste (T_3/T_4 erniedrigt) **Hypothyreose**
- **erniedrigtes TSH** → latente (T_3/T_4 normal) oder manifeste (T_3/T_4 erhöht) **Hyperthyreose**
- **TSH und T_3/T_4 im Normbereich** → **euthyreote Struma** (häufigster Fall).

Bei **hyperthyreoter Struma** lässt sich durch **Bestimmung der Schilddrüsenantikörper** sowie **Schilddrüsenszintigrafie** (s. Frage 87.3) zwischen Morbus Basedow (TRAK positiv), autonomem Schilddrüsenadenom und diffuser Autonomie differenzieren. Bei **hypothyreoter Struma**, die nicht Folge einer Schilddrüsenoperation, Radiojod- oder thyreostatischen Therapie ist, müssen zum Ausschluss einer Hashimoto-Thyreoiditis die **TPO-**

Antikörper und die **Thyreoglobulin-Antikörper** (TAK) **bestimmt** werden.

Nach Überprüfung der Schilddrüsenstoffwechsellage sollte bei jeder Struma jedoch zunächst mithilfe der **Sonografie** festgestellt werden, ob eine diffuse oder/und durch lokalisierte Knoten bedingte Vergrößerung der Schilddrüse vorliegt. Sind Schilddrüsenknoten nachweisbar, dann ist auch bei euthyreoter Stoffwechsellage die Durchführung einer **Szintigrafie** zum Ausschluss kalter Knoten sinnvoll, da bei euthyreoter Struma das Risiko eines Schilddrüsenkarzinoms erhöht ist. Schilddrüsenknoten (insbesondere kalte Knoten) von mehr als 1 cm Durchmesser sollten durch eine **Schilddrüsenpunktion** weiter abgeklärt werden.

▶ **Therapie:** Bei **hyperthyreoter Struma** mit funktioneller Autonomie verabreicht man Thyreostatika, bis eine euthyreote Stoffwechsellage erreicht ist. Dann ist bei großen Schilddrüsenknoten eine subtotale Resektion der Schilddrüse, bei kleineren Knoten die Radiojodtherapie indiziert. Zur Therapie bei Morbus Basedow s. Fall 30. Bei **hypothyreoter Struma** erfolgt eine lebenslange Substitution mit L-Thyroxin. Bei **euthyreoten Strumen ohne funktionelle Autonomie** sollte eine medikamentöse Therapie mit **Jodid und/oder Schilddrüsenhormon** durchgeführt werden, wobei von einer Jodgabe vor allem jüngere Patienten profitieren. Die Jodidtherapie und die Schilddrüsenhormongabe sind bezüglich der Volumenreduktion der Struma gleichwertig. Die Gefahr eines Rezidivs nach Absetzen der Therapie scheint jedoch bei Schilddrüsenhormontherapie etwas höher zu sein. Die medikamentöse Therapie sollte im Verlauf immer sonografisch kontrolliert werden. Die **Schilddrüsenoperation** (subtotale Schilddrüsenresektion) führt schneller zum gewünschten Erfolg, ist aber wegen der zwar seltenen, aber typischen Komplikationen (Rekurrensparese, Hypoparathyreoidismus, Blutung) nicht unproblematisch. Die **Indikation** zur Operation stellt sich daher vor allem bei Versagen der medikamentösen Therapie, lokalen Komplikationen durch das Strumawachstum und in allen Fällen, in denen eine Malignität von suspekten Schilddrüsenknoten nicht sicher ausgeschlossen werden kann. Vor allem bei rascher Größenzunahme kalter Knoten sollte eine Schilddrüsenoperation erwogen werden, da ein Malignom durch die Punktionszytologie nicht zu 100% ausgeschlossen werden kann. Eine **Radiojodtherapie** kann bei autonomen Adenomen mit hyperthyreoter Stoffwechsellage indiziert sein, vor allem bei älteren Patienten, wenn eine operative Therapie aufgrund von Begleiterkrankungen problematisch erscheint.

Zusatzthemen für Lerngruppen

- Schilddrüsenkarzinom
- multiple endokrine Neoplasie
- Hyperparathyreoidismus
- autonomes Schilddrüsenadenom

88 Perikarditis

88.1 Benennen Sie die wahrscheinlichste Ursache für die thorakale Beschwerdesymptomatik! Begründen Sie Ihre Aussage!

Am wahrscheinlichsten ist eine **Perikarditis**, denn

- im EKG (▶ Abb. 88.1) findet sich eine ST-Streckenhebung in allen Ableitungen (beim Myokardinfarkt lokalisiert),
- die ST-Streckenhebung ist konkavbogig und geht vom aufsteigenden Teil der S-Zacke ab (beim Myokardinfarkt ist die ST-Streckenhebung konvexbogig und geht vom absteigenden Schenkel der R-Zacke ab, kontralateral findet sich eine ST-Streckensenkung),
- der EKG-Befund bleibt über 24 Stunden konstant (beim Myokardinfarkt verändert er sich im Verlauf: Ausbildung einer Q-Zacke und R-Reduktion),
- es ist eine entzündliche, derzeit unbehandelte Grunderkrankung (SLE) bekannt mit klinischen (Schwäche, Nachtschweiß, Arthralgien) und serologischen Zeichen für eine neu aufgetretene Aktivität,
- die CK-Erhöhung ist gering (am ehesten durch Mitbeteiligung von an das Epikard grenzendem Myokard bedingt),
- der Auskultationsbefund ist für ein Perikardreiben typisch und
- das Alter der Patientin ist für eine klinisch relevante KHK ungewöhnlich.

88.2 Nennen Sie mehrere ätiologische Faktoren!

- Infektion: Viren (Coxsackie, Echo), Bakterien (Mykobakterien), Pilze, Parasiten

- Traumen: Thoraxtrauma, Herzoperation, Radiatio
- Niereninsuffizienz (Urämie)
- Myokardinfarkt (Postmyokardinfarkt- = Dressler-Syndrom)
- rheumatische Erkrankungen, vor allem Kollagenosen (SLE, Polymyositis, Sklerodermie), rheumatoide Arthritis, Vaskulitiden
- andere Autoimmunerkrankungen: Sarkoidose, Amyloidose
- Stoffwechselerkrankungen: Hypothyreose (Myxödem), Morbus Addison
- Neoplasien: Karzinome, Lymphome, Metastasen

Kommentar

Als Perikarditis bezeichnet man eine Entzündung des Herzbeutels; bei Beteiligung des Myokards – wie im vorliegenden Fall – spricht man von einer Perimyokarditis.

▶ **Ätiologie:** s. Frage 88.2.

▶ **Formen:** Man unterscheidet zwischen **trockener** (fibrinös, kein Erguss), **feuchter** (exsudativ, mit Erguss) und **konstriktiver** (narbiger Folgezustand; selten) Perikarditis.

▶ **Klinik:** Typisch ist ein präkordialer Schmerz unterschiedlicher Intensität, der durch tiefe Inspiration, Husten oder Schlucken verstärkt werden kann. Häufig wird der Schmerz im Liegen am stärksten empfunden. Aufgrund der Schmerzverstärkung beim Atmen sind die Thoraxexkursionen häufig vermindert, dafür fällt eine kompensatorische Tachypnoe auf.

▶ **Diagnostik:** Um eine akute Perikarditis diagnostizieren zu können und nicht vorschnell als Angina pectoris oder Myokardinfarkt zu verkennen, ist eine **sorgfältige Anamneseerhebung** sowie eine systematische Analyse aller Ableitungen des **EKGs** erforderlich. Insbesondere die im Vergleich zu einem Myokardinfarkt zwar morphologisch ähnliche, aber doch typischerweise andere EKG-Morphologie führt in der Regel zur korrekten Diagnose. Zu beachten ist, dass die ST-Hebungen bei der akuten Perikarditis fast immer Vorder- und Hinterwand betreffen und somit in allen Ableitungen erkennbar sind. Zudem geht die ST-Hebung typischerweise konkavbogig aus dem aufsteigenden Schenkel der S-Zacke hervor und nicht konvexbogig aus dem absteigenden Teil der R-Zacke. Ein weiteres Kennzeichen ist die Persistenz der EKG-Veränderungen über mehrere Tage (s. Frage 88.1).

Typischer klinischer Befund der Perikarditis ist das **Perikardreiben**, ein ohrnahes systolisches oder sytolisch-diastolisches Reibegeräusch. Ein unauffälliger Auskultationsbefund schließt eine Perikarditis aber nicht aus, da vor allem bei der exsudativen Verlaufsform bereits ein relevanter Perikarderguss vorliegen und das Perikardreiben dann nicht mehr auskultiert werden kann. Umgekehrt dazu stellt sich der diagnostische Wert der **Echokardiografie** dar. Diese zeigt im akuten Stadium einer fibrinösen Perikarditis (Perikardreiben häufig) noch einen unauffälligen Befund. Mit Beginn der Exsudation lässt sich im weiteren Verlauf dann meist doch ein Perikarderguss dokumentieren (jetzt meist kein Perikardreiben mehr auskultierbar). Die **Röntgenaufnahme des Thorax** zeigt oft eine Vergrößerung des Herzschattens, bei ausgedehnten Ergüssen zeigt sich eine Zelt- oder Dreiecksform („Bocksbeutel"). Bei Perikardtamponade oder zur ätiologischen Klärung bei unklaren Perikardergüssen kann eine **Perikardpunktion** durchgeführt werden. Die Beurteilung des Punktats entspricht der bei der Pleurapunktion (s. Fall 135).

▶ **Therapie:** Sie wird entscheidend von der Ätiologie der Perikarditis (s. Frage 88.2) beeinflusst. So heilt eine virale Perikarditis oft nach wenigen Wochen unter körperlicher Schonung und Gabe von Antiphlogistika aus. Andere Erkrankungen (z.B. Niereninsuffizienz, Tumorleiden) erfordern eine kausale Therapie. In dem hier beschriebenen Fall eines SLE erfolgt die Therapie der Perikarditis primär immunsuppressiv (Glukokortikoide), sofern keine Begleitinfektion vorliegt. Die Indikation zur therapeutischen Ergusspunktion ergibt sich bei großen Ergüssen, wenn diese hämodynamisch relevant sind. Eine operative Perikarddekortikation kann bei einer chronisch konstriktiven Perikarditis erforderlich sein, es besteht jedoch die Gefahr einer postoperativen Dilatation des nicht mehr im Perikard fixierten Ventrikels, sodass hierzu die Indikation nicht zu spät gestellt werden sollte.

▶ **Prognose:** Die Prognose und die Rezidivrate hängen von der zugrunde liegenden Erkrankung und dem individuellen Verlauf ab.

Zusatzthemen für Lerngruppen

- systemischer Lupus erythematodes: mögliche Organmanifestationen, Diagnostik, Therapie
- Differenzialdiagnosen des Thoraxschmerzes
- Ergusspunktatanalyse

89 Diabetes mellitus

89.1 Nennen Sie mindestens 2 Kriterien, anhand derer die Diagnose eines Diabetes mellitus gestellt werden kann! Kann bei Anwendung dieser Kriterien bei der Patientin bereits ein Diabetes mellitus diagnostiziert werden?

1. aktueller Blutzucker > 200 mg/dl + Diabetessymptome (z. B. Durst, Polyurie)
2. *oder:* Nüchternblutzucker (Plasma, 8 h nüchtern) > 126 mg/dl
3. *oder:* 2-h-Blutzuckerwert im oralen Glukosetoleranztest (75 g) > 200 mg/dl

Da bei der Patientin 2-mal Nüchternblutzuckerwerte über 126 mg/dl gemessen wurden, liegt formal ein Diabetes mellitus vor.

89.2 Welche Formen eines Diabetes mellitus kennen Sie? Nennen Sie den jeweils im Vordergrund stehenden pathophysiologischen Mechanismus!

- **Diabetes mellitus Typ I:** Autoimmunerkrankung, Versagen der Insulinsekretion in den Inselzellen des Pankreas
- **Diabetes mellitus Typ II:** Insulinresistenz, später sekundäres β-Zellversagen möglich
- **andere spezifische Diabetes-Typen**
  - MODY-Diabetes (maturity onset diabetes of the young): autosomal-dominant vererbter Insulinsekretionsdefekt unterschiedlicher Ursache (3 Formen)
  - **genetische Defekte der Insulinwirkung** (Insulinrezeptordefekt; selten)
  - **pankreopriver Diabetes mellitus:** endokrine Pankreasinsuffizienz, z. B. nach Pankreatitis oder Pankreasresektion
  - **Überwiegen von kontrainsulinären Hormonen** (Katecholamine, Kortisol), z. B. bei Cushing-Syndrom, Akromegalie oder bei Stress
  - **medikamentös induzierter Diabetes mellitus**, z. B. durch Glukokortikoide (fördern die Glukoneogenese)
- **Gestationsdiabetes** (schwangerschaftsinduzierte Insulinresistenz + reduzierte Insulinsekretionskapazität).

89.3 Nennen Sie mehrere orale Antidiabetika mit unterschiedlichem Wirkmechanismus und geben Sie jeweils den Wirkmechanismus und eine typische Indikation zum Einsatz der Substanzklassen an!

- **Biguanide** (z. B. Metformin): Sie hemmen die hepatische Glukosefreisetzung und steigern die Glukoseaufnahme in die Muskulatur. Indikation: First-Line-Therapie bei Diabetes mellitus Typ II.
- **Sulfonylharnstoffe** (z. B. Glibenclamid): Sie fördern die Insulinsekretion der β-Zellen. Indikation: Keine ausreichende Blutzuckersenkung durch oder Unverträglichkeit von Metformin.
- **Gliptine (DPP-4-Hemmer)** (z. B. Sitagliptin): Gliptine hemmen den Abbau der körpereigenen Inkretine GIP-1 und GLP-1, welche u. a. blutzuckerabhängig die Insulinproduktion stimulieren und bei Diabetes mellitus Typ 2 unzureichend gebildet werden. Indikation: Unzureichende Blutzuckersenkung durch Metformin oder Glitazone.
- **Glukosidase-Hemmer** (z. B. Acarbose): Sie hemmen die Glukoseaufnahme im Darm und damit den postprandialen Glukoseanstieg. Indikation: Nicht ganz ausreichende Blutzuckersenkung durch Diät bei Diabetes mellitus Typ II; geringere Wirksamkeit als Sulfonylharnstoffe oder Metformin.
- **Insulinsensitizer** (Glitazone): Sie verbessern die Insulinsensitivität und vermindern die Hyperinsulinämie. Indikation: Diabetes mellitus Typ II, wenn andere orale Antidiabetika nicht ausreichen und eine Insulintherapie noch vermeidbar erscheint. Sie sind teuer und werden nur in Kombination mit Metformin verabreicht. Rosiglitazon wurde wegen einer Häufung von Myokardinfarkten vom Markt genommen.
- **Sulfonylharnstoff-Rezeptoragonisten** (z. B. Repaglinide): Sie wirken wie Sulfonylharnstoffe auf den Sulfonylharnstoffrezeptor der β-Zelle, jedoch geringeres Hypoglykämierisiko. Indikation: Vermehrte Hypoglykämieneigung unter Therapie mit Sulfonylharnstoffen.

Kommentar

Unter dem Begriff „Diabetes mellitus" fasst man Stoffwechselstörungen zusammen, die mit einer erhöhten Blutzuckerkonzentration einhergehen.

▸ **Ätiologie und Pathogenese:** s. Frage 89.2.

▸ **Klinik:** Zur Symptomatik des Diabetes mellitus s. Fall 37 und 132.

▸ **Komplikationen:** s. Fall 37 und 52.

▸ **Diagnostik:** Zur primären Diagnosestellung s. Frage 89.1. Patienten mit Diabetes mellitus weisen eine höhere (bei Diabetes Typ II doppelt so hohe) Mortalität als die Normalbevölkerung auf. Für die ungünstige Prognose sind vor allem kardiovaskuläre Komplikationen verantwortlich. Es ist daher entscheidend, nicht nur auf den Glukosestoffwechsel zu achten, sondern auch auf andere prognostisch relevante kardiovaskuläre Risikofaktoren, wie arterielle Hypertonie, Hyperlipidämie und Nikotinabusus, die bei Patienten mit Diabetes mellitus Typ II überdurchschnittlich häufig vorliegen. Zu Häufigkeit und Art der Kontrolluntersuchungen s. Fall 37.

▸ **Therapie und Prognose:** Orale Antidiabetika (s. Frage 89.3) werden zur Behandlung eines Diabetes mellitus Typ II mit zumindest noch partieller Restsekretion von Insulin eingesetzt, keinesfalls aber beim Diabetes mellitus Typ I oder pankreoprivem Diabetes mellitus (hier muss Insulin eingesetzt werden). Metformin stellt heute zusammen mit Diät und körperlicher Bewegung die Erstlinientherapie des Diabetes mellitus Typ II dar und ist vor allem bei übergewichtigen Patienten geeignet, da es den günstigen Effekt einer Gewichtsreduktion unterstützt. Demgegenüber vermindern Sulfonylharnstoffe allein die Insulinresistenz nicht, sondern verstärken die Hyperinsulinämie. Unter Therapie mit Sulfonylharnstoffen treten vor allem bei älteren Patienten gehäuft Hypoglykämien auf. Wichtigste, aber seltene Nebenwirkung der Biguanide (z. B. Metformin) ist die Laktatazidose, die vor allem bei schwerer Herzinsuffizienz oder schweren Infektionen (z. B. Sepsis) auftritt.

Prognostisch besonders günstig wirkt bei Patienten mit Diabetes mellitus Typ II eine Behandlung mit ACE-Hemmern, Angiotensin-II (AT_1)-Rezeptorantagonisten und β-Blockern, da der günstige Effekt dieser Substanzen auf Prognose und Nierenfunktion über den alleinigen Effekt der Blutdrucksenkung hinausgeht.

Zur Therapie des Diabetes mellitus Typ I (und des pankreopriven Diabetes mellitus) s. Fall 37.

Zusatzthemen für Lerngruppen

- exokrine Pankreasinsuffizienz
- Cushing-Syndrom
- typische Nebenwirkungen oraler Antidiabetika

90 Polymyalgia rheumatica mit Arteriitis temporalis

90.1 Wie lautet Ihre Verdachtsdiagnose?

Polymyalgia rheumatica (PMR) mit **Arteriitis temporalis**, da proximal betonte Myalgien angegeben werden, die für die Erkrankung typisch sind, eine serologische Entzündungsreaktion nachweisbar ist, die verhärtete Temporalarterie auf eine Arteriitis temporalis hinweist, die mit der PMR assoziiert ist, und die negativen Autoantikörper sowie das Fehlen einer Gelenkbeteiligung andere entzündlich-rheumatische Erkrankungen weniger wahrscheinlich macht.

90.2 Welche diagnostischen Maßnahmen schlagen Sie vor, um die Diagnose zu sichern?

- Farbduplexsonografie der A. temporalis (Wandödem bzw. -verdickung?)
- Biopsie der A. temporalis zum Nachweis einer Riesenzellarteriitis
- Ausschluss anderer entzündlich-rheumatischer Erkrankungen: z. B.
  - **Polymyositis/Dermatomyositis** (führend: Muskelschwäche, weniger Myalgien, ANA positiv, pathologisches EMG-Muster, Sicherung durch Muskelbiopsie)
  - **rheumatoide Arthritis:** symmetrische Polyarthritis, Myalgien können aber begleitend bestehen (dann schwierige Differenzialdiagnose, vor allem beim alten Menschen), Rheumafaktor oft positiv, typische Zeichen im Röntgenbild

◦ **andere systemische Vaskulitiden** (z. B. Morbus Wegener, Panarteriitis nodosa): zusätzliche klinische Manifestationen (z. B. Glomerulonephritis, borkige Rhinitis, akrale Nekrosen)

90.3 Was sollte vor definitiver Diagnose dieser Erkrankung immer ausgeschlossen werden?

Eine parainfektiöse oder paraneoplastische Polymyalgie. Ausschluss durch Eiweißelektrophorese (Plasmozytom?), Abdomensonografie, Röntgenuntersuchung des Thorax und bei klinischem Verdacht (Stuhlunregelmäßigkeiten, starker Gewichtsverlust, Übelkeit) auch Gastroskopie und Koloskopie.

90.4 Wie wird die Erkrankung behandelt?

- Sie wird mit Glukokortikoiden behandelt, und zwar in mittelhoher Dosis bei isolierter PMR und zunächst in hoher Dosis bei Arteriitis temporalis. In beiden Fällen wird sukzessive die Dosis reduziert.

Kommentar

Die **Polymyalgia rheumatica** (PMR) ist eine chronisch-entzündliche Erkrankung des hohen Alters. Bei Erstmanifestation sind die Patienten meist älter als 60 Jahre. In bis zu 20 % der Fälle tritt die Polymyalgia rheumatica zusammen mit einer **Arteriitis temporalis** (**Riesenzellarteriitis** = **Morbus Horton**) auf. Dies ist eine Vaskulitis großer Gefäße, die neben den Temporalarterien vor allem den Aortenbogen und die von ihm abgehenden großen Gefäße befällt. Im Gegensatz zur Takayasu-Arteriitis, einer Riesenzellarteriitis der vom Aortenbogen abgehenden Gefäße, tritt die Arteriitis temporalis (wie die PMR) fast ausschließlich im höheren Alter auf.

▸ **Ätiologie:** Die Ursache der PMR ist unbekannt.

▸ **Klinik: Leitsymptom der PMR** sind **stammbetonte Myalgien** vor allem der Schulter-, Nacken-, Oberarm- und Oberschenkelmuskulatur, die im Gegensatz zur Polymyositis nicht mit einer ausgeprägten Muskelschwäche einhergehen. Gelenkbezogene Schwellungen treten bei bis zu 20 % der Patienten auf, eine erosive Arthritis kommt aber definitionsgemäß nicht vor (dann DD rheumatoide Arthritis).

Leitsymptom der Arteriitis temporalis ist der ein- oder beidseitige, **temporal betonte Kopfschmerz**, oft in Verbindung mit einer prominenten, verhärteten Temporalarterie. Sehstörungen sind als Hinweis auf einen Befall der zum Auge führenden temporalen Gefäße zu interpretieren.

▸ **Diagnostik:** Die PMR geht typischerweise mit einer **ausgeprägten BSG-Beschleunigung** (meist über 80 mm n. W.) bei meist nur **gering erhöhtem CRP** einher. Im Gegensatz zur Polymyositis ist die **CK** nur **gering erhöht**. **Autoantikörper** und **Rheumafaktoren** sind typischerweise **negativ**. Die PMR ist daher immer eine **Ausschlussdiagnose**. Insbesondere muss eine paraneoplastische Polymyalgie durch aktive **Tumorsuche** (bei älteren Patienten zumindest Röntgen-Thorax, Koloskopie, Gastroskopie, Abdomensonografie, Eiweißelektrophorese) ausgeschlossen werden.

Bei der **Arteriitis temporalis** ist die **BSG** ebenfalls **massiv erhöht**, wie bei der PMR fehlen charakteristische Autoantikörper. Die Diagnose kann – im Gegensatz zur isolierten PMR – histologisch durch eine **Biopsie** der A. temporalis gesichert werden (histologisch Vaskulitis mit Riesenzellen). Bei der Auswahl der Biopsiestelle kann die **Duplexsonografie** hilfreich sein (typischer Befund: Halo [perivaskulärer echoarmer Ring] als Hinweis auf Wandödem oder Stenosen).

▸ **Therapie:** Da ein Befall der temporalen Gefäße bei der Arteriitis temporalis zur Erblindung führen kann, ist bei einer progredienten Visusminderung eine **umgehende hoch dosierte Glukokortikoidtherapie** erforderlich. Typisch für Arteriitis temporalis und PMR ist das prompte Ansprechen der Symptome und der BSG auf diese systemische Glukokortikoidtherapie. Die Höhe und Dauer dieser Therapie richtet sich nach Manifestationsmuster (begleitende Temporalarteriitis?) und Schweregrad (Visusstörung?). Immunsuppressiva wie Methotrexat oder Azathioprin zur Glukokortikoideinsparung werden bei einer Temporalarteriitis primär angewendet. Bei der PMR werden sie in der Regel erst eingesetzt, wenn über einen längeren Zeitraum Glukokortikoiddosen benötigt werden, die deutlich oberhalb der Cushing-Schwellendosis liegen.

▶ **Prognose:** Die Lebenserwartung von Patienten mit PMR ist nicht eingeschränkt.

Zusatzthemen für Lerngruppen

- Morbus Wegener (Klinik, Diagnostik, Therapie)
- Panarteriitis nodosa (Klinik, Diagnostik, Therapie)
- rheumatoide Arthritis (Klinik, Diagnostik, Therapie)

91 Alkoholische Fettleberhepatitis

91.1 Was ist die wahrscheinlichste Ursache der massiv erhöhten Transaminasen?

Am wahrscheinlichsten ist eine **alkoholische Fettleberhepatitis**. Hierfür sprechen die Angaben der Schwester des Patienten, die Halluzinationen und die Desorientiertheit des Patienten (Zeichen eines Delirs, d.h. eines Alkoholentzugssyndroms, die Desorientiertheit ist aber auch Symptom einer hepatischen Enzephalopathie, wie die Konzentrationsstörung), der Intentionstremor (Zeichen einer bei chronischem Alkoholabusus häufigen Kleinhirndegeneration), der Ikterus (hier Zeichen einer Bilirubin-Konjugationsstörung), die (bei Fettleber oft) stark erhöhte γ-GT und die vergrößerte Leber mit echoreichem Parenchym (Zeichen einer Fettleber).

91.2 Welche Parameter würden Sie bei diesem Patienten bestimmen, um die Synthesefunktion der Leber abzuschätzen?

- **Quick oder INR:** indirekte Information über die Produktion von Vitamin-K-abhängigen Gerinnungsfaktoren (Faktor II, VII, IX und X)
- **Albumin** (wird in der Leber gebildet)
- **Cholinesterase:** Sie wird in der Leber gebildet. Konzentrationsabnahmen korrelieren gut mit einer Lebersynthesestörung.

91.3 Welche weiteren extrahepatischen Manifestationen des chronischen Alkoholismus kennen Sie?

- **peripheres und zentrales Nervensystem:** Polyneuropathie (z.B. durch Vitamin B_6- und/oder B_{12}-Mangel), Wernicke-Korsakow-Syndrom, pontine Myelinolyse
- **Magen-Darm-Trakt:** Aspiration, Refluxösophagitis, chronische Gastritis, Motilitätsstörungen, Malabsorption
- **Blut und Immunsystem:** megaloblastäre Anämie, Thrombozytopenie, erhöhte Infektanfälligkeit
- **chronische Pankreatitis**
- **Kardiomyopathie**
- **Stoffwechselstörungen:** Hyperurikämie, Hypoglykämie, Hypogonadismus

91.4 Welche therapeutischen Maßnahmen schlagen Sie vor?

- sofortige Alkoholkarenz
- Clomethiazol: zur Therapie des Delirs
- Laktulose: zur Senkung der erhöhten Ammoniakkonzentration, da klinisch Zeichen einer hepatischen Enzephalopathie (Desorientiertheit, Konzentrationsstörungen) vorliegen
- Substitution von Vitamin-B-Komplex (B_1, B_6, B_{12})
- ausreichende Ernährung, ggf. parenteral
- Spironolacton und Schleifendiuretikum zur Ausschwemmung des Aszites

Kommentar

Bei dem im Fallbeispiel beschriebenen Patienten liegt eine alkoholtoxische Leberschädigung vor.

▶ **Ätiologie und Pathogenese:** Ab einem täglichen Alkoholkonsum von 40-60 g (Männer) bzw. 20 g (Frauen) besteht ein erhöhtes Risiko für eine alkoholtoxische Leberschädigung (20 g reiner Alkohol = 1 Glas Rotwein oder 1 Flasche Bier). Bei chronischem Alkoholabusus kommt es fast immer zu einer Leberverfettung, da Alkohol die Fettsäuresynthese steigert und den Abbau von Fettsäuren hemmt. Auf dem Boden einer bereits bestehenden alkoholtoxischen Fettleber kann eine kurzzeitige Aufnahme großer Mengen an Alkohol (wie im hier beschriebenen Fall) zu einer akuten entzündlichen Reaktion führen, der alkoholischen Fettleberhepatitis.

▶ **Klinik:** In der **Mehrzahl** der Fälle verläuft die Fettleberhepatitis **symptomlos** und geht bei einem Drittel der Patienten über eine zunehmende Fibrosierung in eine Leberzirrhose über. Bei einem **Teil der Patienten** kann (s. Fallbeispiel) das Bild

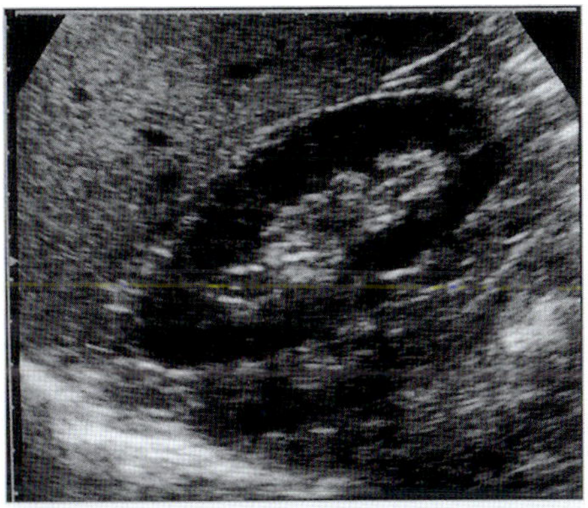

Abb. 91.1 Sonogramm bei alkoholischer Leberverfettung: Das Leberparenchym ist dichter als das Nierenparenchym (aus Alexander et al., Thiemes Innere Medizin, Thieme, 1999).

einer **schwer verlaufenden Hepatitis** dominieren. Schwere Verläufe einer Alkoholhepatitis gehen mit einer erheblichen Hyperbilirubinämie einher und sind durch die Entwicklung einer **hepatischen Enzephalopathie** und von **Aszites** charakterisiert. Dabei besteht die Gefahr eines Leberversagens, sodass den Lebersyntheseparametern besondere Aufmerksamkeit gewidmet werden sollte.

▶ **Diagnostik:** Laborchemisch stehen neben einer **Einschränkung der Lebersyntheseparameter** (s. Frage 91.2) die **massive Erhöhung der Transaminasen** (ähnlich einer Virushepatitis) bei negativer Virusserologie im Vordergrund. Eine **Sonografie** des Abdomens bzw. der Leber gibt Aufschluss über deren Größe, Konsistenz, über mögliche Rundherde sowie das Vorliegen von Aszites. Sonografische Zeichen einer Leberverfettung sind eine Vergrößerung und eine homogene Verdichtung des Leberparenchyms (▶ Abb. 91.1). Neben den hepatischen Manifestationen – akute Hepatitis, Leberzirrhose mit ihren Folgen – sollte auch auf extrahepatische Folgen des Alkoholismus geachtet werden (s. Frage 92.3). Hierzu sollten zumindest eine klinisch-neurologische Untersuchung (Polyneuropathie, Wernicke-Korsakow-Syndrom, pontine Myelinolyse?), eine Sonografie des Abdomens und Lipasebestimmung (Pankreatitis?) und eine Ösophagogastroduodenoskopie (Ösophagusvarizen?) durchgeführt werden.

▶ **Therapie:** s. Frage 91.4. Da eine spezifische Therapie der alkoholischen Fettleberhepatitis nicht existiert, kommt der Beachtung und Behandlung dieser extrahepatischen Manifestationen besondere Bedeutung zu. So kann eine rasch begonnene Substitution von Vitamin B_1, B_6, B_{12} oder auch Folsäure rasch zu einer Besserung neurologischer Symptome führen. Bei V.a. Korsakow-Syndrom erleichtert sie darüber hinaus die Abgrenzung zu einem Alkoholentzugssyndrom oder einer hepatischen Enzephalopathie, da diese nicht auf eine Vitaminsubstitution ansprechen.

▶ **Prognose:** Auch bei Alkoholabstinenz tritt eine Normalisierung der Transaminasen nur bei 20% der Patienten ein, die Mortalität beträgt bis zu 40%.

Zusatzthemen für Lerngruppen

- andere toxische Hepatitiden
- Parasitosen mit Leberbeteiligung
- Differenzialdiagnosen der portalen Hypertension
- chronische Pankreatitis

92 Globale Herzinsuffizienz

92.1 Wie lautet Ihre Verdachtsdiagnose? Begründen Sie Ihre Aussage!

Es handelt sich am ehesten um eine **globale Herzinsuffizienz NYHA-Stadium II**. Begründung: 1. Belastungsdyspnoe bei V.a. kardiale Erkrankung (Digitalismedikation, Systolikum, Hypertonie, pathologisches EKG), 2. Nykturie, 3. der unauffällige Lungenauskultationsbefund und die Anamnese sprechen gegen eine schwere Lungenerkrankung.

92.2 Nennen Sie mögliche Ursachen!

Als Ursache einer Herzinsuffizienz kommen vor allem in Betracht:

- **Hypertensive Herzkrankheit:** Sie ist hier aufgrund der Anamnese und Hypertrophiezeichen mit Erregungsrückbildungsstörung im EKG bei schlecht eingestellter arterieller Hypertonie die wahrscheinlichste Differenzialdiagnose.
- **Koronare Herzkrankheit:** Sie ist hier weniger wahrscheinlich, da keine typischen Symptome (keine Angina pectoris) bestehen, aufgrund des Risikoprofils und der Erregungsrückbildungsstö-

rungen aber nicht auszuschließen. Im EKG kein Hinweis auf alten Myokardinfarkt.

- **Vitium:** Es ist hier als Ursache durchaus möglich. Dafür sprechen der Auskultationsbefund (Systolikum) und die Zeichen der Linksherzhypertrophie im EKG als möglicher Hinweis auf eine Druckbelastung des linken Ventrikels (z. B. durch eine Aortenklappenstenose).

92.3 **Ihr Praxisbudget lässt 3 technische Untersuchungen zu. Welche diagnostischen Maßnahmen veranlassen Sie? Begründen Sie für jede gewünschte Untersuchung, weshalb Sie diese veranlassen wollen!**

- **Röntgen-Thorax** zwecks Suche nach Hinweisen auf eine Lungenerkrankung (z. B. Infiltrate, tief stehendes Zwerchfell, vermehrte Strahlentransparenz) und auf ein Vitium (Herzkonfiguration, Herzgröße?) sowie nach Pleuraergüssen und einer Lungenstauung.
- **Echokardiografie:** Suche nach Hinweisen auf Linksherzhypertrophie (da Hypertrophiezeichen im EKG und arterielle Hypertonie bekannt), Beurteilung der Kontraktilität (da anamnestische Hinweise auf mögliche Herzinsuffizienz), Ausschluss eines Vitiums (Systolikum), Suche nach regionalen Kontraktilitätsstörungen (als Hinweis auf einen alten Myokardinfarkt bei KHK)
- **Belastungs-EKG:** Ausschluss einer Belastungsischämie bei Kammerendteilveränderungen (S-/T- oder ST-Strecke) im Ruhe-EKG, Beurteilung des Blutdruckverhaltens, der körperlichen Leistungsfähigkeit und der Symptomentwicklung unter Belastung

92.4 **Was ist die wahrscheinlichste Ursache für das 2/6-Systolikum?**

Eine relative Mitralklappeninsuffizienz bei hypertensiver Herzkrankheit.

Kommentar

Als Herzinsuffizienz bezeichnet man das akute oder chronische Unvermögen des Herzens, den Organismus ausreichend mit Blut zu versorgen. Sie ist folglich keine Erkrankung, sondern ein Symptom verschiedener Grunderkrankungen.

► **Einteilung:** Nach der betroffenen Herzhälfte unterscheidet man Links-, Rechts- und globale Herzinsuffizienz; zu weiteren Einteilungskriterien s. Fall 46.

► **Ätiologie und Pathogenese:** Zu typischen Ursachen s. Frage 92.2; weitere Ursachen s. Fall 46.

► **Klinik:** Bei dem im Fallbeispiel beschriebenen Patienten liegen als typische Symptome einer **Linksherzinsuffizienz** Leistungsminderung und Belastungsdyspnoe vor, jedoch auch Nykturie, ein typisches Symptom einer **Globalinsuffizienz**. Nykturie entsteht durch Rückresorption der für **Rechtsherzinsuffizienz** typischen Ödeme (horizontale Lage!). Zu weiteren Symptomen der Herzinsuffizienz s. Fall 46.

► **Diagnostik:** Bei fehlenden klinischen und anamnestischen Hinweisen für das Bestehen einer Lungenerkrankung, aber Vorliegen von klinischen, anamnestischen und elektrokardiografischen Zeichen einer Herzerkrankung ist eine Belastungsdyspnoe am ehesten Ausdruck einer Herzinsuffizienz. Durch die weiterführende Diagnostik (s. Frage 92.3) muss einerseits die Herzinsuffizienz objektiviert werden (z. B. Lungenstauung im **Thorax-Röntgenbild**, Kontraktilitätsstörung im **Echokardiogramm**), andererseits sollte die Ursache (s. Frage 92.2) der Herzinsuffizienz geklärt werden, um möglichst eine kausale Therapie einleiten zu können. Für den Ausschluss einer Herzinsuffizienz wird heute die Bestimmung des **Brain Natriuretic Peptide** (BNP) als sinnvoll angesehen: wenn BNP bei einem unbehandelten Patienten normal ist, kann eine Herzinsuffizienz als Ursache der Symptomatik ziemlich sicher ausgeschlossen werden. Da erhöhte BNP-Werte nicht beweisend für eine Herzinsuffizienz sind, wird eine BNP-Bestimmung in der hausärztlichen Primärdiagnostik nicht empfohlen.

Bei mehrfacher Messung erhöhter Blutdruckwerte besteht bei dem Patienten offensichtlich eine schlecht eingestellte arterielle Hypertonie. Typische klinische Befunde der **hypertensiven Herzkrankheit** sind der nach links verlagerte hebende Herzspitzenstoß, ein verstärkter klingender 2. Aortenton und ein Systolikum über der Herzspitze (als Ausdruck einer relativen Mitralinsuffizienz) sowie in fortgeschrittenen Krankheitsstadien ein Galopprhythmus. Im EKG weist der positive Sokolow-Lyon-Index (S in V_1 + R in $V_5 \geq 3{,}5$ mV) auf eine Hypertrophie des linken Ventrikels hin. Die Kammerendteilveränderungen über der Vorderwand ($V_5 + V_6$) entsprechen am ehesten einer beginnenden myokardialen Schädigung als Folge einer hypertensiven Herzkrankheit, können aber auch Ausdruck einer koronaren Herzerkrankung sein. Eine weiterführende Abklärung des Befundes durch ein **Belastungs-EKG** und eine Echokardiografie ist daher notwendig (s. Frage 92.3).

▶ **Therapie:** Bei **Herzinsuffizienz mit Ödemen** sind **kochsalzarme Kost** und **Flüssigkeitsrestriktion** (2–2,5 l pro Tag) indiziert.

Die medikamentöse Therapie der Herzinsuffizienz erfolgt in Abhängigkeit vom Schweregrad der Herzinsuffizienz sowie unter Berücksichtigung von Begleiterkrankungen. Patienten mit einem **Myokardinfarkt** sollten bereits im **NYHA-Stadium I** mit **ACE-Hemmer und β-Blocker** behandelt werden. Liegt **kein Myokardinfarkt** vor, wird eine Herzinsuffizienz üblicherweise heute bereits **ab NYHA-Stadium II** medikamentös mit ACE-Hemmern behandelt. Im vorliegenden Fall (NYHA-Stadium II) ist die Gabe eines **ACE-Hemmers oder AT-II-Rezeptor-Antagonisten** besonders geeignet, da diese Substanzen sowohl den Blutdruck senken als auch die Symptome der Herzinsuffizienz lindern und eine Reduktion der Sterblichkeit (bei schwerer Herzinsuffizienz) bewirken. Wirkmechanismus ist die Hemmung der Bildung bzw. der Wirkung von Angiotensin II. Sie führt zu einer verminderten präsynaptischen Noradrenalinfreisetzung, reduzierter Wasser- und Salzeinlagerung und Vasodilatation. Letztere bewirkt eine Senkung des peripheren Gefäßwiderstands und dadurch eine Steigerung des Herzzeitvolumens und Abnahme der Herzfrequenz. ACE-Hemmer haben darüber hinaus einen nephroprotektiven Effekt, da sie den intraglomerulären Druck reduzieren. Bei **klinisch stabiler Herzinsuffizienz** kann die zusätzliche Gabe von β-Blockern ohne intrinsische sympathomimetische Aktivität (z.B. Metoprolol, Carvedilol, Bisoprolol) lebensverlängernd wirken. Die Digitalismedikation sollte belassen werden, da die Mortalität nach Beendigung einer Digitalistherapie erhöht ist. **Bei ausgeprägten Ödemen und ab NYHA-Stadium III** werden zusätzlich **Diuretika** verabreicht. Bei Patienten mit schwerer Herzinsuffizienz (NYHA II–IV) unter ACE-Hemmer und β-Blocker wird heute die Therapie mit einem Aldosteron-Antagonisten (Spironolacton, Eplerenon) empfohlen. Bei sehr schlechter Pumpfunktion kann die Implantation eines Kardioverter-Defibrillators (ICD), ggf. kombiniert mit einem biventrikulären Schrittmacher (CRT) die Langzeitprognose verbessern.

▶ **Prognose:** Die 5-Jahres-Mortalität beträgt im NYHA-Stadium II/III 42% bei Frauen und 62% bei Männern, im Stadium IV leben nach 1 Jahr nur noch 35% der Patienten.

Zusatzthemen für Lerngruppen

- Therapie der akuten Herzinsuffizienz
- Indikationen der Herztransplantation
- Faktoren, die zur Dekompensation einer Herzinsuffizienz führen können

93 Magenkarzinom

93.1 Welche diagnostischen Maßnahmen schlagen Sie für das Staging des Magenkarzinoms vor? Begründen Sie Ihren Vorschlag!

- **Sonografie** und **ggf. CT des Abdomens:** Suche nach Metastasen (vor allem in Leber und Lymphknoten)
- **Endosonografie des Magens**, um festzustellen, welche Schleimhautschichten bereits durchbrochen sind (Infiltrationstiefe) und ob Lymphknotenmetastasen vorliegen
- **Röntgen-Thorax:** Suche nach pulmonalen Metastasen
- **CT des Schädels:** Suche nach Hirnmetastasen
- **Skelettszintigrafie:** Suche nach Knochenmetastasen
- **Laboruntersuchungen:** Erfassung von Standardparametern (Leber, Niere, Elektrolyte, Blutbild), um Begleiterkrankungen und Therapiefähigkeit abzuschätzen. Erhöhte Transaminasen können auf Lebermetastasen hinweisen (unspezifisch). Spezifische Tumormarker existieren nicht.

93.2 Welche Präkanzerosen des Magenkarzinoms kennen Sie?

- chronische Gastritis (Typ B) bei Helicobacter-pylori-Infektion
- chronisch-atropische Gastritis (Typ A)
- intestinale Metaplasie
- adenomatöse Magenpolypen
- Zustand nach Magenresektion
- Morbus Ménétrier (Riesenfaltengastritis)

93.3 Welche anderen deutlich selteneren malignen Raumforderungen können im Magen gefunden werden?

- primäres Lymphom des Magens (MALT-Lymphom)
- Sarkom des Magens (z. B. Kaposi-Sarkom bei AIDS)
- Metastasen eines nicht gastralen Karzinoms
- Karzinoide

93.4 Was ist die Therapie der Wahl des Magenkarzinoms bei kurativen Therapieansatz (z. B. Stadium IA oder B nach UICC)?

Eine Magenresektion mit Lymphknotenexstirpation.

Kommentar

Das Magenkarzinom, ein von der Magenschleimhaut ausgehendes Malignom, ist der häufigste Tumor des Magens.

▶ **Ätiologie und Pathogenese:** s. Frage 93.2.

▶ **Einteilung:** Magenkarzinome sind in der Mehrzahl der Fälle (in absteigender Reihenfolge) im Antrum, Korpus oder der Kardia lokalisiert. Histologisch werden Adenokarzinome (papillär, tubulär, muzinös), Siegelringzellkarzinome, Plattenepithelkarzinome und undifferenzierte Karzinome unterschieden. Diese werden von anderen selteneren malignen Tumoren des Magens (s. Frage 93.3) abgegrenzt.

▶ **Klinik:** Magenkarzinome werden häufig erst in fortgeschrittenen Krankheitsstadien entdeckt, weil Symptome in der Regel spät auftreten, wenig typisch sind oder ganz fehlen können. Dabei stehen **uncharakteristische Oberbauchbeschwerden**, **Übelkeit** und allgemeine **Abgeschlagenheit** im Vordergrund. Typische „Magensymptome" wie rezidivierendes Erbrechen sind die Ausnahme und meist Folge von Komplikationen (Stenosierung). Eine **ungewollte Abnahme des Körpergewichts** liegt aber bei den meisten Patienten vor und sollte Grund für eine weitere Abklärung sein.

▶ **Diagnostik:** Für die exakte Diagnosestellung ist die **Gastroskopie** mit Biopsie (und histologischer Untersuchung) entscheidend. Für die prognostische Bewertung des Magenkarzinoms sind neben dem histologischen Typ (s. o.) vor allem die lokale Ausbreitung sowie die Lymphknoten- und Fernmetastasierung bedeutsam. Die lokale Ausbreitung in der Magenschleimhaut (polypös, ulzerierend, ulzerös-infiltrierend oder diffus infiltrierend) und der Befall regionaler Lymphknoten lassen sich besonders gut mittels **Endosonografie** darstellen. Zur Metastasensuche kommen **ergänzend bildgebende Verfahren** zur Anwendung (s. Frage 93.1). Die **Labordiagnostik** (s. Frage 93.1) liefert keine spezifischen Informationen, sondern ist lediglich zur Therapieplanung hilfreich. Die Bestimmung von Tumormarkern wie CEA, CA 724 oder CA 19-9 ist daher zur Diagnose des Magenkarzinoms nicht sinnvoll, sondern nur im Rahmen eines Restagings bei prätherapeutisch erhöhten Werten indiziert.

▶ **Therapie:** Eine **kurative Behandlung** ist nur durch **Gastrektomie und Lymphadenektomie** (ggf. mit Entfernung des kleinen und großen Netzes sowie der Milz) möglich und bleibt lokal begrenzten Tumoren ohne Fernmetastasierung vorbehalten. Bei primär nicht kurativ operablen Patienten kann eine präoperative neoadjuvante Chemotherapie eingeleitet werden. **Palliative Therapieverfahren** beinhalten eine **Resektion** von Tumorteilen, die sich intraoperativ als nicht kurativ resektabel erweisen, sowie **endoskopische Therapieverfahren** (z. B. Laserkoagulation von Stenosen, Anlage von Ernährungssonden).

▶ **Prognose:** Die Prognose des Magenkarzinoms hängt entscheidend vom Tumorstadium und somit von der Möglichkeit eines kurativen Therapieansatzes ab (5-Jahres-Überlebensrate bei Carcinoma in situ 100 %, Frühkarzinom ca. 90 %, $T_1N_1M_0$/$T_2N_1M_0$ 60–70 %, weiter fortgeschrittene Karzinome 20–30 %).

Zusatzthemen für Lerngruppen

- MALT-Lymphome
- Postgastrektromiesyndrome
- enterale Ernährung: Indikation, Zugangswege (Sonden etc.)
- chronische Gastritis: Formen, Differenzialdiagnose, Therapie

94 CMV-Pneumonie

94.1 Können Sie bereits eine Diagnose stellen? Begründen Sie Ihre Aussage!

Zum gegenwärtigen Zeitpunkt lässt sich nur eine Verdachtsdiagnose stellen. Sie lautet **„interstitielle Pneumonie, am ehesten opportunistische Infektion"**, denn die Konstellation von Fieber, nicht produktivem Husten und interstitieller pulmonaler Infiltration (Ursache: verdickte Interlobärsepten) spricht für eine interstitielle Pneumonie. Da der Patient nach einer allogenen Stammzelltransplantation immunsupprimiert ist, muss von einer opportunistischen Infektion ausgegangen werden. Zwar ist die CMV-Infektion die häufigste Ursache einer Pneumonie nach allogener Stammzelltransplantation, der Nachweis von IgG-Antikörpern beweist jedoch nur eine zurückliegende Auseinandersetzung des Organismus mit dem Erreger und ist kein Marker für eine floride Infektion. Eine floride CMV-Infektion kann deshalb aufgrund der bisher vorliegenden Befunde (noch) nicht diagnostiziert werden, die Reaktivierung einer früheren Infektion ist jedoch möglich.

94.2 Ist zum Nachweis einer floriden CMV-Infektion eine ergänzende Diagnostik erforderlich?

Ja, es muss nachgewiesen werden, dass die CMV-Infektion floride ist, und zwar durch:

- Nachweis von **CMV-DNA** im Blut, in der bei der bronchoalveolären Lavage (BAL) gewonnenen Flüssigkeit oder im Urin oder
- Nachweis von **IgM**-Antikörpern gegen CMV

94.3 Welche Befunde fallen im Blutbild und Differenzialblutbild bei einer CMV-Infektion, unabhängig von einer Begleiterkrankung, häufig auf?

- Leukopenie mit relativer Neutropenie
- reaktive Lymphozytose mit Nachweis atypischer Lymphozyten
- hämolytische Anämie (seltener Lymphozytose)
- Thrombopenie (seltener Lymphozytose)

94.4 Wie kann eine CMV-Infektion medikamentös behandelt werden?

- mit Virustatika: Ganciclovir, alternativ Valganciclovir oder Foscarnet
- mit Anti-CMV-Immunglobulin

Kommentar

Die Zytomegalievirus (CMV)-Infektion ist sehr häufig: Die Durchseuchung der Bevölkerung beträgt in Europa etwa 50%, in Ländern der dritten Welt bis über 90%.

▶ **Ätiologie und Pathogenese:** CMV ist ein humanpathogenes DNA-Virus aus der Gruppe der Herpesviren. Es wird über Speichel, parenteral oder beim Sexualkontakt übertragen und führt zu einer **lymphoplasmazellulären Entzündung** vor allem **im Respirations-, Gastrointestinal- und Urogenitaltrakt mit** Auftreten von Riesenzellen mit charakteristischen intrazellulären Einschlusskörperchen (**„Eulenaugenzellen"**).

▶ **Klinik und Diagnostik:** Bei **immunkompetenten Menschen** verläuft die CMV-Infektion **meist asymptomatisch**. Die stattgehabte Infektion ist durch den Nachweis von anti-CMV-Antikörpern der Subklasse IgG nachweisbar. Nach der Primärinfektion persistiert das Virus in den befallenen Organen. Im Fall einer Immunsuppression (z.B. HIV-Infektion, Knochenmarktransplantation, medikamentöse Immunsuppression) wird eine Reaktivierung der CMV-Infektion ermöglicht, die oft symptomatisch verläuft.

Primärinfektionen **bei Immunsupprimierten** verlaufen hingegen **sehr häufig symptomatisch** und **schwer**.

Die **CMV-Pneumonie** zählt zu den häufigsten Ursachen einer Pneumonie bei Immunsupprimierten. Aufgrund ihrer Häufigkeit (häufigste Pneumonieursache nach allogener Knochenmarktransplantation überhaupt), der hohen Letalität (bis zu 50%) sowie der Möglichkeit einer Therapie (im Gegensatz zu vielen anderen Virusinfektionen) muss die CMV-Infektion immer in die Differenzialdiagnose bei immunsupprimierten Patienten mit vermuteter oder wahrscheinlicher Pneumonie einbezogen werden. **Weitere typische Manifestationen** einer CMV-Infektion sind Retinitis (häufigste Manifestation der CMV-Infektion bei AIDS), Enzephalitis, Gastritis, Kolitis, Splenomegalie und Hepatitis (Transaminasenerhöhung bei über 90% der Patienten).

Aufgrund der hohen Durchseuchung der Bevölkerung mit dem CMV sind **IgG-Antikörper** gegen CMV häufig nachweisbar und keinesfalls diagnostisch wegweisend für eine akute Infektion. Wichtigstes diagnostisches Kriterium einer floriden Infektion ist heute der **Nachweis von CMV-DNA** in

Sputum, BAL-Flüssigkeit, Blut oder Urin. Dies gilt jedoch nur bei der Primärinfektion (anti-CMV-IgG negativ). Der früher häufig verwendete pp65-Antigen-Test ist technisch erheblich aufwendiger und erbringt meistens keinen zusätzlichen Erkenntnisgewinn. Sehr häufig, jedoch weniger spezifisch, sind **Blutbildveränderungen:** Eine reaktive Lymphozytose ist in der Frühphase der Infektion bei bis zu 80 % der Patienten nachweisbar und tritt im Verlauf bei fast allen Patienten auf. Ebenfalls typisch sind Granulozytopenie, hämolytische Anämie und Verbrauchsthrombopenie (s. Frage 94.3).

▶ **Therapie:** Eine medikamentöse Therapie ist bei symptomatisch erkrankten und gleichzeitig immunsupprimierten Patienten indiziert. Zur Verfügung stehen **Virustatika** (am gebräuchlichsten ist Ganciclovir) und **CMV-Immunglobulin** (s. Frage 94.4).

▶ **Prognose:** Eine interstitielle Pneumonie durch CMV bei immunsupprimierten Patienten ist eine potenziell lebensbedrohliche Erkrankung. Ist die Therapie erfolgreich, sind prognostisch relevante Folgeschäden nicht zu erwarten.

Zusatzthemen für Lerngruppen

- Epstein-Barr-Virusinfektion
- Ebolafieber
- SARS-Virusinfektion

95 Lungentuberkulose

95.1 Wie lautet Ihre Verdachtsdiagnose? Begründen Sie Ihre Vermutung!

- **Verdachtsdiagnose:** Lungentuberkulose
- **Begründung:**
  - Lungenspitzeninfiltrat
  - kein Ansprechen auf antibiotische Behandlung
  - B-Symptomatik (unklare Gewichtsabnahme, Nachtschweiß, erhöhte Körpertemperatur)
  - Beginn eher schleichend
  - Vorliegen resistenzmindernder Faktoren, die zur Tuberkulose prädisponieren: Alkoholabusus, Lebererkrankung, Glukokortikoidtherapie
- **Anmerkung:** Die Vortherapie mit Prednisolon und Antibiotikum erfolgte ohne eine sorgfältig dokumentierte Diagnose und war somit nicht indiziert. Insbesondere bei atypischem Verlauf sollten daher Vordiagnosen (insbesondere, wenn von fachfremden Kollegen quasi „über den Zaun" gestellt) und Vortherapien immer kritisch hinterfragt und überprüft werden.

95.2 Welche diagnostischen Maßnahmen schlagen Sie zur Sicherung der Diagnose vor?

- **mikrobiologische Diagnostik:**
  - an drei aufeinanderfolgenden Tagen Untersuchung von Sputum und Magensaft mittels mikroskopischer Untersuchung, Kultur und ggf. Nachweis von mykobakterieller DNA
  - Tb-Elispot-Test/Quantiferon-Test
- bei negativem bakteriologischen Befund und bleibendem klinischen Verdacht **Bronchoskopie** mit **bronchoalveolärer Lavage** (BAL) und bakteriologische Untersuchung der BAL-Flüssigkeit
- **Histologie:** Nachweis epitheloidzelliger verkäsender Granulome (transbronchiale Biopsie); bei eindeutigem mikrobiologischen Befund entbehrlich
- **CT-Thorax:** bei unklarem nativ-radiologischen Befund und zum Ausschluss eines Bronchialkarzinoms

95.3 Wie wird die Erkrankung üblicherweise behandelt?

Antituberkulöse Vierfachtherapie (Isoniazid + Rifampicin + Pyrazinamid + Streptomycin oder Ethambutol) über 2 Monate, dann Zweifachkombination über mindestens weitere 4 Monate (Isoniazid + Rifampicin).

95.4 Welche beiden typischen Nebenwirkungen der eingesetzten Medikamente machen eine fachärztliche Untersuchung vor Einleitung der Therapie und im Verlauf erforderlich?

- Retrobulbärneuritis durch Ethambutol: augenärztliche Kontrolle
- Ototoxizität von Streptomycin: Audiogramm und HNO-ärztliche Kontrolle

Kommentar

Die Lungentuberkulose ist eine Infektionskrankheit der Lunge, die durch Mycobacterium tuberculosis hervorgerufen wird.

▶ **Pathogenese:** Mycobacterium tuberculosis ist ein säurefestes, obligat aerobes Stäbchenbakterium, dessen Virulenz durch Behinderung der Phagozytose durch Makrophagen bedingt ist. Erst die von aktivierten T-Helferzellen freigesetzten Zytokine ermöglichen es Makrophagen, das Bakterium unschädlich zu machen. Folglich prädisponieren **resistenzmindernde Faktoren** wie Alkoholabusus, Immundefekt oder schwere Allgemeinerkrankung zur Tuberkulose. Weitere prädisponierende Faktoren sind höheres Alter (> 60 Jahre), vorbestehende Lungenerkrankung (z. B. Silikose), Kontakt zu tuberkulosekranken Personen oder eine frühere Tuberkuloseerkrankung. Die **Tröpfcheninfektion** mit Mycobacterium tuberculosis führt zu einer Bronchopneumonie bevorzugt in den sauerstoffreichsten (= apikalen) Lungenarealen (**Primärtuberkulose**). Bei schlechter Abwehrlage kommt es zur **hämatogenen Generalisation**, die sich an der Lunge als Miliartuberkulose äußert, bei guter Abwehrlage wird der Infektionsherd bindegewebig abgekapselt und verkalkt, kann jedoch noch vitale Mykobakterien enthalten. Bei endogener Reinfektion infolge Verschlechterung der Abwehrlage kommt es zur **postprimären Tuberkulose**, die sich meist an der Lunge, seltener am Urogenital- oder Gastrointestinaltrakt, am ZNS (tuberkulöse Meningitis) oder an der Wirbelsäule (tuberkulöse Spondylitis) manifestiert.

▶ **Klinik:** Eine **Pneumonie** im Bereich der Lungenoberfelder, die auf eine konventionelle antibiotische Therapie nicht anspricht, ist immer hochverdächtig auf eine Lungentuberkulose. Auch bei einer **B-Symptomatik** (unklare Gewichtsabnahme und Nachtschweiß), die mit **chronischem Husten** unklarer Ursache einhergeht, sollte an eine Tuberkulose gedacht werden, insbesondere wenn resistenzmindernde Faktoren (s. o.) erfragbar sind. Dennoch ist die **Klinik der Tuberkulose nicht für die Erkrankung spezifisch** und kann ebenso Ausdruck einer anderen konsumierenden Erkrankung (Malignom, chronische Lungenerkrankung, Pneumonie) sein.

▶ **Diagnostik:** Klinik, Anamnese und Röntgen-Thorax-Befund sind sehr unspezifisch. Die sichere Diagnose einer Tuberkulose ist daher nur durch den Nachweis von Mycobacterium tuberculosis in der **Kultur** (Dauer mindestens 1 Woche) zu stellen. Der Nachweis säurefester Stäbchen in der **mikroskopischen Untersuchung** (Ziehl-Neelsen-Färbung) macht aber die Diagnose bereits so gut wie sicher. Wichtig ist die **Abnahme des Materials** (**Sputum** bei V. a. Lungentuberkulose, Urin bei V. a. Urogenitaltuberkulose) in ausreichender Menge und Qualität **an 3 aufeinanderfolgenden Tagen**. Bei unzureichender Sputumproduktion kann versucht werden, provoziertes Sputum (nach Inhalation) zu gewinnen. Bei pneumonischen Infiltraten mit unklarem Erreger sollte **im Zweifelsfall** immer eine **Bronchoskopie mit bronchoalveolärer Lavage** erfolgen, um den Erreger in der BAL-Flüssigkeit nachweisen zu können. Dabei sollte immer eine Tbc-Diagnostik durchgeführt werden. Ein positiver Tb-Elispot-Test oder Quantiferon-Test zeigt bei asymptomatischen Patienten ohne direkten Erregernachweis oder Histologie eine latente Tuberkulose an. Da diese sogenannten IGRA-Tests gelten als spezifischer als der früher als Standard geltende Tuberkulintest.

▶ **Therapie:** Die Applikation von Tuberkulostatika ermöglicht es dem Immunsystem des Patienten, die Mykobakterien zu eliminieren. Aufgrund der langen Generationszeit und langer Phasen der metabolischen Inaktivität der Mykobakterien muss eine antituberkulöse Therapie mindestens 6 Monate dauern. Unter der Therapie mit einzelnen Tuberkulostatika tritt rasch Resistenz auf. Daher wird die Behandlung als **Kombinationstherapie** mit zunächst 4 Präparaten durchgeführt (s. Frage 95.3). Nach 2 Monaten kann die Therapie bei unkompliziertem Verlauf auf eine **Zweifachkombination** umgestellt werden. Die **häufigen Nebenwirkungen** der antituberkulösen Therapie (häufig Transaminasenanstieg) erfordern eine regelmäßige ärztliche Überwachung, insbesondere bei eingeschränkter Nierenfunktion, da einige Substanzen (Ethambutol, Streptomycin, Pyrazinamid) potenziell **nephrotoxisch** sind. Aufgrund der nicht seltenen **Ototoxizität** von Streptomycin müssen bei Einsatz dieser Substanz regelmäßige audiometrische Kontrollen erfolgen. Ethambutol kann eine **Retrobulbärneuritis** induzieren, weshalb eine augenärztliche Untersuchung vor Therapiebeginn und im Verlauf obligat ist (s. Frage 95.4).

▸ **Prognose:** Bei adäquater antituberkulöser Therapie heilt eine Tuberkulose fast immer aus, endogene Reinfektionen können jedoch bei bis zu 5% der erfolgreich behandelten Patienten auftreten.

Zusatzthemen für Lerngruppen

- atypische Mykobakteriosen
- Sarkoidose
- Berylliose
- Differenzialdiagnosen von Lungenrundherden

96 Metabolische Azidose

96.1 Interpretieren Sie die Blutgasanalyse im Hinblick auf den Gasaustausch und den Säure-Basen-Haushalt! Begründen Sie Ihre Interpretation anhand der Messwerte!

- **Respiratorische Partialinsuffizienz:** Sie ist gekennzeichnet durch einen deutlich verminderten Sauerstoffpartialdruck bei gleichzeitig vermindertem CO_2-Partialdruck. Dies spricht für eine aktive Hyperventilation als Versuch, die Hypoxämie durch Steigerung der Ventilation teilweise zu kompensieren. Es liegt somit eine Diffusionsstörung (z. B. Pneumonie, Lungenfibrose) oder eine Zirkulationsstörung (hier Lungenembolie, alternativ: Herzinsuffizienz) vor.
- **Respiratorisch teilkompensierte metabolische Azidose:** 1. pH vermindert = manifeste Azidose. 2. HCO_3^- vermindert, da durch die metabolische Azidose vermehrt H^+ anfällt, sich mit HCO_3^- verbindet und zu CO_2 und H_2O umgewandelt wird. 3. Der pCO_2 ist vermindert, da der Organismus versucht, durch Hyperventilation bzw. durch Abatmung von CO_2 den pH anzuheben (daher keine respiratorische Azidose), was hier aber nicht vollständig gelingt (daher teilkompensierte Azidose).

96.2 Was ist bei der beschriebenen Patientin die wahrscheinlichste Ursache der Störungen des Säure-Basen-Haushalts? Begründen Sie Ihre Vermutung! Welcher diagnostische Test würde Ihre Verdachtsdiagnose wahrscheinlicher machen?

- **Verdachtsdiagnose:** durch Niereninsuffizienz bedingte Retentionsazidose
- **Begründung:** Die Gewebshypoxämie infolge der Lungenembolie führt zur Bildung von Laktat, das akkumuliert, da seine renale Elimination aufgrund der Niereninsuffizienz reduziert ist. Die Laktatbildung wird durch die Minderperfusion infolge der Herzinsuffizienz, die periphere Vasokonstriktion (Noradrenalin) und die Hypotonie verstärkt.
- **diagnostischer Test:** Bestimmung der Laktatkonzentration im Blut

96.3 Welche anderen Ursachen für diese Störung des Säure-Basen-Haushalts kennen Sie?

- Ketoazidose: Anfall von Ketonkörpern bei entgleistem Diabetes mellitus Typ I infolge des absoluten Insulinmangels (liegt hier nicht vor, da der Diabetes mellitus Typ II [!] der Patientin nicht insulinpflichtig ist)
- chronische Diarrhö (Verlust von HCO_3^-)
- renal tubuläre Azidose: Typ I mit Störung der Ausscheidung von H^+, Typ II mit vermehrter Ausscheidung von HCO_3^-
- Intoxikation mit Salicylaten

96.4 Wie nennt man den Atemtyp der Patientin?

Es handelt sich um eine Kussmaul-Atmung.

Kommentar

Als Azidose bezeichnet man ein Absinken des pH-Werts unter einen Wert von 7,35.

▸ **Ätiologie und Pathogenese:** Zwei Mechanismen sind möglich: 1. eine gestörte Abatmung von CO_2 infolge alveolärer Hypoventilation (**respiratorische Azidose**), 2. ein vermehrter Anfall von Säureäquivalenten (**metabolische Azidose**). Der vermehrte Anfall von Säureäquivalenten bei einer metabolischen Azidose kann durch vermehrte endogene Bildung (oder exogene Zufuhr) oder eine verminderte Ausscheidung (Niereninsuffizienz) von Säureäquivalenten oder einen Verlust von Puffersubstanzen wie Bikarbonat (HCO_3^-) bedingt sein. In dem beschriebenen Fall kommen gleich mehrere Mechanismen in Frage: Die Hypoxämie (pO_2 50,2 mmHg) fördert die anaerobe Energiegewinnung (Zitratzyklus) mit vermehrtem Anfall von Laktat. Herzinsuffizienz und Hypotonie bewirken eine Reduktion der pulmonalen Durchblutung (vermindertes Herzzeitvolumen) und somit eine zusätzliche Reduktion der Sauerstoffaufnahme und des Sauerstofftransports ins Gewebe. Letzterer wird durch die Applikation von Noradrenalin (periphere Vasokonstriktion) zusätzlich reduziert. Schließlich ist durch die Niereninsuffizienz die Ausscheidung der Puffersubstanz Phosphat gestört. Daher nimmt die Anionen-Lücke (Differenz zwischen Natriumbikarbonat und Chloridkonzentration) zu.

▸ **Klinik:** Typisch sind eine vertiefte, beschleunigte Atmung (**Kussmaul-Atmung**) und infolge der Vasodilatation eine **Hypotonie**, **Symptome der Herzinsuffizienz** und **Anurie** (Niereninsuffizienz).

▸ **Diagnostik:** Neben **Anamnese** und **klinischer Untersuchung** (inkl. RR-Messung) ist die **Blutgasanalyse** wegweisend, weil durch sie die Azidose und der Azidosetyp (respiratorisch versus metabolisch) nachgewiesen werden können. Weitere wichtige **Laborparameter** (auch auf dem Weg zur Ermittlung der Ursache) sind z. B. Kreatinin, Blutzucker, Elektrolyte, Laktat.

▸ **Therapie:** Die beste Therapie besteht in einer **Behandlung der Ursache(n)**. **Im Notfall** kann **Bikarbonat** unter regelmäßiger BGA-Kontrolle **infundiert** werden (Bedarf in mmol = negativer base excess × 0,3 × kg KG; zunächst nur 50 % des errechneten Bedarfs substituieren, um eine Überkorrektur zu vermeiden). Bei einer **chronischen metabolischen Azidose**, z. B. bei chronischer Niereninsuffizienz (wie bei der hier beschriebenen Patientin), kann **HCO_3– substituiert** werden, um die azidotische Stoffwechsellage zu puffern.

Zusatzthemen für Lerngruppen

- Therapie der chronischen Niereninsuffizienz
- respiratorische Azidose
- Herzinsuffizienz (Diagnostik, Therapie)

97 Akutes Koronarsyndrom (Vorderwandinfarkt)

97.1 Beschreiben Sie kurz die wesentlichen Befunde des zuerst abgeleiteten EKGs (▸ Abb. 97.1a) und stellen Sie eine Verdachtsdiagnose!

- Sinusrhythmus, Steillagetyp, fehlende R-Progression von V_1 nach V_3, terminal negative T-Wellen in I, aVL und V_1–V_4, präterminal negative T-Wellen in V_5 und V_6. Die QT-Dauer ist stark verlängert (0,6 s).
- Verdachtsdiagnose: akutes Koronarsyndrom mit frischer Ischämie anteroseptal und apikal

97.2 Welche Herzrhythmusstörung zeigt der Monitorausdruck (▸ Abb. 97.1b)?

Zu sehen ist eine Torsade-de-pointes-Tachykardie (s. Kommentar).

97.3 Nennen Sie verschiedene Ursachen, die möglicherweise zur Entwicklung dieser Herzrhythmusstörung beigetragen haben, und erläutern Sie den jeweiligen Pathomechanismus!

- **Sotalolmedikation:** extreme Verlängerung der QT-Zeit
- **Diuretika** (Furosemid): Elektrolytstörung (vor allem Hypokaliämie)
- **koronare Herzkrankheit:** Ischämie

97.4 Was ist die Therapie der Wahl zur Behandlung dieser Herzrhythmusstörung?

Behandelt wird mit Magnesium i. v.

Kommentar

Unter dem Begriff „Akutes Koronarsyndrom" fasst man die instabile Angina pectoris und den Myokardinfarkt zusammen.

▸ **Ätiologie, Pathogenese und Klinik:** s. Fall 6.

▸ **Komplikationen:** Der Myokardinfarkt führt zu Früh- und Spätkomplikationen.

Frühkomplikationen sind **akute Linksherzinsuffizienz** und **kardiogener Schock** infolge eines

Zusatzthemen für Lerngruppen

- Rektumkarzinom
- Divertikulose
- chronische Obstipation

99 IgA-Nephropathie

99.1 Nennen Sie Formen und Ursachen einer Erythrozyturie!

- **prärenal:** Gerinnungsstörung, Behandlung mit Marcumar oder Heparin
- **renal:** Glomerulonephritis, Nierenzellkarzinom, Pyelonephritis, Niereninfarkt
- **postrenal:** Urolithiasis, Harnwegsinfektion, Urothelkarzinom, Prostatakarzinom, Trauma (z.B. Blasenkatheter), Kontamination: Menstruation (bei Frauen)

99.2 Wie lautet Ihre Verdachtsdiagnose bei diesem Patienten?

Glomerulonephritis, da der Nachweis dysmorpher Erythrozyten und der Erythrozytenzylinder auf eine glomeruläre Genese der Erythrozyturie hinweist, eine Proteinurie vorliegt, der Sonografiebefund (vergrößerte Nieren mit echoarmem Parenchym) für eine Glomerulonephritis typisch ist und die Sonografie keinen Anhalt für andere renale oder extrarenale Ursachen einer Erythrozyturie gibt.

99.3 Sie fordern zur weiteren Abklärung eine Urinproteinelektrophorese an. Der Nachweis welcher Proteine spricht für eine glomeruläre bzw. eine tubuläre Proteinurie?

- Nachweis von **Albumin:** selektive glomeruläre Proteinurie bei leichter glomerulärer Schädigung (z.B. beginnende Glomerulonephritis, diabetische Nephropathie im Stadium III)
- Nachweis von **Albumin und IgG:** unselektive glomeruläre Proteinurie bei schwerer glomerulärer Schädigung
- Nachweis von **β_2-Mikroglobulin:** tubuläre Proteinurie, z.B. bei Pyelonephritis
- **alle Fraktionen vermehrt = gemischte Proteinurie:** glomeruläre-tubuläre Mischproteinurie, z.B. Glomerulopathie mit tubulärer Beteiligung
- Nachweis von **Leichtketten** (bei monoklonaler Gammopathie), **Hämoglobin** (bei Hämolyse) **oder Myoglobin** (bei Muskeltrauma): prärenale Proteinurie (durch Überschreitung der tubulären Rückresorptionskapazität)

! 99.4 Zur definitiven Ursachenklärung führen Sie eine Nierenbiopsie durch. Welche Informationen liefert Ihnen die Immunhistochemie?

- Ablagerung von **IgA im Mesangium:** IgA-Nephropathie
- Ablagerung von **IgG und C3 an der Basalmembran:** Anti-Basalmembran-Glomerulonephritis (meist als Goodpasture-Syndrom mit Lungenbeteiligung)
- **Immunkomplexablagerung in Glomeruli:** Immunkomplex-Glomerulonephritis (bei systemischem Lupus erythematodes)
- **Glomerulonephritis ohne Immunkomplexablagerungen:** Pauci-immune Glomerulonephritis, bei ANCA-assoziierten Vaskulitiden (z.B. Morbus Wegener, mikroskopische Polyangiitis)

Kommentar

Die IgA-Nephropathie ist die häufigste Glomerulonephritis im Erwachsenenalter.

▶ **Ätiologie und Pathogenese:** Bezüglich einer Erythrozyturie s. Frage 99.1, bezüglich einer Proteinurie s. Frage 99.3. Pathomorphologisch zeigen sich bei der IgA-Nephropathie eine Ablagerung von IgA-Immunkomplexen im Mesangium sowie eine mesangiale Zell- und Matrixvermehrung. Ursächlich wird eine Störung der IgA-Homöostase vermutet.

▶ **Klinik:** Im Gegensatz zu anderen Glomerulonephritiden ist bei der IgA-Nephropathie ein akuter Beginn mit Ödemen, Hypertonie und akuter Niereninsuffizienz die Ausnahme. Meist fällt eine Makrohämaturie auf, oder es wird eine Mikrohämaturie als Zufallsbefund entdeckt.

▶ **Diagnostik:** Jede unklare Erythrozyturie und jede unklare Proteinurie muss ernst genommen und weiter abgeklärt werden. Sehr häufig kommt es im Rahmen einer Harnwegsinfektion zu Erythrozyturie. Besteht die Mikrohämaturie nach Behandlung der Infektion fort, so ergibt sich die Indikation zu einer weiterführenden Diagnostik. Sowohl bei der Abklärung einer Mikrohämaturie als auch bei der Diagnostik einer Proteinurie sollte zunächst möglichst nicht invasiv geklärt werden, ob eine glomeruläre oder eine tubuläre Schädigung vorliegt. Durch diese **Differenzierung zwischen glomerulärer und tubulärer Schädigung** lässt sich die Zahl der in Frage kommenden Ursachen bzw. Differenzialdiagnosen deutlich reduzieren. Methoden zur Differenzierung sind:

- die Untersuchung des **Urins im Phasenkontrastmikroskop:** Der Nachweis von dysmorphen Erythrozyten und/oder Erythrozytenzylindern deutet auf eine glomeruläre Schädigung hin, während normal geformte Erythrozyten als unspezifisch zu bewerten sind.
- die **Urinproteinelektrophorese** (s. Frage 99.3): Sie bietet ergänzende Informationen über eine glomeruläre oder tubuläre Schädigung: Die Ausscheidung vor allem normalerweise nicht glomerulär filtrierter kleiner Proteine (z. B. Albumin) spricht für eine glomeruläre Genese. Demgegenüber ist eine isolierte Ausscheidung noch kleinerer Proteine (β_2-Mikroglobulin), die normalerweise glomerulär filtriert und tubulär rückresorbiert werden, ein Hinweis auf eine Rückresorptionsstörung, die folglich auf eine tubuläre Schädigung hinweist.

Ergeben die Protein- und Urindiagnostik Hinweise auf eine Glomerulonephritis, sollte eine **Nierenbiopsie** erwogen werden, da aufgrund der unterschiedlichen Pathogenese und Prognose der einzelnen Glomerulopathien erhebliche Unterschiede in den therapeutischen Konsequenzen bestehen. Wie bei Frage 99.4 aufgeführt ist bei dieser Unterscheidung die immunhistochemische Färbung des Nierenbiopsats von besonderer Bedeutung. Die **Sonografie** dient vor allem dem Ausschluss anderer Ursachen einer Hämaturie (z. B. Nephrolithiasis, Nierenkarzinom). Zum Ausschluss einer Einschränkung der Nierenfunktion sollten bei einer akuten Glomerulonephritis im Verlauf regelmäßig die **Retentionsparameter** und **Elektrolyte** kontrolliert werden.

▶ **Therapie:** Bei Vorliegen einer Hypertonie oder einer Proteinurie von mehr als 1 g/d im Rahmen einer Glomerulonephritis sollte immer ein ACE-Hemmer oder ein AT_1-Rezeptorantagonist gegeben werden. Die Notwendigkeit einer immunsuppressiven Therapie hängt vom Typ der Glomerulonephritis und somit vom Ergebnis der Nierenbiopsie ab.

▶ **Prognose:** Etwa 40 % der Patienten mit einer IgA-Nephropathie weisen im Verlauf eine Verschlechterung der Nierenfunktion auf. Nach einer Krankheitsdauer von 20 Jahren liegt bei etwa 20 % der Patienten eine terminale Niereninsuffizienz vor.

Zusatzthemen für Lerngruppen

- Formen der primären Glomerulonephritis
- Erkrankungen mit sekundärer Glomerulonephritis
- Hanta-Virus-Infektion
- Amyloidose

100 Myelodysplastisches Syndrom (MDS)

100.1 Nennen Sie Ihre primäre Verdachtsdiagnose sowie Differenzialdiagnosen!

- Verdachtsdiagnose: **Myelodysplastisches Syndrom**, da eine Panzytopenie mit Hinweisen auf eine Dyserythropoese (MCV erhöht) besteht, die Anamnese typisch ist (Z. n. Radiatio und Chemotherapie) und keine Anhaltspunkte für eine akute Leukämie (keine Blasten) vorliegen
- **Differenzialdiagnosen:**
  - megaloblastäre Anämie; eine ausgeprägte Thrombozytopenie ist hier jedoch ungewöhnlich
  - chronisch myeloproliferative Erkrankung (z. B. Osteomyelofibrose); Ausschluss durch Knochenmarkzytologie
  - medikamentös-toxischer Knochenmarkschaden (hält jedoch meist nicht über Wochen an)
  - Immunthrombozytopenie mit Blutungsanämie (geht jedoch nicht mit Leukozytopenie einher)

100.2 Welchen Befund der Knochenmarkzytologie erwarten Sie, falls Ihre primäre Verdachtsdiagnose zutrifft?

- **Dyserythropoese:** Typische Befunde sind Ringsideroblasten (▶ Abb. 100.1), Makrozytose, Kernausreifungsstörungen, erhöhter Gehalt an Speichereisen

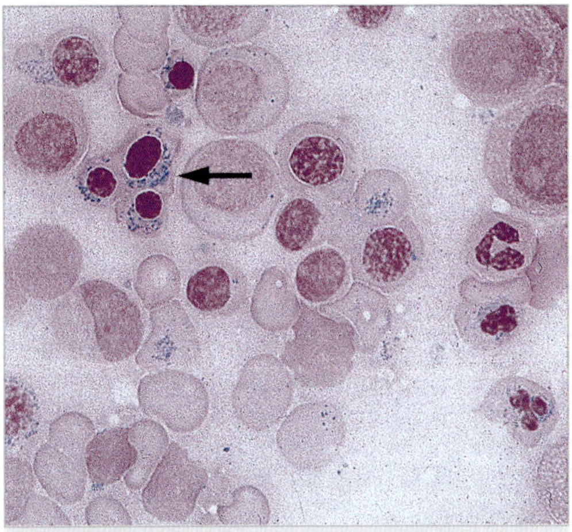

Abb. 100.1 Ringsideroblasten bei myelodysplastischem Syndrom: Um den Zellkern sind ringförmig Mitochondrien angeordnet (Pfeil) (aus Riede, Werner, Schaefer; Allgemeine und spezielle Pathologie, Thieme, 2004).

- **Dysgranulopoese:** Vermehrung von Blasten, Pelger-Huet-Kernanomalie (Hyposegmentierung der Granulozyten), Fehlen von Peroxidase und Esterase
- **Dysthrombopoese:** Mikromegakaryozyten, mononukleäre Megakaryozyten

100.3 Wie wird die Erkrankung klassifiziert? Nennen Sie die Subtypen!

FAB-Klassifikation der myelodysplastischen Syndrome (s. Kommentar):
- refraktäre Anämie
- refraktäre Anämie mit Ringsideroblasten
- refraktäre Anämie mit Blastenexzess
- refraktäre Anämie mit Blasten in Transformation
- chronisch myelomonozytäre Anämie

Kommentar

Die myelodysplastischen Syndrome (MDS) sind durch eine qualitative und quantitative Veränderung der Hämatopoese gekennzeichnet. Die Ausreifungsstörung betrifft meist alle drei Zellreihen und hat eine refraktäre Anämie, Neutropenie und Thrombozytopenie zur Folge. Die Inzidenz liegt bei ca. 3/100 000, im Alter über 70 Jahren bei 20/100 000 jährlich.

► **Ätiologie und Pathogenese:** Meist ist die Ursache des MDS unklar (**primäre MDS**). Typischerweise können MDS durch eine Therapie mit myelosuppressiven Substanzen (z. B. Zytostatika), Radiatio, Lösungsmittel (Benzol) und Pestizide induziert werden (**sekundäre MDS**).

► **Einteilung:** Die MDS werden nach der Klassifikation der French-American-British Cooperative Group (FAB) eingeteilt (s. Frage 100.3). Ähnlich wie die WHO-Klassifikation der MDS von 1999 orientiert sich die FAB-Klassifikation am Blastenanteil in Blut und Knochenmark sowie an morphologischen Veränderungen wie dem Nachweis von Ringsideroblasten oder einer peripheren Monozytose. Die Subtypen der FAB und WHO-Klassifikation gehen mit einer unterschiedlichen Prognose einher und sind daher klinisch relevant.

► **Klinik:** Initial sind MDS häufig asymptomatisch (Zufallsbefund bei Blutbilduntersuchung). In späteren Stadien treten aufgrund der Zytopenie Müdigkeit, allgemeines Schwächegefühl, Infektanfälligkeit und Blutungsneigung auf.

► **Diagnostik und Differenzialdiagnosen:** Der Nachweis passender Veränderungen im **Blut** (**Anämie, Neutropenie und Thrombozytopenie**) und Knochenmark (s. Frage 100.2) sowie ggf. prädisponierende Faktoren in der Vorgeschichte (z. B. Chemotherapie, Radiatio) sichern die Diagnose. Trotz der peripheren Zytopenie zeigt das **Knochenmark** typischerweise eine erhöhte oder zumindest normale Zellularität. Jedoch weist die Hämatopoese morphologische Störungen auf (z. B. **Ringsideroblasten, Blasten, Mikromegakaryozyten**; s. Frage 100.2), was eine verminderte Freisetzung ausgereifter Erythrozyten, Leukozyten und Thrombozyten zur Folge hat. Im peripheren **Blut** weisen die Makrozytose der Erythrozyten (**MCV erhöht**), **Megakaryozyten** und **hypersegmentierte Granulozyten** auf ein MDS hin, sind jedoch nicht spezifisch. Daher müssen andere hämatologische Erkrankungen, insbesondere chronisch-myeloproliferative Erkrankungen, akut-toxische Knochenmarkschädigung, aber auch ein Vitamin-B_{12}- oder Folsäuremangel ausgeschlossen werden. Die Untersuchung von Knochenmark (Zytologie und Histologie) ist hierzu essenziell.

► **Therapie und Prognose:** Eine **allogene Knochenmarktransplantation** ist der einzige kurative

Therapieansatz und sollte bei Patienten im Alter unter 50 Jahren erwogen werden, da die Prognose bei unbehandelten Patienten vor allem durch Zytopenie-assoziierte Komplikationen wie Blutungen oder Infektionen deutlich reduziert ist. Die Knochenmarktransplantation führt bei 40% der Patienten zu einer Heilung des MDS. Die transplantationsassoziierte Mortalität ist allerdings hoch, vor allem bei älteren Patienten (Überlebenswahrscheinlichkeit bei älteren Patienten nach 4 Jahren 17%). Die **symptomatische Therapie** (z. B. bei älteren oder nicht transplantablen Patienten) besteht im Zellersatz (Erythrozytenkonzentrate), der Gabe von Wachstumsfaktoren (Erythropoietin, G-CSF) und der frühzeitigen Behandlung von Infektionen. Blastenkrisen können durch Chemotherapie behandelt werden.

Die Prognose kann über einen internationalen Score abgeschätzt werden, in welchen die Zellmorphologie, das Ausmaß der Zytopenie und das Vorliegen von Chromosomenaberrationen eingehen.

Zusatzthemen für Lerngruppen

- Knochenmark- und Blutstammzelltransplantation
- Vorgehen bei einer Erythrozytentransfusion (Blutgruppenbestimmung etc.)
- aplastische Anämie

101 Cholera

101.1 Was ist die Ursache der Cholera?

Infektion durch **Vibrio cholerae**, ein kommaförmiges gramnegatives Stäbchenbakterium. Dieses bildet ein Enterotoxin, welches die Adenylatzyklase hemmt. Die erhöhte cAMP-Konzentration führt zu Hypermotilität und Hypersekretion im Dünndarm.

101.2 Bei welchen Symptomen muss an eine Cholera gedacht werden?

- **Diarrhö:** zunächst breiiger Stuhlgang mit rascher Zunahme der Stuhlfrequenz, dann wässrige Diarrhö mit Schleimfetzen („Reiswasserdiarrhö")
- Begleitend ist **Erbrechen** möglich.
- **Exsikkose** aufgrund des massiven Flüssigkeitsverlustes durch die Diarrhö
- **Wadenkrämpfe**, ggf. auch **akutes prärenales Nierenversagen** und **Hypotonie** als Folge der Exsikkose.

101.3 Was empfehlen Sie dem Patienten für den Fall, dass diese Symptome auftreten?

- **Aufsuchen einer geeigneten Klinik bzw. eines geeigneten Arztes** in Nordindien
- **Diagnosesicherung:** Nachweis des Erregers Vibrio cholerae im Direktpräparat aus dem Reiswasserstuhl
- **Therapie:**
  - Substitution von Flüssigkeit und Elektrolyten: z. B. Kochsalz in Glukoselösung (sog. WHO-Lösung) oral, in schweren Fällen oder bei Erbrechen parenterale Gabe
  - Antibiotika: verkürzen die Erregerausscheidung und reduzieren die Stuhlfrequenz; Mittel der Wahl sind Tetrazykline p. o., bei schwerer Diarrhö i. v.

101.4 Wie ist die Prognose der Erkrankung?

- gut bei rechtzeitiger Flüssigkeitssubstitution (Letalität < 1%)
- schlecht bei schweren Vorerkrankungen (z. B. konsumierende Erkrankung wie Tuberkulose oder Tumorleiden) oder verzögerter Therapie (Letalität bis > 30%)

101.5 Sollte sich der Patient zum Schutz vor einer Cholera impfen lassen?

- Ja, da es sich um einen längeren Auslandsaufenthalt handelt. Eine Impfung ist bei der Einreise in bestimmte Länder sogar vorgeschrieben. Der Impfschutz ist jedoch nicht vollständig, schützt nicht vor dem Biovar Bengal und hält nur etwa 6 Monate an.
- Durchführung: Oraler Tot- oder Lebendimpfstoff

Kommentar

Die Cholera ist eine vor allem in Asien häufig vorkommende infektiöse Durchfallerkrankung.

▶ **Ätiologie und Pathogenese:** Erreger ist **Vibrio cholerae**, ein gramnegatives Stäbchenbakterium, das anhand von Lipopolysaccharid (O)-Antigenen in Serovare eingeteilt wird, die wiederum anhand physiologischer Merkmale in Biovare unterteilt werden. Infektionen mit dem **Biovar El Tor** verlaufen weniger schwer als die mit dem klassischen **Biovar Cholerae**, der für die Cholera asiatica verantwortlich ist. Seit Anfang der 1990er-Jahre ist zudem der **Biovar O139 „Bengal"** bekannt, der regional begrenzt in Indien und Bangladesh auftritt. In Europa hat die Cholera keine Bedeutung, da sie hier nicht endemisch ist und Reisende in Endemiegebiete meist nicht erkranken, weil sich in der Regel nur minderernährte oder anderweitig kranke Menschen infizieren.

Die Übertragung erfolgt **oral durch kontaminiertes Wasser oder kontaminierte Lebensmittel**. Falls die Vibrionen nicht durch die Magensäure zerstört werden, vermehren sie sich im Darmtrakt und produzieren ein **Enterotoxin**. Dieses bewirkt eine permanente **Aktivierung der Adenylatzyklase**, was zu einer vermehrten Bildung von zyklischem AMP und dadurch zu einer Steigerung der Motilität und Sekretion im Dünndarm mit massiven Diarrhöen führt.

▸ **Klinik:** Meist verläuft die Infektion asymptomatisch. Bei symptomatischem Verlauf beginnen die Diarrhöen meist akut und gehen mit Erbrechen einher. Typisch ist die sog. **„Reiswasserdiarrhö"**, ein wässriger Stuhlgang mit kleinen Schleimpartikeln. Bei schweren Verläufen kommt es nicht selten täglich zu **Flüssigkeitsverlusten**, die das Körpergewicht des Patienten weit übersteigen. Kreislaufprobleme und die Gefahr eines prärenalen Nierenversagens (vgl. Frage 101.2) sind die Folge.

▸ **Diagnostik:** Voraussetzung für eine kausale Therapie ist die Sicherung der Diagnose. Aufgrund der Vielzahl von Erregern von Durchfallerkrankungen in tropischen Ländern sollte sie unbedingt angestrebt werden. Sie gelingt nur durch den **direkten mikroskopischen Nachweis des Erregers im Stuhl**.

▸ **Therapie:** Werden nicht umgehend ausreichende Mengen Flüssigkeit substituiert, ist die Gefahr lebensbedrohlicher Komplikationen hoch. Neben einer adäquaten **Zufuhr von Elektrolyten und Flüssigkeit** sollte eine **antibiotische Therapie** erfolgen, da diese die Erregerausscheidung verkürzt und sich günstig auf die klinische Symptomatik auswirken kann. **Tetrazykline** werden als **Mittel der Wahl** angesehen.

▸ **Meldepflicht:** In Deutschland sind Verdacht auf Cholera, Erkrankung an und Tod durch Cholera meldepflichtig.

▸ **Prophylaxe:** Eine **Impfung** ist bei Einreise in einige Länder mit Endemiegebieten vorgeschrieben, abgesehen von gesetzlichen Vorschriften für „normale" Touristen aufgrund des geringen Infektionsrisikos aber nicht regelhaft erforderlich. Aufgrund der langen Aufenthaltsdauer und der geplanten Tätigkeit als Entwicklungshelfer in einem Endemiegebiet ist bei o. g. Patienten von einem erhöhten Risiko auszugehen, sodass eine Immunisierung empfehlenswert ist. Die verfügbaren Impfstoffe bieten jedoch keinen vollständigen Schutz, die Variante „Bengal" wird gar nicht erfasst (vgl. Frage 101.5). Wichtigste Prophylaxe ist daher die konsequente Beachtung hygienischer Maßnahmen („cook it, peel it or leave it").

▸ **Prognose:** s. Frage 101.4.

Zusatzthemen für Lerngruppen

- Impfungen im Erwachsenenalter (Indikationen, Durchführung)
- Differenzialdiagnosen der Diarrhö
- Botulismus (Pathogenese)

102 Hypokaliämie

102.1 Was ist sehr wahrscheinlich Ursache der von der Patientin beklagten Beschwerden? Begründen Sie Ihre Vermutung!

- Verdachtsdiagnose: schwere Hypokaliämie
- Begründung:
  - Bei ungerechtfertigter Einnahme sehr hoher Diuretikadosen (500 mg Furosemid/d) und Polyurie ist eine starke Kaliumausscheidung und somit eine Hypokaliämie sehr wahrscheinlich.
  - Auch chronischer Laxanzienabusus (wie im hier geschilderten Fall) ist eine häufige Ursache für eine chronische Hypokaliämie.
  - Ventrikuläre Herzrhythmusstörungen und Obstipation sind typische Manifestationen einer Hypokaliämie.
  - Das EKG (▸ Abb. 102.1) zeigt eine horizontale ST-Streckensenkung, ein biphasisches T und eine U-Welle, die mit der T-Welle verschmilzt.

Somit liegen die typischen EKG-Zeichen einer Hypokaliämie vor.

102.2 Welche weiteren Ursachen für diese „Störung" kennen Sie?

- primärer Hyperaldosteronismus und sekundärer Hyperaldosteronismus (chronische Herzinsuffizienz, dekompensierte Leberzirrhose)
- Cushing-Syndrom
- Nierenerkrankungen: polyurisches Stadium des akuten Nierenversagens, Tubulopathien (z. B. renal tubuläre Azidose)
- Diarrhöen
- schwere Alkalose
- Medikamente: Diuretika, Glukokortikoide, Laxanzien, Insulin, Antibiotika (Penicilline, Aminoglykoside, Amphotericin B)

102.3 Wie würden Sie die Patientin behandeln, falls Ihre Verdachtsdiagnose zutrifft?

- **parenterale Kaliumgabe:**
  - bei peripher-venöser Gabe maximal 40 mmol Kaliumchlorid pro Liter
  - **Cave:** hohe Kaliumkonzentrationen nicht zu schnell verabreichen, sonst besteht die Gefahr von Kammerflimmern; maximal 40 mmol/h (z. B. über zentralvenösen Katheter)!
- **parenterale Gabe kaliumreicher Flüssigkeit** (z. B. Ringer-Lösung oder 1000 ml NaCl 0,9 % + 20 mval KCl), um das Volumendefizit durch die Diuretikaeinnahme auszugleichen
- zunächst **Überwachung am EKG-Monitor**

Kommentar

Eine Hypokaliämie besteht ab einer Serumkaliumkonzentration von < 3,5 mmol/l. Die Hypokaliämie ist die häufigste Elektrolytentgleisung.

▶ **Ätiologie:** s. Frage 102.1 und 102.2. Die Einnahme von **Diuretika**, auch in therapeutischen Dosen, ist die häufigste Ursache einer Hypokaliämie. Zu einer iatrogenen Hypokaliämie kommt es, wenn bei einem entgleisten **Diabetes mellitus Typ I mit Ketoazidose Insulin infundiert** wird, ohne dass gleichzeitig Kalium appliziert wird. Ursache der Hypokaliämie ist dann zum einen die Wirkung des Insulins (fördert den Kaliumeinstrom in die Zellen), zum anderen der Ausgleich der metabolischen Azidose.

▶ **Klinik:** Eine leichte Hypokaliämie verläuft oft asymptomatisch. Symptome treten bei schwerer Hypokaliämie bzw. bei einem sehr raschen Abfall des Serumkaliumspiegels auf. Typische Symptome sind **Muskelschwäche**, **Obstipation** (bis hin zum Ileus), **Harnverhalt** infolge Blasenschwäche sowie **Herzrhythmusstörungen**. Bei Herzrhythmusstörungen in Form ventrikulärer Extrasystolen und Tachykardien bis zum Kammerflimmern sind die Patienten vital gefährdet.

▶ **Diagnostik:** Zur Diagnosestellung muss **Kalium im Serum** bestimmt werden. Typischer **EKG-Befund** der Hypokaliämie ist eine Abflachung oder biphasische Veränderung der T-Welle und die Ausbildung einer U-Welle, die mit der T-Welle verschmilzt. Bei einer schweren Hypokaliämie kann eine ST-Streckensenkung hinzutreten. Kann eine medikamentöse oder iatrogene Hypokaliämie sicher ausgeschlossen werden, müssen andere Ursachen geprüft werden (s. Frage 102.2). Dabei sollte zunächst geprüft werden, ob ein renaler Kaliumverlust vorliegt. Daher ist zur weiteren Abklärung eine Bestimmung der **Kaliumausscheidung im 24-Stunden-Urin** sinnvoll. Zudem sollte mittels einer **Blutgasanalyse** eine Störung des Säure-Basen-Haushalts ausgeschlossen werden. Liegt eine unklare Hypertonie vor, muss ein primärer Hyperaldosteronismus ausgeschlossen werden (**Aldosteronbestimmung i. S.**). Chronische Diarrhöen oder Erbrechen als Ursache einer Hypokaliämie können in der Regel durch gezielte Befragung identifiziert werden.

▶ **Therapie:** Neben der **Kaliumsubstitution** (Verfahren und Probleme s. Ätiologie und Frage 102.3) sollte immer eine **kausale Behandlung** angestrebt werden, die im Falle der Diuretika-induzierten Hypokaliämie vor allem in einer Information des Patienten (oder dessen betreuenden Arztes) besteht.

Zusatzthemen für Lerngruppen

- Hyperkaliämie
- Hyperaldosteronismus (Formen, Diagnostik)
- Kammerflimmern: Ursachen, Therapie
- renal tubuläre Azidose

103 Ösophaguskarzinom

103.1 Welche Erkrankung könnte bei diesem Patienten vorliegen?

Ösophaguskarzinom, da der erhebliche ungewollte Gewichtsverlust auf ein Tumorleiden hinweist, retrosternale Schmerzen in Verbindung mit Schluckstörungen auf eine Erkrankung des Ösophagus hinweisen, zwei wichtige Risikofaktoren vorliegen (Rauchen, Alkoholabusus) und die Anämie eine Tumoranämie sein kann.

103.2 Was ist die wichtigste Untersuchung zur Diagnosesicherung?

Ösophagogastroduodenoskopie (▶ Abb. 103.1) mit Entnahme multipler Biopsien zur histologischen Untersuchung = Diagnosesicherung.

103.3 Welche Untersuchungen sind bei gesicherter Diagnose noch sinnvoll?

Staging des Ösophaguskarzinoms:

- CT von Thorax und Abdomen: lokale Infiltration, Metastasen?
- Abdomensonografie: Metastasen?
- Endosonografie: lokale Ausbreitung, Lymphknotenstatus?
- Skelettszintigrafie: Metastasen?
- Röntgen-Thorax: Metastasen?

103.4 Wie breitet sich die Erkrankung typischerweise im Körper aus?

- frühzeitig lokale Infiltration angrenzender Strukturen und submuköse Ausbreitung
- frühzeitig lymphogene Metastasierung
- hämatogene Metastasierung seltener und meist erst präfinal, dann am häufigsten in die Leber

Kommentar

Das Ösophaguskarzinom ist ein meist vom Plattenepithel des Ösophagus, selten von den Ösophagusdrüsen ausgehendes Malignom. Demzufolge unterscheidet man Plattenepithel- von Adenokarzinomen, wobei Plattenepithelkarzinome in Westeuropa mit einem Verhältnis von etwa 3:2 etwas häufiger sind.

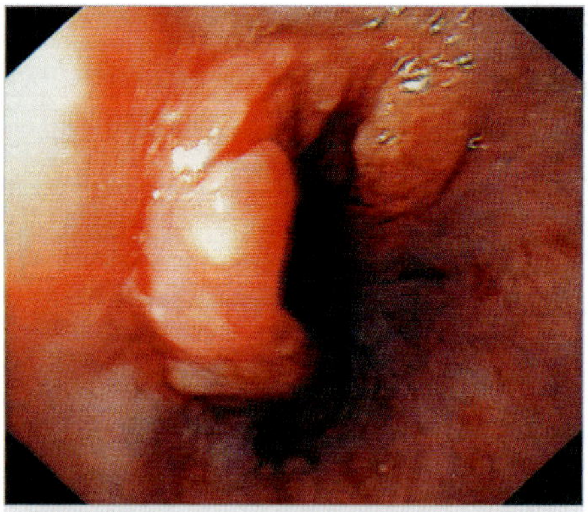

Abb. 103.1 Endoskopisches Bild eines Ösophaguskarzinoms (aus Baenkler et al., Duale Reihe Innere Medizin, Thieme, 2009).

▶ **Ätiologie und Pathogenese:** Prädisponierende Faktoren zur Entwicklung eines Ösophaguskarzinoms sind ein **chronischer Alkoholabusus**, **Nikotinabusus** und **Mangelernährung**, z. B. Folsäure- oder Eisenmangel (vor allem Plummer-Vinson-Syndrom). Eine typische Präkanzerose des Adenokarzinoms ist der **Barrett-Ösophagus**, eine Zylinderepithel-Metaplasie der Ösophagusschleimhaut als Folge einer chronischen Refluxkrankheit. Ösophaguskarzinome treten bevorzugt an den drei physiologischen Engen des Ösophagus auf:

- dem Ösophaguseingang,
- der Trachealbifurkation und
- der Hiatusenge.

▶ **Klinik:** Leitsymptome des Ösophaguskarzinoms sind **Schluckbeschwerden** und ein **rascher Gewichtsverlust**. Diese Symptome stellen immer eine Indikation zur endoskopischen Diagnostik dar.

▶ **Diagnostik:** Wichtigste Untersuchung zur Diagnosesicherung ist die **Ösophagoskopie** mit Biopsie suspekter Läsionen oder Stenosen. Aufgrund der schlechten Prognose (s. u.) ist eine möglichst frühe Diagnosestellung besonders wichtig. Die **Endosonografie** ist hier besonders hilfreich, weil mit ihr der 5-schichtige Aufbau der Ösophaguswand gut dargestellt werden kann und intramukös wachsende Tumoren erkannt werden können, die bei der endoskopischen Diagnostik nicht zur Darstellung kommen. Aufgrund der geringen Sensitivität und Spezifität spielen Tumormarker in der Diagnostik des Ösophaguskarzinoms keine Rolle. Zu weiteren Untersuchungen im Rahmen des Stagings s. Frage 103.3.

▶ **Therapie:** Therapie der Wahl des Ösophaguskarzinoms ist bei einem **kurativen Therapieansatz** die **Ösophagusresektion mit Lymphadenektomie.** Die operative Therapie ist jedoch nur mit dem Ziel einer kompletten Tumorresektion sinnvoll und daher nur bei Tumorstadien mit geringer Eindringtiefe möglich (z.B. UICC-Stadium I und IIA bzw. T_1N_0 bis T_2N_0). Ab einem Tumorstadium T_1N_1 kann, im Rahmen von Studien, eine neoadjuvante Radiochemotherapie sinnvoll sein (Downstaging vor einer Operation). Für Patienten mit Metastasten kommen lediglich **palliative Therapieverfahren** (z.B. Chemotherapie, Implantation von Metallstents) in Frage. Ziel dieser Verfahren ist vor allem eine Aufrechterhaltung oder Wiederherstellung des Schluckvermögens. So kann durch **endoskopische Bougierung** oder **Lasern von Tumoranteilen** die Nahrungspassage im Bereich von Stenosen zumindest vorübergehend wiederhergestellt bzw. erleichtert werden. Alternativ kann eine **perkutane endoskopische Gastrostomie** (PEG) zur Sondenernährung durchgeführt werden.

▶ **Prognose:** Aufgrund der frühzeitigen Infiltration des Ösophaguskarzinoms in benachbarte Strukturen (bedingt durch die fehlende Serosa) und der frühzeitigen Lymphknotenmetastasierung ist die Prognose des Ösophaguskarzinoms ausgesprochen schlecht. Weniger als ⅓ der Patienten kommt für einen kurativen Therapieansatz infrage.

Zusatzthemen für Lerngruppen

- Achalasie
- Ösophagusdivertikel
- Barrett-Ösophagus
- Ursachen und Diagnose von Ösophagusmotilitätsstörungen

104 Sarkoidose

104.1 Wie lautet Ihre Verdachtsdiagnose?

Akute Sarkoidose (Löfgren-Syndrom), da bei gleichzeitigem Vorliegen einer bihilären Lymphadenopathie, einer Sprunggelenkarthritis und eines Erythema nodosum die drei typischen klinischen Zeichen der akuten Sarkoidose nachweisbar sind und auch eine Hyperkalzämie für eine Sarkoidose typisch ist.

104.2 Welche pulmonalen und extrapulmonalen Manifestationen der Erkrankung kennen Sie?

- **pulmonale Sarkoidose:**
  - Typ 0: unauffälliger pulmonaler Befund bei extrapulmonaler Sarkoidose
  - Typ I: bihiläre Lymphadenopathie
  - Typ II: bihiläre Lymphadenopathie + retikulonoduläre Zeichnungsvermehrung
  - Typ III: Lungenbefall ohne Lymphadenopathie
  - Typ IV: Lungenfibrose
- **extrapulmonale Sarkoidose:**
  - Augen: Uveitis, Tränendrüsenbefall, Iridozyklitis
  - Parotitis
  - Knochen: typisch Daktylitis bei Nachweis von intraössären Zysten
  - Haut: Erythema nodosum, Lupus pernio
  - Skelett- und Herzmuskulatur (z.B. Knochensarkoidose [Morbus Jüngling])
  - Nervensystem: Meningitis granulomatosa, Hirnnervenlähmungen

104.3 Welche diagnostischen Maßnahmen schlagen Sie zur Sicherung der Diagnose vor und welches Ergebnis erwarten Sie?

- **histologische Sicherung:** Biopsie aus befallenen Organen (z.B. Lunge, Lymphknoten); typischer Befund: nicht verkäsende epitheloidzellhaltige Granulome.
- **Bronchoskopie mit bronchoalveolärer Lavage** (BAL): Typisch ist eine lymphozytäre Alveolitis mit erhöhtem CD4/CD8-Quotienten (> 2, oft > 5)
- **Tuberkulin-Test** und **Multi-Merieux-Test:** negativ
- **Angiotensin converting Enzyme** (ACE) und **löslicher Interleukin-2-Rezeptor** (s-IL-2 R): bei Sarkoidose im Serum häufig erhöht, jedoch nicht sarkoidosespezifisch

Kommentar

Die Sarkoidose ist eine Systemerkrankung mit epitheloidzelligen, nicht verkäsenden Granulomen. Sie manifestiert sich in über 90% der Fälle an der Lunge.

▸ **Ätiologie:** Die Ursache ist unbekannt.

▸ **Klinik:** Die Konstellation aus einer **Sprunggelenkarthritis**, einem **Erythema nodosum** und einer **bihilären Lymphadenopathie** ist hochverdächtig auf das Vorliegen einer **akuten Verlaufsform der Sarkoidose**. Diese Trias wird auch als **Löfgren-Syndrom** bezeichnet. Auch die leichtgradige **Hyperkalzämie** ist eine typische Manifestation der Sarkoidose und auf eine vermehrte Produktion von 1,25-(OH_2)-Vitamin-D_3 in den Epitheloidzellen zurückzuführen. Die **chronische Sarkoidose** ist wie die akute Sarkoidose durch die fast immer vorhandene **pulmonale Beteiligung** charakterisiert, die anfangs häufig asymptomatisch ist und sich später durch Husten und Dyspnoe äußert. Eine rein extrathorakale Sarkoidose ist eine Rarität. Bei chronischer Sarkoidose finden sich evtl. die in Frage 104.2 genannten extrapulmonalen Manifestationen.

▸ **Diagnostik:** Die Diagnose einer Sarkoidose sollte aufgrund der vielen möglichen Differenzialdiagnosen (s. u.) immer histologisch durch eine **Biopsie** aus einem der befallenen Organe (meist Lymphknoten oder Lunge) gesichert werden. Für die Differenzialdiagnose kann neben der **Histologie und Bakteriologie** (Ausschluss einer Tuberkulose) der Befund der **bronchoalveolären Lavage** hilfreich sein. Die BAL-Zytologie bei einer Sarkoidose zeigt typischerweise eine **lymphozytäre Alveolitis** mit deutlichem Überwiegen der CD4-positiven T-Helferzellen. Der **CD4/CD8-Quotient** liegt **meist über 2** (normal 2).

▸ **Differenzialdiagnosen:** Eine bihiläre Lymphadenopathie kann auch Ausdruck einer **Lymphknotentuberkulose** (hier Lymphadenopathie meist einseitig, Tuberkulintest positiv), eines **malignen Lymphoms** oder einer **Metastase eines Bronchialkarzinoms** sein. Bei einer pulmonalen Sarkoidose Typ II oder Typ IV müssen andere interstitielle Lungenerkrankungen wie eine **exogen allergische Alveolitis** (hier typischerweise CD8-Alveolitis mit Überwiegen der T-Suppressorzellen), eine **idiopathische Lungenfibrose** (neutrophile Alveolitis), eine **Pneumokoniose** (Quarzstaubexposition) und eine **Miliartuberkulose** (Nachweis säurefester Stäbchen) ausgeschlossen werden.

▸ **Therapie:** Aufgrund der guten Prognose der **akuten Sarkoidose** ist eine Therapie mit Glukokortikoiden nicht grundsätzlich erforderlich. Bei starken Gelenkbeschwerden können nichtsteroidale Antirheumatika verabreicht werden.

Bei einer **chronischen Sarkoidose** bedarf eine isolierte Lymphadenopathie ohne Veränderungen des Lungenparenchyms keiner Therapie. Die Indikation zu einer Glukokortikoidtherapie ergibt sich bei einer funktionell relevanten (d. h. mit einer Verschlechterung der Lungenfunktion einhergehenden) pulmonalen Sarkoidose ab Typ II (s. Frage 104.2), da es bei einer Progression der Erkrankung zu einer dann irreversiblen Lungenfibrose kommen kann.

▸ **Prognose:** Die akute Sarkoidose hat eine gute Prognose und heilt in der Regel innerhalb weniger Monate spontan aus. Bei mehr als jedem 4. Patienten mit einer Sarkoidose vom Typ II oder III tritt im Verlauf eine restriktive Ventilationsstörung auf. Bis zu 10 % der Patienten sterben an Folgen der Erkrankung.

Zusatzthemen für Lerngruppen

- Morbus Wegener
- Lymphome
- interstitielle Lungenerkrankungen
- Histiocytosis X

105 Supratentorieller Hirninfarkt

105.1 Welchen laborchemischen Test müssen Sie bei dem Patienten sofort durchführen?

Bestimmung der Glukose, um eine protrahierte Hypoglykämie unter einer Therapie mit einem Sulfonylharnstoffpräparat auszuschließen.

105.2 Welche Diagnose ist in Anbetracht des EKG-Befundes am wahrscheinlichsten?

Verdachtsdiagnose: **Hirnembolie bei Vorhofflimmern**. EKG-Befund: Das Vorhofflimmern ist aufgrund der unregelmäßigen RR-Abstände und der fehlenden Abgrenzbarkeit von P-Wellen gut zu erkennen.

105.3 **Welche weiteren diagnostischen Maßnahmen sind erforderlich? Begründen Sie Ihre Aussage!**

- Eine ausführliche **klinisch-neurologische Untersuchung**, um keine Symptome oder Befunde zu übersehen.
- **CT des Schädels** (CCT): Differenzierung zwischen Hirninfarkt und intrazerebraler Blutung
- **Labor** (der Blutzucker ist ja bereits bestimmt, s. o.):
  - als Minimalprogramm Blutbild, Elektrolyte, Gerinnung im Hinblick auf eine mögliche therapeutische Intervention
  - Cholesterin, HDL, LDL, Triglyzeride zur Erfassung des kardiovaskulären Risikoprofils
  - HbA_{1c} zur Kontrolle der Blutzuckereinstellung
  - Digitoxinspiegel, da leichte ST-Senkungen im EKG erkennbar sind (möglicher Hinweis auf Überdosierung)
  - **Blutgasanalyse** zum Ausschluss einer respiratorischen Insuffizienz, z. B. durch Beteiligung des Atemzentrums
- **Röntgen-Thorax** zum Ausschluss einer Aspiration
- **Doppler- oder Duplexsonografie der hirnversorgenden Gefäße** zwecks Suche nach Stenosen und Plaques
- **Transösophageale Echokardiografie** (TEE) zum Ausschluss von Thromben im linken Vorhof, da im EKG Vorhofflimmern erkennbar ist. In der transthorakalen Echokardiografie ist dies weniger gut beurteilbar.

105.4 **Unter welchen Umständen würden Sie eine Thrombolysetherapie durchführen?**

- Beginn der Lysetherapie innerhalb von 3 Stunden nach Beginn der Symptome
- zuvor Ausschluss einer intrazerebralen Blutung durch ein CCT
- eindeutiges fokales neurologisches Defizit
- Keine Kontraindikation gegen eine Lysebehandlung, z. B. Operation vor wenigen Tagen, Hirnarterienaneursyma, Gerinnungsstörung, Pankreatitis, Z. n. Liquorpunktion, schwere Leber- oder Niereninsuffizienz, schwere diabetische Retinopathie, schwere Allgemeinerkrankung wie Tumorleiden.

105.5 **Was unternehmen Sie?**

- regelmäßige Blutdruckkontrolle
- zunächst keine antihypertensive Therapie (s. Kommentar)
- Oberkörperhochlagerung um 30°

Kommentar

Als Hirninfarkt bezeichnet man ein neurologisches Defizit, das Folge einer zerebralen Durchblutungsstörung ist und sich nicht oder nur teilweise zurückbildet. Zu den übrigen Verlaufsformen einer zerebralen Ischämie s. Fall 57.

▸ **Ätiologie:** Häufigste Ursache eines Hirninfarkts ist eine Thrombose hirnversorgender Arterien. Aufgrund des kardiovaskulären Risikoprofils des Patienten (arterielle Hypertonie, Diabetes mellitus) ist daher eine Atherosklerose als Ursache eines ischämischen Insults sehr gut möglich. Zweithäufigste Ursache ist eine Embolie aus dem linken Vorhof auf dem Boden eines Vorhofflimmerns (auch dies liegt bei dem hier vorgestellten Patienten vor).

Weitere, eher seltene Ursachen sind Gefäßanomalien, Vaskulitiden oder ein Subclavian-steal-Syndrom.

▸ **Klinik:** Das klinische Bild hängt vom betroffenen Gefäßstromgebiet ab. Typische Leitsymptome eines supratentoriellen Hirninfarkts sind eine Hemisymptomatik (Halbseitenlähmung, halbseitige Sensibilitätsstörung) sowie eine Sprachstörung (Aphasie) bei Affektion des Sprachzentrums.

▸ **Komplikation:** Ein **erhöhter Hirndruck** ist bei einem ischämischen Insult nicht primär Folge einer arteriellen Hypertonie, sondern beruht meist auf einem Hirnödem oder einer sekundären Einblutung mit raumfordernder Wirkung. Da die Schädelkalotte keine Ausdehnung zulässt, steigt der Hirndruck.

▸ **Diagnostik:** Eine protrahierte Hypoglykämie kann durch eine Neuroglukopenie durchaus Symptome eines zerebralen ischämischen Insults imitieren. Daher sollte insbesondere bei Patienten mit Diabetes mellitus immer **umgehend** eine **Blutzuckerbestimmung** erfolgen. Da nach erfolgreicher Behandlung einer Hypoglykämie der Patient in wenigen Minuten völlig beschwerdefrei sein kann, sollte diese Behandlung nicht verzögert werden, zumal sich eine intensive Diagnostik (z.B. CT) dann erübrigen kann. Nach Ausschluss einer Hypoglykämie (s. Frage 105.1) ist wahrscheinlich ein Hirninfarkt oder eine intrazerebrale Blutung Ursache der Hemiparese und der Aphasie (typische Leitsymptome). In einer **kraniellen CT (CCT)** würde sich eine intrazerebrale Blutung als hyperdense, raumfordernde Struktur darstellen, andernfalls ist ein Hirninfarkt anzunehmen; dieser ist aber in der Frühphase im CT häufig noch nicht demarkiert (die MRT bietet hier Vorteile, da Veränderungen schon eher als 2 Stunden nach Symptombeginn erkennbar sind), sondern erst nach 8–12 Stunden.

Zur Abklärung der Ursachen des Hirninfarkts sollten eine ausführliche **Labordiagnostik** (s. Frage 105.3), eine **Doppler- oder Duplexsonografie der hirnversorgenden Gefäße** durchgeführt sowie ein **EKG** abgeleitet werden. Bei auffälligen EKG-Befunden (wie in diesem Fall das Vorhofflimmern) sollte eine **transösophageale Echokardiografie** durchgeführt werden (Thromben im linken Vorhof als Emboliequelle?).

▶ **Therapie:** Therapie der Wahl ist die Gabe von Acetylsalicylsäure bereits in der Akutphase (nach Ausschluss einer Blutung), wenn eine thrombotische Genese möglich ist, sowie eine Antikoagulation mit Heparin (Vollheparinisierung). Bei dem hier vorgestellten Patienten ist aufgrund des Vorhofflimmerns zudem später eine orale Antikoagulation erforderlich.

Bei einem ischämischen Insult sollte immer an die Möglichkeit einer Thrombolysetherapie gedacht werden. Aufgrund des engen Zeitfensters von 3 Stunden ist hierzu eine zügige Diagnostik erforderlich (s. Frage 105.4).

Da bei einem frischen Hirninfarkt eine rasche medikamentöse Blutdrucksenkung die Perfusion und Sauerstoffversorgung im Infarktgebiet verschlechtern kann, ist zunächst eine **engmaschige Blutdruckkontrolle** empfehlenswert. Lediglich bei sehr hohen Werten (> 200/110 mmHg) oder Komplikationen (z.B. dekompensierte Linksherzinsuffizienz) kann der Blutdruck vorsichtig medikamentös gesenkt werden (maximal um 20%). Zur **Prophylaxe eines erhöhten intrakraniellen Drucks** sollte eine **Oberkörperhochlagerung** um 30° erfolgen. Zudem sollte engmaschig der Blutzucker (vor allem bei einem Diabetiker, wie im vorliegenden Fall) kontrolliert werden, da eine Hyperglykämie den intrakraniellen Druck steigern kann.

▶ **Prognose:** Sie hängt von der Lokalisation und Größe des Infarkts sowie von der adäquaten Therapie und Betreuung des Patienten ab. Pauschale Aussagen sind nicht möglich.

Zusatzthemen für Lerngruppen

- Therapie des Vorhofflimmerns
- Vorgehen bei intrazerebraler Blutung
- kardiovaskuläre Risikofaktoren

! 106 Karzinoid(syndrom)

106.1 Nennen Sie mindestens eine Erkrankung, welche die Symptomatik des Patienten erklären könnte!

- **Karzinoid:** Die anfallsartige Gesichtsrötung (Flush) in Verbindung mit den Diarrhöen, den abdominellen Schmerzen und der Tachykardie sowie der Gewichtsabnahme sind typische Symptome eines Karzinoidsyndroms.
- **Systemische Mastozytose:** Sie tritt paraneoplastisch auf, sodass ein Primärtumor zu erwarten ist. Die Hautrötung betrifft nicht nur das Gesicht.
- evtl. **schwere Nahrungsmittelallergie:** Abhängigkeit der Beschwerden von der Nahrungsaufnahme
- evtl. **schwere Hyperthyreose:** Ausschluss durch Bestimmung des basalen TSH

106.2 Welche Untersuchung schlagen Sie als Suchtest zur weiteren Abklärung vor?

Bestimmung der 5-Hydroxyindolessigsäure im 24-Stunden-Urin

106.3 Welche diagnostischen Maßnahmen sind erforderlich, wenn der Suchtest positiv ausfällt?

- Abdomensonografie, ggf. CT
- Endosonografie
- Thorax-CT, ggf. Bronchoskopie
- Somatostatinrezeptor-Szintigrafie

106.4 **Wo ist die vermutete Erkrankung am häufigsten lokalisiert?**

Im Gastrointestinaltrakt (90% der Fälle), vor allem in der Appendix und im terminalen Ileum.

106.5 **Was muss eintreten, damit die vermutete Erkrankung symptomatisch wird?**

Eine Metastasierung in die Leber. Das von Karzinoiden des Darms sezernierte Serotonin gelangt über die V. portae in die Leber und wird dort durch Enzyme (Monoaminooxidasen) abgebaut, sodass keine Flushsymptomatik auftritt. Erst bei einer Leberfilialisierung wird durch die Lebermetastasen Serotonin freigesetzt, welches unverändert in die Lebervenen und somit in die Zirkulation gelangt.

Kommentar

Das Karzinoid ist ein von neuroendokrinen Zellen ausgehender Tumor. Es tritt vor allem im Gastrointestinaltrakt (90%, s. Frage 106.4), seltener im Bronchialsystem (10%) auf und produziert und sezerniert wie die Ausgangszellen biogene Amine und/oder Peptide, z.B. Serotonin, Kallikrein. Es metastasiert relativ frühzeitig, zuerst lymphogen, dann hämatogen.

▶ **Klinik:** Nicht metastasierte Karzinoide verursachen keine Symptome (s. Frage 106.5); solche Karzinoide der Appendix werden meist als Zufallsbefund in histologischen Präparaten der Appendix nach einer Appendektomie entdeckt. Serotonin freisetzende Karzinoidmetastasen in der Leber führen zum **Karzinoidsyndrom**, das durch eine anfallsartig auftretende, mit Wärmegefühl und **Tachykardie** einhergehende **Gesichtsrötung** („Flush"), intermittierende **Diarrhöen** und kolikartige Bauchschmerzen charakterisiert ist. Ebenfalls typisch für das Karzinoidsyndrom sind die Erstmanifestation einer **arteriellen Hypertonie** und **asthmaähnliche Beschwerden**. Gelegentlich kommt es zu einer **Endokardfibrose**.

▶ **Diagnostik:** Liegt die oben beschriebene Symptomatik (klassische Trias Flush, Diarrhö, Tachykardie) in mehr oder weniger typischer Form vor, sollte eine weiterführende Diagnostik zum Ausschluss eines Karzinoids erfolgen. Hierzu wird der Serotoninmetabolit **5-Hydroxyindolessigsäure im 24-Stunden-Sammelurin** bestimmt. Bei deutlich erhöhten Werten ist eine bildgebende Diagnostik erforderlich. Eine **Szintigrafie** unter Verwendung des Tracers ^{131}J-Metajodbenzylguanidin (MIBG) kann Karzinoide sehr spezifisch nachweisen. Allerdings ist die Sensitivität der MIBG-Szintigrafie für Karzinoide mit ca. 70% nicht sehr hoch, sodass bei unauffälliger Szintigrafie weitere bildgebende Verfahren (**Endoskopie**, **CT**, **Sonografie**) eingesetzt werden sollten. Ergänzend zur Primärtumorsuche sollten hepatische Filiae ausgeschlossen werden (Sonografie, MRT, CT der Leber).

▶ **Differenzialdiagnosen:** s. Frage 106.1.

▶ **Therapie:** Therapie der Wahl des Karzinoids ist die **operative Entfernung** des Tumors mit kurativem Ansatz. Eine Chemotherapie wird derzeit als wenig sinnvoll angesehen. **Symptomatisch** kann bei inoperablen Patienten mit **Octreotid** (Somatostatinanalogon) die Serotoninsekretion vermindert werden.

▶ **Prognose:** Sie ist abhängig vom Ausbreitungsstadium: Bei lokalisierten Appendixkarzinoiden (beste Prognose) beträgt die 5-Jahres-Überlebensrate bis zu 99%, bei metastasierten Bronchialkarzinoiden (schlechteste Prognose) nur 30–70%. Rezidive können auch noch lange nach einer primär erfolgreichen Therapie auftreten. Jährliche Kontrollen (5-Hydroxyindolessigsäure im 24-Stunden-Sammelurin) sind daher erforderlich.

Zusatzthemen für Lerngruppen →•

- Phäochromozytom
- Cushing-Syndrom
- systemische Mastozytose
- Nahrungsmittelallergien: diagnostisches Vorgehen

107 Vorhofflattern

107.1 **Welche Diagnose stellen Sie? Begründen Sie Ihre Aussage anhand des EKG-Befundes!**

- Diagnose: Vorhofflattern (gewöhnlicher Typ)
- Begründung: Das EKG (▶ Abb. 107.2) zeigt eine rhythmische Tachykardie mit schmalen Kammerkomplexen. Zwischen den einzelnen QRS-

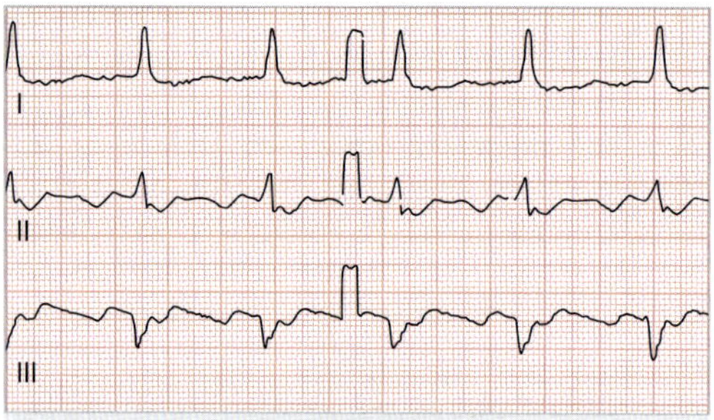

Abb. 107.2 EKG bei Vorhofflattern: regelmäßige 2:1-Überleitung der Vorhofaktionen, Vorhofflatterwellen mit einer Frequenz von 250/min, schmale QRS-Komplexe mit einer Frequenz von 125/min (aus Klinge, Das Elektrokardiogramm, Thieme, 2002).

Komplexen sind mehrere P-Wellen sichtbar, wobei eine regelmäßige 2:1-Überleitung der Vorhofaktionen erkennbar ist. Differenzialdiagnostisch kommt eine schnelle ektope Vorhoftachykardie in Frage. Diese ist durch kleine, spitz konfigurierte P-Wellen auf einer isoelektrischen Grundlinie charakterisiert. Demgegenüber ist der im vorliegenden EKG aufgezeichnete sägezahnförmige Stromkurvenverlauf typisch für Vorhofflattern. Eine eigentliche isoelektrische Grundlinie fehlt hier. Die P-Wellen in Ableitung II und III sind negativ. Somit liegt ein Vorhofflattern vom gewöhnlichen Typ vor.

107.2 **Welche Therapiemöglichkeiten bestehen?**

- **beim hämodynamisch stabilen Patienten:**
  - bei Patienten ohne strukturelle Herzerkrankung (z. B ohne KHK) Antiarrhythmika der Klasse I (z.B. Flecainid) oder der Klasse III (Sotalol oder Amiodaron)
  - alternativ oder bei Tachykardie β-Blocker oder Verapamil oder Digitalis zur Frequenzsenkung
- **beim hämodynamisch instabilen Patienten:**
  - elektrische Kardioversion, R-Zacken-getriggert mit niedriger Energie (50–100 J)
  - alternativ atriale Überstimulation über passager angelegtes Elektrodenkabel im rechten Vorhof; nur beim gewöhnlichen Typ erfolgreich, da hier die kreisende Erregung ihren Ursprung ausschließlich im rechten Vorhof hat (Erfolgsrate hier 80%)
- **Cave:** Besteht das Vorhofflattern seit mehr als 48 Stunden, sollte vor jedem Rhythmisierungsversuch eine transösophageale Echokardiografie zum Ausschluss linksatrialer Thromben erfolgen (dann Antikoagulation)!

107.3 **Welche therapeutische Maßnahme ergreifen Sie, wenn die Herzrhythmusstörung wiederholt auftritt?**

In diesem Fall ist eine Katheterablation angezeigt.

Kommentar

Das Vorhofflattern ist durch eine Vorhoffrequenz von 250–350/min und gleichmäßige Überleitung der Vorhofaktionen auf den Ventrikel charakterisiert.

► **Einteilung:** Man unterscheidet das häufigere Vorhofflattern vom „**gewöhnlichen Typ**" (common type oder **Typ I**) vom selteneren „**ungewöhnlichen Typ**" des Vorhofflatterns (uncommon type oder **Typ II**).

► **Ätiologie:** Ursache des Vorhofflatterns ist eine kreisende Erregung im rechten Atrium (gewöhnlicher Typ) oder im rechten und linken Atrium (ungewöhnlicher Typ). Diese kann als Folge einer organischen Herzerkrankung, aber auch bei Gesunden auftreten. Typisch ist das Vorhofflattern nach Herzoperationen (wie im vorliegenden Fall), vor allem wenn im Rahmen des Eingriffs eine Atriotomie erfolgte.

► **Klinik:** Die klinische Symptomatik hängt individuell von der Kammerfrequenz und der Pumpleistung des Herzens ab. Häufig werden Palpitationen („Herzrasen"), Schwindel und Dyspnoe angegeben. Synkopen sind möglich. Thrombembolien (z.B. Hirninfarkt) können das klinische Bild dominieren.

► **Diagnostik:** Die Diagnose wird anhand des **EKGs** gestellt (s. Frage 107.1). Die Flatterwellen beim gewöhnlichen Typ des Vorhofflatterns sind in den Ableitungen II, II und aVF in der Regel negativ, selten aber auch positiv bei gleichartigem Sägezahnmuster (sog. „reversed type" des Typ I).

► **Therapie:** Eine medikamentöse Akuttherapie (s. Frage 107.2) kommt nur für Patienten mit geringen Beschwerden in Frage, bei denen keine akzessorische atrioventrikuläre Leitungsbahn, d.h. kein Präexzitationssyndrom vorliegt, denn die vor allem auf den AV-Knoten gerichtete Wirkung der

Antiarrhythmika kann bei einem Präexzitationssyndrom den Übergang der Erregung auf die akzessorische Bahn und somit eine 1:1-Überleitung der Vorhofaktionen auf den Ventrikel bewirken. Dies hat eine Ventrikelfrequenz von 250–350/min zur Folge, die zum myokardialen Pumpversagen führt.

Bei erkennbarer hämodynamischer Relevanz des Vorhofflatterns sollte eine Wiederherstellung eines Sinusrhythmus durch elektrische **Kardioversion** angestrebt werden. Vorhofflattern vom gewöhnlichen Typ kann zudem in über 90% der Fälle mittels **atrialer Überstimulation** unter Verwendung eines Elektrodenkatheters beendet werden. Sowohl bei der elektrischen Kardioversion als auch bei der atrialen Überstimulation resultiert oft zunächst ein Vorhofflimmern, welches meist nach kurzer Zeit spontan in einen Sinusrhythmus konvertiert. **Langzeittherapie** der Wahl des Vorhofflatterns vom gewöhnlichen Typ ist die **Hochfrequenzablation** des posterioren Isthmus. Durch diese definitive Therapie ist der Patient in über 90% der Fälle anfallsfrei, sodass eine dauerhafte medikamentöse Therapie nicht erforderlich ist.

Zusatzthemen für Lerngruppen

- Präexzitationssyndrome
- präoperative Vorbereitung auf eine aortokoronare Bypassoperation, mögliche peri- und postoperative Komplikationen
- mögliche Nebenwirkungen von Amiodaron

108 Infarktpneumonie

108.1 Stellen Sie eine Verdachtsdiagnose!

Infarktpneumonie bei hämorrhagischem Lungeninfarkt, da erhebliche Risikofaktoren für eine Thrombembolie bestehen (postoperativer Zustand/Immobilisation nach Hüftoperation, weibliches Geschlecht, Adipositas), die akut einsetzenden rechtsthorakalen Schmerzen für eine pulmonale und gegen eine kardiale Genese der Beschwerden sprechen, eine respiratorische Partialinsuffizienz besteht (wie bei Lungenembolie), die Hämoptysen typisch für einen Lungeninfarkt sind, ein fieberhaftes Krankheitsbild nach Einsetzen der Schmerzsymptomatik aufgetreten ist und das Röntgenbild ein typisches keilförmiges Infiltrat im Mittel- und Unterfeld der rechten Lunge zeigt.

108.2 Welche Untersuchungen (in der Reihenfolge des praktischen Vorgehens) schlagen Sie zur Sicherung Ihrer Verdachtsdiagnose vor? Begründen Sie Ihren Vorschlag!

1. **Laboruntersuchungen:** Ausschluss von Faktoren, die zu einer Lungenembolie prädisponieren, z.B. durch Bestimmung der Protein-C- und Protein-S-Aktivität (Protein-C- oder Protein-S-Mangel?) und durch Suche nach der Faktor-V-Leiden-Mutation (APC-Resistenz?).
2. **EKG:** Suche nach Rechtsherzbelastungszeichen, Ausschluss konkurrierender Ursachen für den initialen Thoraxschmerz
3. **Doppler-Sonografie der Beinvenen:** Suche nach einer tiefen Beinvenenthrombose als Ursache der Lungenembolie
4. **Sputumuntersuchung** auf pathogene Keime mit Resistenzprüfung
5. **Spiral-CT oder Angio-MRT des Thorax oder**, falls dies nicht verfügbar ist, **Lungenperfusions- und Ventilationsszintigrafie** zur Sicherung einer Lungenembolie.

108.3 Welche therapeutischen Maßnahmen schlagen Sie vor, falls Ihre Verdachtsdiagnose zutrifft?

- **Sauerstoffgabe** (2–3 l/min), dann Kontrolle der Blutgasanalyse
- **Antibiotikatherapie**, z.B. Cephalosporin 2. oder 3. Generation oder Acylaminopenicillin mit oder ohne β-Laktamaseinhibitor
- **Vollheparinisierung** mit niedermolekularem (fraktioniertem) Heparin (gewichtsadaptierte Dosierung) oder mit unfraktioniertem Heparin (Ziel: Verlängerung der PTT auf das 1,5- bis 2-Fache der Norm)
- **später** überlappend **orale Antikoagulation**

108.4 Erklären Sie in wenigen Stichworten die Pathogenese dieser Lungenerkrankung! Was ist die Ursache der „roten Stippchen" in der Anamnese?

Embolie kleiner peripherer Pulmonalarterien distal der Anastomosen zum Bronchialkreislauf → keine kompensatorische Blutversorgung über die Bronchialarterien → Lungeninfarkt mit Untergang von Lungengewebe → Einblutung in die Nekrosezone und von dort in den umgebenden Alveolarraum (bei Husten rote Stippchen) → Minderperfusion → Hypoventilation und Atelektasenbildung → Infektion → Pneumonie im minderperfundierten Areal → keilförmiges Infiltrat im Röntgenbild

Kommentar

Als Infarktpneumonie bezeichnet man eine Lungenentzündung auf dem Boden einer zuvor abgelaufenen (peripheren) Lungenembolie, die zu einer Minderdurchblutung und konsekutiver Minderbelüftung des betroffenen Lungenareals führt.

► **Pathogenese:** Da bei einem embolischen Verschluss der großen und mittelgroßen Pulmonalarterien die Bronchialarterien die Blutversorgung kompensatorisch übernehmen können, tritt bei einer Embolie dieser Gefäße kein Lungeninfarkt auf. In der peripheren Lungenstrombahn jedoch besteht keine Ausgleichsversorgung seitens der Bronchialarterien, sodass bei einem embolischen Verschluss peripherer Äste der Pulmonalarterien eine ischämische Nekrose des Lungengewebes (= Lungeninfarkt) die Folge ist.

► **Klinik und Diagnostik:** Für die Verdachtsdiagnose einer Lungenembolie sprechen bei der im Fallbeispiel beschriebenen Patientin die **anamnestischen** Angaben (akuter Beginn mit thorakalen Schmerzen) und das **Risikoprofil** (Z.n. endoprothetischem Gelenkersatz, Adipositas), die deutliche respiratorische Partialinsuffizienz mit Zeichen der Hyperventilation (pCO_2 erniedrigt – **BGA**!), für den Lungeninfarkt die **anamnestische Angabe** blutig tingierten Sputums und das keilförmige Infiltrat im **Röntgen-Thorax**. Eine Bestimmung der **D-Dimere** liefert im oben genannten Fall wahrscheinlich kein für eine Lungenembolie spezifisches Ergebnis, da D-Dimere auch bei systemischen Entzündungsreaktionen (Pneumonie) erhöht sind. **Cave:** Periphere Lungenembolien sind in der Regel auf einen peripheren Lungenabschnitt begrenzt und nicht hämodynamisch relevant. Eine akute Dyspnoesymptomatik kann daher bei immobilen, nicht körperlich belasteten Patienten fehlen, sodass lediglich die thorakale Schmerzsymptomatik im Vordergrund stehen kann. Zur weiteren Abklärung s. Frage 108.2.

Die im Verlauf hinzukommenden Symptome und Befunde (**Fieber**, **eitriges Sputum**, **zunehmende Dyspnoe**) deuten hingegen mehr auf eine Pneumonie hin. Wertet man jedoch die initialen Leitsymptome der Lungenembolie im Kontext mit den später hinzutretenden Beschwerden und dem aktuellen Röntgenbefund (keilförmiges Infiltrat), ist die Diagnose einer **Infarktpneumonie auf dem Boden eines hämorrhagischen Lungeninfarktes** sehr wahrscheinlich.

► **Therapie:** s. Frage 108.3.

Zusatzthemen für Lerngruppen

- orale Antikoagulation: praktisches Vorgehen
- Erregerspektrum und antibiotische Therapie nosokomialer Pneumonien
- Risikofaktoren für venöse Thrombembolien

109 Hepatitis B

109.1 Welche Formen und Ursachen einer Hepatitis kennen Sie?

- **akute oder chronische Virushepatitis**; Ursachen:
  - Hepatitis-A-Virus
  - Hepatitis-B-Virus
  - Hepatitis-C-Virus
  - Hepatitis-D-Virus
  - Hepatitis-E-Virus
- **Begleithepatitis bei systemischer Virusinfektion**; Ursachen: Zytomegalievirus, Epstein-Barr-Virus, Coxsackie-Virus, Herpesviren, Varizella-Zoster-Virus, Adenoviren, HIV, Gelbfiebervirus, Rubellaviren
- **Hepatitis bei bakteriellen Infektionen**; Ursachen: Leptospiren (Morbus Weil mit Hepatitis + Nephritis), Brucellen (Q-Fieber)
- **Arzneimittel-induzierte Hepatitis**
- **Alkoholhepatitis**
- **Autoimmunhepatitis**

109.2 Welche Laborparameter bestimmen Sie bei V. a. Hepatitis B und welches Ergebnis erwarten Sie bei einer akuten (!) Infektion?

- HBs-Antigen (HBs-Ag): positiv
- HBe-Antigen (HBe-Ag): positiv
- HBV-DNA: positiv (sensitivster Parameter zum Nachweis der Virämie)

- anti-HBc-IgM: positiv
- anti-HBc-IgG: negativ
- anti-HBs: negativ, kann ca. 5 Wochen nach der Infektion positiv werden
- anti-HBe: negativ, kann ca. 4 Wochen nach der Infektion positiv werden

109.3 Wie wird eine akute (!) Hepatitis B behandelt?

- **symptomatisch:** körperliche Schonung, Vermeidung aller potenziell leberschädigenden Dinge (z.B. Alkohol, Medikamente)
- bei akuter Hepatitis B besteht **keine** Indikation zur **antiviralen Therapie**!
- bei fulminanter Hepatitis B (ca. 1% der Fälle) mit akutem Leberversagen Indikation zur Lebertransplantation

109.4 Welche Formen einer Hepatitis-B-Impfung gibt es? Nennen Sie die Indikationen!

- **Aktive Immunisierung** mit HBs-Antigen: Sie ist indiziert bei medizinischem Personal, Dialysepatienten, Patienten mit chronischer Lebererkrankung, i.v. Drogenabhängigen und Homosexuellen. Die aktive Impfung wird mittlerweile als Standardimpfung bei allen Säuglingen/Kindern empfohlen.
- **Passive Immunisierung** durch Applikation von Hepatitis-B-Immunglobulin innerhalb von 6 Stunden nach der Infektion. Sie ist indiziert z.B. als Postexpositionsprophylaxe nach Nadelstichverletzung (HBs-Ag-positiver Patient) oder bei Neugeborenen HBs-Ag-positiver Mütter.

109.5 Woran „erkennen" Sie einen infektiösen Patienten, einen chronischen Verlauf bzw. einen asymptomatischen HBs-Ag-Träger?

- Infektiosität: HBs-Ag positiv, HBe-Ag positiv, HBV-DNA positiv
- chronischer Verlauf: HBs-Ag > 6 Monate nach Infektion nachweisbar, HBV-DNA positiv
- asymptomatischer HBs-Ag-Träger: HBs-Ag, HBV-DNA, anti-HBc und anti-HBe positiv, HBe-Ag und anti-HBs negativ

Kommentar

Die akute Hepatitis-B-Infektion zählt zu den weltweit häufigsten Virusinfektionen, die Endemierate in Afrika und Südostasien beträgt bis zu 20%, in Westeuropa 0,1–1%.

Die Hepatitis B ist eine **meldepflichtige** Erkrankung (Krankheitsverdacht, Erkrankung, Tod).

▶ **Ätiologie und Pathogenese:** Das Hepatitis-B-Virus (HBV) ist ein DNA-Virus. Die Übertragung erfolgt auf parenteralem Weg, sexuell oder perinatal. In Ländern mit hoher HBV-Durchseuchung wird die Erkrankung in der Mehrzahl der Fälle bereits perinatal übertragen.

▶ **Klinik:** Die Inkubationszeit beträgt 1–3 Monate. In ⅔ der Fälle verläuft die Infektion asymptomatisch und die Diagnose wird später retrospektiv anhand positiver Antikörpertiter gestellt. In den anderen Fällen werden vor allem grippeähnliche Beschwerden, z.B. Gelenk- und/oder Muskelschmerzen und subfebrile Temperaturen mit Übelkeit und Druckgefühl im rechten Oberbauch angegeben. In 30% der Fälle tritt ein Ikterus mit hellem Stuhl, dunklem Urin und Juckreiz auf. Häufig besteht eine Hepatomegalie. Ein fulminanter Verlauf einer Hepatitis B ist sehr selten (1%), aber durch das akute Leberversagen prognostisch ungünstig.

▶ **Diagnostik:** Laborchemisch ist die akute Hepatitis B vor allem durch eine **Erhöhung der Transaminasen** (De-Ritis-Quotient GOT:GPT < 1) und den Nachweis des **HBs-Ag** charakterisiert. Infektiosität besteht, solange das HBs-Ag nachweisbar ist. Ist das HBs-Ag bereits nicht mehr nachweisbar, kann eine akute Infektion durch Nachweis von **anti-HBc-IgM** gelingen. Der früheste und sensitivste Marker einer replikativen Hepatitis-B-Infektion ist der Nachweis von **HBV-DNA** mithilfe der PCR (s. Frage 109.2). Zur Abschätzung der Lebersyntheseleistung sollten die Gerinnungsparameter (insbesondere die INR), eine Eiweißelektrophorese und die Cholinesterase (CHE) bestimmt werden. Sonografisch zeigt sich oft eine vergrößerte Leber mit verdichtetem Parenchym.

▶ **Differenzialdiagnosen:** Ausschluss einer systemischen Virusinfektion mit Begleithepatitis (z.B. EBV, CMV, HSV) durch Klinik und Serologie (s. Frage 109.1) und Ausschluss einer toxischen Hepatitis (Alkohol, Medikamente, Nahrungsmittel/Pilze) durch eine gezielte Anamnese.

▸ **Therapie:** Im Gegensatz zur aktiven Hepatitis-C-Infektion wird die akute Hepatitis-B-Infektion **nicht primär antiviral** behandelt (Therapie s. Frage 109.3).

▸ **Prognose:** Bei etwa jedem 10. Patienten heilt die Infektion nicht innerhalb weniger Wochen aus und es entwickelt sich ein chronischer HBs-Ag-Trägerstatus. Nur bei 2% der Patienten mit chronischem Verlauf der Hepatitis-B-Infektion (bei ca. 10%, insgesamt also bei 0,2% aller infizierten Personen) wird eine Progredienz der histologisch erkennbaren Veränderungen (z. B. Leberzirrhose) gefunden. Zum fulminanten Verlauf s. Klinik.

Zusatzthemen für Lerngruppen →•

- toxische Hepatitis
- chronische Hepatitis D und E
- Therapie der chronischen Hepatitis B
- Klinik und Erreger des Gelbfiebers

110 Analgetikanephropathie

110.1 Welche Erkrankung liegt wahrscheinlich vor und was ist die Ursache?

Tubulointerstitielle Nephritis mit chronischer Niereninsuffizienz; Ursache: Analgetikaabusus (**Analgetikanephropathie**), da eine tubuläre Proteinurie mit Erythrozyturie und steriler Leukozyturie in Vebindung mit den erhöhten Nierenretentionsparametern und dem neu aufgetretenen Hypertonus auf eine interstitielle Nephritis hinweist, die massive und langjährige Analgetikaeinnahme ein erhebliches Risiko für eine interstitielle Nephritis darstellt und der sonografische Befund typisch für eine interstitielle Nephritis bei Analgetikabusus ist. Bei einer Glomerulonephritis würde man eine glomeruläre Proteinurie (Albumin), dysmorphe Erythrozyten im Urin und vergrößerte Nieren mit verwaschener Parenchym-Pyelon-Grenze erwarten.

110.2 Nennen Sie mindestens 3 weitere mögliche Ursachen dieser Erkrankung!

- Zu einer **chronischen interstitiellen Nephritis** führen:
  - Stoffwechselerkrankungen (Hyperurikämie, Hyperparathyreoidismus)
  - Chemikalien (Blei, Cadmium)
  - Amyloidose
  - Plasmozytom
  - ionisierende Strahlung
- Zu einer **akuten interstitiellen Nephritis** führen:
  - Virusinfektion (z. B. Hantavirus)
  - immunologische Prozesse im Anschluss an bakterielle Infektionen (z. B. Streptokokkeninfektion)
  - Medikamente (z. B. Antibiotika)

110.3 Die Patientin fragt Sie, wie die Erkrankung behandelt werden soll. Wie lautet Ihre Antwort?

- Beendigung der Einnahme von Paracetamol und Acetylsalicylsäure und Wechsel auf andere Analgetika (z. B. Tramadol, Opiate)
- symptomatische Behandlung der chronischen Niereninsuffizienz (s. Fall 10)

110.4 Wie ist die Prognose einzuschätzen?

- Kreatininwert bei Erstdiagnose unter 3 mg/dl: in der Regel Stabilisierung, gelegentlich auch Besserung der Nierenfunktion nach Beendigung des Analgetikaabusus
- Kreatininwert bei Erstdiagnose über 3 mg/dl (vorliegender Fall): meist Progredienz der Niereninsuffizienz auch nach Beendigung des Analgetikaabusus
- Es besteht ein erhöhtes Risiko für Urothelkarzinome.

Kommentar

Als Analgetikanephropathie bezeichnet man eine chronische abakterielle interstitielle Nephritis, die durch langjährige Einnahme von nichtsteroidalen Analgetika – insbesondere von Kombinationspräparaten – in hohen Dosen bedingt ist.

▸ **Ätiologie und Pathogenese:** Häufigste Ursache der Analgetikanephropathie war früher die chronische Einnahme von Phenacetin („Phenacetinniere"), das daher 1986 in Deutschland verboten wurde. Paracetamol, der Hauptmetabolit von Phenacetin, zählt auch in höheren Dosen von bis zu 3 g/d zu den am besten verträglichen Analgetika. Bei Einnahme hoher Dosen (deutlich über 3 g/d) und in Kombination mit anderen nichtsteroidalen Analgetika (z.B. Phenazon, Propyphenazon) kommt es zu einer Hemmung der renalen Prostaglandinsynthese und somit zu einer Drosselung der Markdurchblutung der Nieren. Abbauprodukte der Analgetika können sich dann in der Mark- und Papillenregion ablagern und dort über einen toxischen Effekt eine **interstitielle Nephritis** induzieren. Wird der Entzündungsprozess durch eine langjährige Fortführung des Analgetikaabusus unterhalten, bildet sich eine fortschreitende interstitielle Fibrose aus. Die Entwicklung einer nur teilweise oder gar nicht reversiblen chronischen Niereninsuffizienz ist die Folge.

▶ **Klinik:** Die Erkrankung verläuft im Frühstadium **oft asymptomatisch**, in fortgeschrittenen Stadien dominieren die **Symptome der chronischen Niereninsuffizienz** (z.B. Müdigkeit und Leistungsminderung durch renale Anämie, wie bei der beschriebenen Patientin; weitere Symptome s. Fall 10 und 73).

▶ **Diagnostik:** Die Diagnose ergibt sich aus der typischen **Anamnese**, dem Nachweis einer **Niereninsuffizienz**, dem Bild einer **interstitiellen Nephritis** und dem **Ausschluss anderer Ursachen** einer interstitiellen Nephritis (s. Frage 110.2). Eine interstitielle Nephritis (im Gegensatz zur Glomerulonephritis) ist bei Vorliegen folgender Befunde wahrscheinlich: sterile Leukozyturie + tubuläre Proteinurie + nicht dysmorphe Erythrozyturie. Für die Analgetikanephropathie im Speziellen ist zudem der Nachweis von Verkalkungen der Papillenregion in **Abdomensonografie** oder **CT-Abdomen** typisch.

▶ **Therapie und Prognose:** Eine spezifische Therapie gibt es nicht (s. Frage 110.3). Bei Absetzen der auslösenden Medikamente kommt die Erkrankung in der Regel zum Stillstand, sofern noch keine höhergradige Niereninsuffizienz vorliegt. Bei schwerer Niereninsuffizienz (Serumkreatinin > 3 mg/dl) ist eine weitere Verschlechterung der Nierenfunktion im Verlauf eher wahrscheinlich und ein Übergang in eine terminale Niereninsuffizienz möglich. Aufgrund des erhöhten Risikos für Urothelkarzinome sollte der Urin der Patienten zweimal pro Jahr zytologisch untersucht werden.

Zusatzthemen für Lerngruppen

- diagnostisches Vorgehen zur Abklärung einer Proteinurie
- Patientenaufklärung bei einer Nierenbiopsie
- Komplikationen einer Nierenbiopsie
- Urothelkarzinom, Nierenzellkarzinom

111 Pankreaskarzinom

111.1 Wie lautet Ihre Verdachtsdiagnose?

- **Pankreaskarzinom**, da die Allgemeinsymptome wie der massive Gewichtsverlust auf ein Tumorleiden hinweisen und sonografisch eine tumorverdächtige Raumforderung im Bereich des Pankreaskopfes darstellbar ist. **V. a. Verschluss des Ductus choledochus** durch den Tumor, da ein Ikterus vorliegt, die extrahepatischen Gallengänge sonografisch gestaut zur Darstellung kommen und eine tumorbedingte Kompression des im Bereich des vergrößerten Pankreaskopfes verlaufenden Ductus choledochus wahrscheinlich ist.

111.2 Welche weitere Diagnostik schlagen Sie vor? Begründen Sie jede von Ihnen vorgeschlagene Maßnahme. Unter welcher Fragestellung führen Sie die Maßnahmen durch?

- **Magnetresonanztomografie mit Kontrastmitteldarstellung des Gallengangsystems (MRCP) und der Gefäße (MRA):**
  - **Begründung:** Pankreas-, Gallengang- und Gefäßdarstellung in einer Untersuchung, erspart aufwendige und komplikationsträchtigere endoskopische Untersuchung (ERCP) und CT. Ist ein endoskopisches therapeutisches Vorgehen (z.B. Steinextraktion, Papillotomie) von vornherein wahrscheinlich, sollte primär eine ERCP durchgeführt werden.
  - **Fragestellung:** Anatomie des Pankreas, angrenzende Strukturen, Gallengangsystem, Kompression des Ductus choledochus durch den Tumor, Lymphknotenmetastasen, Fernmetastasen?
- **Endosonografie:** sehr sensitive Technik

- **CT des Pankreas** (falls MRCP nicht verfügbar):
  - **Begründung:** Pankreas und umgebende Strukturen können sicherer als mittels Sonografie dargestellt werden, bessere Verlaufsbeurteilung als durch Sonografie; zur Darstellung des Gallengangsystems ergänzend ERCP erforderlich
  - **Fragestellung:** Anatomie des Pankreas, angrenzende Strukturen, Kompression, Lymphknotenmetastasen, Fernmetastasen?
- **endoskopische retrograde Cholangio-Pankreatikografie (ERCP):**
  - **Begründung:** Darstellung des Gallengangsystems ergänzend zum CT; ermöglicht ggf. in einer Sitzung diagnostische und therapeutische Maßnahmen
  - **Fragestellung:** Stenosen im Ductus Wirsungianus und Ductus choledochus (double-duct-sign)?
- **Labor:** Kreatinin, Elektrolyte (Ausschluss einer Niereninsuffizienz vor Kontrastmittelgabe); GOT und GPT; γ-GT, AP und Bilirubin (Cholestaseparameter); Lipase und Amylase (Begleitpankreatitis?); Cholinesterase, INR und Albumin (Lebersynthesefunktion – Leberzirrhose?); Tumormarker CA 19–9 und CA 50 (Ausgangsmessung vor Therapie); Blutbild
- **ergänzende Staginguntersuchungen zur Planung eines operativen Vorgehens (kurativ versus palliativ):** Gastroskopie, Röntgenuntersuchung des Thorax
- **bei operativem Vorgehen:** intraoperativ Biopsie/Schnellschnitt zur Diagnosesicherung; bei Inoperabilität keine Biopsie

111.3 Wie schätzen Sie die Prognose des Patienten ein?

Die Prognose ist ausgesprochen schlecht (5-Jahres-Überlebensrate insgesamt 0,2%) und die ungünstigste aller Tumoren des Gastrointestinaltrakts. Grund ist die meist späte Diagnose, da in den Frühstadien Symptome fast immer fehlen.

! 111.4 Wie bezeichnet man die Konstellation aus Ikterus und schmerzloser prallelastisch palpabler Gallenblase?

Diese Konstellation wird als **Courvoisier-Zeichen** bezeichnet.

Kommentar

Das Pankreaskarzinom geht meist vom Epithel des Pankreasganges, selten vom Epithel der Papilla duodeni major aus und ist die dritthäufigste maligne Neoplasie des Verdauungstrakts.

▶ **Klinik und Diagnostik:** Bei einigen Patienten wird das Pankreaskarzinom als Zufallsbefund, z. B. im Rahmen einer Abdomensonografie festgestellt. Die bei einem Pankreaskarzinom geäußerten Beschwerden sind **Spätsymptome** und meist uncharakteristisch: Sie umfassen **Oberbauchschmerzen, Übelkeit**, allgemeine **Schwäche** sowie häufig auch einen schmerzlosen Ikterus. Ein ausgeprägter **Gewichtsverlust** besteht fast immer.

Das **Courvoisier-Zeichen** (s. Frage 111.4) ist ein wichtiger klinischer Hinweis auf ein Karzinom im Pankreaskopfbereich mit Kompression der ableitenden Gallenwege. Bei bis zu 80% der Patienten kann eine **gestörte Glukosetoleranz** nachgewiesen werden, sodass auch eine diabetische Stoffwechsellage Erstsymptom eines Pankreaskarzinoms sein kann. Bei Erstmanifestation eines Diabetes mellitus sollte deshalb immer eine **Abdomensonografie** (▶ Abb. 111.1) durchgeführt werden. Die bei Frage 111.2 aufgeführte **bildgebende Diagnostik** hat zum Ziel, zum einen die Diagnose durch typische Befunde zu sichern, zum anderen das Ausmaß der Erkrankung (lokale Ausbreitung, Übergriff auf andere Organe, Lymphknoten- und Fernmetastasen) festzustellen, was wiederum für die Planung der Therapie wichtig ist.

▶ **Therapie:** Kleine, nicht fernmetastasierte Pankreaskarzinome ohne größere Gefäßwandarrosion

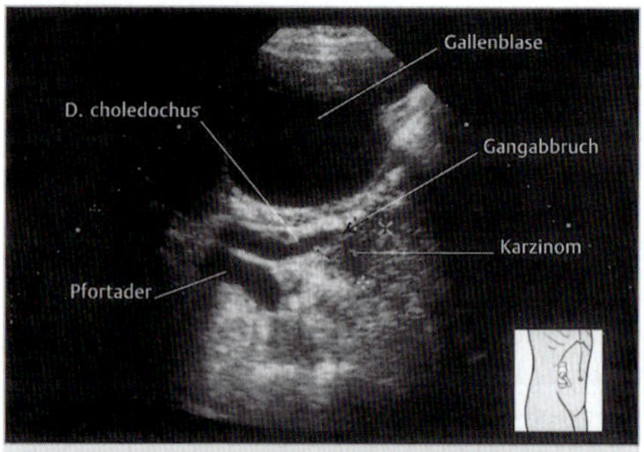

Abb. 111.1 Sonogramm bei Pankreaskopfkarzinom: Der erweiterte Ductus choledochus wird durch einen kleinen, echoarmen Tumor verschlossen (aus Delorme, Debus; Duale Reihe Sonographie, Thieme, 2004).

können operiert werden. Standardverfahren ist die **partielle Duodenopankreatektomie** (**Whipple-Operation**). Beim metastasierten Pankreaskarzinom wird heute eine palliative Chemotherapie mit Gemcitabine empfohlen. Weitere **palliative Therapieverfahren** bestehen z. B. in einer endoskopischen Rekanalisation des Ductus choledochus durch Stents.

▶ **Prognose:** Selbst nach Pankreasresektion mit primär kurativem Ansatz liegt die Langzeitüberlebensrate lediglich bei 20 %, da in der Mehrzahl der Fälle Frührezidive auftreten. Bei palliativ chemotherapierten Patienten liegt die mittlere Lebenserwartung bei 8 bis 12 Monaten. Grund der schlechten Prognose ist das Fehlen von Frühsymptomen, wodurch die Erkrankung meist erst in fortgeschrittenen und nicht mehr kurativ behandelbaren Krankheitsstadien diagnostiziert wird.

Zusatzthemen für Lerngruppen

- chronische Pankreatitis
- Pankreaszysten
- Zollinger-Ellison-Syndrom
- retroperitoneale Fibrose

112 Kammerflimmern

112.1 Welche Herzrhythmusstörung liegt vor?

Kammerflattern mit Übergang in Kammerflimmern: Das EKG (▶ Abb. 112.1) zeigt in der linken Bildhälfte eine noch regelmäßige Tachykardie mit breitem QRS-Komplex von initial einheitlicher, im weiteren Verlauf wechselnder Morphologie und einer Frequenz von > 250/min. Dies entspricht einem Kammerflattern. In der rechten Bildhälfte finden sich nur noch völlig irregulär einfallende, von Aktion zu Aktion unterschiedlich konfigurierte Wellen, d. h. hier liegt Kammerflimmern vor.

112.2 Nennen Sie verschiedene Ursachen, welche die Entstehung einer solchen Herzrhythmusstörung begünstigen!

- Hypoxie durch absolute oder relative Koronarinsuffizienz (akutes Koronarsyndrom [instabile Angina pectoris oder Myokardinfarkt], Aortenstenose)
- Hypoxie durch respiratorische Insuffizienz
- Elektrolytstörung (z. B. Hypokaliämie, Hypokalzämie, Hypomagnesiämie)
- verlängerte QT-Zeit:
  - durch Medikamente, z. B. durch Klasse-I- oder Klasse-III-Antiarrhythmika wie Sotalol, durch Antibiotika oder tri- oder tetrazyklische Antidepressiva
  - angeboren (z. B. Romano-Ward-Syndrom, Jervell-Lange-Nielsen-Syndrom)
- Myokarditis
- Kardiomyopathie
- WPW-Syndrom mit Vorhofflimmern und schneller Überleitung über die akzessorische Leitungsbahn

112.3 Machen Sie einen Therapievorschlag und begründen Sie die Reihenfolge Ihres Vorgehens!

1. Herzdruckmassage und Beatmung im Verhältnis 30:2
2. sofortige Defibrillation (360 J monophasisch oder 160–200 J biphasisch)
3. Sofortige Fortsetzung der Herzdruckmassage ohne Beurteilung des Herzrhythmus über 2 Minuten, da eine zeitliche Verzögerung die Hypoxiedauer des Myokards verlängert.
4. Prüfung des Herzrhythmus: falls weiter Kammerflimmern/-flattern → erneute Defibrillation
5. Sofortige Fortsetzung der Herzdruckmassage ohne Beurteilung des Herzrhythmus über 2 Minuten und Gabe von 1 mg Adrenalin und 300 mg Amiodarion i. v.
6. Prüfung des Herzrhythmus: falls weiter Kammerflimmern/-flattern → erneute Defibrillation
7. zügige Intubation bei fortbestehendem Kammerflimmern nach dreimaliger Defibrillation
8. bei refraktärem Kammerflimmern Gabe von weiteren 150 mg Amiodaron mit anschliessender Dauerinfusion

112.4 Was ist, unabhängig von der zugrunde liegenden Erkrankung, die Therapie der Wahl, um nach erfolgreicher Therapie der Herzrhythmusstörung die Prognose des Patienten zu verbessern?

Die Implantation eines Kardioverter-Defibrillators (AICD).

Kommentar

Als **Kammerflattern** bezeichnet man regelmäßige Haarnadelwellen im EKG mit einer Frequenz von 250–400/min, als **Kammerflimmern** einen unregelmäßigen, zackenförmigen EKG-Kurvenverlauf.

▸ **Ätiologie und Pathogenese:** Häufigste Ursache eines Kammerflimmerns ist eine **Myokardischämie**, meist im Rahmen eines akuten Myokardinfarkts. Arrhythmogenes Substrat kann aber auch eine alte Narbe nach stattgehabtem Myokardinfarkt sein. Auch andere **Erkrankungen des Myokards** (s. Frage 112.2) gehen mit einem erhöhten Risiko für Kammerflimmern einher. In wenigen Fällen (5%) ist keine morphologisch fassbare Grunderkrankung nachweisbar. Die Flimmerschwelle wird jedoch auch durch **Medikamente**, z. B. über eine Verlängerung der QT-Zeit (s. Frage 112.2) oder – bei forcierter Diuretikatherapie – durch Hypokaliämie reduziert.

▸ **Klinik:** Aufgrund der ineffektiven Ventrikelkontraktionen wird der Organismus nicht mit Blut versorgt und es kommt zu Bewusstlosigkeit und Atemstillstand. Puls und Blutdruck sind nicht messbar.

▸ **Vorgehen:** Nach Empfehlung der Fachgesellschaften kann bei einem erst seit wenigen Sekunden bestehenden Kammerflattern oder Kammerflimmern primär ein **präkordialer Faustschlag** versucht werden. Da durch diese Maßnahme jedoch in der Regel eine sofortige Rhythmisierung nicht zu erreichen ist, sollte bei Misserfolg eine **umgehende externe Defibrillation** erfolgen. Parallel muss umgehend eine **kardiopulmonale Reanimationsbehandlung** nach dem ABC-Schema eingeleitet werden. Eine **medikamentöse antiarrhythmische Therapie** mit Amiodaron sollte erst dann begonnen werden, wenn mehrere Defibrillationsversuche fehlgeschlagen sind, da Amiodaron blutdrucksenkend wirken kann. Nur wenn Amiodaron nicht verfügbar ist, kann Lidocain (1 mg/kg KG) als Alternative gegeben werden.

▸ **Prognose und Sekundärprophylaxe:** Die Rezidivrate nach primärem Kammerflimmern ist mit bis zu 40% innerhalb der ersten 2 Jahre nach erfolgreicher Reanimation sehr hoch. Nach ausreichender Behandlung einer zugrundeliegenden Erkrankung (z. B. Lyse oder PTCA bei akutem Myokardinfarkt) erfolgt eine Risikoabschätzung für das Wiederauftreten eines Kammerflimmerns, meist durch eine elektrophysiologische Untersuchung. Der automatische **implantierbare Kardioverter-Defibrillator** (**AICD**) hat sich als effektives Instrument zur Sekundärprophylaxe des plötzlichen Herztodes nach stattgehabtem Kammerflimmern erwiesen. Die Reduktion der Gesamtmortalität nach einem Herzstillstand durch den AICD ist ausgeprägter als durch Antiarrhythmika der Klasse III. Die 5-Jahres-Überlebensrate hinsichtlich eines plötzlichen Herztodes beträgt nach AICD-Implantation ca. 90%.

Zusatzthemen für Lerngruppen

- Ursachen tachykarder Herzryhthmusstörungen
- Karotis-Druckversuch
- supraventrikuläre Arrhythmien

113 Respiratorische Azidose

113.1 Interpretieren Sie die Blutgasanalyse im Hinblick auf den Gasaustausch und den Säure-Basen-Haushalt!

- Es besteht eine **respiratorische Globalinsuffizienz**, da der pCO_2 massiv erhöht, der pO_2 vermindert ist. Dies ist als Folge einer alveolären Hypoventilation (vermindertes Atemminutenvolumen) zu interpretieren und deutet auf eine Erschöpfung der Atemmuskulatur infolge einer Exazerbation der chronisch-obstruktiven Lungenerkrankung hin.
- Außerdem liegt eine **respiratorische Azidose** vor, da der pH vermindert, der pCO_2 erhöht ist. Das erhöhte HCO_3^- deutet auf den Versuch einer metabolischen Kompensation hin, die aber nicht ausreicht, um die durch den massiven Anfall von CO_2 entstehenden Säurevalenzen zu puffern.

113.2 Welche therapeutische Maßnahme hat in der beschriebenen Situation Vorrang? Begründen Sie Ihre Aussage!

Vorrangig sind die **endotracheale Intubation** und die **maschinelle Beatmung**.

Begründung:

- Es liegt eine symptomatische (Somnolenz!) respiratorische Globalinsuffizienz infolge der Hyperkapnie vor. Da von einer Erschöpfung der Atemmuskulatur auszugehen ist, muss die Ventilation vorübergehend unterstützt werden, bis sich die Atemmuskulatur erholt hat und die Ursache der respiratorischen Verschlechterung (z. B. Infektexazerbation, Pneumonie) behandelt wird.
- Die fehlende metabolische Kompensation der respiratorischen Azidose deutet darauf hin, dass die Verschlechterung kurzfristig eingetreten ist.
- Es bestehen eine Hypoxämie und Hyperkapnie trotz hochdosierter medikamentöser Therapie (Steroide, Theophyllin).
- Bei weiterer Zunahme von Hypoxämie, Hyperkapnie und Azidose ist ein Herz-Kreislauf-Stillstand zu erwarten. Das Warten auf einen möglichen Erfolg einer Fortführung bzw. Intensivierung der medikamentösen Therapie darf die Intubation nicht verzögern.

113.3 Nennen Sie mögliche Ursachen für die Herzrhythmusstörungen des Patienten! Woraus leiten Sie Ihre Vermutung ab?

- **Respiratorische Azidose:** Diese Vermutung lässt sich aus der Blutgasanalyse ableiten.
- **Hypoxämie** (mit relativer Koronarinsuffizienz): Die Blutgasanalyse deutet auch darauf hin.
- **Theophyllinintoxikation:** Die Dosis von 4 × 500 mg pro Tag ist viel zu hoch. Zur Bestätigung der Vermutung sollte der Theophyllinspiegel bestimmt werden.

Kommentar

Als respiratorische Azidose wird eine Abnahme des pH infolge eines Anstiegs des CO_2-Partialdrucks bei alveolärer Hypoventilation bezeichnet. Der massive Anfall von CO_2 führt zur vermehrten Bildung von H^+ und damit zur Entwicklung einer Azidose.

▶ **Ätiologie:** Häufige Ursachen einer alveolären Hypoventilation (und somit der respiratorischen Azidose) sind insbesondere obstruktive Atemwegserkrankungen (COPD, Asthma bronchiale), außerdem restriktive Lungenerkrankungen (z. B. Silikose), neuromuskuläre Erkrankungen mit Befall der Atemmuskulatur (z. B. Guillain-Barré-Syndrom) und muskuläre Erschöpfung bei schwerer akuter respiratorischer Insuffizienz (z. B. bei Lungenödem oder Pneumonie).

▶ **Klinik:** Aufgrund der Hypoventilation sind typische Symptome und Befunde der Grunderkrankung (z. B. Giemen, Brummen) nicht mehr vorhanden. Die schwere Hyperkapnie führt über eine Vasodilatation der hirnversorgenden Arterien zu einer intrazerebralen Drucksteigerung und diese zu **zunehmender Somnolenz. Cave:** Daher ist es als Alarmzeichen zu werten, wenn ein zuvor stark dyspnoeischer Patient zunehmend ruhiger wird. Vollzieht sich der Anstieg des CO_2 über Jahre (chronisch), z. B. bei COPD, dann erfolgt eine Anpassung des Säure-Basen-Haushalts an die Hyperkapnie. Die Patienten tolerieren dann durchaus deutlich erhöhte CO_2-Partialdrucke.

▶ **Diagnostik:** Die Diagnose der respiratorischen Azidose wird anhand der Blutgasanalyse gestellt: pH niedrig, pCO_2 erhöht.

▶ **Therapie:** Die respiratorische Azidose lässt sich nur durch Behebung der Ursache, d. h. **Steigerung der alveolären Ventilation** behandeln. Bei weniger schweren Verläufen ist dies z. B. durch intensive medikamentöse Therapie einer bronchialen Obstruktion möglich (z. B. β_2-Sympathomimetika, Glukokortikoide, Theophyllin). Bei schwerer Hyperkapnie ist eine maschinelle Beatmung zur Steigerung der alveolären Ventilation erforderlich. Bei noch auf Ansprache reagierenden und kooperativen Patienten kann dies auch durch Maskenbeatmung erfolgen. Ist die Mitarbeit des Patienten durch Bewusstlosigkeit oder Somnolenz beeinträchtigt, muss er endotracheal intubiert werden. Parallel muss die Ursache der respiratorischen Insuffizienz beseitigt werden.

Zusatzthemen für Lerngruppen

- praktisches Vorgehen bei endotrachealer Intubation
- Respiratortherapie: Grundlagen
- medikamentöse Therapie der chronisch-obstruktiven Atemwegserkrankung (COPD)

114 Colitis ulcerosa

114.1 Welche Erkrankungen werden als „chronisch-entzündliche Darmerkrankungen“ bezeichnet?

- Morbus Crohn
- Colitis ulcerosa

114.2 Wie unterscheidet sich das klinische Bild dieser Erkrankungen? Denken Sie z. B. an das Befalls- und Ausbreitungsmuster, eine eventuelle Fistelbildung und den radiologischen und endoskopischen Befund!

- **Diarrhöen:** bei Morbus Crohn nicht blutig, bei Colitis ulcerosa blutig
- **Befall:** Beim Morbus Crohn ist der gesamte Gastrointestinaltrakt befallen, jedoch bevorzugt das terminale Ileum (Ileitis terminalis), bei Colitis ulcerosa das Kolon (gelegentlich auch das terminale Ileum = sog. Backwash-Ileitis).
- **Ausbreitungsmuster:** beim Morbus Crohn diskontinuierlich an verschiedenen Stellen des Gastrointestinaltrakts, bei der Colitis ulcerosa kontinuierlich vom Rektum nach proximal
- **Fistelbildung:** beim Morbus Crohn häufig, bei der Colitis ulcerosa selten
- **Abszedierung:** beim Morbus Crohn häufig, bei der Colitis ulcerosa selten
- **Röntgen:** beim Morbus Crohn segmentale Stenosen und Pflastersteinrelief, bei Colitis ulcerosa Rarefizierung der Haustren (dadurch Bild des „Fahrradschlauchs", ▶ Abb. 114.1)
- **Endoskopie:** beim Morbus Crohn diskontinuierlicher Befall, Aphthen und Pflastersteinrelief, bei Colitis ulcerosa ubiquitäre Schleimhautrötung-/schwellung mit kontinuierlicher Ausbreitung und Kontaktvulnerabilität
- **begleitende primär-sklerosierende Cholangitis:** bei der Colitis ulcerosa häufiger.
- **andere extraintestinale Manifestationen** (s. Frage 114.3) bei Morbus Crohn viel häufiger als bei Colitis Ulcerosa.

114.3 Nennen Sie typische extraintestinale Manifestationen der chronisch-entzündlichen Darmerkrankungen!

- **Gelenke:** asymmetrische Oligoarthritis vor allem großer Gelenke, Bild wie bei einer Spondyloarthritis (Beteiligung von Sakroiliakalgelenken und Wirbelsäule, HLA-B27 häufig positiv)
- **Augen:** Episkleritis, Iridozyklitis
- **Haut:** Erythema nodosum, Pyoderma gangraenosum
- **Leber:** primär-sklerosierende Cholangitis

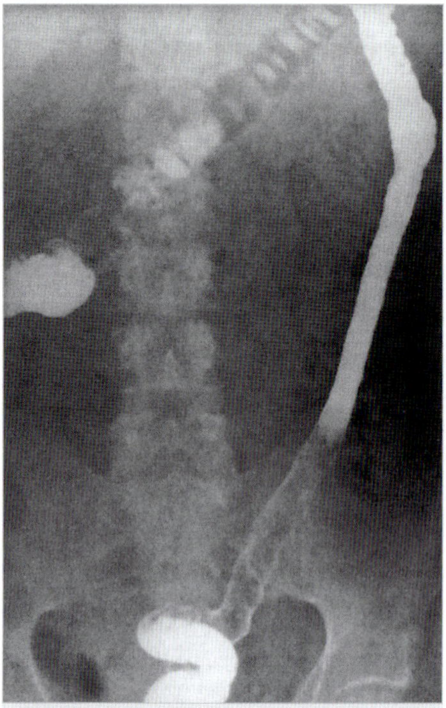

Abb. 114.1 Magen-Darm-Passage: Fortgeschrittene Colitis ulcerosa mit Ausbreitung vom Rektum bis zur Flexura coli sinistra und Verlust der Haustren (Bild des „Fahrradschlauchs") (aus Oestmann, Radiologie, Thieme, 2005).

114.4 Welche mit der „chronisch-entzündlichen Darmerkrankung“ assoziierte Erkrankung ist wahrscheinlich für die Erhöhung der alkalischen Phosphatase verantwortlich?

Die primär-sklerosierende Cholangitis, die bei ca. 3% aller Patienten mit einer Colitis ulcerosa auftritt.

Kommentar

Colitis ulcerosa und Morbus Crohn werden, da sie durch eine chronische Darmentzündung charakterisiert sind, als „chronisch-entzündliche Darmerkrankungen" zusammengefasst. Bei der Colitis ulcerosa ist die Entzündung auf die Mukosa und Submukosa beschränkt. Die Colitis ulcerosa tritt in Europa etwa doppelt so häufig auf wie der Morbus Crohn. Bei beiden liegt das Alter der Erstmanifestation in der Regel zwischen dem 15. und 35. Lebensjahr.

▶ **Ätiologie und Pathogenese:** Die Ursache der Colitis ulcerosa – wie auch der Morbus Crohn – ist unbekannt. Der fehlende Nachweis eines auslösenden Erregers, die immunologischen und histologischen Befunde sowie das Ansprechen auf eine immunsuppressive Therapie sprechen jedoch für die Annahme, dass es sich um eine Autoimmunerkrankung handelt.

▶ **Klinik:** In 85 % der Fälle wechseln sich Entzündungsschübe mit Phasen der Remission ab, selten verläuft die Entzündung kontinuierlich (10 %) oder akut und fulminant (5 %). Leitsymptom der Colitis ulcerosa sind **blutig-schleimige Durchfälle**. Sie gehen mit meist krampfartigen Bauchschmerzen (**Tenesmen**) einher. Darüber hinaus treten **extraintestinale Manifestationen** (s. Frage 114.3) auf. Der Schweregrad der Erkrankung lässt sich anhand der in ▶ Tab. 114.1 gezeigten Parameter abschätzen.

▶ **Diagnostik und Differenzialdiagnosen:** Die Diagnose ergibt sich aus der Anamnese und Klinik sowie den typischen radiologischen, endoskopischen und histologischen Befunden (ohne Biopsie keine Diagnosestellung einer Colitis ulcerosa) (s. Frage 114.2). Die Abgrenzung vom Morbus Crohn gelingt mittels einiger typischer Befunde (s. Frage 114.2), allerdings meist noch nicht im Anfangsstadium, weil klassische Merkmale dann noch nicht vorliegen (z. B. bei einem Morbus Crohn mit ausschließlichem Dickdarmbefall). Die Abgrenzung einer Colitis ulcerosa von einem Morbus Crohn hat aber wesentliche therapeutische und prognostische Konsequenzen und sollte daher immer angestrebt werden. Kolitiden anderer Ursache (infektiöse Kolitis, pseudomembranöse Kolitis) verlaufen akut und nicht chronisch. Eine pseudomembranöse Kolitis kann zudem durch die Bestimmung der Clostridium-difficile-Toxine im Stuhl abgegrenzt werden.

▶ **Therapie:** Im **Entzündungsschub** werden **Mesalazin** (5-Aminosalicylsäure = 5-ASA) und **Glukokortikoide** (bei leichtem Schub topisch, bei mittlerem bis schwerem Schub systemisch), **bei fulminantem Verlauf** auch Immunsuppressiva (**Ciclosporin**) eingesetzt. Je nach Entzündungsaktivität ist ballaststofffreie Flüssignahrung oder sogar parenterale Ernährung indiziert. Bei **chronischer kontinuierlicher Entzündung** verabreicht man **Immunsuppressiva** (vor allem Azathioprin oder Infliximab). Bei **schweren Verlaufsformen** einer Colitis ulcerosa, die auf eine immunsuppressive Therapie nicht ausreichend ansprechen, besteht die Indikation zur Operation (**Proktokolektomie**). Häufig ist die Erkrankung nach Entfernung des entzündeten Darmabschnitts beseitigt, die Erkrankung somit durch die Operation heilbar.

▶ **Prognose:** Das Risiko eines kolorektalen Karzinoms ist erhöht. Die Patienten müssen deshalb

Tab. 114.1 Schweregradbestimmung der Colitis ulcerosa (nach Rachmilewitz).

Parameter	Schweregrad		
	leicht	mittel	schwer
Stuhlfrequenz/d	< 4	4–6	> 6 (blutig)
Pulsfrequenz	< 90	90–100	> 100
Hämatokrit (%)	normal	30–40	< 30
Gewichtsabnahme (%)	keine	1–10	> 10
Temperatur (°C)	normal	< 38	> 38
BSG (mm/h)	< 20	20–30	> 30
Serum-Albumin (g/dl)	normal	3,0–3,5	< 3,0

mindestens alle 2 Jahre koloskopiert werden, auch wenn keine Beschwerden vorliegen.

Zusatzthemen für Lerngruppen

- pseudomembranöse Kolitis
- Aufklärungsgespräch zur Koloskopie
- akutes Megakolon

115 Nahrungsmittelallergie

115.1 Wie lautet Ihre Verdachtsdiagnose?

Nahrungsmittelallergie, möglicherweise gegen Fischeiweiß, da die Beschwerden in Abhängigkeit vom Konsum bestimmter Lebensmittel (Fisch) auftreten und Herzrasen, Husten, Brennen der Mundschleimhaut, Übelkeit und vermehrter Tränenfluss sowie das juckende Exanthem typische Symptome einer allergischen Reaktion sind.

115.2 Welche diagnostischen Maßnahmen schlagen Sie vor?

- **gezielte Anamnese** (z.B. mit Allergiefragebogen): Dauer und Art der Beschwerden, Zusammenhang mit der Nahrungsaufnahme, Auftreten nach Konsum bestimmter Nahrungsmittel, Assoziation mit anderen Begleitumständen/Expositionen (z.B. Kontakt mit Tierhaaren, Auftreten zu bestimmten Jahreszeiten wie bei Pollenflug im Frühjahr)
- im anfallsfreien Intervall **Kutantest**
- **Allergensuchkost bzw. Eliminationsdiät:** gezielte orale Provokation mit verschiedenen isolierten Nahrungsbestandteilen (z.B. bestimmte Früchte, Fisch, Ei, Getreide)
- **Nachweis spezifischer IgE-Antikörper**

115.3 Der Patient fragt Sie nach einer Therapie. Wie beraten Sie ihn?

- Strikte Allergenkarenz ist die beste Prophylaxe.
- Eine dauerhafte medikamentöse Therapie ist nicht erforderlich.
- Versuch einer De- oder Hyposensibilisierung.

Kommentar

Als Allergie (immunologische Überempflindlichkeits- oder Hypersensitivitätsreaktion) bezeichnet man eine krankmachende, überschießende Immunreaktion. Häufige Auslöser (Allergene) sind Pollen und Nahrungsmittel. Bis zu 5% der Bevölkerung leiden an einer Nahrungsmittelallergie. Die meisten Betroffenen haben zusätzlich eine Pollenallergie.

► **Ätiologie und Pathogenese:** Ursache einer Allergie ist die Sensibilisierung des Immunsystems gegen primär apathogene Antigene (Allergene). Nach den pathogenetischen Mechanismen werden **vier Formen der Allergie** unterschieden: Die **Typ-I-Allergie** wird durch IgE-Antikörper vermittelt (humorale = Antikörper-vermittelte Reaktion). Da die allergische Reaktion innerhalb von Minuten nach Allergenexposition auftritt, wird die Typ-I-Allergie auch als **Reaktion vom Soforttyp** oder **Anaphylaxie** bezeichnet. Typische Beispiele sind das extrinsische (allergische) Asthma, die Urtikaria und der anaphylaktische Schock. Bei der **Typ-II-Allergie** findet sich das Allergen auf der Zelloberfläche. Die Allergen-induzierte Bildung von Antikörpern (IgG) führt zur Zerstörung der Zellen, die das Allergen tragen. Zwischen Allergenkontakt und Reaktion liegt ein längeres Intervall von bis zu mehreren Stunden. Beispiele für die Typ-II-Allergie sind die autoimmunhämolytische Anämie und das Goodpasture-Syndrom. Pathogenetisches Agens bei der **Typ-III-Allergie** sind zirkulierende Immunkomplexe, die sich in verschiedenen Geweben ablagern und durch Komplementaktivierung eine Entzündung hervorrufen können. Beispiele sind die glutensensitive Enteropathie und die Kollagenosen. **Typ-IV-Allergien** werden durch T-Lymphozyten vermittelt und treten daher frühestens 20 Stunden nach Allergenkontakt auf (**verzögerte Reaktion**). Beispiele sind der Diabetes mellitus Typ I und die Autoimmunhepatitis. Zu einer Manifestation einer Allergie bedarf es einer Sensibilisierung. Diese ist jedoch nicht zwangsläufig Folge eines Antigenkontaktes, sondern es sind bestimmte äußere Umstände (häufiger Antigenkontakt) und körpereigene Faktoren erforderlich. Trotz der unterschiedlichen Pathomechanismen ist das klinische Bild der Allergieformen relativ gleichförmig. Nahrungsmittelallergien sind häufig Typ-I-, Typ-III- oder Typ-IV-Allergien.

▸ **Klinik:** Eine Nahrungsmittelallergie manifestiert sich häufig an mehreren Organsystemen, so am Gastrointestinaltrakt (Übelkeit, krampfartige Bauchschmerzen, Diarrhö), an der Haut (Urtikaria, Quincke-Ödem, Exanthem, Juckreiz) und am Respirationstrakt (allergische Rhinitis, Asthmaanfall, Larynxödem).

▸ **Diagnostik:** s. Frage 115.2. An eine allergische Reaktion muss man immer denken, wenn eine bestimmte klinische Symptomatik nur unter bestimmten äußeren Bedingungen auftritt (z. B. Aufenthalt in bestimmten Räumen oder am Arbeitsplatz, Konsum von bestimmten Lebensmitteln, saisonal [bei Pollenallergie]), die Dauer der Beschwerden im Wesentlichen auf den Kontakt mit dem vermuteten Allergen beschränkt ist und die Beschwerden bei Allergenkarenz sistieren. Allerdings kann die klinische Symptomatik auch nach Allergenentzug noch eine gewisse Zeit weiterbestehen.

Grundlage der Diagnostik von Allergien ist eine **sorgfältige Anamnese** (z. B. mit einem standardisierten Allergiefragebogen), an die sich eine gezielte Diagnostik anschließt. Der **Nachweis einer Sensibilisierung** kann zunächst durch Austestung der suspekten Antigene **an der Haut** erfolgen, da die Haut das Organ ist, an dem bei allergischen Reaktionen am häufigsten Symptome auftreten, und hier mehrere Allergene gleichzeitig aufgetragen werden können. Bei Typ-I-Allergie tritt bereits nach 20 Minuten eine Quaddelbildung auf, bei Typ-IV-Allergie nach mehr als 20 Stunden ein Knötchen. Bei Typ-III-Allergie muss die Sensibilisierung durch **Nachweis allergenspezifischer Antikörper mittels RAST** (Radioallergosorbent-Test) nachgewiesen werden. Ist die Haut nicht das Hauptmanifestationsorgan, sind vor allem bei gutachterlichen Fragestellungen organbezogene Expositionstests (**Provokation**) erforderlich. Nahrungsmittelallergien sind durch einen Hauttest deutlich schlechter zu erfassen als z. B. Pollenallergien. Jedoch sind Provokationstests (z. B. bronchial) nicht ungefährlich und bedürfen daher einer sorgfältigen Indikationsstellung und Überwachung.

▸ **Therapie:** Die beste Therapie ist eine Prophylaxe durch Allergenkarenz. Bei IgE-vermittelten Prozessen kann eine De- oder Hyposensibilisierung versucht werden. Dies ist sinnvoll, wenn nur wenige Allergene identifiziert wurden, die Sensibilisierung erst kurze Zeit besteht und der Sensibilisierungsgrad nicht sehr hoch ist.

▸ **Prognose:** Bei Meidung des Allergens sistieren die Symptome. Eine sorgfältige Diagnostik ist daher zwingend erforderlich.

Zusatzthemen für Lerngruppen →•

- Therapie des allergischen Schocks
- Sprue
- praktisches Vorgehen bei einer Hypo- oder Desensibilisierung

116 AV-Block

116.1 Welche Diagnose stellen Sie?

AV-Block Grad III, da das EKG (▸ Abb. 116.2) eine Bradykardie mit mehreren nacheinander einfallenden P-Wellen und wechselnden PR-Abständen zeigt, was darauf hinweist, dass keine der Vorhofaktionen auf die Kammer übergeleitet wird und somit die Definition des AV-Blocks Grad III erfüllt ist.

116.2 Nennen Sie mögliche Ursachen dieser Herzrhythmusstörung!

- Elektrolytentgleisung, z. B. Hyperkaliämie
- Überdosierung von Medikamenten, z. B. von Digitalis, Kalziumantagonisten, β-Blockern
- strukturelle Herzerkrankung: KHK, vor allem Myokardinfarkt, Myokarditis, Kardiomyopathie
- funktionell, z. B. bei Vorhofflattern
- erhöhter Vagustonus (bei Ausdauersportlern)

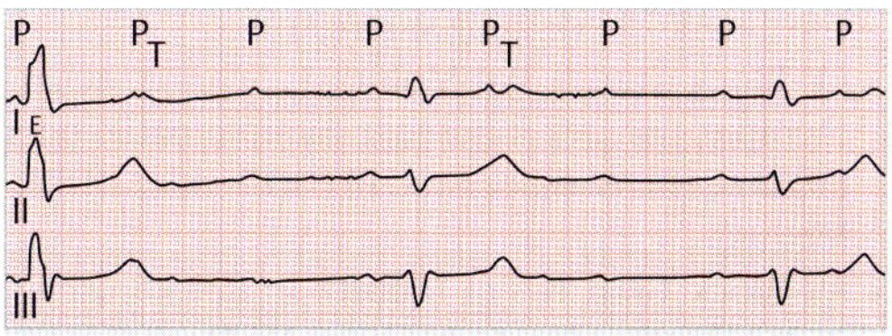

Abb. 116.2 EKG bei AV-Block Grad III: Frequenz der Vorhofaktionen 100/min, Frequenz der Kammeraktionen 32/min. Es besteht keine Beziehung zwischen Vorhof- und Kammeraktionen (P = P-Wellen, T = T-Wellen, E = Eichzacke) (aus Klinge, Das Elektrokardiogramm, Thieme, 2002).

► **Klinik:** Die typische klinische **Symptom-Trias der hereditären Hämochromatose** (jeweils bei etwa 75% der Patienten) besteht aus **Leberzirrhose**, insulinpflichtigem **Diabetes mellitus** und Melanin-bedingter **dunkler Hautpigmentierung** (daher die Bezeichnung „Bronzediabetes"). Weitere typische Manifestationen sind eine Arthropathie, eine Kardiomyopathie und die Insuffizienz endokriner Organe (z. B. Hypophyse, Nebennieren, Gonaden). Bei einer **Hämosiderose** findet sich eine Eisenablagerung im retikuloendothelialen System (Milz, Leber) ohne Gewebsschädigung oder wesentliche klinische Symptome.

► **Diagnostik:** Hinweisend auf eine **hereditäre Hämochromatose** ist die typische **klinische Symptom-Trias** in Verbindung mit den typischen **Laborbefunden: deutliche Erhöhung des Eisens und des Ferritins**. Charakteristisch für die hereditäre Hämochromatose ist eine **Transferrinsättigung > 70%**. Moderne kernspintomografische Techniken ermöglichen eine Abschätzung des Eisengehaltes der Leber. Dennoch ist zur **Sicherung der Diagnose** und zur Einschätzung der Prognose eine **Leberbiopsie** mit Bestimmung der Eisenkonzentration und des Eisenindex (Eisenkonzentration:Lebensalter) im Leberbiopsat erforderlich, da gelegentlich auch andere Lebererkrankungen eine ähnliche Veränderung des Eisenstatus zeigen können. Der zugrunde liegende Gendefekt (C-282 Y-Mutation des HFE-Gens) kann durch eine **Mutationsanalyse** nachgewiesen werden, was vor allem zur Abgrenzung von der Hämosiderose hilfreich sein kann.

Bei einer **Hämosiderose** muss die Ursache des vermehrten Eisenanfalls gesucht werden. Sehr häufig findet sich laborchemisch eine chronische Hämolyse (LDH erhöht, Haptoglobin erniedrigt, Retikulozyten erhöht) oder in der Anamnese häufige Transfusionen.

► **Therapie:** Aus prognostischer Sicht ist eine konsequente Therapie essenziell. Die Therapie der Wahl besteht in regelmäßigen **Aderlässen** mit dem Ziel, eine Transferrinsättigung von < 50% bzw. eine Serum-Ferritinkonzentration von 50 µg/l zu erreichen. Bei bereits fortgeschrittener Leberzirrhose muss die Indikation zu einer **Lebertransplantation** geprüft werden.

► **Prognose:** Entscheidend ist das Vorhandensein bzw. der Schweregrad einer Leberzirrhose.

Zusatzthemen für Lerngruppen

- Indikationen und Voraussetzungen für eine Lebertransplantation
- praktisches Vorgehen bei der Parazentese
- hämolytische Anämien

118 Asthma bronchiale

118.1 Welche Diagnose stellen Sie?

Asthmaanfall bei Asthma bronchiale, da anfallsweise auftretende Atemnot das Leitsymptom des Asthma bronchiale ist. Auch die Expektoration glasigen, zähen Schleims, das Atemgeräusch mit verlängertem exspiratorischen Anteil und das exspiratorische Giemen und Brummen sprechen für die Diagnose „Asthma bronchiale". Das Auftreten der Luftnotattacken ab Anfang April (hoher Pollengehalt in der Luft) und der Heuschnupfen der Patientin legen eine allergische Genese des Asthma bronchiale nahe.

118.2 Welche Formen dieser Erkrankung gibt es? Nennen Sie auslösende Faktoren!

- **intrinsisches (nichtallergisches) Asthma bronchiale**; Auslöser:
  - Atemwegsinfektionen
  - chemisch-reizend oder toxisch wirkende Substanzen
  - pseudoallergische Reaktion (Analgetikaintoleranz)
  - gastroösophageale Refluxkrankheit
  - Anstrengungsasthma
- **extrinsisches (allergisches) Asthma bronchiale**; Auslöser: Umweltallergene (z. B. Pollen, Gräser, Tierepithelien)

118.3 Welche Untersuchungen sollten zur Diagnosesicherung und zur Suche nach Auslösern erfolgen?

- **zur Diagnosesicherung:**
  - Lungenfunktionsprüfung: Nachweis einer obstruktiven Ventilationsstörung durch Bodyplethysmografie oder Spirometrie
  - Peak-Flow-Protokoll: Nachweis des episodischen Charakters der Obstruktion

- Metacholin-Provokationstest: Nachweis eines hyperreagiblen Bronchialsystems, falls die Lungenfunktionsprüfung im anfallsfreien Intervall unauffällig ist
- **zur Suche nach Auslösern = Allergiediagnostik:**
  - Hauttestung (Intrakutantest, Pricktest): Suchtest mit häufigen Allergenen
  - Bestimmung des Gesamt-IgE im Serum, ergänzend Bestimmung spezifischer IgE-Antikörper gegen verdächtige Allergene (Anamnese, Hauttest) mittels RAST (Radioallergosorbent-Test)
  - inhalativer Allergen-Provokationstest (nur bei unklaren Befunden und bei gutachterlichen Fragestellungen, vor allem bei allergisierenden Stoffen im Beruf)

118.4 Welche Therapie schlagen Sie in Abhängigkeit von der Aktivität der Erkrankung vor?

- **Stufentherapie des Asthma bronchiale** (deutsche Atemwegsliga):
  - Stufe I: kurz wirksame β_2-Sympathomimetika bei Bedarf für alle Patienten
  - Stufe II: ergänzend inhalative Glukokortikoide niedrig dosiert als Dauermedikation
  - Stufe III: inhalative Glukokortikoide mittelhoch dosiert oder in Kombination niedrig dosiert plus langwirksame β_2-Sympathomimetika als Dauermedikation
  - Stufe IV: inhalative Glukokortikoide mittelhoch bis hoch dosiert in Kombination mit langwirksamen β_2-Sympathomimetika, ggf. plus Theophyllin und/oder Montelukast
  - Stufe V: ergänzend Glukokortikoide oral als Dauermedikation, ggf. bei allergischem Asthma Omalizumab (anti-IgE)

118.5 Kann man bei dieser Patientin ohne weitere Diagnostik einen Therapievorschlag machen?

- Gabe von Sauerstoff (2–4 l/min)
- kurz wirksames β_2-Sympathomimetikum inhalieren lassen (2–4 Hübe)
- Gabe von Glukokortikoiden (z.B. 50–100 mg Prednisolon i.v.)
- falls nach wenigen Minuten kein Effekt, Gabe von Theophyllin 200 mg i.v.

Kommentar

Als Asthma bronchiale bezeichnet man eine anfallsweise auftretende Atemnot, die auf eine variable obstruktive Ventilationsstörung auf dem Boden eines hyperreagiblen Bronchialsystems zurückzuführen ist.

▶ **Ätiologie und Pathogenese:** Ursache der akuten Atemwegsobstruktion bei Asthma bronchiale ist entweder eine allergische Reaktion (IgE-vermittelter Soforttyp) oder aber ein nichtallergischer unspezifischer Reiz (Infektion, Kälte, Anstrengung, s. Frage 118.2).

▶ **Klinik:** Leitsymptom ist die anfallsweise auftretende Atemnot, die sich bei ausgeprägter Bronchialobstruktion auch als Orthopnoe (Luftnot, die im Liegen auftritt und sich im Sitzen bessert) äußern kann. Häufig besteht Husten mit zähem, glasigem Schleim, bei Infektion gelb-eitriger Auswurf. Im Asthmaanfall besteht eine reaktive Tachykardie, bei starkem Anfall auch ein deutlich erhöhter Blutdruck.

▶ **Diagnostik: Auskultatorisch** sind typischerweise Giemen und Brummen nachweisbar. Zur Diagnosesicherung s. Frage 118.3. Die **Röntgenaufnahme des Thorax** ist in der Regel unauffällig und dient dem Ausschluss einer Pneumonie oder anderer Ursachen einer Dyspnoe (z.B. Asthma cardiale). Zur Erfassung der Auslöser des Asthma bronchiale ist eine sorgfältige **allergologische Diagnostik** erforderlich (s. Frage 118.3). Zu Beginn der Diagnostik sollte eine ausführliche Anamnese (z.B. mithilfe von Fragebögen) erhoben sowie eine globale Hauttestung mit häufigen Standardallergenen (z.B. Pollen, Milben) durchgeführt werden. Anamnestisch verdächtige oder in der Hauttestung auffällige Allergene können dann im beschwerdefreien Intervall genauer untersucht werden.

▶ **Differenzialdiagnosen:**

- **Asthma cardiale:** Ist die Ursache einer anfallsweise auftretenden Luftnot eine Lungenstauung infolge einer Linksherzinsuffizienz, bezeichnet man dies als Asthma cardiale. Während die anfallsweise auftretende Luftnot dem Asthma bronchiale und Asthma cardiale gemeinsam ist, finden sich bei einem Asthma cardiale klinische Zeichen der Linksherzinsuffizienz (z.B. Orthopnoe mit feuchten Rasselgeräuschen, gelegent-

lich auch rostbraunes Sputum [sog. Herzfehlerzellen] als Zeichen eines Lungenödems) sowie typische radiologische Befunde (vergrößertes Herz, Nachweis einer Lungenstauung), die bei einem reinen Asthma bronchiale fehlen. Klinische Zeichen der Atemwegsobstruktion können auch bei einem Asthma cardiale bestehen, wenn als Folge der Lungenstauung eine reflektorische Bronchokonstriktion eintritt, sodass Giemen und Brummen in diesem Fall kein Kriterium für die Differenzialdiagnose darstellen.
- **chronische Bronchitis, Lungenemphysem:** Im Gegensatz zu Patienten mit chronischer Bronchitis oder Lungenemphysem sind Patienten mit Asthma bronchiale im anfallsfreien Intervall völlig beschwerdefrei und die Lungenfunktionsanalyse zeigt einen unauffälligen Befund. In diesem Fall sollte bei unklarer Befundlage der Nachweis einer bronchialen Hyperreagibilität durch einen Metacholin-Provokationstest angestrebt werden.

▶ **Therapie:** Zur empfohlenen Stufentherapie s. Frage 118.4. Bei leichteren Formen des allergischen Asthmas kann zur Mastzellstabilisierung Cromoglicin verabreicht werden (weniger wirksam als inhalative Glukokortikoide). Zudem sollte bei allergischem Asthma die Möglichkeit einer Hypo- oder Desensibilisierung geprüft werden. Zur Therapie im Asthmaanfall s. Frage 118.5. Bei medikamentös nicht beherrschbarem Asthmaanfall Intubation und Beatmung.

▶ **Prognose:** Die Prognose kann individuell schlecht vorhergesagt werden. Allgemein hat gerade das allergische Asthma oft eine günstige Prognose, da durch Allergenmeidung und Desensibilisierung oft eine Linderung im Verlauf erreicht werden kann.

Zusatzthemen für Lerngruppen →•

- COPD
- Lungenemphysem
- Diagnostik bei Allergien

119 Primäre Nebennierenrindeninsuffizienz (Morbus Addison)

119.1 Welche Erkrankung könnte hier vorliegen? Welche Symptome und Befunde sprechen für Ihre Verdachtsdiagnose?

- Verdachtsdiagnose: chronische **primäre Nebennierenrindeninsuffizienz** (**Morbus Addison**)
- **Begründung:**
  - Abgeschlagenheit, Hypotonie mit Kollapsneigung und Hyperpigmentierung sind die klassischen Symptome des Morbus Addison.
  - Hyponatriämie und Hyperkaliämie sind die Folgen des Hypoaldosteronismus. Der Hypoaldosteronismus ist Ausdruck der mineralokortikoiden Insuffizienz und wird in diesem Fall sogar schon durch den niedrigen Serumaldosteronspiegel angedeutet.
  - Der sonst unauffällige Befund der körperlichen Untersuchung, das normale EKG, das normale Blutbild und das normale TSH machen andere häufige Ursachen (z. B. Herzinsuffizienz, Hypothyreose, Leukämie) einer Hypotonie und Abgeschlagenheit unwahrscheinlich.

119.2 Mit welchen Untersuchungen können Sie Ihre Verdachtsdiagnose sichern?

- **Bestimmung des basalen ACTH:** Dieses ist bei Hypokortisolismus immer erhöht (indirekter Hinweis)
- **ACTH-Kurztest:** Ein fehlender oder verminderter Anstieg des Kortisols nach ACTH-Gabe bei vermindertem ACTH-Ausgangswert beweist die Endorganinsuffizienz der Nebennierenrinde und erlaubt somit die Diagnose „Morbus Addison".
- **Bestimmung der Plasmareninaktivität:** Diese ist bei Morbus Addison erhöht. Sie ist der empfindlichste Test für einen Mineralokortikoidmangel.
- **Bestimmung der Kortisol- und Aldosteronkonzentration im 24-Stunden-Sammelurin:** Sie ermöglicht den Nachweis eines Hypokortisolismus und Hypoaldosteronismus.
- **Bestimmung der Kortisol- und Aldosteronkonzentration im Serum:** Sie ist zu ungenau, da starke Schwankungen im Tagesverlauf (vor allem bei Kortisol) und unter Orthostase (bei Aldoste-

ron) auftreten. Einzelwerte sind deshalb niemals aussagekräftig.

119.3 Wie wird die Erkrankung behandelt?

- Substitution der Glukokortikoide: Hydrokortison p.o.
- Substitution der Mineralokortikoide: Fludrokortison p.o.

! 119.4 Was ist ein Schmidt-Syndrom?

Kombination aus primärer Nebennierenrindeninsuffizienz und Hypothyreose.

Kommentar

Als **primäre Nebennierenrindeninsuffizienz** oder **Morbus Addison** wird ein Kortisol- und Aldosteronmangel als Folge einer Erkrankung der Nebennierenrinde (NNR) bezeichnet. Hiervon abzugrenzen ist die **sekundäre NNR-Insuffizienz**, die Folge einer Hypothalamus- oder Hypophysenerkrankung ist. Daher findet sich hier meist auch ein Mangel anderer Hormone (Sexualhormone, Schilddrüsenhormone).

▶ **Ätiologie und Pathogenese:** Meist wird der Morbus Addison durch Autoimmunprozesse verursacht – häufig findet sich gleichzeitig eine Hashimoto-Thyreoiditis als Ursache einer Schilddrüseninsuffizienz (s. Frage 119.4) –, seltener durch Infektionen (z.B. Tuberkulose) oder Malignome (NNR-Metastasen).

▶ **Klinik:** Wichtige Leitsymptome der primären chronischen NNR-Insuffizienz sind die Hypotonie, eine Hyperpigmentation der Haut (vor allem Handfurchen) sowie der Schleimhäute. Begleitend werden häufig uncharakteristische Allgemeinsymptome wie Kopfschmerzen, Müdigkeit und Gewichtsverlust angegeben. Unter Belastung kann es zur **Addison-Krise** mit Exsikkose, Blutdruckabfall, Schock und Oligurie kommen.

▶ **Diagnostik und Differenzialdiagnosen:** Für die Diagnosestellung ist es am wichtigsten, bei einer Kombination von **vegetativen Beschwerden** (Müdigkeit, Gewichtsverlust) und **Hypotonie** gezielt auf den **Hautbefund** zu achten und dann bei einer auffälligen Hyperpigmentierung (die natürlich auch bei NNR-Gesunden vorkommen kann) an die Möglichkeit eines Morbus Addison zu denken (bei sekundärer NNR-Insuffizienz ist die Haut blass). Bei V.a. Morbus Addison kann die Nebennierenrindeninsuffizienz leicht durch einen **ACTH-Test** bewiesen oder ausgeschlossen werden (s. Frage 119.2). Eine Stimulation der Nebenniere mit exogenem ACTH führt bei vorhandenen Funktionsreserven der NNR zu einer deutlichen Kortisolfreisetzung. Diese deutliche Reaktion bleibt bei einer NNR-Insuffizienz aus. Bei einer Störung der Steroidbiosynthese, z.B. bei einem 21-Hydroxylasemangel im Rahmen eines adrenogenitalen Syndroms, kommt es dagegen zu einer verstärkten Freisetzung von Steroidpräkursoren.

Die (auch in dem hier beschriebenen Fall) durchgeführte Bestimmung einzelner Aldosteron- oder Kortisolspiegel im Serum ist wegen der starken Schwankung der Werte in Abhängigkeit von Orthostase und Tageszeit für die Diagnostik einer NNR-Insuffizienz nicht geeignet. Methode der Wahl ist die Bestimmung von Renin (erhöht bei primärer NNR-Insuffizienz) und Aldosteron (vermindert bei primärer NNR-Insuffizienz) im 24-Stunden-Urin oder im Rahmen eines Orthostase-Tests.

▶ **Therapie:** Die **Substitutionsbehandlung** (s. Frage 119.3) orientiert sich bezüglich der mineralokortikoiden Achse an den Elektrolyten und dem Wasserhaushalt und bezüglich der glukokortikoiden Achse vor allem am Allgemeinbefinden des Patienten sowie am Blutdruck. Bei Stress, Operation und schweren Infektionen ist der Glukokortikoidbedarf deutlich erhöht, sodass in diesen Situationen die Hydrokortisondosis verdoppelt oder verdreifacht werden muss. Bei einer Addison-Krise ist zudem die Gabe von Glukoselösung und 0,9%iger NaCl zwingend erforderlich.

▶ **Prognose:** Bei einer adäquaten Substitutionstherapie ist die Prognose günstig; bei begleitenden bzw. ursächlichen Erkrankungen (z.B. Metastasen) je nach Schwere der Erkrankung weniger günstig.

Zusatzthemen für Lerngruppen

- Cushing-Syndrom
- adrenogenitales Syndrom
- Hypoaldosteronismus

120 Divertikulitis

120.1 Nennen Sie die 3 Ihrer Ansicht nach wahrscheinlichsten Differenzialdiagnosen!

1. **Divertikulitis:** Sie ist am wahrscheinlichsten, da ein entzündliches Krankheitsbild vorliegt und die Schmerzlokalisation im linken Unterbauch in Verbindung mit den Stuhlunregelmäßigkeiten auf eine Erkrankung des Kolons hindeutet.
2. **Kolonkarzinom:** Es ist weniger wahrscheinlich, da die Beschwerden akut begonnen haben und die entzündliche Symptomatik mit Fieber und CRP-Erhöhung für ein Kolonkarzinom eher ungewöhnlich ist.
3. **chronisch-entzündliche Darmerkrankung (Morbus Crohn, Colitis ulcerosa):** Sie ist ebenfalls weniger wahrscheinlich, da das Alter des Patienten für eine Erstmanifestation einer chronisch-entzündlichen Darmerkrankung ungewöhnlich ist und die Erkrankungen chronisch verlaufen.

120.2 Welche Untersuchung hat Ihrer Ansicht nach die höchste Priorität bei der weiteren Abklärung? Begründen Sie Ihre Aussage!

Ein **CT des Abdomens**, da der Verdacht auf das Vorliegen einer Divertikulitis besteht. Solange eine Divertikulitis bei verdächtiger Klinik nicht durch ein CT ausgeschlossen ist, ist die Durchführung einer Koloskopie relativ kontraindiziert, da durch die Luftinsufflation die Gefahr der Perforation besteht. Die Röntgenuntersuchung des Darms mit (wasserlöslichem) Kontrastmittel ist im Vergleich zum CT weniger spezifisch für Divertikulitis, da zwar die Divertikel dargestellt werden können, nicht aber die entzündliche Wandverdickung.

120.3 Nennen Sie mehrere Komplikationen einer Divertikulitis!

- gedeckte oder offene Perforation des Darms
- Abszessbildung
- Fisteln in andere Darmabschnitte oder in die Blase
- entzündliche Stenosen
- Blutung (auch bei Divertikulose)
- seltener: Pyoderma gangraenosum (ulzerierende Hautmanifestation, vor allem an der unteren Extremität)

120.4 Welche Therapieoptionen gibt es bei Divertikulitis?

- **konservativ:**
  - Breitbandantibiotika parenteral, z. B. Ceftriaxon plus Metronidazol oder Piperacillin/Tazobactam, Ciprofloxacin, bis zur klinischen Besserung und Normalisierung des CRP
  - Nahrungskarenz und parenterale Ernährung, bei leichten Verläufen ist eine ballaststofffreie Elementardiät ausreichend
- **operativ:**
  - notfallmäßig bei Komplikationen (Perforation, Blutung)
  - elektiv bei rezdivierender Divertikulitis

Kommentar

Darmdivertikel sind umschriebene Ausbuchtungen der Darmwand. Meist stülpt sich die Darmschleimhaut durch Lücken in der Muskelschicht nach außen (sog. falsche oder Pseudodivertikel; erworben), selten ist die gesamte Darmwand beteiligt (echte, angeborene Divertikel infolge Wandfehlbildung). Im höheren Lebensalter finden sich sehr häufig – bei etwa ⅔ aller über 80-Jährigen – multiple falsche Divertikel (**Divertikulose**). Eine Entzündung eines oder mehrerer Divertikel wird als **Divertikulitis** bezeichnet.

▶ **Pathogenese:** Divertikel entstehen aufgrund eines erhöhten intrabdominellen Drucks, z. B. erschwerter Stuhlgang bei Obstipation (ballaststoffarme Ernährung), bevorzugt an Durchtrittsstellen von Gefäßen durch die Darmwand (Schwachstelle). Infolge einer Verlegung des Lumens der Divertikel, z. B. durch Kotsteine, wird die Entwicklung einer Entzündung der Divertikel (Divertikulitis) begünstigt.

▶ **Klinik:** Divertikel sind in den meisten Fällen klinisch stumm. Nur bei 10 % der Patienten kommt es zu Komplikationen wie einer Divertikulitis oder einer Divertikelblutung. Leitsymptom der Divertikulitis ist der linksseitige Unterbauchschmerz. Zu Komplikationen der Divertikulitis s. Frage 120.3.

Bei der Divertikelblutung kommt es zu einem peranalen Blutabgang.

▶ **Diagnostik:** Die **Symptome und Befunde** (Schmerz und Resistenz im linken Unterbauch) in Verbindung mit dem **Sonografiebefund** (▶ Abb.

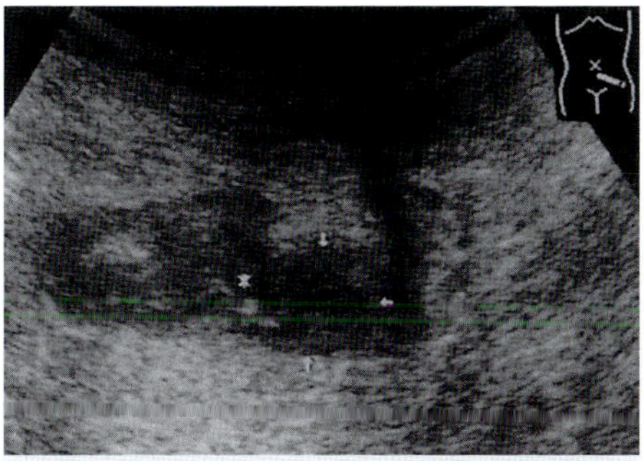

Abb. 120.1 Sonogramm: Divertikel (mit kurzen weißen Pfeilen markiert) mit beginnender Divertikulitis: In der Umgebung des Divertikels ist die Darmwand verdickt.
*: Divertikelhals
(aus Hofer, Sono Grundkurs, Thieme, 2005)

120.1) sprechen für einen krankhaften Prozess im Bereich des Dickdarms, zumal sich keine Hinweise für eine urogenitale Erkrankung ergeben (Urinstatus, Sonografie). Zur Diagnosesicherung s. Frage 120.2. Durch die **Computertomografie** kann nicht nur die Diagnose einer Divertikulitis recht zuverlässig gestellt werden, es können gleichzeitig auch Komplikationen (z. B. Abszesse, s. Frage 120.3) erfasst und Differenzialdiagosen (z. B. infiltrierendes Karzinom, s. u.) ausgeschlossen werden. Bei unklarem Befund und unter konservativer Therapie fortbestehender Darmsymptomatik kann ggf. später eine Koloskopie zum definitiven Ausschluss eines Karzinoms durchgeführt werden.

▶ **Differenzialdiagnosen:** Für eine Divertikulitis und gegen ein **Kolonkarzinom** sprechen in diesem Fall die klinischen (Fieber) und serologischen (CRP, Leukozytose, Thrombozytose) Entzündungszeichen. Bei einer **chronisch-entzündlichen Darmerkrankung** ist sonografisch in der Regel keine tumorartige Wandverdickung nachweisbar. Zudem manifestieren sich Morbus Crohn und Colitis ulcerosa meist in früheren Lebensabschnitten (Häufigkeitsgipfel zwischen dem 20. und 40. Lebensjahr), während die Divertikulose und Divertikulitis typischerweise Erkrankungen des älteren Menschen sind (s. o.).

▶ **Therapie:** Zunächst ist eine **konservative Therapie** indiziert: körperliche Schonung, Nahrungskarenz, Stuhlregulierung (Laktulose oder andere Laxanzien), parenterale Ernährung oder Flüssigkeitssubstitution und antibiotische Behandlung (s. Frage 120.4). Die **operative Therapie** bleibt der Behandlung von Komplikationen vorbehalten. Bei rezidivierenden Divertikulitiden sollte aber eine Entfernung des betroffenen Darmabschnitts diskutiert werden, um künftigen Komplikationen (z. B. Strikturen) vorzubeugen, da die Letalität bei einer Notoperation im Falle von Komplikationen hoch ist.

▶ **Prognose:** Bei Umstellung der Lebensweise (ballaststoffreiche Ernährung) und adäquater Stuhlregulierung kann das Risiko für die Entstehung von Divertikel-Komplikationen (Blutung, Divertikulitis) deutlich vermindert werden.

Zusatzthemen für Lerngruppen

- Laxanzien
- Untere gastrointestinale Blutung: Differenzialdiagnosen
- Hämorrhoiden
- kolorektale Adenome

121 Synkope

121.1 Wie lautet Ihre Verdachtsdiagnose?

Synkope bei Hypotonie und V. a. orthostatische Dysregulation: Das Auftreten der Bewusstlosigkeit im Stehen nach sportlicher Tätigkeit (Schwitzen, Hypovolämie), die in der Anamnese angegebene Neigung zu Schwindel und Palpitationen bei orthostatischem Reiz sowie der erniedrigte Blutdruck sprechen für eine orthostatische Dysregulation als Ursache der Synkope.

121.2 Welche Differenzialdiagnosen müssen Sie berücksichtigen? Nennen Sie zu jeder Differenzialdiagnose die wichtigste weiterführende Untersuchung!

- **vaskuläre Synkope:**
  - orthostatische Dysregulation: Diagnose und Differenzierung (sympathikoton, hyposympathikoton, asympathikoton) durch Schellong-Test
  - vasovagale Synkope (neurokardiogene Dysregulation): Diagnose durch Kipptischuntersuchung

- Hypotonie, z.B. durch Medikamente (z.B. Antihypertonika) bedingt
- Karotissinussyndrom: Diagnose durch Karotis-Druckversuch
- pressorisch-postpressorische Synkope (bei Husten, Heben schwerer Lasten, Defäkation): Diagnose durch Anamnese und Provokationstest
- transitorisch-ischämische Attacke (TIA): bei junger Patientin ungewöhnlich, aber nicht unmöglich (z.B. bei Takayasu-Arteriitis oder Embolie bei Vitium). Abklärung durch Duplexsonografie.
- Subclavian-steal-Syndrom: Diagnose durch Duplexsonografie (Strömungsumkehr in der A. vertebralis)

- **kardiogene Synkope:**
  - Herzrhythmusstörung (bradykard oder tachykard): Abklärung durch Langzeit-EKG
  - Vitium (Aorten- oder Mitralklappenstenose): hier eher unpassend, da unauffälliger Auskultationsbefund. Diagnose durch Echokardiografie.
- **zerebrale Synkope** (z.B. Epilepsie): Diagnose durch Anamnese, Klinik und EEG
- **psychogene Synkope:** Hyperventilationssyndrom (typische Anamnese, BGA), hysterischer Anfall
- **andere:**
  - Intoxikation (Drogen, Medikamente): Anamnese, bei Verdacht Drogenscreening
  - Hypoglykämie: bei Verdacht Blutzucker-Bestimmung

Kommentar

Als Synkope bezeichnet man eine akut einsetzende, reversible Bewusstlosigkeit für Sekunden bis Stunden mit Tonusverlust der Muskulatur.

▸ **Ätiologie und Einteilung:** Es werden **vaskuläre, kardiogene, zerebrale** und **psychogene Synkopen** unterschieden (s. Frage 121.2).

▸ **Klinik:** Die Betroffenen geben an, dass ihnen schwarz vor Augen wurde oder die Umwelt sich entfernte. Begleitend treten Übelkeit und Schweißausbruch auf. Augenzeugen berichten von Blasswerden oder Zyanose und schlaffem Tonusverlust der Muskulatur (die Betroffenen sinken zu Boden).

▸ **Diagnostik:** Wichtigste basisdiagnostische Maßnahme ist die **Eigen- bzw. Fremdanamnese**, die evtl. auf die möglichen Ursachen hinweist (s. Frage 121.1). Darüber hinaus kommt der eingehenden **körperlichen Untersuchung**, inkl. einer kompletten neurologischen Untersuchung, eine große Bedeutung zu. Zur apparativen Basisdiagnostik gehören ein **Ruhe-EKG**, ein **Röntgen-Thorax** sowie die Bestimmung einiger wesentlicher **Laborparameter** (Blutbild, Blutzucker, BGA). Je nach Verdachtsdiagnose bzw. vermuteter Ursache sind weitere diagnostische Maßnahmen notwendig (s. Frage 121.2).

Zur **Abklärung einer** (auch im vorliegenden Fall vermuteten) **orthostatischen Dysregulation** stehen folgende diagnostische Methoden zur Verfügung: Im Rahmen des **Schellong-Tests** werden Pulsfrequenz und Blutdruck im Liegen, nach dem Aufstehen (ca. 10 Minuten lang) und während einer erneuten Liegephase registriert. Bei der **Kipptischuntersuchung** ist der orthostatische Reiz verstärkt, da hier die Wadenmuskelpumpe nicht der Verlagerung des Blutvolumens entgegenwirkt. Beiden Tests ist gemeinsam, dass durch den plötzlichen orthostatischen Reiz die Kreislaufregulation einsetzt und durch Registrierung von Blutdruck und Puls sowie ggf. auch des EKGs verschiedene Formen der orthostatischen Dysregulation abgegrenzt werden können. Die **hyposympathikotone Form** ist die häufigste orthostatische Regulationsstörung und ist durch einen **Anstieg von Herzfrequenz und diastolischem Blutdruck** bei gleichzeitigem **Abfall des systolischen Blutdruck** s gekennzeichnet. Bei der **hypersympathikotonen Form** führt die vermehrte Verlagerung von Blutvolumen in das venöse System über eine vermehrte Katecholaminfreisetzung zu einem **überschießenden Anstieg von diastolischem Blutdruck und Puls.** Demgegenüber findet sich bei der **asympathikotonen Form** unter Orthostasebedingungen **kein** reflektorischer **Anstieg der Herzfrequenz**, der **diastolische sowie der systolische Blutdruck fallen.**

▸ **Therapie:** Sie ist abhängig von der Ursache, eine möglichst kausale Therapie ist anzustreben. Bezüglich der orthostatischen Dysregulation kommen folgende Maßnahmen in Frage: regelmäßiges körperliches Training, ausreichende Trinkmenge (3 l/d), Tragen von Kompressionsstrümpfen, Vermeidung abrupter Änderungen der Körperlage. Sind diese Allgemeinmaßnahmen nicht ausreichend wirksam, können Sympathomimetika (z.B. Etilefrin 3 × 25 mg/d p.o.) oder Sekalealkaloide (z.B. Dihydroergotamimesilat 2 × 2 mg/d p.o.) verabreicht werden.

Zusatzthemen für Lerngruppen

- chronisch-venöse Insuffizienz
- Schwindel: Differenzialdiagnosen
- Insulinom: Klinik, Diagnostik

122 Malaria

122.1 Wie lautet Ihre Verdachtsdiagnose?

Malaria, da Fieber unklarer Ursache (kein eindeutiges Organsymptom) mit zirkadianer Rhythmik besteht, welches in zeitlichem Zusammenhang mit der Rückkehr aus einem Malariaendemiegebiet aufgetreten ist. Zudem spricht die Erniedrigung des Hb bei Erhöhung der LDH für eine hämolytische Anämie, die bei einer Malaria typisch ist. Wahrscheinlich Malaria tertiana, denn das Fieber tritt regelmäßig an jedem 2. Tag auf.

122.2 Welche Formen der Erkrankung kennen Sie, wodurch werden diese ausgelöst und wie unterscheiden sie sich klinisch?

- **Malaria tertiana:**
  - Auslöser: Plasmodium vivax oder Plasmodium ovale
  - Klinik: regelmäßig auftretendes Fieber mit einem fieberfreien Intervall von jeweils 1 Tag
- **Malaria quartana:**
  - Auslöser: Plasmodium malariae
  - Klinik: regelmäßig auftretendes Fieber mit einem fieberfreien Intervall von jeweils 2 Tagen
- **Malaria tropica:**
  - Auslöser: Plasmodium falciparum
  - Klinik: schwankend hohes Fieber ohne erkennbare Rhythmik, häufiger schwere Verläufe mit Bewusstseinstrübung, zerebralen Krampfanfällen (zerebrale Malaria), Hypoglykämie, Thrombozytopenie, akutem Nierenversagen, Hypotonie oder Vebrauchskoagulopathie

122.3 Wie kann die Diagnose gesichert werden?

Durch mikroskopischen Nachweis der Plasmodien im Blutausstrich (**dicker Tropfen**).

122.4 Nennen Sie mehrere Medikamente, die zur Therapie der Erkrankung geeignet sind!

- Mefloquin (z.B. Lariam)
- Atovaquon + Proguanil (z.B. Malarone®)
- Halofantrin (z.B. Halfan)
- Pyrimethamin-Sulfadoxin (z.B. Fansidar)
- Chinin (kombiniert mit Doxycyclin wegen zunehmender Resistenz)

122.5 Bei Vorliegen welcher Begleiterkrankungen tritt die vermutete Erkrankung weniger häufig auf?

- Glukose-6-Phosphatdehydrogenase-Mangel (Favismus)
- Sichelzellanämie (Hämoglobinopathie)

Kommentar

Die Malaria ist die weltweit häufigste durch Parasiten übertragene Infektionserkrankung.

▸ **Ätiologie, Pathogenese und Klinik:** Erreger der Malaria sind einzellige Parasiten (Plasmodien), die von Stechmücken (Anopheles) auf den Menschen übertragen werden. Vier Plasmodienarten sind bekannt: **Plasmodium falciparum** (→ Malaria tropica), **Plasmodium vivax und ovale** (→ Malaria tertiana) sowie **Plasmodium malariae** (→ Malaria quartana).

Die Erreger befallen zunächst die Leber, dann die Erythrozyten. Nach Vermehrung der Plasmodien in den Erythrozyten platzen diese und setzen die Plasmodien in die Zirkulation frei. Diese schubweise **Freisetzung von Plasmodien aus den Erythrozyten** führt zum Auftreten von **Fieber** sowie zur **Hämolyse**. Der nächste Fieberschub erfolgt nach erneutem Befall von Erythrozyten und deren Ruptur. Die Vermehrungszeit der Parasiten in den Erythrozyten ist abhängig von der Plasmodienart und beträgt 3 Tage für P. malariae, 2 Tage für die anderen Arten. Durch eine **Synchronisation des intraerythrozytären Parasitenwachstums** erklärt sich der typische Verlauf mit Auftreten von Fieberschüben alle 2 (Malaria tertiana) bzw. 3 (Malaria quartana) Tage. Bei der Malaria tropica tritt keine Synchronisation auf, allerdings ist hier der schwerste klinische Verlauf zu beobachten. Teilweise durch **Mikrozirkulationsstörungen** bedingt kommt es bei der Malaria tropica gehäuft zu z.T. lebensbedrohlichen Komplikationen wie akutem Nierenversagen, Thrombozytopenie, Verbrauchskoagulopathie, Hypotonie bis zum Schock oder zerebralen Krampfanfällen (zerebrale Malaria; s. Frage 122.2).

▶ **Diagnostik:** Entscheidend ist die **Anamnese**. Um z.B. in dem hier geschilderten Fall die richtige Verdachtsdiagnose stellen zu können, muss aus der Vielzahl der dargebotenen Informationen die einzig Zielführende (der nebenbei erwähnte Aufenthalt in einem Malariagebiet) herausgefiltert werden. Da die Inkubationszeit der Malaria in Einzelfällen mehrere Monate betragen kann, muss bei jedem Fieber unklarer Genese nach einem Aufenthalt in Malariagebieten (Afrika, Asien) gefragt werden. Kann ein Auslandsaufenthalt in einem Malariagebiet innerhalb der vorangegangenen 2 Jahre erfragt werden, sollte in jedem Fall eine Malariadiagnostik veranlasst werden. Diese besteht im **Nachweis der Plasmodien** durch direkte mikroskopische Untersuchung von **Blutausstrichen**. Hierzu ist die Untersuchung von Vollblutpräparaten („**dicker Tropfen**") an mindestens 3 Zeitpunkten im Abstand von 8–12 Stunden erforderlich, da aufgrund der zyklischen Freisetzung der Erreger aus den Erythrozyten nicht immer Erreger in der Zirkulation nachweisbar sind und bei nur einmaliger Untersuchung die Erkrankung fälschlicherweise nicht erkannt wird. Andere Diagnoseverfahren (Antikörper, PCR) sind vergleichsweise wenig sensitiv und zur Diagnose der akuten Malaria nicht geeignet.

Im Rahmen der zunächst intensivmedizinischen Überwachung (s.u.) sollten regelmäßig sowohl klinische als auch Laborparameter bestimmt werden: Temperatur, Blutdruck, Herzfrequenz, ZVD, Bilanz, Blutbild, Blutzucker, Kreatinin, Elektrolyte, Transaminasen, LDH, Bilirubin, Gerinnungsparameter, BGA.

Röntgen-Thorax und Abdomensonografie dienen zur Abklärung einer eventuellen Organbeteiligung (Pneumonie, Leber- und/oder Milzvergrößerung?).

▶ **Therapie:** Eine intensivmedizinische Überwachung in den ersten Krankheitstagen ist wegen der potenziellen Komplikationen (s.o.) in jedem Fall gerechtfertigt. Zur Therapie der Malaria stehen eine Reihe von Medikamenten zur Verfügung (s. Frage 122.4). Die Auswahl des Präparates zur Primärtherapie oder Prophylaxe richtet sich nach dem Plasmodientyp, der Schwere der Erkrankung sowie der Resistenzlage im Land der Infektion.

▶ **Prophylaxe:** Wichtig sind eine Expositionsprophylaxe (z.B. lange Kleidung, Moskitonetze) sowie eine Chemoprophylaxe (Empfehlungen eines Tropeninstituts beachten!).

▶ **Prognose:** Bei der Malaria tropica besteht eine hohe Letalität, wenn die Therapie zu spät eingeleitet wird. Bei der Malaria tertiana und quartana sind Todesfälle selten, Spontanheilungen sind möglich (bei der Malaria quartana seltener als bei der Malaria tertiana).

Zusatzthemen für Lerngruppen

- Fieber unklarer Ursache: Differenzialdiagnosen
- Trypanosomiasis
- Differenzialdiagnosen der Hämolyse
- Sichelzellanämie

123 Refluxkrankheit

123.1 Wie lautet Ihre Verdachtsdiagnose?

Refluxkrankheit, denn auch wenn der beschriebene Patient in der Ergometrie formal nicht vollständig ausbelastet wurde (maximale Herzfrequenz = 220 – Lebensalter), so erscheint eine hochgradige koronare Herzkrankheit, welche thorakale Beschwerden in Ruhe (= Angina pectoris Stadium IV) erklären könnte, als unwahrscheinlich. Vielmehr liegt die typische Anamnese einer gastroösophagealen Refluxkrankheit vor: retrosternaler Schmerz von brennendem Charakter (KHK: Druck), Auftreten der Beschwerden im Liegen, vor allem nachts (KHK: Beschwerden bei Belastung, die in Ruhe sistieren) und Reizhusten durch ösophagotrachealen Reflux.

123.2 Welche diagnostischen Maßnahmen schlagen Sie zur weiteren Abklärung vor? Begründen Sie Ihren Vorschlag und nennen Sie typische Befunde bei der vermuteten Erkrankung!

- **Ösophagogastroduodenoskopie:**
  - Begründung: Nachweis einer Ösophagitis, Beurteilung des Schweregrades (Erosionen, Ulzera?), Ausschluss von Differenzial- oder

Tab. 123.1 Stadieneinteilung der Refluxösophagitis (nach Savary und Miller).

Stadium	Befunde
Stadium 0	normale Mukosa
Stadium I	vereinzelte Schleimhautläsionen, nicht konfluierend
Stadium II	konfluierende, aber nicht zirkuläre (= nicht die gesamte Zirkumferenz einnehmende) Erosionen
Stadium III	zirkulär konfluierende Schleimhautläsionen
Stadium IV	Strikturen, Ulzera, Barrett-Ösophagus

Begleitdiagnosen (Ösophaguskarzinom, peptische Stenose, sekundäre Achalasie)
  - typische Befunde: s. ▸ Tab. 123.1
- **24-Stunden-Langzeit-pH-Metrie:**
  - Begründung: Nachweis, dass die Ösophagitis durch Reflux bedingt ist (vor allem bei atypischem Befund), Diagnose der Refluxkrankheit im Stadium 0
  - typischer Befund: pH-Abfall unter 4,0 während > 3 % der Aufzeichnungszeit im Liegen und > 3 % der Aufzeichnungszeit in aufrechter Haltung.

123.3 **Wie lautet Ihre Therapieempfehlung, falls die Verdachtsdiagnose zutrifft?**

- **Protonenpumpeninhibitor** (z. B. Omeprazol, alternativ Pantoprazol) für 4–6 Wochen
- **Allgemeinmaßnahmen:**
  - Beendigung des Alkohol- und Nikotinkonsums
  - Gewichtsreduktion
  - Vermeiden voluminöser Speisen
  - keine Mahlzeiten unmittelbar vor dem Schlafengehen bzw. Hinlegen
  - Schlafen mit leicht erhöhtem Oberkörper

123.4 **Was ist ein Barrett-Syndrom und was ist bei der Betreuung der Patienten zu beachten?**

- Barrett-Syndrom = **Barrett- oder Endobrachyösophagus:** Ersatz des Plattenepithels im Ösophagus durch Zylinderepithel bei chronischer Refluxkrankheit
- Problematik:
  - Barrett-Ösophagus ist eine Präkanzerose des Adenokarzinoms
  - bei histologisch gesichertem Befund daher mindestens 1 × pro Jahr endoskopische Kontrolle (Stufenbiopsien), Langzeittherapie mit Protonenpumpeninhibitoren

Kommentar

Als Refluxkrankheit bezeichnet man den symptomatischen Rückfluss von saurem Mageninhalt in den Ösophagus aufgrund einer Insuffizienz des unteren Ösophagussphinkters. Häufig verwendete Abkürzungen: **GERD** = „gastroesophageal reflux disease" (gastroösophageale Refluxkrankheit mit endoskopischem Nachweis erosiver Veränderungen, also einer Refluxösophagitis); **NERD** = non erosive esophageal reflux disease (keine erosiven Veränderungen).

▸ **Ätiologie und Pathogenese:** Ursache der Refluxkrankheit ist ein gestörter Verschluss des unteren Ösophagussphinkters. Prädisponierend sind ein erhöhter intraabdomineller Druck, Adipositas, Nikotin- und Alkoholabusus, eine Hiatushernie und Motilitätsstörungen von Ösphagus und Magen.

▸ **Klinik:** Leitsymptome sind ein retrosternaler, als Brennen empfundener Schmerz („Sodbrennen"), vor allem im Liegen und nachts, sowie Reizhusten (durch ösophagotrachealen Reflux).

▸ **Diagnostik:** In den meisten Fällen reicht bei **typischer Klinik** ein passender Befund bei der **Gastroösophagoskopie** (Refluxösophagitis = Stadium I–IV der Klassifikation nach Savary und Miller, ▸ Tab. 123.1) zur Diagnosestellung aus. Besonders bei unklaren Fällen kann der Säurereflux mittels **Langzeit-pH-Metrie** nachgewiesen werden.

▸ **Differenzialdiagnosen:** Abzugrenzen sind nicht durch einen Reflux verursachte Ösophagitiden wie Soorösophagitis, Herpesösophagitis oder Ösophagitis durch chemische (z. B. Medikamente, Alkohol) oder physikalische (z. B. Verbrühung, Magensonde) Noxen.

▸ **Therapie:** Zu Allgemeinmaßnahmen s. Frage 123.3. Medikamentöse Therapie der Wahl ist die Gabe eines **Protonenpumpeninhibitors** (z. B.

Omeprazol, alternativ Pantoprazol) für 4–6 Wochen, ggf. auch in reduzierter Dosis (entscheidend ist die Beschwerdefreiheit des Patienten) auf Dauer. Die anderen medikamentösen Therapieformen (wie H_2-Blocker, Antazida und Prokinetika) sind bezüglich der Abheilung der Erosionen und der symptomatischen Beschwerdelinderung deutlich unterlegen. **Operative Therapieverfahren** (z. B. Fundoplicatio nach Nissen) bleiben der Behandlung von therapierefraktären Verläufen und Komplikationen vorbehalten.

▸ **Prognose:** Bei adäquater Therapie ist die Prognose gut. Bei fehlender oder unzureichender Therapie kann bei bis zu 20% der Patienten durch Strikturen im Verlauf eine Stenosierung des Ösophaguslumens auftreten. Bei bis zu 20% aller Patienten mit einer Refluxösophagitis tritt im Verlauf ein Barrett-Ösophagus auf (s. Frage 123.4). Endoskopisch zeigt sich die Barrett-Schleimhaut als leicht rötlich im Vergleich zur gräulichen Schleimhaut des Ösophagus. Als „short Barrett's Ösophagus" bezeichnet man zungenartige Ausläufer von Magenschleimhaut im ösophagogastralen Übergang. Die Zylinderepithelmetaplasie erhöht das Risiko, ein Adenokarzinom des Ösophagus zu entwickeln, im Vergleich zur Normalbevölkerung um das 30- bis 125-Fache. Alle Patienten mit einem Barrett-Ösophagus müssen daher regelmäßig endoskopisch und bioptisch kontrolliert werden. Bei kompletter Ausheilung einer Refluxösophagitis ohne Barrett-Schleimhaut sind weitere endoskopische Kontrollen nicht erforderlich.

Zusatzthemen für Lerngruppen

- Differenzialdiagnosen des retrosternalen Schmerzes
- Soor-Ösophagitis
- Ösophaguskarzinom

124 Polycythaemia vera

124.1 Welche Erkrankung liegt wahrscheinlich vor?

Polycythaemia vera, da eine erhebliche Polyglobulie und Thrombozytose vorliegen ohne Hinweis auf eine chronische Herz- oder Lungenerkrankung.

124.2 Nennen Sie mehrere Differenzialdiagnosen!

- reaktive Polyglobulie bei chronischer Herz- oder Lungenerkrankung oder Hämoglobinopathie (z. B. Methämoglobinämie)
- paraneoplastische Produktion von Erythropoetin, z. B. bei Nierenzellkarzinom
- langdauernder Aufenthalt in Höhenregionen
- körperliches Ausdauertraining
- endokrine Erkrankungen, z. B. Cushing-Syndrom

124.3 Nennen Sie weitere typische Befunde bei dieser Erkrankung!

- Knochenmark:
  - hyperzellulär, Proliferation der Erythropoese, Thrombopoese und Granulopoese
  - Überwiegen der Erythropoese, Verhältnis Erythropoese zu Granulopoese ≥ 1
  - Eisenverarmung
- Index der alkalischen Leukozytenphosphatase (ALP) erhöht (> 100)
- Hyperurikämie
- Erythropoetin vermindert (bei reaktiver Polyglobulie erhöht!)

124.4 Welche Therapieverfahren kennen Sie? Was ist die Therapie der ersten Wahl?

- wiederholte Aderlässe = Therapie der ersten Wahl
- Interferon-α; Therapie der ersten Wahl bei Thrombozytose von > 800 000/µl
- Hydroxyurea; vor allem bei nicht ausreichendem Effekt von Aderlass und/oder Interferon-α

Kommentar

Die Polycythaemia vera ist eine myeloproliferative Erkrankung mit autonomer Proliferation der Zellen der Erythro-, Granulo- und Thrombopoese. Sie bildet zusammen mit der chronisch myeloischen Leukämie, der essenziellen Thrombozytose und der Osteomyelosklerose die Gruppe der chronisch myeloproliferativen Erkrankungen.

▸ **Ätiologie:** Die Ursache ist unbekannt.

▸ **Klinik:** Die erhöhte Viskosität des Blutes und die Hypervolämie führen zu **kardiovaskulären Symptomen** (Belastungsdyspnoe), **Kopfschmerzen**, **Schwindel**, einer **rötlich-zyanotischen Färbung**

von Gesicht und Extremitäten und **Thrombembolien**, die oft tödlich enden. Da die Funktion der vermehrt gebildeten Thrombozyten meist gestört ist, tritt gehäuft eine **hämorrhagische Diathese** auf (daher ist der Einsatz von Thrombozytenaggregationshemmern meist ungünstig!). Der Übergang in eine Osteomyelofibrose mit konsekutiver Zytopenie oder die Entwicklung einer akuten Leukämie ist möglich.

▶ **Diagnostik:** Wegweisend ist der typische **Blutbild**-Befund mit Erythrozytose, Leukozytose und Thrombozytose; Hämatokrit, Hb und Harnsäure sind erhöht (vermehrter Anfall von Harnsäure aufgrund des Abbaus einer erhöhten Zellzahl). Die Sauerstoffsättigung in der **BGA** ist normal. Die Erythropoetinproduktion ist aufgrund der autonomen Vermehrung der Zellen der Erythropoese vermindert. Zum typischen **Knochenmarkbefund** s. Frage 124.3. **Diagnosekriterien** (Polycythaemia vera study group) sind neben der **erhöhten Erythrozytenzahl** bei **normaler Sauerstoffsättigung** eine **Thrombozytose**, eine **Leukozytose**, ein **erhöhter ALP-Index** (s. Frage 124.3, Ausdruck der Enzymaktivität, messbar durch zytochemische Untersuchung des Blutausstrichs) und eine **Splenomegalie** (klinisch, sonografisch).

▶ **Differenzialdiagnosen:** Bei einer **reaktiven Polyglobulie**, z. B. als Folge einer chronischen Herz- oder Lungenerkrankung, liegt immer eine verminderte Sauerstoffsättigung vor und die Erythropoietinspiegel sind erhöht. Die chronisch verminderte Sauerstoffsättigung führt zu einer vermehrten Erythropoetinproduktion, die die Polyglobulie induziert. Zu **weiteren Differenzialdiagnosen** s. Frage 124.2.

▶ **Therapie:** s. Frage 124.4. Ziel der Behandlung der Polycythaemia vera ist eine Linderung der Symptome. Indikationen zur Therapie sind ein Hämatokrit von > 50 %, eine Thrombozytose von > 800 000/µl mit thrombembolischen Komplikationen oder Blutungen oder eine symptomatische Splenomegalie. Als schonendstes und primär zu bevorzugendes Therapieverfahren gelten **wiederholte Aderlässe**, die einen Eisenmangel induzieren. **Interferon-α** ist hingegen Therapie der ersten Wahl, wenn eine symptomatische Thrombozytose vorliegt, da diese durch Aderlässe nicht beeinflusst wird. Eine myelosuppressive Therapie mit **Hydroxyurea** wirkt ebenfalls zytoreduktiv, erhöht aber bei Polycythaemia vera das Risiko der Entwicklung einer Leukämie deutlich und ist daher nicht Therapie der ersten Wahl.

▶ **Prognose:** Die mittlere Überlebenszeit unter Therapie beträgt ca. 15 Jahre, ohne Therapie ca. 2 Jahre.

Zusatzthemen für Lerngruppen

- myeloproliferative Erkrankungen
- Leukozytose: Differenzialdiagnosen
- praktisches Vorgehen bei einer Knochenmarkuntersuchung und Biopsie

125 Mitralklappenstenose

125.1 Stellen Sie eine Verdachtsdiagnose und begründen Sie Ihre Vermutung!

- Verdachtsdiagnose: **Mitralklappenstenose**
- **Begründung:**
  - typischer Auskultationsbefund (s. Fall)
  - im dorsoventralen Röntgenbild Mitralkonfiguration des Herzens („stehende Eiform") mit Vergrößerung des linken Vorhofs (Doppelkontur des rechten Herzrandes, verstrichene Herztaille, im Seitenbild Kontakt des Vorhofs zum Sternum), Verkalkungsstrukturen in Projektion auf die Mitralklappe und diskreten Zeichen der rechtsventrikulären Hypertrophie (Betonung des rechten Herzrandes)
  - typische Kombination aus Belastungsdyspnoe und Orthopnoe als Hinweis auf kardiale Erkrankung
  - Arrhythmie als Hinweis auf das bei einer höhergradigen Mitralklappenstenose typische Vorhofflimmern

125.2 Welche weiteren Untersuchungen sind bei dieser Patientin erforderlich? Begründen Sie, weshalb Sie die jeweilige Untersuchung veranlassen!

- **EKG** zur Überprüfung der Arrhythmie. Bei Vorhofflimmern Indikation zur Antikoagulation.
- **Echokardiografie** zur Darstellung des Vitiums und Quantifizierung des Druckgradienten über der Mitralklappe zur Abschätzung des Stenose-

grades. Information über Vorhof- und Ventrikeldurchmesser, Beurteilung der Kontraktilität.

- **Einschwemmkatheteruntersuchung** (Pulmonaliskatheter = Swan-Ganz-Katheter) zur direkten Messung der hämodynamischen Parameter. Bei der Mitralstenose ist besonders der linksventrikuläre Füllungsdruck (pulmonalkapillärer Verschlussdruck) interessant, da dieser den funktionellen Schweregrad der Mitralstenose widerspiegelt.
- **Linksherzkatheteruntersuchung**, wenn aufgrund der Ergebnisse der o.g. Untersuchungen eine operative Therapie diskutiert wird. Ziel: invasive Messung des Druckgradienten über der Mitralklappe und Berechnung der Mitralöffnungsfläche, präoperativer Ausschluss oder Nachweis einer koronaren Herzerkrankung, die bei einem eventuellen operativen Eingriff ggf. mitbehandelt werden kann.

125.3 Welche Therapieverfahren kommen bei den verschiedenen Manifestationen und Schweregraden der Erkrankung bevorzugt zur Anwendung?

- **Mitralklappen-Valvuloplastie** („Sprengung" der Klappenstenose, meist mit Ballonkatheter): Indikation schon in frühen Krankheitsstadien, um Vorhofflimmern und pulmonalarterielle Hypertonie zu verhindern.
- Bei **Herzinsuffizienz** Therapie mit **Diuretika** (Thiazide, Schleifendiuretika). ACE-Hemmer sind kontraindiziert, weil eine zu starke Vorlastsenkung zu Hypotonien führen kann. Bei symptomatischen Patienten ab NYHA-Stadium II und mindestens mittelgradiger Mitralstenose mit nur wenig verkalkter Mitralklappe **operative Mitralklappenrekonstruktion**, bei symptomatischen Patienten ab NYHA-Stadium II und mindestens mittelgradiger Mitralstenose sowie allen Patienten ab NYHA-Stadium III **operativer Mitralklappenersatz**.
- medikamentöse Frequenzreduktion (Digitalis oder β-Blocker) und Antikoagulation bei **Vorhofflimmern**
- Endokarditisprophylaxe bei Risikoeingriffen (z.B. Zahnextraktion) bei Patienten mit früherer **Endokarditis** oder nach **Mitralklappenersatz**

Kommentar

Als Mitralklappenstenose bezeichnet man eine Einengung der Mitralklappenöffnungsfläche.

▶ **Ätiologie:** Häufigste Ursache ist ein rheumatisches Fieber mit rheumatischer (= abakterieller) Endokarditis. Selten ist eine bakterielle Endokarditis die Ursache.

▶ **Pathophysiologie:** Die Mitralstenose verursacht eine Druckerhöhung im linken Vorhof, die sich in die Pulmonalstrombahn fortsetzt. Der pulmonalkapilläre Verschlussdruck (gemessen über einen Swan-Ganz-Katheter) ist daher erhöht. Ursache der Belastungsdyspnoe ist somit eine Lungenstauung bei Druckzunahme im linken Vorhof und in den Pulmonalgefäßen. Ein Vorhofflimmern entsteht vor allem dann, wenn als Folge der Mitralstenose der hohe Druck im linken Vorhof zu einer Dilatation des Vorhofs führt. Diese Gefügedilatation stört dann die Erregungsbildung.

▶ **Klinik:** Typische Symptome sind Leistungsminderung, Belastungsdyspnoe und Orthopnoe sowie die Facies mitralis (rötliche Wangen). Das häufig vorliegende Vorhofflimmern kann zur Thrombenbildung im linken Vorhof, diese zu arteriellen Embolien, z.B. Hirninfarkt, Extremitätenarterienverschluss oder Mesenterialinfarkt führen.

▶ **Diagnostik:** Bei der **körperlichen Untersuchung** fallen u.U. eine Halsvenenstauung, Stauungsleber, Ödeme sowie die Facies mitralis (s.o.) auf. Der typische kardiale **Auskultationsbefund** bei einer Mitralklappenstenose liegt auch bei der hier vorgestellten Patientin vor: paukender 1. Herzton sowie diastolisches Decrescendogeräusch mit Punctum maximum über der Herzspitze. Über der Lunge sind ggf. feuchte Rasselgeräusche auskultierbar (im vorliegenden Fall nicht). Im **EKG** ist vor allem auf Rechtsherzbelastungszeichen, einen evtl. Steil- oder Rechtstyp und eine absolute Arrhythmie bei Vorhofflimmern zu achten. Die **Echokardiografie** gibt nicht invasiv Aufschluss über die Morphologie der Klappe (z.B. verdickt, verkalkt, Stellung?), über Vorhof- und Ventrikelgröße sowie über den Druckgradienten über der Klappe. Letzterer ermöglicht die Abschätzung des Stenosegrades. Vor allem im Hinblick auf die Indikationsstellung zu einer Operation sind jedoch invasive Katheteruntersuchungen notwendig. Die **Einschwemmka-**

theteruntersuchung (**Rechtsherzkatheter**) zur invasiven Messung der Drücke im kleinen Kreislauf ist ein gutes Instrument zur Verlaufsbeurteilung, weil eine korrekte Abschätzung der Druckverhältnisse durch die Echokardiografie nicht immer möglich ist. Mit dem **Linksherzkatheter** können der Druckgradient über der Mitralklappe sowie die Mitralöffnungsfläche exakt bestimmt werden. Der Gradient und die Öffnungsfläche bestimmen den Schweregrad der Mitralklappenstenose (leichtgradig, mittelgradig, hochgradig). Bei der Linksherzkatheteruntersuchung können auch die Herzkranzgefäße beurteilt werden, um diese bei einem evtl. Klappeneingriff ebenfalls operieren zu können.

▶ **Therapie:** Bei der Betreuung von Patienten mit einer Mitralstenose ist es besonders wichtig, den für den Patienten **optimalen Zeitpunkt für eine operative Therapie zu ermitteln**. Bei der Indikationsstellung zu einer Operation (Klappenersatz, -rekonstruktion oder -sprengung, s. Frage 125.3) sind der Schweregrad der Symptomatik (NYHA-Klassifikation der Herzinsuffizienz), der Schweregrad des Vitiums (s.o.), die Hämodynamik (linksventrikulärer Füllungsdruck, pulmonalarterieller Druck) sowie begleitende Probleme (z.B. Vorhofflimmern) zu berücksichtigen (s. Frage 125.3). Eine Operation sollte erfolgen, bevor eine (irreversible!) sekundäre pulmonalarterielle Hypertonie vorliegt (Rechtsherzkatheter zur Verlaufsbeobachtung geeignet, s.o.). Liegt bereits Vorhofflimmern vor, so kann im Rahmen eines operativen Eingriffs an der Mitralklappe durch die sog. Maze-Operation (gezielte Lenkung der Vorhoferregung zum AV-Knoten durch Bildung von „Korridoren" mittels multipler Inzisionen in den Vorhöfen) der Sinusrhythmus wiederhergestellt werden.

Bis zur Operation müssen die Patienten möglichst optimal konservativ, d.h. medikamentös behandelt werden. Die hierfür geeigneten bzw. notwendigen Maßnahmen sind bei Frage 125.3 beschrieben.

▶ **Prognose:** Die 5-Jahres-Überlebensrate liegt ohne Operation bei einer mittelgradigen Stenose bei etwa 60%, bei einer hochgradigen Stenose bei etwa 10%. Bei rechtzeitiger operativer Versorgung einer Mitralstenose ist die Prognose nicht wesentlich eingeschränkt.

Zusatzthemen für Lerngruppen

- Swan-Ganz-Katheter (Pulmonaliskatheter): praktische Durchführung, Indikation, Aussage
- Mitralinsuffizienz
- Therapie des Lungenödems

126 Chronische Pankreatitis mit exokriner Pankreasinsuffizienz

126.1 Wie lautet Ihre Verdachtsdiagnose?

Chronische Pankreatitis bei chronischem Alkoholabusus mit V.a. exokrine Pankreasinsuffizienz, da ein gürtelförmiger Oberbauchschmerz typisch für eine Pankreaserkrankung (insbesondere Pankreatitis) ist, eine Fettintoleranz ein häufiges Symptom einer exokrinen Pankreasinsuffizienz ist, der Alkoholabusus die weitaus häufigste Ursache einer chronischen Pankreatitis darstellt und ein Druckschmerz mit leichter Abwehrspannung („Gummibauch") im Oberbauch besteht.

126.2 Nennen Sie mindestens einen Test, der zum Nachweis der naheliegendsten Ursache der chronischen Diarrhö geeignet ist!

- Pankreolauryl-Test (Fluorescein-Dilaurat-Test)
- Bestimmung von Elastase oder Chymotrypsin im Stuhl
- Bestimmung der Pankreasenzyme Trypsin, Chymotrypsin, Amylase und Lipase im Duodenalsaft nach Stimulation der Pankreassekretion mit Sekretin (Sekretin-Pankreozymin-Test) oder einer standardisierten Testmahlzeit

126.3 Beschreiben Sie kurz das Prinzip dieses/dieser Tests!

- **Pankreolauryl-Test** (**Fluorescein-Dilaurat-Test**): Der Patient nimmt Fluorescein-Dilaurat zu sich. Bei Gesunden wird Fluorescein durch Arylesterasen des Pankreas abgespalten, im Darm resorbiert, in der Leber konjugiert und mit dem Urin ausgeschieden. Bei einem Mangel an Arylesterasen (= exokrine Pankreasinsuffizienz) ist die Konzentration des Fluoresceins im Urin vermindert.

- **Bestimmung von Elastase oder Chymotrypsin im Stuhl:** Chymotrypsin und Elastase werden im Pankreas gebildet. Eine verminderte Ausscheidung mit dem Stuhl deutet auf eine verminderte Produktion im Pankreas (= exokrine Pankreasinsuffizienz) hin.
- **Sekretin-Pankreozymin-Test:** Zunächst wird durch i. v. Gabe von Sekretin die Wasser- und Bikarbonatsekretion des Pankreas stimuliert, der Duodenalsaft mittels einer Sonde in Fraktionen gewonnen und die Bikarbonatkonzentration der Fraktionen bestimmt. Dann wird durch Applikation von Pankreozymin die Enzymsekretion des Pankreas stimuliert, wiederum der Duodenalsaft gewonnen und die Konzentration von Trypsin, Chymotrypsin, Amylase und Lipase in den Fraktionen bestimmt. Eine verminderte Bikarbonat- und Enzymkonzentration im Duodenalsaft ist ein direkter Hinweis auf eine exokrine Pankreasinsuffizienz.

126.4 Welche Maßnahmen empfehlen Sie dem Patienten zur Behandlung der Diarrhö, falls sich Ihre Verdachtsdiagnose bestätigt und einer der Tests positiv ausfällt?

- Beendigung des Alkoholabusus, Teilnahme an einem Alkoholentwöhnungsprogramm
- Substitution mit Pankreasenzymen, Dosis angepasst an Nahrungsaufnahme und klinischen Effekt
- Substitution fettlöslicher Vitamine (A, D, E, K, i. m.-Applikation; bei Alkoholikern oft Vitaminmangel!)
- kohlenhydratreiche, fettreduzierte Ernährung (max. 70 g Fett pro Tag), ggf. Zufuhr mittelkettiger Triglyceride, da diese ohne Aufspaltung resorbiert werden können
- 5–7 kleine Mahlzeiten am Tag

Kommentar

Als chronische Pankreatitis bezeichnet man eine schubweise verlaufende oder anhaltende nichtinfektiöse Entzündung der Bauchspeicheldrüse. Bei langjährigem Verlauf tritt als Folge der chronischen Pankreatitis eine exokrine, später oft auch eine endokrine Pankreasinsuffizienz auf.

▸ **Ätiologie:** Die mit Abstand häufigste Ursache einer chronischen Pankreatitis ist der chronische Alkoholabusus. Deutlich seltener sind chronisch-hereditäre Pankreatitiden (Mutation des Trypsinogen- oder CFTR-Gens) und die chronische Pankreatitis bei primärem Hyperparathyreoidismus (Folge einer Hyperkalzämie).

▸ **Klinik:** Leitsymptome der chronischen Pankreatitis sind der **rezidivierende** nichtkolikartige **gürtelförmige Oberbauchschmerz**, die Zeichen der exokrinen Pankreasinsuffizienz – **Übelkeit nach dem Verzehr fetter Speisen** und **fettige Durchfälle** (s. Fall) infolge Mangels an Pankreasenzymen und **Gewichtsverlust**. Später treten infolge des Insulinmangels bei endokriner Pankreasinsuffizienz **Hyperglykämien** auf. Das Auftreten von Hyperglykämien bei chronischer Pankreatitis, d. h. in Abwesenheit diabetesspezifischer Autoantikörper (ICA, GADII etc.) bezeichnet man als **pankreopriven Diabetes mellitus**.

▸ **Diagnostik:** Die Diagnose **„chronische Pankreatitis"** ist gesichert, wenn bei passender **Anamnese** und **Klinik** (s. o.) die **Serumlipase** erhöht ist und **bildgebende Verfahren** (Sonografie, CT, ERCP) Pankreasveränderungen zeigen, z. B. Pankreasverkalkungen (▸ Abb. 126.1, beweisend für die Diagnose!), -steine, -gangstenosen, Abszesse oder Pseudozysten.

Hinweise auf eine **exokrine Pankreasinsuffizienz** geben die **Anamnese** und **Funktionstests** (s. Fragen 126.2 und 126.3): Der Pankreolauryltest und die Bestimmung von Elastase und Chymotrypsin im Stuhl sind relativ unspezifisch und können auch bei Malabsorption und Diarrhöen ande-

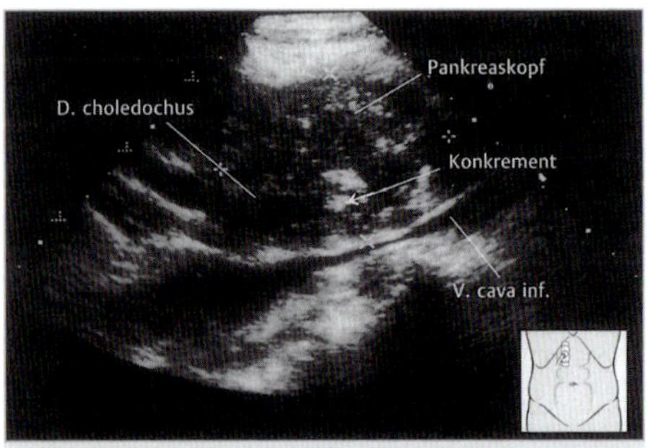

Abb. 126.1 Sonogramm bei chronischer Pankreatitis: Der Pankreaskopf (Marker) ist massiv aufgetrieben und weist multiple Verkalkungen auf (echodichte Strukturen). Der Ductus choledochus ist erweitert und im intrapankreatischen Verlauf durch ein Konkrement verschlossen (aus Delorme, Debus, Jenderka; Duale Reihe Sonografie, Thieme, 2012).

rer Ursache positiv ausfallen. Dennoch kann eine exokrine Pankreasinsuffizienz als gesichert gelten, wenn bei gesicherter chronischer Pankreatitis diese Tests positiv ausfallen.

▸ **Therapie:** Entzündungsschübe werden wie eine akute Pankreatitis behandelt (s. Fall 27). Die Schmerzen bei chronischer Pankreatitis lassen sich häufig durch endoskopische oder operative Beseitigung von Drainagehindernissen lindern. Zur Therapie der exokrinen Pankreasinsuffizienz s. Frage 126.4. Eine endokrine Pankreasinsuffizienz wird analog zu einem Diabetes mellitus mit Versagen der Insulinsekretion durch Gabe von Insulin behandelt.

Zusatzthemen für Lerngruppen

- Folgeerkrankungen und Komplikationen des chronischen Alkoholabusus
- Insulintherapie (intensiviert, konventionell)
- Differenzialdiagnose der Diarrhö

127 Heroinintoxikation

127.1 Wie lautet Ihre primäre Verdachtsdiagnose?

Respiratorische Insuffizienz (O_2-Sättigung ↓) bei V. a. Heroinintoxikation mit Hypoventilation (Einstichstellen, Miosis beidseits, Atemdepression) und Bewusstlosigkeit.

127.2 Welche Differenzialdiagnosen sind denkbar?

- postiktaler Zustand nach zerebralem Krampfanfall: typische Symptome wie Einnässen oder Zungenbiss fehlen
- Hirnblutung, z. B. Subarachnoidalblutung: kein Ansprechen auf Antidote (Naloxon), enge Pupillen sind nicht typisch
- Mischintoxikation (z. B. Alkohol, Alkylphosphate): kann nur im Verlauf sicher ausgeschlossen werden, kein Ansprechen auf Antidote (Naloxon), enge Pupillen sind nicht typisch.

127.3 Was unternehmen Sie akut?

- Gabe des Opiatantagonisten Naloxon i. v. (dose by effect)
- bis zum Wiedereinsetzen einer ausreichenden Eigenatmung Beatmung über Maske mit Ambubeutel
- bei fehlendem Wiedereinsetzen der Eigenatmung nach Naloxongabe endotracheale Intubation und Beatmung

127.4 Was soll nach Beherrschung der Akutsituation mit dem Patienten geschehen?

- zügiger Transport in ein Krankenhaus
- dort Überwachung der Vitalfunktionen, da die Wirkdauer des Naloxons auf weniger als 45 min beschränkt ist und eine erneute Hypoventilation eintreten kann (dann erneute Gabe von Naloxon)
- bei unvollständiger Vigilanz nach Behandlung mit Naloxon Drogenscreening (Benzodiazepine, Alkohol im Serum/Urin) bei V. a. Mischintoxikation
- bei i. v. Drogenabusus Untersuchung auf Hepatitis-B/C- und HIV-Infektion (in der Regel nur mit Einverständnis des Patienten)
- ggf. Einleitung einer Drogenentzugsbehandlung
- soziale Hilfestellung (z. B. Drogenberatungsstelle)

Kommentar

Die Heroinintoxikation ist bei jungen Menschen eine häufige Ursache der respiratorischen Globalinsuffizienz.

Klinik und Diagnostik: **Bewusstlosigkeit**, **Hypoventilation** und **beidseitige Miosis** sind typische Symptome einer Opiatüberdosierung, sodass bei Patienten mit diesem Symptomkomplex an eine Heroinintoxikation gedacht werden muss, insbesondere wenn sich klinisch oder anamnestisch zusätzliche Hinweise auf einen i. v. Drogenabusus (hier: Einstichstellen und Hautinduration in den Ellenbeugen) ergeben.

▸ **Differenzialdiagnosen:** Eine Bewusstlosigkeit bei jungen Menschen kann passager auch postiktal nach einem **zerebralen Krampfanfall** oder einer **intrazerebralen Blutung** auftreten, wobei im ersten Fall weitere Begleitsymptome (z. B. Zungenbiss, Einnässen), im letzteren Fall eine Herdsymptomatik (z. B. Streck- oder Beugekrampf) zu erwarten wäre. Gegen eine **kardiale Genese** der Bewusstlosigkeit sprechen die stabile Kreislaufsituation und das Alter des Patienten.

▶ **Weiteres Vorgehen:** In dem beschriebenen Fall ist aufgrund der schweren respiratorischen Insuffizienz (Sauerstoffsättigung 54%!) und der Bewusstlosigkeit **sofortiges Handeln erforderlich**, zumal als Folge der Hypoxämie eine beginnende Bradykardie (Gefahr der Asystolie!) erkennbar ist. Wenn eine Opiatintoxikation auch nur in Erwägung gezogen wird, muss der **Opiatantagonist Naloxon sofort** verabreicht werden. In der beschriebenen Situation darf diese Therapie nicht bis zur laborchemischen Sicherung der Diagnose im Krankenhaus verzögert werden. Typischerweise kann bei einer Heroinintoxikation die Vigilanz des Patienten innerhalb von Minuten wiederhergestellt werden. Zur **Sicherung der Atmung** kann bis zum Einsetzen der Naloxonwirkung (wenige Minuten) überbrückend manuell mit einer Maske gearbeitet werden. Eine endotracheale Intubation ist nur bei primärer Aspiration oder fehlendem oder unzureichendem Ansprechen auf eine ausreichend dosierte Naloxongabe erforderlich.

Eine **stationäre Überwachung** (**Intensivstation**) des Patienten ist unbedingt erforderlich, da die Halbwertzeit des antagonisierten Opiates die Naloxonwirkung überdauern kann. Den Patienten fehlt in dieser Situation häufig die notwendige Krankheitseinsicht, sodass hier eine ausführliche Aufklärung und Beratung erforderlich ist. Den Patienten kann man nur dann zum Verbleib in der Klinik zwingen, wenn eine erhebliche Eigen- oder Fremdgefährdung vorliegt und wenn dies per Gerichtsbeschluss (Amtsrichter kommt in die Klinik) im Eilverfahren bestätigt ist. Zum Ausschluss einer Mischintoxikation sollte immer ein Drogenscreening erfolgen. Zudem sollten vitale Laborparameter wie Nieren- und Leberwerte kontrolliert werden. Bei inadäquater Reaktion auf die Naloxongabe sollten Differenzialdiagnosen (s.o.) in Betracht gezogen werden (mit entsprechender Diagnostik).

▶ **Prognose:** Bei rechtzeitiger Therapieeinleitung mit Naloxon ist die kurzfristige Prognose der akuten Heroinintoxikation gut. Die langfristige Prognose hängt vor allem von der Motivation des Patienten für eine Entzugsbehandlung ab.

Zusatzthemen für Lerngruppen →•

- E-605-Intoxikation
- Indikationen für eine Magenspülung
- Vorgehen bei einer Magenspülung
- Antidote

128 Achalasie

128.1 Nennen Sie mehrere Differenzialdiagnosen und zu jeder Diagnose die jeweils sinnvollsten Untersuchungen zur weiteren Abklärung!

- **Ösophagusmotilitätsstörung** (Achalasie, diffuser Ösophagusspasmus, hyperkontraktiler Ösophagus, Motilitätsstörung bei Sklerodermie): Ösophagusmanometrie
- **Ösophagus- oder Kardiakarzinom:** Ösophagogastroduodenoskopie (ÖGD)
- **peptische Stenose:** ÖGD
- **Ösophagusdivertikel:** ÖGD oder Röntgen-Ösophagusbreischluck
- **Chagas-Krankheit** mit gastrointestinaler Manifestation: ÖGD oder Röntgen-Ösophagusbreischluck, Erregernachweis

128.2 Welche typischen Befunde der Achalasie in der Ösophagusmanometrie und dem Röntgen des Ösophagus (Breischluck) kennen Sie?

- **Ösophagusmanometrie:**
  - fehlende oder unvollständige Relaxation des unteren Ösophagussphinkters während des Schluckaktes
  - Kontraktion läuft simultan, nicht peristaltisch ab
  - erhöhter Ruhedruck
- **Ösophagusbreischluck:**
  - verbreitertes Mediastinum durch den erweiterten Ösophagus mit spitz zulaufender Stenose (Sektglasform, ▶ Abb. 128.1)
  - keine Magen-Luftblase

128.3 Nennen Sie verschiedene Verfahren zur Therapie der Achalasie!

- pneumatische Dilatation: Therapie der Wahl
- lokale Injektion (endoskopisch) von Botulinustoxin in den unteren Ösophagussphinkter
- Medikamente: Nifedipin oder Molsidomin, wirken nur kurzzeitig, daher nur zur Überbrückung, d.h. bis andere Maßnahmen ergriffen werden, indiziert; nicht zur Dauertherapie geeignet
- operativ: longitudinale Myotomie nach Gottstein-Heller (bei Versagen der anderen Verfahren)

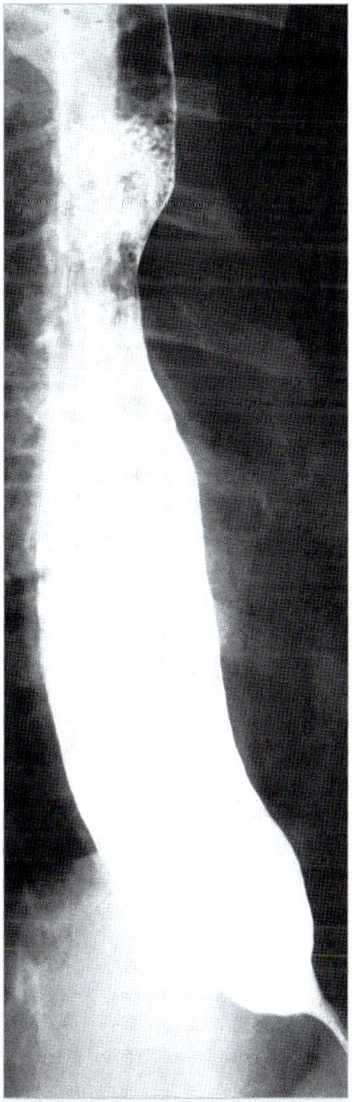

Abb. 128.1 Röntgen-Ösophagusbreischluck bei Achalasie: spitz zulaufende Stenose des distalen Ösophagus mit Dilatation des Ösophagus proximal der Stenose (Sektglasform) (aus Bücheler, Lackner, Thelen; Einführung in die Radiologie, Thieme, 2006).

Kommentar

Als Achalasie bezeichnet man eine neuromuskuläre Erkrankung der glatten Ösophagusmuskulatur, die durch das Ausbleiben der reflektorischen Erschlaffung des unteren Ösophagussphinkters im Rahmen des Schluckakts und das Fehlen einer propulsiven Peristaltik gekennzeichnet ist. Sie manifestiert sich typischerweise zwischen dem 3. und 6. Lebensjahrzehnt.

▶ **Ätiologie:** Als Ursache der Achalasie wird eine immunologisch bedingte Degeneration von Neuronen des Plexus myentericus diskutiert.

▶ **Klinik:** Typisch ist – wie bei dem hier beschriebenen Patienten – eine **Dysphagie** für feste und im Verlauf auch flüssige Nahrungsmittel. Vor allem im Liegen kommt es zur Regurgitation unverdauter Nahrung und zu Husten.

▶ **Diagnostik und Differenzialdiagnosen:** Das Symptom einer persistierenden Dysphagie bedarf immer einer weiterführenden Abklärung durch eine **Ösophagogastroduodenoskopie**. Wichtig ist dabei der sichere **Ausschluss eines Ösophagus- oder Kardiakarzinoms**. Bei unklaren Befunden ist es ratsam, eine **Endosonografie** zum Ausschluss eines intramukös wachsenden Tumors durchzuführen, um noch operable Frühstadien eines Ösophaguskarzinoms nicht zu übersehen. Andere häufige Ursachen einer ösophagealen Dysphagie wie **nicht maligne Stenosen**, z. B. entzündlicher Genese (peptische Stenose), eine **Ösophagitis** oder **Divertikel** können durch die Ösophagoskopie ebenfalls leicht erkannt werden. Werden die Schluckbeschwerden weniger nach retrosternal als vielmehr nach weiter proximal lokalisiert, sollten **Erkrankungen im Oropharynx** (z. B. Tonsillitis, Hypopharynxkarzinom, Mundbodenphlegmone) und **neuromuskuläre Funktionsstörungen** (z. B. nach Schlaganfall oder bei Myasthenia gravis) ausgeschlossen werden. Nach Ausschluss dieser Differenzialdiagnosen ist das Vorliegen einer Ösophagusmotilitätsstörung wahrscheinlich.

Die **verschiedenen Ösophagusmotilitätsstörungen** können durch die **Ösophagusmanometrie** sicher voneinander abgegrenzt werden, sodass die Durchführung der früher üblichen Röntgenuntersuchung (Beobachtung der Ösophaguspassage des Kontrastmittels) heute meist entbehrlich ist.

- **Achalasie:** Typisch ist zum einen die reduzierte oder fehlende Erschlaffung des unteren Ösophagussphinkters (UÖS) während des Schluckaktes, zum anderen das Fehlen peristaltischer Kontraktionen, an deren Stelle meist nur schwache simultane Kontraktionen im distalen Ösophagus abgeleitet werden können.

- **Diffuser Ösophagusspasmus:** Nach dem Schluckakt treten intermittierende nicht peristaltische Ösophaguskontraktionen auf; die Funktion des UÖS ist nicht gestört.
- **Hyperkontraktiler Ösophagus** (**Nussknackerösophagus**): Hier laufen die Kontraktionen peristaltisch ab, sind aber deutlich verstärkt.

▶ **Therapie** der Wahl der Achalasie ist die **endoskopische Ballondilatation.** Ähnlich effektiv ist die Injektion von **Botulinustoxin** in den UÖS, die Wirkung lässt jedoch nach, sodass die Behandlung meist nach 6 Monaten wiederholt werden muss. Die Indikation zur **operativen Therapie** ergibt sich beim Versagen der Ballondilatation sowie der Injektionsbehandlung mit Botulinustoxin. Versuche einer medikamentösen Behandlung sind meist nicht ausreichend effektiv.

Zusatzthemen für Lerngruppen

- hyperkontraktiler Ösophagus
- Ösophagusspasmus
- Ösophaguskarzinom

129 Vorhofflimmern

129.1 Beschreiben Sie die wesentlichen Befunde des EKGs!

Das EKG (▶ Abb. 129.1) zeigt eine Tachykardie mit schmalen QRS-Komplexen und unregelmäßigen Abständen zwischen den QRS-Komplexen. P-Wellen sind nicht abgrenzbar. Zwischen den Kammerkomplexen sind flimmerförmige Ausschläge der isoelektrischen Linie erkennbar. Damit liegt eine Tachyarrhythmia absoluta bei Vorhofflimmern vor. Das EKG zeigt keine Zeichen einer myokardialen Ischämie, Schädigung oder Hypertrophie.

129.2 Nennen Sie mehrere mögliche Ursachen für diese Herzrhythmusstörung!

- **Herzerkrankung:**
  - koronare Herzkrankheit
  - Herzklappenerkrankungen mit Vorhofbelastung: Mitralvitium (bei jungen Menschen die häufigste Ursache), Aortenvitien
  - Myokarditis, Perikarditis
  - Kardiomyopathien
  - Z.n. Herzoperation
  - Präexzitationssyndrom
- **extrakardiale Erkrankung:**
  - Hyperthyreose
  - Elektrolytstörung (z. B. Hypokaliämie)
  - Lungenembolie
- **Toxine:** Medikamente (z. B. β-Mimetika), Alkohol
- keine erkennbare Ursache (**idiopathisch**) bei Herzgesunden (ca. 15 % der Fälle)

129.3 Wie gehen Sie therapeutisch vor?

- Therapie der Grunderkrankung (sofern möglich)
- Antikoagulation: initial Vollheparinisierung (Ziel: Verlängerung der PTT auf das 1,5- bis 2-Fache der Norm)
- Senkung der Herzfrequenz: primär β-Blocker oder Nicht-Dihydropyridin-Kalziumantagonisten (**Cave:** Verapamil bei i. v. Gabe nicht mit β-Blocker kombinieren, sonst Gefahr des AV-Blocks!), sekundär Digitalis oder Amiodaron
- Konversionsbehandlung zur Überführung des Vorhofflimmerns in einen Sinusrhythmus (s. Kommentar!)
  - medikamentös: bei Herzgesunden Klasse-I-Antiarrhythmikum (z. B. Flecainid), bei Herzkranken Amiodaron
  - bei hämodynamischer Instabilität oder Versagen der medikamentösen Therapie elektrische Kardioversion

129.4 Was ist die bedeutendste Komplikation dieser Herzrhythmusstörung? Muss bezüglich dieser Komplikation eine Prophylaxe erfolgen? Wenn ja, welche?

- Arterielle Embolien (in 80 % zerebral) sind die häufigste Komplikation und treten bei bis zu 35 % der Patienten mit einem Vorhofflimmern auf.
- Die Risikostratifizierung zur Prophylaxe (Antikoagulation) richtet sich nach dem CHA2DS2-VASc Score
- Prophylaxe:
  - als Primärprophylaxe Antikoagulation mit Cumarin (z. B. Marcumar) mit Ziel-INR von 2–3
  - bei Patienten ohne strukturelle Herzerkrankung („Lone-VHF") im Alter von < 65 Jahren kein Marcumar; hier sind 300 mg Acetylsalicylsäure ausreichend
  - als Sekundärprophylaxe nach Embolie Cumarintherapie mit Ziel-INR von 3–4

Kommentar

Als Vorhofflimmern bezeichnet man eine unregelmäßige Vorhoferregung (mit einer Frequenz von mehr als 350/min) mit unregelmäßigem Kammerrhythmus (absolute Arrhythmie). Das Vorhofflimmern ist mit einer altersabhängigen Inzidenz (2% bei 60-Jährigen, bis 15% bei über 70-Jährigen) die häufigste Herzrhythmusstörung im Erwachsenenalter.

▶ **Ätiologie und Pathogenese:** Ursache ist häufig eine Dilatation des Vorhofs, z. B. als Folge einer Mitralstenose, welche eine ungeordnete Vorhoferregung zur Folge hat.

▶ **Klinik:** Typische Symptome sind Palpitationen und Dyspnoe. Andere Symptome (z. B. Ödeme, Angina pectoris) einer zugrunde liegenden Erkrankung (z. B. KHK, Vitium) können verstärkt werden.

▶ **Diagnostik:** Bei der **klinischen Untersuchung** fällt die absolute Arrhythmie auf. Zur Diagnosestellung entscheidend ist ein **EKG**. Zu den typischen Befunden s. ▶ Abb. 129.1 und Frage 129.1.

▶ **Differenzialdiagnosen:** Wichtig ist die Abgrenzung von anderen tachykarden Herzrhythmusstörungen mit schmalem Kammerkomplex:

- **Vorhofflattern und Vorhoftachykardie:** Hier sind die P-Wellen klar abgrenzbar und niederfrequenter.
- **AV-Knoten-Reentry-Tachykardie:** Hier sind die RR-Intervalle regelmäßig, die P-Wellen aber meist nicht abgrenzbar.
- **Orthodrome Reentry-Tachykardie bei Präexzitationssyndrom** (z. B. WPW-Syndrom): Hier sind die P-Wellen ebenfalls abgrenzbar und die Kammerkomplexe folgen regelmäßig aufeinander.

▶ **Vorgehen:** Erste Maßnahmen bei Vorhofflimmern mit schneller Überleitung sind eine **Normalisierung der Kammerfrequenz** (mit β-Blocker oder Verapamil) sowie eine **Antikoagulation** zur Thromboembolieprophylaxe (s. Frage 129.3). Erst danach kann der Versuch einer medikamentösen oder elektrischen Kardioversion zur **Konversion** des Vorhofflimmerns in einen Sinusrhythmus erwogen werden (s. Frage 129.3). Bei bereits länger als 48 Stunden bestehendem Vorhofflimmern ist das Risiko für die Bildung von Thromben im akinetischen Vorhof deutlich erhöht. In diesem Fall muss daher zunächst eine Antikoagulanzientherapie über mehr als 3 Wochen durchgeführt werden. Zudem muss vor einem Konversionsversuch eine Thrombenbildung im Vorhof durch eine transösophageale Echokardiografie (TEE) ausgeschlossen werden. Günstige Voraussetzungen für eine erfolgreiche Kardioversion sind ein normal großer linker Vorhof, das Fehlen einer kardialen Grunderkrankung und eine kurze Dauer des Vorhofflimmerns. Bei der medikamentösen Therapie ist zu beachten, dass bei einem Präexzitationssyndrom Verapamil, Digitalis oder Adenosin nicht verabreicht werden dürfen, da diese Substanzen die AV-Überleitung bremsen und somit einen Übergang der Erregung auf die akzessorische Bahn begünstigen, was dann eine 1:1-Überleitung des Vorhofflimmerns zur Folge hat. Bei erfolgreicher Konversion eines kurzfristig bestehenden Vorhofflimmerns ist keine weitere Antikoagulation mehr erforderlich. Bei nur passager erfolgreicher Konversion mit intermittierenden Episoden von Vorhofflimmern muss eine Antikoagulation (INR 2–3) erfolgen, da das Embolierisiko erhöht ist. Bei paroxysmalem Vorhofflimmern kann Dronedaron das Wiederauftreten von Vorhofflimmern reduzieren und die Herzfrequenz senken. Im Gegensatz zu Amiodaron ist bei Dronedaron das Risiko einer Hyperthyreose reduziert, jedoch können Leberschädigungen auftreten. Bei refraktärem symptomatischem Vorhofflimmern kann eine Katherablation erwogen werden.

▶ **Prognose:** Das Risiko einer Thrombembolie beträgt bei chronischem Vorhofflimmern etwa 5% pro Jahr, bei paroxysmalem Vorhofflimmern bis 2% pro Jahr.

Zusatzthemen für Lerngruppen

- praktisches Vorgehen bei elektrischer Kardioversion
- Diagnostik bei V. a. kardiogene Embolie
- kardiale Tumoren

130 Mononucleosis infectiosa

130.1 Wie lautet Ihre Verdachtsdiagnose und was ist die Ursache der Erkrankung?

- **Mononucleosis infectiosa** = infektiöse Mononukleose (= Pfeiffer-Drüsenfieber)
- Ursache ist eine Infektion mit dem **Epstein-Barr-Virus (EBV)**

130.2 Wie kann die Diagnose erhärtet werden? Nennen Sie mindestens 2 Tests!

- im Blutbild Reizformen von Lymphozyten (= aktivierte T-Zellen) bei allen Patienten
- Sicherung einer akuten EBV-Infektion durch serologische Tests:
  - Anti-EBV-VCA-Antikörper der Subklasse IgM
  - Anti-EA-D-Antikörper der Subklasse IgM
  - Heterophile Antikörper: Sie sind definiert als anti-Schafserythrozyten-Antikörper, die durch vorherige Absorption mit Rind-Erythrozyten, nicht aber mit Nierenzellen des Meerschweinchens entfernt werden können. Heterophile IgM-Antikörper im Patientenserum weisen auf eine akute EBV-Infektion hin. Als Schnelltest dient heute der „Monospot-Test", früher wurde die klassische Paul-Bunnell-Reaktion durchgeführt.

130.3 Nennen Sie typische Komplikationen und Folgeerkrankungen dieser Erkrankung!

- **Komplikationen:**
  - Meningitis, Meningoenzephalitis
  - Hepatitis
  - Myokarditis, Perikarditis
  - Mononeuritis, Guillain-Barré-Syndrom
  - Anämie, Thrombopenie, Leukopenie
  - Milzruptur: selten, aber gefährlich
- **mögliche Folgeerkrankungen** (vor allem EBV-assoziierte Tumoren): Nasopharynxkarzinom, Burkitt-Lymphom, Lymphome bei HIV-Infektion, orale Haarzell-Leukoplakie (bei AIDS-Patienten)

130.4 Worauf ist das Exanthem am ehesten zurückzuführen?

Auf die Gabe von Ampicillin: typisches Arzneimittelexanthem!

Kommentar

Die Mononucleosis infectiosa ist eine virale Infektionskrankheit, die vor allem im Kindes- und Jugendalter bzw. bei jungen Erwachsenen auftritt.

▸ **Ätiologie und Pathogenese:** Das Epstein-Barr-Virus (EBV) ist ein humanpathogenes DNA-Virus der Herpesgruppe. Das Virus wird mit dem Speichel übertragen („kissing disease").

▸ **Klinik und Komplikationen:** Typische **Leitsymptome** der infektiösen Mononukleose sind die akut aufgetretene **Pharyngitis** und **Angina tonsillaris** in Verbindung mit **Fieber** und einer **generalisierten Lymphadenopathie**. Außerdem können die bei Frage 130.3 genannten Komplikationen wie **Hepatitis**, **Anämie**, **Thrombopenie** auftreten; schwere Komplikationen (z. B. **Myokarditis**, **Meningitis**) sind selten. Die EBV-Infektion ist für die Entstehung des in Afrika endemischen **Burkitt-Lymphoms** mitverantwortlich. Auch das in vor allem in Südchina verbreitete **nichtverhornende Nasopharynxkarzinom** ist mit einer EBV-Infektion assoziiert (s. a. Frage 130.3).

▸ **Diagnostik:** Im **Blutbild** sind die typischen mononukleären Zellen (Virozyten = aktivierte T-Lymphozyten: große mononukleäre Zellen mit polymorphem Kern, ▸ Abb. 130.1) nachweisbar. Die Diagnose kann durch **serologische Tests** leicht gesichert werden, wobei aufgrund der hohen Durchseuchung mit dem EBV (über 90 % der erwachsenen Bevölkerung sind EBV-IgG positiv) nur Antikörper der Subklasse IgM auf eine akute Infektion hinweisen. Zur EBV-Diagnostik werden

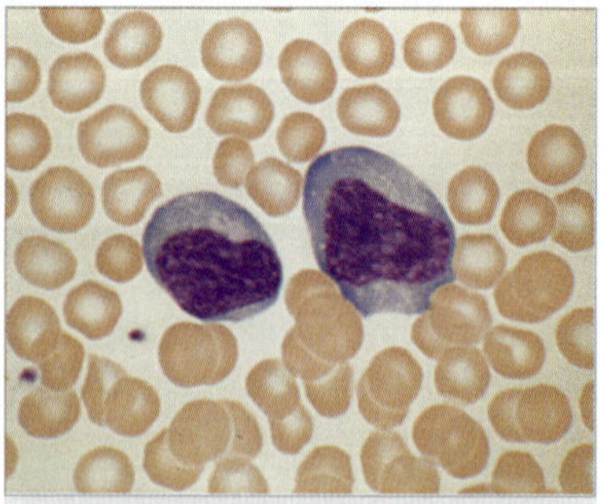

Abb. 130.1 Virozyten bei Mononucleosis infectiosa (aus Dörner, Taschenlehrbuch Klinische Chemie und Hämatologie, Thieme, 2009).

Antikörper gegen VCA (virales Capsid-Antigen) und **EA-D** (early antigen diffuse) bestimmt. Die Paul-Bunnell-Reaktion ist heute weniger üblich, als Schnelltest wird heute der einfachere und sensitivere „Monospot-Test" durchgeführt.

▸ **Differenzialdiagnosen:** Abgegrenzt werden müssen eine **akute Leukämie** (Blasten im Blutausstrich, Knochenmarkbefund) sowie **andere Infektionserkrankungen** mit Befall des Nasen-Rachenraums, wie eine Streptokokkenangina (Streptokokken-Schnelltest), die Angina Plaut-Vincent (oft einseitig, kaum beeinträchtigtes Allgemeinbefinden) oder eine Diphtherie (Impfstatus, Pseudomembranen, süßlicher Foetor).

▸ **Therapie:** Sie erfolgt **symptomatisch** und umfasst während der akuten Erkrankung vor allem **Bettruhe** und **körperliche Schonung** – auch bei dem beschriebenen Patienten ist diese Schonung wegen der deutlich vergrößerten Milz zur Vermeidung einer Milzruptur sehr wichtig. Die Schmerzsymptomatik kann mit **Analgetika** wie Paracetamol behandelt werden. Die bisher bekannten Virustatika zeigen keinen Einfluss auf den Verlauf einer EBV-Infektion. **Cave:** Nach Ampicillingabe tritt bei 75 % der Patienten mit akuter EBV-Infektion ein Arzneimittelexanthem auf. Die Verordnung von Aminopenicillinen bei einer akuten EBV-Infektion ist daher nicht nur nicht sinnvoll (es liegt ja eine virale Infektion vor), sondern sogar kontraindiziert.

▸ **Prognose:** Bei immunkompetenten Patienten ist die Prognose gut.

Zusatzthemen für Lerngruppen

- hämorrhagische Fiebersyndrome
- Leptospirose
- Listeriose

131 Pseudomembranöse Kolitis

131.1 Worauf ist die erneute Verschlechterung des Zustands der Patientin wahrscheinlich zurückzuführen?

Auf eine **pseudomembranöse Kolitis**, da schmerzhafte blutige Diarrhöen bei sonst unauffälligem Sonografiebefund des Abdomens primär auf eine Kolitis hinweisen und der Beginn der Symptomatik nach einer Antibiotikatherapie typisch für eine pseudomembranöse Kolitis ist.

131.2 Was ist die Ursache der vermuteten Erkrankung?

Überwucherung des Darms durch das gegen viele Antibiotika resistente Clostridium difficile, nachdem die physiologische Darmflora durch das Antibiotikum zerstört wurde. Clostridium difficile produziert zwei Toxine: Toxin A führt zu vermehrter Sekretion von Flüssigkeit und Elektrolyten in den Darm, Toxin B schädigt die Darmschleimhaut.

131.3 Wie kann die Erkrankung diagnostiziert werden?

- Nachweis der Clostridium-difficile-Toxine im Stuhl
- Koloskopie: typisches Bild: Kolitis mit leicht vulnerabler Schleimhaut und typischen erhabenen gelblichen – membranartigen (daher der Name) – Plaques. Bei Nachweis der Toxine im Stuhl und typischer Klinik ist die Diagnose jedoch gesichert, sodass man auf die – bei Kolitis besonders schmerzhafte – Koloskopie verzichten kann.

131.4 Wie wird die Erkrankung behandelt?

- Absetzen der zuvor bestehenden Antibiotikatherapie (hier Amoxicillin und Clavulansäure)
- Elimination der Clostridien mittels Metronidazol (bei Rezidiven mittels Vancomycin oder Teicoplanin)

Kommentar

Die (antibiotikaassoziierte) pseudomembranöse Kolitis ist eine Dickdarmentzündung infektiös-toxischer Genese, die während oder nach einer Antibiotikatherapie auftritt.

▶ **Ätiologie und Pathogenese:** s. Frage 131.2. Clostridium difficile ist ein sporenbildendes grampositives Stäbchenbakterium, dessen 2 Toxine zusammen eine Zell- und Gewebsschädigung im Darm induzieren, die zur Kolitis führt. Clostridium difficile ist für über 20% aller antibiotikaassoziierten Diarrhöen verantwortlich (solche Diarrhöen entstehen häufig schon ohne Überwucherung durch Zerstörung der physiologischen Darmflora).

▶ **Klinik:** Leitsymptome dieser – wie jeder – Kolitis sind **blutige Diarrhöen**, **Fieber** und **nicht lokalisierte Tenesmen**.

▶ **Diagnostik und Differenzialdiagnose:** Der Schlüssel zur Diagnose liegt in der **aufmerksamen Wertung der Symptome**. So deuten bei der beschriebenen Patientin die Entfieberung sowie der Rückgang der pulmonalen Symptome nach Einleitung der antibiotischen Behandlung auf eine Effektivität dieser Therapie hin. Dass die erneute Verschlechterung des Zustands nicht mit pulmonalen Symptomen, sondern mit eindeutig gastrointestinalen Symptomen einhergeht, deutet darauf hin, dass kein unmittelbarer Zusammenhang mit der Pneumonie besteht. Die gastrointestinalen Symptome sind Leitsymptome der Kolitis (s.o.). Da eine **chronisch-entzündliche Darmerkrankung** bei der zuvor gesunden Patientin wenig wahrscheinlich ist, ist eine infektiöse Ursache naheliegend. Das Fehlen von Übelkeit oder Brechreiz spricht gegen eine bakterielle oder virale **Gastroenteritis** oder eine **Lebensmittelvergiftung** durch toxinbildende Bakterien. Vielmehr spricht der unmittelbare zeitliche Zusammenhang mit der Einleitung einer antibiotischen Therapie und die typische Klinik für die Diagnose einer pseudomembranösen Kolitis. Die Diagnose wird durch den **Nachweis der Clostridien-Toxine im Stuhl** gesichert, bei typischer Klinik ist dann keine Koloskopie zum Nachweis der Pseudomembranen (s. Frage 131.3) mehr erforderlich.

▶ **Therapie:** Wichtigste therapeutische Maßnahme ist das **Absetzen der** vorbestehenden **Antibiotikatherapie**. Zur Elimination der Clostridien können sowohl **Metronidazol** als auch **Glykopeptid-Antibiotika** (Vancomycin, Teicoplanin) verabreicht werden, wobei Metronidazol wegen der erheblich geringeren Kosten bei gleicher Wirksamkeit meist der Vorzug gegeben wird. Wichtig ist die perorale Einnahme der Antibiotika, damit am Ort der Infektion möglichst hohe Wirkspiegel erreicht werden.

Zusatzthemen für Lerngruppen

- untere gastrointestinale Blutung: Differenzialdiagnose
- chronisch-entzündliche Darmerkrankungen
- Lebensmittelvergiftungen
- Wurmerkrankungen

132 Coma diabeticum

132.1 Wie lautet Ihre Verdachtsdiagnose?

Ketoazidotisches Coma diabeticum, da eine massive Hyperglykämie vorliegt und die vertiefte Atmung typisch für die wahrscheinlich vorliegende metabolische Azidose (durch Laktatbildung als Folge des absoluten Insulinmangels) ist. Hinweise für andere Ursachen eines Komas können aus den genannten Befunden nicht abgeleitet werden.

132.2 Welche beiden Untersuchungen müssen Sie bei dieser Verdachtsdiagnose unbedingt noch ergänzend anfordern?

- **Blutgasanalyse** zur Beurteilung des Schweregrades der Azidose
- **Urinstatus** zum Nachweis von Ketonkörpern

132.3 Nennen Sie mindestens 4 Punkte, die bei der Therapie dieses Zustandes beachtet werden müssen!

- **ausreichender Flüssigkeitsersatz:** bevorzugt isotone Kochsalzlösung, ca. 10% des Körpergewichts in den ersten 12 Stunden, davon 1 l in der 1. Stunde
- **Insulin-Infusion** (Perfusor) bei initial stündlicher Blutzuckerkontrolle; subkutane Applikation wegen Wirkungsverzögerung und verminderter Resorption aus der Haut bei Koma nicht indiziert

- **Kaliumsubstitution:** Da der Kaliumspiegel unter Insulin- und Flüssigkeitsgabe schneller sinkt als der Blutzuckerspiegel, bereits zu Beginn Kalium substituieren, auch bei normalem Serumkalium (5–20 mval KCl/h i. v., bei hohem Substitutionsbedarf über zentralvenösen Katheter, da K^+ die Gefäße reizt).
- **Azidosekorrektur:** nur bei pH unter 7,0 erforderlich, regelmäßige Kontrolle des pH unter Therapie
- **Nachweis oder Ausschluss einer Infektion** (häufigste Ursache eines Coma diabeticum) durch klinische Untersuchung, Röntgenuntersuchung des Thorax, Urinstatus und CRP-Bestimmung, ggf. antibiotische Therapie
- bei gefülltem Magen und rezidivierendem Erbrechen Magensonde legen

132.4 **Welche andere Form dieses Zustandes kennen Sie und wann tritt dieser auf?**

Hyperosmolares Coma diabeticum: Es tritt bei entgleistem Diabetes mellitus Typ II mit geringer Insulinrestsekretion auf. Daher entsteht keine Azidose, aber oft eine ausgeprägte Hyperglykämie (bis > 1000 mg/dl) und eine starke Dehydrierung.

Kommentar

Als Coma diabeticum bezeichnet man eine Bewusstseinseinschränkung infolge einer schweren Stoffwechselentgleisung bei Diabetes mellitus.

▶ **Einteilung und Ätiologie:** Es gibt zwei Formen: das ketoazidotische und das hyperosmolare Coma diabeticum. Das **ketoazidotische Coma diabeticum** ist Folge eines absoluten Insulinmangels und betrifft vor allem Patienten mit Diabetes mellitus Typ I. **Das hyperosmolare Coma diabeticum** ist Folge eines relativen Insulinmangels und tritt vor allem bei älteren Patienten mit Diabetes mellitus Typ II auf.

Beide werden **verursacht** durch **fehlende oder ungenügende exogene Zufuhr von Insulin** (Erstmanifestation eines Diabetes, unterlassene Injektion, Dosierungs- oder Applikationsfehler) oder **erhöhten Insulinbedarf** (z. B. bei Infektion, Operation, Diätfehler). So können in mehr als 50% der Fälle von ketoazidotischem Coma diabeticum Infekte als auslösende oder begleitende Ursache der Stoffwechselentgleisung identifiziert werden.

▶ **Pathogenese:** Beim **ketoazidotischen Coma diabeticum** führt die nicht durch Insulin gebremste Wirkung der kontrainsulinären Hormone (z. B. Glukagon) zu einer Stimulation der Glukoneogenese bei verminderter peripherer Glukoseutilisation und so zu einer **Hyperglykämie**, außerdem zu einer Stimulation der Lipolyse und Hemmung der Lipidsynthese. Dadurch wird die Synthese von **Ketonkörpern** induziert, die eine **metabolische Azidose** hervorrufen.

Beim **hyperosmolaren Coma diabeticum** verhindert die Restsekretion von Insulin die Ketonkörpersynthese, aber das Überwiegen der kontrainsulinären Hormone führt zu einer oft sehr **ausgeprägten Hyperglykämie** (s. Frage 132.4).

▶ **Klinik:** Beim **ketoazidotischen Coma diabeticum** treten aufgrund von Elektrolytverschiebungen, Azidose und Flüssigkeitsmangel zunächst Übelkeit, Erbrechen, evtl. Bauchschmerzen und – infolge einer osmotischen Diurese – Polyurie auf. Letztere führt zu Dehydratation (verminderter Hautturgor, trockene Schleimhäute) und Gewichtsabnahme. Das Erbrechen und die vertiefte, beschleunigte (Kussmaul-)Atmung infolge der metabolischen Azidose (Kompensationsversuch) verstärken die Dehydratation. Wird die Dehydratation nicht beseitigt, kommt es zu Bewusstseinseinschränkung.

Beim **hyperosmolaren Coma diabeticum** führt die ausgeprägte Hyperglykämie zu einer starken osmotischen Diurese und starker Dehydratation mit Bewusstseinseinschränkung.

▶ **Diagnostik:** Die massive **Hyperglykämie** in Verbindung mit typischen **Symptomen der Dehydratation**, in beschriebenen Fall auch die Hyperventilation sind der Schlüssel zur Diagnose. Die Unterscheidung der beiden Formen des Coma diabeticum ist durch die **Blutgasanalyse** (Azidose ja/nein) und die **Bestimmung der Ketonkörper im Urin** möglich. Des Weiteren werden die im Fall beschriebenen Laborparameter bestimmt.

▶ **Therapie:** s. Frage 132.3. Ein Coma diabeticum ist ein lebensbedrohlicher Zustand und bedarf daher einer **intensivmedizinischen Überwachung**. Der Flüssigkeitsverlust beträgt bis zu 10 l. Daher steht an erster Stelle in der Therapie eine **ausreichende Flüssigkeitszufuhr** (Merkregel: 10% des Körpergewichts in den ersten 12 Stunden). Aufgrund des ausgeprägten Natriumdefizits sollte vor allem isotonische (0,9%ige) Natriumchloridlösung verabreicht werden. Bei komatösen Patienten empfiehlt sich eine Steuerung der zu applizierenden Flüssigkeitsmenge anhand des ZVD. Ein Verzicht auf Flüssigkeitszufuhr oder die Gabe einer unzureichende Menge (z. B. 1 oder 2 l) bei einem Coma diabeticum ist ein Kunstfehler. Erst an zweiter Stelle steht die **Insulintherapie**, die immer intravenös erfolgen sollte (s. Frage 132.3). Der Mangel an Insulin akzentuiert den durch die Azidose bedingten intrazellulären Kaliumverlust. Das Kaliumdefizit wird durch einen sekundären Hyperaldosteronismus als Folge der Dehydratation verstärkt. Daher muss immer (Ausnahme: vorbestehende Hyperkalämie von > 5,5 mmol/l) begleitend **Kalium zugeführt** werden, da ein Absinken des Serumkaliumspiegels unter Therapie mit NaCl-Lösung und Insulin vorprogrammiert ist. Die metabolische Azidose bedarf erst dann einer Gabe von **Pufferlösungen** (z. B. Natriumbicarbonat), wenn ein **pH-Wert** von **unter 7,0** vorliegt.

Zusatzthemen für Lerngruppen

- Ernährungsberatung für Patienten mit Diabetes mellitus Typ I
- zentralvenöse Katheter: Indikation, praktisches Vorgehen bei der Anlage
- metabolische und respiratorische Azidose: Diagnostik, Ursachen

133 Hepatitis A

133.1 Stellen Sie eine Diagnose!

- **Akute Hepatitis A:** anti-HAV-IGM positiv, massiv erhöhte Transaminasen, de-Ritis-Quotient [GOT/GPT] < 1
- **Z. n. Hepatitis B:** Der Nachweis von anti-HBc spricht für eine frühere Infektion. Eine Reaktivierung der Hepatitis B liegt nicht vor, da HBs-Ag und die HBV-DNA negativ sind.

133.2 Falls Ihnen das Ergebnis der oben aufgeführten Antikörperdiagnostik nicht bekannt wäre, welche Differenzialdiagnosen kämen in Frage?

- akute Virushepatitis: Hepatitis A, Hepatitis B, Hepatitis C
- akuter Schub einer chronischen Hepatitis
- andere Virusinfektionen mit primärer Hepatitis oder Begleithepatitis: Epstein-Barr-Virus (EBV), Zytomegalievirus (CMV), Coxsackie-Virus, Herpes-simplex-Virus (HSV)
- bakterielle Infektion mit Hepatitis: Leptospirose, Brucellose, Typhus abdominalis, Salmonellose mit Begleithepatitis
- parasitäre Infektionen: Malaria, Amöbiasis
- nutritiv-toxische Hepatitis (z. B. durch Alkohol), Fettleberhepatitis
- medikamentös-toxischer Leberschaden
- Stoffwechselerkrankungen: Hämochromatose, Morbus Wilson
- Tumoren: hepatozelluläres Karzinom, Pankreaskarzinom
- Gallenwegserkrankung: z. B. Choledocho- oder Cholezystolithiasis

133.3 Sollte eine Leberbiopsie durchgeführt werden? Falls ja, welches Ergebnis würden Sie erwarten?

Die im Fallbeispiel genannten serologischen Befunde weisen auf eine akute Hepatitis A und eine abgelaufene Hepatitis B hin (s. Frage 133.1). Die kurz zuvor normalen Transaminasen schließen eine chronische Lebererkrankung und eine Leberzirrhose quasi aus. Eine Leberbiopsie ist daher bei dieser Patientin **nicht sinnvoll** – weder zur Diagnosesicherung noch aus prognostischen Gründen. Aufgrund der beginnenden Gerinnungsstörung ist sogar mit einem erhöhten Blutungsrisiko zu rechnen. Bei einer dennoch durchgeführten Biopsie wäre das Bild einer akuten Hepatitis zu erwarten (panlobuläre Infiltration mit mononukleären Zellen, Leberzellnekrosen, Hyperplasie der Kupffer-Zellen und Cholestase).

133.4 Wie ist die Prognose der Erkrankung und wie lautet Ihre Therapieempfehlung?

- Prognose: in > 99% der Fälle spontane Restitutio ad integrum nach 4–8 Wochen; fulminante Verläufe mit Leberzerfallskoma sind ausgesprochen selten
- deshalb keine spezifische medikamentöse Therapie

Kommentar

Die Hepatitis A ist eine virale akute Leberentzündung.

▸ **Ätiologie und Pathogenese:** Das Hepatitis-A-Virus (HAV), ein hepatotropes RNA-Enterovirus, wird fäkal-oral durch kontaminiertes Wasser oder Nahrungsmittel übertragen. Die Hepatitis A kann als Einzellfall, aber auch pan- oder epidemisch auftreten. Die Inzidenz liegt in Deutschland bei etwa 30 Neuerkrankungen jährlich pro 100 000 Einwohner, ist aber in Ländern mit niedrigeren hygienischen Standards weitaus höher.

▸ **Klinik:** Bei der Mehrzahl der Patienten geht der eigentlichen Hepatitis ein **Prodromalstadium** von etwa 3 Wochen Dauer mit unspezifischen gastrointestinalen Symptomen (Übelkeit, Diarrhö) und grippeähnlichen Beschwerden (Fieber, Arthralgien) voraus. Diese Beschwerden sistieren oft mit Auftreten des **Ikterus**. Dieser tritt – zusammen mit **Abgeschlagenheit** und **Fieber** – nach ca. 3–4 Wochen auf. Begleitend kann eine Hepatomegalie bestehen. Die klinischen Symptome bilden sich nach etwa 2–3 Wochen zurück. Die durchschnittliche Inkubationszeit beträgt etwa 15–45 Tage.

▸ **Diagnostik:** Im Vordergrund stehen zunächst **Anamnese** (Risikofaktoren wie Essen ungewaschener Lebensmittel, Reiseanamnese?) und **klinische Untersuchung** (Ikterus, Hepatomegalie, Leberkonsistenz?). Darüber hinaus ist die **Labordiagnostik** entscheidend. Neben allgemeinen, richtungsweisenden Parametern wie GPT, GOT (typischerweise ist der Quotient GOT/GPT [de-Ritis-Quotient] < 1), γ-GT, AP, CHE und Quick bzw. INR ist die **Serologie** entscheidend. Antikörper der Klasse IgM (anti-HAV-IgM-AK) sind im Serum zeitgleich mit den klinischen Symptomen nachweisbar und beweisen in Verbindung mit (massiv) erhöhten Transaminasen die Hepatitis A-Infektion. Anti-HAV-IgG-Antikörper persistieren lebenslang und sprechen daher nur in Verbindung mit erhöhten IgM-Antikörpern für eine akute Erkrankung. Sind nur die anti-HAV-IgG positiv, müssen andere Differenzialdiagnosen geprüft werden (s. Frage 133.2). Aufgrund des selbstlimitierenden Verlaufs ist eine Leberbiopsie nicht indiziert.

▸ **Therapie:** Eine spezifische (z. B. antivirale Therapie) der Hepatitis A gibt es nicht. Da die Erkrankung selbstlimitierend ist, kann der Spontanverlauf abgewartet werden. Symptomatische Maßnahmen bestehen in körperlicher Schonung, Vermeidung direkten Körperkontakts, Händedesinfektion und Benutzung getrennter Toiletten.

▸ **Prophylaxe:** Vor einer Hepatitis-A-Infektion kann eine aktive oder passive Immunisierung schützen. Die **aktive Immunisierung** führt zu einer lebenslangen Immunität und wird empfohlen für Personen in Endemiegebieten (z. B. auch bei Reisen), Beschäftigte im Gesundheitswesen oder Schuldienst (bei der oben genannten Patientin ist sie wohl dennoch nicht erfolgt). Die **passive Immunisierung** (anti-HAV Immunglobuline) wirkt hingegen nur wenige Monate und kann zur Prophylaxe postexpositionell innerhalb von 6 Tagen oder perinatal eingesetzt werden.

▸ **Prognose:** s. Frage 133.4.

Zusatzthemen für Lerngruppen

- Hepatitis B
- Hepatitis C
- akutes Leberversagen

134 Lues (Syphilis)

134.1 Wie lautet Ihre Verdachtsdiagnose und was ist die Ursache der vermuteten Erkrankung?

- **Lues (= Syphilis)**, Stadium I, da der klinische Befund am Genitale typisch für ein Ulcus durum ist, welches zusammen mit den beschriebenen Lymphknotenschwellungen das Stadium I einer Lues klinisch definiert.
- **Ursache:** Infektion mit Treponema pallidum

134.2 Welche diagnostischen Maßnahmen schlagen Sie vor?

- Nachweis von Antikörpern gegen Treponema pallidum im Serum (IgM und IgG) mittels
  - Treponema-pallidum-Hämagglutinationstest (TPHA) als Suchtest
  - Fluoreszenz-Treponema-pallidum-Antikörper-Absorptionstest (FTA-Abs-Test) als Bestätigungstest

  - VDRL (Venereal Disease Research Laboratory Test): Nachweis von Phospholipid-Antikörpern; dient als Verlaufsparameter, um das Ansprechen auf die Therapie zu beurteilen
- Erregernachweis aus der Tiefe einer Läsion, z. B. des Genitalulkus: gelingt oft nicht; eine Kultur ist nicht möglich

134.3 Welche Stadien der Erkrankung kennen Sie? Nennen Sie zu jedem Stadium mindestens ein Leitsymptom!

- **Stadium I (Primärstadium)** – 2–6 Wochen nach der Infektion:
  - Ulcus durum
  - regionale Lymphknotenschwellungen
- **Stadium II (Sekundärstadium)** – 3 Wochen bis Monate nach der Infektion:
  - Exanthem
  - Lymphknotenschwellungen
  - Condyloma lata
  - eitrige Angina (Angina specifica)
  - weißliche Papeln an der Mundschleimhaut (Plaques muqueuses) oder Händen und Fußsohlen
- **Stadium III (Latenz- oder Tertiärstadium):** – nach 3 Jahren bis zu Jahrzehnten: meist keine Beschwerden, selten „Gummen" (zentral verkäsende Granulome in verschiedenen Geweben, z. B. Haut, Knochen)
- **Stadium IV** – nach vielen Jahren (chronisch-entzündliche Prozesse):
  - Aortitis, Aorteninsuffizienz, Aneurysma der Aorta ascendens
  - Tabes dorsalis (Demyeliniserung der Hinterstränge)
  - Argyll-Robertson-Phänomen (Miosis, fehlender Pupillenreflex bei erhaltender Konvergenzreaktion)

134.4 Wie wird die Erkrankung behandelt?

Mit Penicillin G parenteral, Mitbehandlung des Partners (Dosierung + Dauer s. Kommentar).

! 134.5 Was versteht man unter der Hutchinson-Trias?

Eine klinische Symptomkonstellation bei konnataler Lues: Innenohrschwerhörigkeit, Tonnenzähne, Keratitis parenchymatosa.

Kommentar

Die Lues (Syphilis) ist eine zu den Geschlechtskrankheiten zählende bakterielle Infektionserkrankung durch die Spirochäte Treponema pallidum. Die Erkrankung ist in Westeuropa selten geworden, kommt in Asien und Osteuropa jedoch noch häufig vor (Inzidenz in Russland bis 300/100 000/Jahr).

▶ **Pathogenese:** Der Erreger wird vor allem durch den Geschlechtsverkehr übertragen.

▶ **Klinik:** Wenige Wochen nach der Infektion entsteht im Genitalbereich eine Papel, die im Verlauf in ein typischerweise schmerzloses, nässendes und induriertes Ulkus übergeht (**Stadium I**). Dieses Ulcus durum ist hoch kontagiös, geht mit regionalen Lymphknotenschwellungen einher und heilt nach einigen Wochen aus. Erfolgt keine Behandlung (s. u.), tritt nach etwa 3 Monaten das **Stadium II** auf. Typischerweise manifestiert sich die Lues im Stadium II mit einem polymorphen Exanthem, Condyloma lata, derben Lymphknotenschwellungen und den Plaques muqueuses (s. Frage 134.3). Papeln an den Fußsohlen und Handflächen sind Zeichen eines Rezidivs. Das **Stadium III** wird auch als Latenzstadium bezeichnet, da meist keine Beschwerden vorliegen. Bleibt eine Behandlung weiterhin aus, können einige Patienten **Stadium IV** erreichen, welches durch chronisch-entzündliche Gefäßveränderungen gekennzeichnet ist. Diese können sich als Vaskulitis der Aorta (mit/ohne Aneurysmabildung), progressive Paralyse oder Tabes dorsalis manifestieren.

▶ **Diagnostik:** s. Frage 134.2. Die Diagnose „Lues" kann bereits im Stadium der frischen Infektion durch den Nachweis von Anti-Treponemen-Antikörpern der Klasse IgM gesichert werden. Im Stadium II sind IgM- und IgG-Antikörper nachweisbar. Als **Suchtest** sollte der **TPHA** durchgeführt werden. Der **FTA** sollte als **Bestätigungstest** erst bei positivem TPHA angefordert werden. Der **VDRL** ist aufgrund unzureichender Spezifität zur Primärdiagnostik ungeeignet, kann aber zur **Therapieüberwachung** eingesetzt werden (Titerabfall bei Ansprechen auf die Therapie).

▶ **Therapie:** Therapie der Wahl ist Penicillin G (1 Mega/d i. v. über 3 Wochen, höhere Dosen bei ZNS-Befall). Nicht selten treten bei Therapiebeginn Fieber, Muskel- und Kopfschmerzen auf (sog. Herxheimer-Reaktion). Ursache ist die Freisetzung bakterieller Antigene durch die Zerstörung der Treponemen.

Die Erkrankung ist **meldepflichtig** (anonym, bei Therapieverweigerung namentlich).

▶ **Prognose:** Unter einer Therapie mit Penicillin G ist eine Ausheilung der Infektion zu erwarten.

Zusatzthemen für Lerngruppen →•

- Skabies
- Herpes simplex
- Erysipel
- Leishmaniose

135 Pleuraerguss

135.1 **Was ist die wahrscheinlichste Ursache der Dyspnoe?**

Pleuraerguss, da das Röntgenbild, passend zur klinisch auffälligen Klopfschalldämpfung und Abschwächung des Atemgeräusches, eine homogene, nach lateral ansteigende Verschattung im unteren Abschnitt der rechten Lunge zeigt, die mit dem Zwerchfell abschließt, womit der typische radiologische Befund eines Pleuraergusses vorliegt.

135.2 **Was ist die wichtigste diagnostische Maßnahme zur Klärung der Ursache dieses Befundes? Was muss dabei im Einzelnen untersucht werden?**

Pleurapunktion mit zytologischer, bakteriologischer (einschließlich Tbc) und laborchemischer Untersuchung der Punktatflüssigkeit.

135.3 **Definieren Sie die Begriffe „Transsudat" und „Exsudat" und nennen Sie jeweils 3 häufige Ursachen im Hinblick auf den Befund dieser Patientin!**

- **Transsudat:** zell- und eiweißarme Flüssigkeit (▶ Tab. 135.1), die infolge erhöhten hydrostatischen Drucks aus dem Intravasalraum in die Umgebung (Interstitium, Körperhöhlen) abgepresst wird; Ursachen s. ▶ Tab. 135.1
- **Exsudat:** zell- und eiweißreiche Flüssigkeit (▶ Tab. 135.1), die im Rahmen einer Entzündungsreaktion aus dem Intravasalraum in die Umgebung (Interstitium, Körperhöhlen) austritt; Ursachen s. ▶ Tab. 135.1.

Kommentar

Als Pleuraerguss bezeichnet man eine Flüssigkeitsansammlung in der Pleurahöhle.

▶ **Ätiologie und Pathogenese:** s. Frage 135.3.

Tab. 135.1 Pleuraerguss.

	Transsudat	Exsudat
Charakteristika		
Gesamteiweiß (GE)	< 30 g/l	> 30 g/l
GE Punktat/Serum	< 0,5	> 0,5
spezifisches Gewicht	< 1015	> 1015
LDH	> 200 U/l	< 200 U/l
Leukozyten	< 1000/µl	meist > 1000/µl
häufigste Ursachen		
	• dekompensierte Linksherzinsuffizienz • Lungenembolie • Leberzirrhose • nephrotisches Syndrom • Kollagenose (z. B. SLE)	• Pneumonie • Bronchialkarzinom • Mesotheliom • Lungenembolie

▸ **Klinik:** Das häufigste Symptom eines Pleuraergusses ist Dyspnoe, seltener besteht ein atemabhängiger thorakaler Schmerz. Häufig verlaufen Pleuraergüsse auch asymptomatisch oder es steht die Symptomatik der zugrunde liegenden Erkrankung (z. B. Herzinsuffizienz, Tumorleiden) im Vordergrund.

▸ **Diagnostik:** Aufgrund der breiten Differenzialdiagnose (▸ Tab. 135.1) muss jeder Pleuraerguss bezüglich seiner Ätiologie abgeklärt werden. Im Fall einer ergussverdächtigen Verschattung im **Röntgenbild** (s. Frage 135.1) sollte zunächst sonografisch geklärt werden, ob tatsächlich eine Flüssigkeitsansammlung (= Pleuraerguss), eine Verschwartung oder gar eine solide Raumforderung (z. B. Mesotheliom) der Pleura vorliegt. Im Falle eines **Ergusses** muss dieser **punktiert** und zytologisch sowie laborchemisch untersucht werden. Nach der Beschaffenheit der Flüssigkeit lassen sich unterscheiden:

- ein vorwiegend **seröser Pleuraerguss** (Transsudat oder Exsudat; Differenzierung anhand der Kriterien in ▸ Tab. 135.1, vor allem dem Eiweißgehalt)
- Pleuraempyem (eitriges Exsudat mit > 15 000 Leukozyten/µl, Keimnachweis)
- Hämatothorax (Blutansammlung in der Pleurahöhle infolge der Eröffnung eines Gefäßes, postoperativ oder traumatisch bedingt)
- Chylothorax (Ansammlung von Lymphflüssigkeit infolge der Eröffnung des Ductus thoracicus oder der Cisterna chyli, traumatisch bedingt)

Bei einem **Transsudat** infolge einer Linksherzinsuffizienz findet sich meist ein beidseitiger, selten ein einseitiger Pleuraerguss.

Jedes **Exsudat** ist bis zum Beweis des Gegenteils **verdächtig auf das Vorliegen einer malignen Neoplasie** (z. B. Bronchialkarzinom, Pleuramesotheliom, Lymphom, Metastase eines extrapulmonalen Tumors). Bei Nachweis eines Exsudates ist daher eine **weiterführende Diagnostik** (z. B. Thorax-CT, Bronchoskopie) gerechtfertigt. Im Falle eines unklaren entzündlichen Exsudates sollte im Rahmen der bakteriologischen Untersuchung auch eine Ziehl-Neelsen-Färbung erfolgen, um eine Tuberkulose ausschließen zu können. Aber auch seltenere Ursachen eines Pleuraergusses wie eine Pankreatitis (Bestimmung von Lipase, Abdomensonografie) oder entzündlich-rheumatische Systemerkrankungen (rheumatoide Arthritis, Kollagenosen) sollten bei ätiologisch unklaren Pleuraergüssen in die Differenzialdiagnose einbezogen werden.

▸ **Therapie:** Sie sollte immer eine möglichst effektive Behandlung der Grunderkrankung einschließen. **Symptomatisch** ist zunächst eine **Abpunktion** des Ergusses sinnvoll. Im Falle rezidivierender Ergüsse, die auf eine kausale Therapie nur unzureichend ansprechen (z. B. maligne Pleuraergüsse), kann eine Pleurodese (Pleuraverklebung mit Talkum-Puder oder Tetrazyklin) durchgeführt werden.

Zusatzthemen für Lerngruppen →•

- Bronchialkarzinom
- Herzinsuffizienz
- Pleurapunktion: Indikation, praktisches Vorgehen, Komplikationen

136 Sprue (glutensensitive Enteropathie)

136.1 Ist die Symptomatik der Patientin hochcharakteristisch, passend oder untypisch für eine Sprue? Begründen Sie Ihre Aussage!

Alle oben beschriebenen Befunde und Symptome sind vereinbar („passend") mit der Diagnose „Sprue", jedoch nicht hochcharakteristisch für eine Sprue, sondern lediglich für eine globale Malassimilation (breite Differenzialdiagnose!) mit konsekutiven Mangelerscheinungen.

136.2 Nennen Sie mehrere Differenzialdiagnosen der Sprue!

- Laktasemangel
- exogene Pankreasinsuffizienz
- chronisch-entzündliche Darmerkrankung
- kollagene Kolitis
- Morbus Whipple
- Nahrungsmittelallergie
- Hyperthyreose
- Darminfektionen
- Karzinoid, VIPom
- Z. n. Dünndarmresektion
- tropische Sprue
- Amyloidose

136.3 **Wie lässt sich die Diagnose „glutensensitive Enteropathie" sichern?**

- **spezifisch:**
  - Dünndarmbiopsie + Histologie: Typisch sind Zottenatrophie, verlängerte Krypten, erhöhte Anzahl von Lymphozyten in der Lamina propria
  - IgA-Antikörper gegen Gewebetransglutaminase i. S.: Die Sensitivität und Spezifität dieser Untersuchung für die glutensensitive Enteropathie beträgt nahezu 100 %.
  - Besserung unter glutenfreier Diät (relativ spezifisch)
- **unspezifisch:**
  - D-Xylose-H_2-Atem-Test: Nachweis der Malabsorption (Xylose wird nicht resorbiert und daher von der Dickdarmflora verstoffwechselt, was zu einem Anstieg der H_2-Konzentration in der Ausatemluft führt)
  - Anti-Gliadin-Antikörper

136.4 **Was ist am ehesten die Ursache des geringfügig verminderten Serumkalziums und der Knochenschmerzen?**

Vitamin-D_3-Mangel als Folge der chronischen Malabsorption.

Kommentar

Die glutensensitive Enteropathie (= [einheimische] Sprue des Erwachsenen = Zöliakie des Kindes) ist eine chronische, mit Malabsorption einhergehende Erkrankung, die durch Intoleranz des Kleberproteins Gluten bzw. seiner alkohollöslichen Komponente Gliadin aus Weizen, Roggen, Hafer, Gerste, Dinkel und Grünkern charakterisiert ist. Die Prävalenz in Europa beträgt bis zu 0,5 %.

▸ **Ätiologie und Pathogenese:** Es handelt sich um eine Autoimmunerkrankung. Bei glutensensitiven Personen vernetzt die Gewebetransglutaminase im Dünndarm Gliadin mit Bindegewebsproteinen, sodass neue antigene Strukturen entstehen, gegen die (anti-Gliadin-)Antikörper gebildet werden. Darüber hinaus werden IgA-Antikörper gegen die Gewebetransglutaminase gebildet. Es kommt zu einer chronischen Entzündung, die im Jejunum am stärksten ausgeprägt ist.

▸ **Klinik:** Die Beschwerden sind variabel und wenig charakteristisch. Im Vordergrund stehen die **Leitsymptome** der chronischen Malabsorption (**Gewichtsverlust**, **voluminöse Durchfälle**, evtl. Fettstuhl), die oft seit der Kindheit besteht und Wachstumsstörungen zur Folge haben kann. Typische **Folgen der chronischen Malabsorption** sind das Untergewicht, eine **Anämie** durch Eisen-, Folsäure- oder Vitamin-B_{12}-Mangel, eine **Rachitis** durch mangelhafte Vitamin-D_3-Aufnahme und Hypokalzämie, **Polyneuropathie** infolge eines Vitamin-B_{12}-Mangels und **Nachtblindheit** infolge eines Vitamin-A-Mangels. Oft besteht ein sekundärer Laktasemangel.

▸ **Diagnostik:** Seit Beschreibung der Gewebetransglutaminase als Zielantigen der glutensensitiven Enteropathie hat sich deren Diagnostik gewandelt. War früher der Biopsiebefund Voraussetzung zur Diagnose, ist eine Vielzahl von Experten der Ansicht, dass eine **Bestimmung von Antikörpern gegen Gewebetransglutaminase** der Subklasse IgA im Serum zur Diagnose oder zum Ausschluss einer glutensensitiven Enteropathie ausreichend ist. Die diagnostische Aussagekraft dieser Antikörperbestimmung (s. Frage 136.3) ist bedeutend höher als die vieler anderer Antikörperbestimmungen in der medizinischen Diagnostik. Es scheint zumindest vertretbar, bei Patienten mit passender Klinik und anti-Gewebetransglutaminase-Antikörpern, die von einer glutenfreien Diät profitieren, auf eine Dünndarmbiopsie zu verzichten. Anti-Gliadin-Antikörper sind weniger spezifisch für die glutensensitive Enteropathie, sodass ein positiver Befund allein nicht die Diagnose sichert.

▸ **Therapie:** Sie besteht in glutenfreier Kost (Verzicht auf die o. g. Getreidesorten, Ersatz durch Kartoffeln, Mais, Reis, Hirse u. a). Oft müssen zusätzlich die Folgen des chronischen Mangelzustands ausgeglichen werden, z. B. in Form einer Vitaminsubstitution. Bei unbefriedigendem Ansprechen auf glutenfreie Kost sollte ein sekundärer Laktasemangel ausgeschlossen werden (s. Fall 60).

▸ **Prognose:** Bei Einhaltung der glutenfreien Diät sollten alle Patienten symptomfrei werden. Das Überleben unterscheidet sich nicht von dem der Normalbevölkerung.

Zusatzthemen für Lerngruppen

- Morbus Whipple
- Verner-Morrison-Syndrom
- kollagene Kolitis
- tropische Sprue

137 Nosokomiale Pneumonie

137.1 Welche Diagnose stellen Sie?

Nosokomiale Pneumonie, da Fieber, Schüttelfrost und Husten bestehen und das Röntgenbild eine Infiltration im Lungenunterlappen zeigt. Zudem liegen mit dem längeren Krankenhausaufenthalt, der Immobilität der Patientin sowie den Rippenprellungen (schmerzbedingte Einschränkung der Atemexkursion) mehrere Risikofaktoren für die Entwicklung einer Pneumonie vor. Da die Pneumonie über 72 Stunden nach Aufnahme der Patientin in die Klinik begonnen hat, liegt definitionsgemäß eine nosokomiale Pneumonie vor.

137.2 Welche diagnostischen Maßnahmen empfehlen Sie?

- körperliche Untersuchung (Auskultation, Perkussion), Blutdruck- und Pulsmessung
- Blutgasanalyse
- Erregernachweis:
  - aus Sputum oder Bronchialsekret, im Zweifelsfall bronchoskopische Sekretgewinnung
  - mittels Blutkultur (aerob und anaerob) bei Schüttelfrost und Fieber, da dann die Bakteriämie am ausgeprägtesten und somit die „Trefferquote" am höchsten ist
- Labordiagnostik: Blutbild, CRP, Gerinnung, Nierenretentionsparameter, Transaminasen, LDH

137.3 Welche therapeutischen Maßnahmen empfehlen Sie in dieser Situation?

- **Antibiotika** (nach Materialentnahme zur Erregerdiagnostik): bei mittelschwerer nosokomialer Pneumonie z. B. ungezielte Anbehandlung, bei geringem Risiko mit einem Cephalosporin der 2. oder 3. Generation (z. B. Cefuroxim) oder Acylaminopenicillin + Betalaktamaseinhibitor (z. B. Amoxicillin/Clavulansäure), bei höherem Risiko (z. B. schwere respiratorische Insuffizienz, antibiotische Vorbehandlung) Piperacillin/Tazobactam. Nach Erhalt der Resistenzbestimmung ggf. Wechsel des Antibiotikums.
- **Flüssigkeitszufuhr**, die an den Flüssigkeitsverlust (Fieber, Schwitzen) und die Kreislaufsituation angepasst ist, und **ggf. antipyretische Maßnahmen** (z. B. Wadenwickel).
- **Sauerstoffgabe** unter regelmäßiger Kontrolle der Blutgase
- **Atemgymnastik** zur Prophylaxe von Atelektasen bei schmerzbedingter Hypoventilation
- **analgetische Medikation** (Rippenprellung!) ohne atemdepressive Eigenschaften (z. B. Paracetamol oder Metamizol)
- **Thrombembolieprophylaxe** (Low-Dose-Heparinisierung)
- evtl. mukolytische Maßnahmen (z. B. Acetylcystein)

Kommentar

Unter einer Pneumonie versteht man eine durch Mikroorganismen verursachte Entzündung des am Gasaustausch beteiligten Lungenparenchyms. Zur Definition der nosokomialen Pneumonie s. Frage 137.1.

▶ **Ätiologie:** Typische Erreger einer nosokomialen Pneumonie sind gramnegative Bakterien wie Klebsiellen, Pseudomonas, Enterobacter oder E. coli, seltener grampositive Bakterien (vor allem Staphylococcus aureus).

▶ **Klinik:** Symptome sind Fieber, Schüttelfrost, eitriges Sputum, Husten, bei ausgedehnter Pneumonie Dyspnoe. Achtung: Da die Patienten häufig multimorbide sind, können die Symptome durch die der Begleiterkrankungen maskiert werden!

▶ **Diagnostik:** s. Frage 137.2. Aufgrund der zunehmenden Resistenzentwicklung bei den o. g. „Hospitalkeimen" muss vor Einleitung einer antibiotischen Therapie stets eine Erregerdiagnostik erfolgen. Hierzu muss Material in ausreichender Menge entnommen werden.

▶ **Therapie:** s. Frage 137.3. Die **antibiotische Therapie** kann zunächst ungezielt erfolgen (unter Berücksichtigung der örtlichen Resistenzlage), sollte aber nach Erhalt der Ergebnisse der bakteriologischen Untersuchung ggf. modifiziert werden. Die

Auswahl des Antibiotikums zur Initialbehandlung richtet sich nach dem individuellen Risiko des Patienten (Grunderkrankung, pulmonale Vorerkrankung, Schwäche der Infektabwehr [angeboren oder erworben, z. B. durch Immunsuppressiva], intensivmedizinische Behandlung, schwere respiratorische Insuffizienz/maschinelle Beatmung oder Z. n. Aspiration?). Neben der antibiotischen Therapie ist die effektive **Behandlung einer respiratorischen Insuffizienz** mittels Sauerstoffgabe und mukolytischer Maßnahmen von Bedeutung. Um einem prärenalen akuten Nierenversagen als Folge des hohen Flüssigkeitsverlustes (Fieber) vorzubeugen, muss zudem eine **adäquate Flüssigkeitszufuhr** erfolgen. Um die Entwicklung einer Sepsis frühzeitig zu erkennen, müssen der Kreislauf und zentrale Laborparameter (insbesondere Nierenfunktion, Leber, Gerinnung, Blutbild) regelmäßig kontrolliert werden.

▶ **Prognose:** Die Prognose der nosokomialen Pneumonie hängt stark von der Schwere der Erkrankung, dem Alter des Patienten und einer möglichen Grunderkrankung ab. Angaben zur Mortalität reichen von 15 % bis über 80 %, abhängig vom untersuchten Kollektiv.

Zusatzthemen für Lerngruppen

- Pneumonien bei Immundefizienz: Erreger, diagnostisches Vorgehen
- ambulant erworbene Pneumonie
- Viruspneumonie

138 Rheumatisches Fieber

138.1 Welche Verdachtsdiagnose stellen Sie? Begründen Sie Ihre Vermutung!

Rheumatisches Fieber aufgrund der klassischen Konstellation aus einer Polyarthritis großer Gelenke mit akutem Beginn, hohem Fieber und typischen Hautveränderungen (s. Frage 138.4) bei vorausgegangener vermutlich bakterieller Tonsillitis (weißliche Beläge als Hinweis auf eitrige Infektion).

138.2 Was ist die Ursache der Erkrankung?

Infektion mit **β-hämolysierenden Streptokokken der Gruppe A** mit nachfolgender immunologischer Reaktion. Der Mechanismus ist ungeklärt, möglicherweise spielen zytotoxische T-Zellen und/oder Immunkomplexe eine Rolle.

138.3 Wie behandeln Sie?

- Therapie der Wahl ist Penicillin G (4 × 1 Mio. IE Penicillin G i. v. für 10–14 Tage).
- Zur Linderung der Gelenkschmerzen können nichtsteroidale Antirheumatika verabreicht werden (z. B. Acetylsalicylsäure).

138.4 Nennen Sie typische Befunde einer Hautbeteiligung dieser Erkrankung!

- **subkutane Knötchen** an Knochenvorsprüngen, vor allem in der Nähe von Gelenken, am Unterarm und Darmbeinkamm; sehr typisch, daher **diagnostisches Kriterium** des rheumatischen Fiebers (Jones-Kriterien)
- **Erythema anulare marginatum:** bläulich-rote ringförmige Maculae, vor allem am Rumpf; hochcharakteristisch und daher ebenfalls **diagnostisches Kriterium** des rheumatischen Fiebers (Jones-Kriterien)
- **Erythema exsudativum multiforme:** kokardenförmige Plaques mit bläulichem Zentrum und hellrotem Rand an den Streckseiten der Extremitäten und Fußsohlen; recht typisch, aber selten
- **Erythema nodosum**; nicht spezifisch für das rheumatische Fieber

Kommentar

Das rheumatische Fieber ist eine Systemerkrankung infolge einer Immunreaktion auf Streptokokkenantigene. Bis vor etwa 50 Jahren war das rheumatische Fieber die häufigste entzündlich-rheumatische Erkrankung des Jugendalters. Durch Verbesserung der hygienischen Verhältnisse und ubiquitäre Verfügbarkeit von Antibiotika ist das rheumatische Fieber heute eher selten und tritt am häufigsten noch bei beengten Wohnverhältnissen (s. Fall) auf (schlechtere hygienische Bedingungen).

▶ **Ätiologie und Pathogenese:** s. Frage 138.2.

▶ **Klinik und Diagnostik:** Die Diagnostik-Kriterien nach Jones sind in ▶ Tab. 138.1 aufgeführt.

Tab. 138.1 Diagnose-Kriterien des rheumatischen Fiebers nach Jones.

Hauptkriterien	Nebenkriterien
• Polyarthritis • Karditis (Endo-, Myokarditis) • Erythema anu lare marginatum • subkutane Knötchen • Chorea minor (Dyskinesien, Spätkomplikation)	• Fieber • Arthralgien • Serologische Entzündungsreaktion (BSG/CRP ↑) • verlängerte PQ-Zeit im EKG • rheumatisches Fieber in der Vorgeschichte

Zur Diagnosestellung müssen **2 Hauptkriterien oder 1 Haupt- und 2 Nebenkriterien** erfüllt sein. Darüber hinaus sollte zusätzlich eine **aktive Infektion mit β-hämolysierenden Streptokokken der Gruppe A**, meist in Form einer Tonsillitis, bewiesen (z. B. Keimnachweis im Rachenabstrich) oder doch sehr wahrscheinlich sein.

Bezüglich des Gelenkbefalls ist beim rheumatischen Fieber eine Polyarthritis großer Gelenke charakteristisch (DD: bei rheumatoider Arthritis und Kollagenosen sind vor allem kleine Gelenke betroffen) mit Migration der Beschwerden (Arthritis „springt" von Gelenk zu Gelenk). Im Gegensatz zu Polyarthritiden anderer Genese klingt die Gelenksymptomatik innerhalb von 2–3 Wochen ab. Chronische Verläufe oder erosive Veränderungen kommen nicht vor, sondern sprechen dann für eine andere Diagnose.

▶ **Differenzialdiagnosen:** Abzugrenzen sind der juvenile oder adulte Morbus Still (rheumatoide Arthritis mit akutem systemischem Beginn, hier keine Streptokokkeninfektion), Löfgren-Syndrom (akute Sarkoidose, hier pulmonale Veränderungen) und andere reaktive Arthritiden.

▶ **Therapie:** Aufgrund der hohen Penicillinempfindlichkeit der Streptokokken erfolgt die Therapie auch heute noch mit **Penicillin G**. Die Arthritis wird symptomatisch mit **nichtsteroidalen Antirheumatika** behandelt, wobei Acetylsalicylsäure wegen des fiebersenkenden Effektes in der Regel der Vorzug gegeben wird. Nach Ausheilung der Erkrankung wird eine **Rezidivprophylaxe** empfohlen, die bei unkompliziertem Verlauf über 5 Jahre, bei einer Herzbeteiligung lebenslang durchgeführt werden sollte. Bei einer Tonsillitis ist zudem eine Tonsillektomie zur Fokussanierung ratsam.

▶ **Prognose:** Das rheumatische Fieber heilt in der Regel innerhalb von 2–3 Monaten folgenlos aus. Die Gelenkerkrankung bleibt ohne Folgen für das Gelenk.

Zusatzthemen für Lerngruppen →•

- rheumatoide Arthritis
- reaktive Arthritis
- septische Arthritis

139 Kolorektales Adenom

139.1 Welche Adenomtypen kennen Sie?

- tubuläres gestieltes Adenom
- villöses Adenom
- tubulovillöses Adenom

139.2 Von welchen Faktoren hängt bei kolorektalen Adenomen die Entwicklung zu einem Karzinom ab?

- **Adenomtyp:**
  - tubuläres gestieltes Adenom: geringstes Risiko
  - villöses Adenom: höchstes Risiko
  - tubulovillöses Adenom: mittleres Risiko
- **Größe des Adenoms:** Beispiel tubuläres Adenom: Karzinomrisiko bei kleinen Adenomen (< 1 cm) 1 %, bei großen Adenomen (> 2 cm) bis 10–50 %. Allgemein ist das Entartungsrisiko bei einer Adenomgröße von > 1 cm um den Faktor 3,6 erhöht.
- **Dysplasiegrad:** Das Entartungsrisiko steigt mit dem Dysplasiegrad.
- **Zahl der Adenome:** bei gehäuften Adenomen deutlich (um den Faktor 6,6) erhöhtes Entartungsrisiko
- Tiefen-Ausbreitung in der Darmschleimhaut

139.3 Ist bei der beschriebenen Patientin eine weitere Verlaufskontrolle des Adenoms erforderlich? Wenn ja, wie sollte diese aussehen? Begründen Sie Ihre Aussage!

Die baldige Durchführung einer kompletten Koloskopie ist erforderlich. Diese hätte schon nach rektoskopischer Abtragung des Adenoms im Rektum erfolgen müssen, da Polypen meist multipel auftreten und die Prognose entscheidend von der

Zahl der gefundenen Adenome abhängt (s. Frage 139.2).

139.4 Was ist ein Polyposis-Syndrom? Nennen Sie mehrere Erkrankungen, auf die diese Bezeichnung zutrifft!

Polyposis-Syndrome sind hereditäre oder nicht hereditäre Erkrankungen, bei denen multiple Polypen im Gastrointestinaltrakt auftreten. Nach der Genese der Polypen unterscheidet man

- **Adenomatöse Polyposis:** Hereditäre Formen sind die familiäre adenomatöse Polyposis, das Gardner- und das Turcot-Syndrom, nicht hereditäre Formen das Cronkhite-Canada-Syndrom, die hyperplastische und die lymphomatoide Polyposis.
- **Hamartomatöse Polyposis** (hamartomatöse Polypen sind Fehlbildungen der intestinalen Mukosa; hereditär): In diese Gruppe gehören das Peutz-Jeghers-Syndrom, das Cowden-Syndrom, die generalisierte Neurofibromatose und die familiäre juvenile Polyposis.

Kommentar

Eine Vorwölbung der Schleimhaut im Gastrointestinaltrakt wird deskriptiv als Polyp bezeichnet.

▸ **Einteilung:** Man unterscheidet neoplastische und nicht neoplastische Polypen. Die meisten **neoplastischen Polypen** sind epitheliale Tumoren, neuroendokrine und nicht epitheliale Tumoren (z. B. Lymphome, Lipome) sind selten. Über 70% der epithelialen Tumoren sind Adenome, der Rest kolorektale Karzinome. Zu den **nicht neoplastischen Polypen** zählen entzündliche und hamartomatöse (s. Frage 139.4) Polypen.

▸ **Pathophysiologie:** Etwa 85% aller kolorektalen Karzinome entwickeln sich aus dysplastischen Adenomen (**Adenom-Karzinom-Sequenz**). Ursache der zunehmenden Dysplasie und malignen Entartung der Adenome ist eine Reihe von Mutationen, die mehrere Gene (z. B. APC-Gen, K-ras-Onkogen) betrifft. Der Schweregrad der Dysplasie korreliert mit dem Karzinomrisiko. Ein weiteres bedeutsames Prognosekriterium ist die Ausbreitung des Adenoms in der Darmschleimhaut. Bei Invasion der dysplastischen Veränderungen in die Muscularis mucosae liegt definitionsgemäß ein invasives Karzinom vor. Villöse Adenome neigen früher zur Infiltration als die gestielten tubulären Adenome und sind daher mit einer schlechteren Prognose assoziiert. Ein wesentlicher Gesichtspunkt im Hinblick auf das Entartungsrisiko ist die Zahl der vorhandenen Adenome (s. Frage 139.2).

Die **familiäre adenomatöse Polyposis** ist eine **obligate Präkanzerose**.

▸ **Klinik:** Die meisten Adenome sind asymptomatisch. Größere Adenome bluten.

▸ **Diagnostik und Therapie:** Wichtige diagnostische Methoden zur Erfassung von Adenomen sind **Anamnese** (Blut im Stuhl?), die **rektal digitale Untersuchung** (Schleimhautvorwölbung tastbar?), der **Okkultbluttest** und die **Koloskopie** (▸ Abb. 139.1). Eine Röntgenaufnahme des Kolons (Kolonkontrasteinlauf) oder ein MRT des Darms sind sinnvoll, wenn die Koloskopie technisch nicht vollständig durchführbar ist (z. B. bei Stenosen).

Aufgrund der Adenom-Karzinom-Sequenz **müssen alle kolorektalen Adenome abgetragen** und histologisch untersucht werden. Kleine Adenome (< 5 mm) können mit der Biopsiezange abgetragen werden, größere Adenome werden mit einer Schlinge entfernt. Waren bei der Rekto- bzw. Koloskopie Adenome sichtbar, ist das Risiko für ein erneutes Auftreten und eine spätere Entartung besonders hoch (s. Frage 139.2), sodass diese Patienten 1–5 Jahre nach der Abtragung besonders sorgfältig nachuntersucht werden müssen (Koloskopie).

Patienten mit **familiärer adenomatöser Polyposis** und gesichertem genetischem Befund (Mutation des APC-Tumorsuppressorgens) müssen ab dem 12. Lebensjahr jährlich untersucht werden.

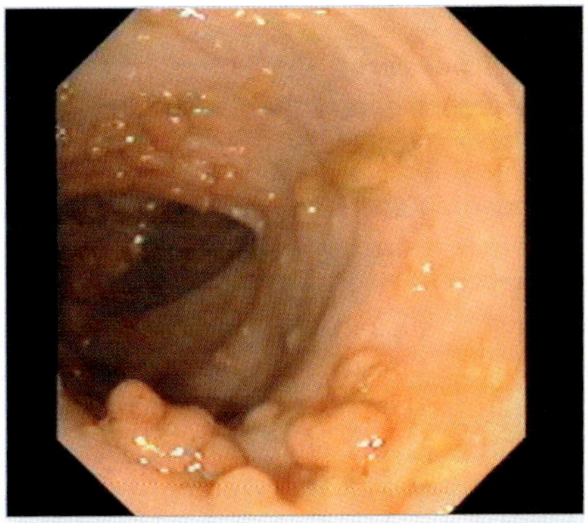

Abb. 139.1 Koloskopie: multiple Polypen im Kolon (aus Messmann, Lehratlas der Koloskopie, Thieme, 2004).

Bis zur Vollendung des 20. Lebensjahres sollte eine **prophylaktische Proktokolektomie** erfolgen.

▶ **Prognose:** s. Frage 139.2.

Zusatzthemen für Lerngruppen

- Kolonkarzinom
- Strahlenkolitis
- Laxanzienkolon

140 Kardiomyopathie

140.1 Welche Formen einer Kardiomyopathie gibt es? Nennen Sie zu jeder Form die im Vordergrund stehende Ursache der Herzinsuffizienz!

- **dilatative Kardiomyopathie** (DCM): systolische Pumpschwäche
- **hypertrophische Kardiomyopathie:**
  - mit Obstruktion (HOCM): diastolische Compliancestörung + Obstruktion des Ausflusstrakts
  - ohne Obstruktion (HCM): diastolische Compliancestörung
- **restriktive Kardiomyopathie:** diastolische Compliancestörung
- **arrhythmogene rechtsventrikuläre Kardiomyopathie/Dysplasie** (ARVCM): systolische und diastolische Pumpschwäche mit ventrikulären Tachykardien
- **nicht klassifizierbare Kardiomyopathie:** Pumpschwäche bei nur geringer Dilatation, keine Hypertrophie

140.2 Welche Form der Kardiomyopathie liegt bei dem Patienten wahrscheinlich vor?

Hypertrophische Kardiomyopathie ohne Obstruktion, da eine ventrikuläre Hypertrophie ohne arterielle Hypertonie vorliegt (daher keine hypertensive Herzerkrankung), die ausgeprägte Septumhypertrophie typisch für eine hypertrophische Kardiomyopathie ist und eine ischämische Kardiomyopathie (durch eine KHK) durch Koronarangiografie ausgeschlossen wurde.

! 140.3 Wodurch sind Patienten mit rechtsventrikulärer Dysplasie potenziell gefährdet?

Es besteht die Gefahr von ventrikulären Tachykardien.

140.4 Welche Therapiemöglichkeiten gibt es?

- **medikamentös:**
  - Therapie der Herzinsuffizienz: ACE-Hemmer (alle Patienten), β-Blocker (vor allem bei tachykarden Herzrhythmusstörungen oder Hypertonie), Diuretika (vor allem bei Ödemen und Lungenstauung), Digitalis (vor allem bei DCM, jedoch nicht bei HOCM!)
  - Antiarrhythmika: bei rechtsventrikulärer Dysplasie prophylaktisch
  - Thrombembolieprophylaxe: bei Ejektionsfraktion von < 40 % orale Antikoagulation wegen der Gefahr der Thrombenbildung in den dilatierten und hypokontraktilen Herzhöhlen
- **elektrophysiologisch:**
  - Schrittmachertherapie: Programmierte Stimulation des ventrikulären Septums kann bei HOCM die Obstruktion des Ausflusstrakts vermindern; positiver Effekt auch bei Linksschenkelblock
  - antitachykarder Schrittmacher (implantierbarer Kardioverter-Defibrillator [AICD]): bei Nachweis lebensbedrohlicher ventrikulärer Tachykardien im Langzeit-EKG oder im Rahmen einer elektrophysiologischen Untersuchung
- **operativ:**
  - perkutane transluminale Septumablation bei HOCM
  - Herztransplatation als Ultima Ratio

Kommentar

Als Kardiomyopathien im engeren Sinne werden Erkrankungen des Herzmuskels weitestgehend unbekannter Ursache bezeichnet, die nicht Folge einer ischämischen Herzerkrankung, einer entzündlichen Herzerkrankung (Myokarditis), eines Vitiums oder einer arteriellen Hypertonie sind.

▶ **Einteilung:** s. Frage 140.1.

▶ **Klinik:** Oft sind die Patienten über lange Jahre symptomlos. Später dominieren die Symptome der Herzinsuffizienz wie Belastungsdyspnoe, Orthopnoe und Ödeme.

▶ **Diagnostik:** Um die Diagnose Kardiomyopathie stellen zu können, müssen zuvor alle Differenzialdiagnosen (s. Definition) ausgeschlossen werden. Während die hypertrophische Kardiomyopathie häufig schon **echokardiografisch** durch die typische isolierte und massive Verdickung des Septums erkannt wird, ist zur Diagnose anderer Kardiomyopathieformen meist eine **invasive Diagnostik** erforderlich. So ist es sinnvoll, beim Bild einer dilatativen Kardiomyopathie mit akutem Beginn der Symptomatik eine Myokardbiopsie durchzuführen, um eine Myokarditis auszuschließen. Bei älteren Patienten sollte darüber hinaus eine koronare Herzkrankheit durch eine Koronarangiografie ausgeschlossen werden.

▶ **Therapie:** s. Frage 140.4. Die Kenntnis der verschiedenen Kardiomyopathieformen sowie der jeweils zugrunde liegenden Störung ist klinisch und therapeutisch relevant. Während bei einer DCM aufgrund der systolischen Pumpstörung eine Verstärkung der Pumpkraft durch positiv inotrope Substanzen angestrebt werden sollte, sind diese z. B. bei der HOCM kontraindiziert, da hierdurch die Verlegung der linksventrikulären Ausflussbahn am Ende der Systole verstärkt wird. Neben einer Unterstützung der myokardialen Funktion sollte auch immer an die Prophylaxe von Komplikationen wie Thrombembolie und maligne Herzrhythmusstörungen gedacht werden, da diese die Prognose der Patienten mit einer Kardiomyopathie wesentlich bestimmen.

▶ **Prognose:** Ab der 3. Dekade nimmt die Septumhypertrophie nicht weiter zu. Dennoch kommt es bei einem Drittel der Patienten im Verlauf noch zu einer Zunahme der Beschwerdesymptomatik.

Zusatzthemen für Lerngruppen

- dilatative Kardiomyopathie
- Myokarditis
- Endokarditis

141 Gastroduodenales (Stress-)Ulkus

141.1 Wie lautet Ihre Verdachtsdiagnose?

Gastroduodenales (Stress-)Ulkus, da der Patient einen epigastrischen Schmerz mit Akzentuierung nach Nahrungsaufnahme und leichte Übelkeit angibt und mit dem Polytrauma ein Risikofaktor für ein Stressulkus vorliegt.

141.2 Die Durchführung welcher Untersuchung ist nun vorrangig?

Vorrangig ist eine Ösophagogastroduodenoskopie.

141.3 Nennen Sie mehrere Ursachen gastroduodenaler Ulzera!

- chronische Gastritis mit Helicobacter-pylori-Infektion
- Einnahme nichtsteroidaler Antirheumatika (z. B. Diclofenac, Indometacin, Ibuprofen)
- Schleimhauthypoxie bei Schockzuständen aller Art, Polytrauma, Verbrennungen, Sepsis, nach ausgedehnten Operationen („Stress")
- erhöhter Vagustonus
- Zollinger-Ellison-Syndrom (Gastrinom)
- Motilitätsstörungen (z. B. diabetische Gastroparese)

141.4 Wo finden sich gastrointestinale Ulzera am häufigsten?

Am häufigsten sind Ulcera duodeni (Prävalenz ca. 1,4 %), wobei meistens der Bulbus duodeni und hier vor allem die Hinterwand betroffen ist.

141.5 Nach adäquater Therapie ist der Patient innerhalb von 5 Tagen beschwerdefrei und möchte die seitens der chirurgischen Klinik empfohlene Rehabilitationsmaßnahme unverzüglich antreten.

Wie reagieren Sie?

Sie weisen den Patienten darauf hin, dass zuvor oder im Rahmen der Rehabilitationsbehandlung die Durchführung einer Kontrollgastroskopie (mit erneuter Biopsie) unbedingt erforderlich ist, da ein florides Ulcus ventriculi ein Magenkarzinom maskieren kann, welches dann möglicherweise erst nach Therapie des Ulkus erkennbar ist.

Kommentar

Als **Ulkus** bezeichnet man einen umschriebenen Schleimhautdefekt, der über die Muscularis mucosae hinausgeht. Bei der **Erosion** dagegen betrifft der Defekt nur die Mukosa, die Muscularis mucosae ist intakt.

Gastrointestinale Ulzera finden sich am häufigsten im Duodenum (s. Frage 141.4). Ulcera ventriculi sind seltener (Prävalenz ca. 0,5%), typisch ist die Lage an der kleinen Kurvatur (Antrum, Angulusfalte). Sie können einmalig auftreten, wie z.B. das Stressulkus oder das Arzneimittelulkus, oder rezidivieren. Bei rezidivierenden gastroduodenalen Ulzera spricht man von **Ulkuskrankheit**.

▸ **Ätiologie und Pathogenese:** Zu den Ursachen gastrointestinaler Ulzera s. Frage 141.3. Gemeinsamer pathogenetischer Faktor ist ein **Ungleichgewicht zwischen schleimhautprotektiven Faktoren** (Durchblutung, die aus tight junctions bestehende Mukosabarriere, Prostaglandine, der Bikarbonat-Ionen enthaltende Magenschleim) **und schleimhautschädigenden Faktoren** (Helicobacter pylori, Säure, Gallereflux, Schleimhauthypoxie, Hemmung der Prostaglandinsynthese). Bei akuten (einmaligen) Ulzera wie dem Stressulkus besteht dieses Ungleichgewicht nur vorübergehend, bei der Ulkuskrankheit jedoch dauernd. Die Helicobacter-pylori-Infektion ist der bedeutendste ulzerogene Faktor bei der Ulkuskrankheit. Helicobacter pylori lässt sich bei über 90% der Patienten mit einem Ulcus duodeni und mehr als 70% der Patienten mit einem Ulcus ventriculi in der Magenschleimhaut nachweisen. Die Erkennung und antibiotische Sanierung einer Helicobacter-pylori-Infektion stellt somit eine zentrale Maßnahme bei Ulkuskrankheit dar.

▸ **Klinik:** Bei einem **akuten Ulkus** wie dem Stressulkus stehen meist Symptome von Komplikationen (Hämatemesis und/oder Melaena bei Blutung, Peritonitis bei Perforation) im Vordergrund. Schmerzen können gänzlich fehlen (vor allem bei NSAR-induzierten Ulzera, weil NSAR ja analgetisch wirken). Bei der **Ulkuskrankheit** sind Schmerzen dagegen das Leitsymptom: Sie sind im Oberbauch lokalisiert und treten besonders bei Ulcus duodeni vor allem im Nüchternzustand und nachts auf. Begleitsymptome sind Übelkeit, Erbrechen und Appetitlosigkeit.

▸ **Komplikationen:** Die wesentlichen Komplikationen gastrointestinaler Ulzera sind Blutung, Penetration (Einbruch in benachbarte Organe), Perforation (Durchbruch in die Bauchhöhle), Stenose (z.B. Magenausgangsstenose bei Ulcus ventriculi) und – beim Ulcus ventriculi – das Magenkarzinom.

▸ **Diagnostik:** Aufgrund der Häufigkeit und potenziellen Gefährlichkeit gastrointestinaler Ulzera sollte bei hinreichenden Verdachtsmomenten die Indikation zur **Ösophagogastroduodenoskopie** frühzeitig gestellt werden, insbesondere dann, wenn ein erhöhtes Risiko für eine Ulkuserkrankung vorliegt (wie hier wegen Z.n. Polytrauma). Zur Ursachenklärung ist neben der **gezielten Anamnese** (frühere Ulzera, Einnahme von NSAR oder Glukokortikoiden, Stresssituation?) eine **Biopsieentnahme** aus der Ulkusregion im Rahmen der endoskopischen Untersuchung zum Ausschluss eines Magenkarzinoms (s. Frage 141.5) notwendig. Weitere Biopsien sollten aus nicht befallener Schleimhaut (Antrum und Korpus) zur **Untersuchung auf eine Besiedlung mit Helicobacter pylori** entnommen werden. Helicobacter pylori kann durch den **Urease-Schnelltest** und auch histologisch nachgewiesen werden.

▸ **Differenzialdiagnosen:** Wichtige Differenzialdiagnosen des Oberbauchschmerzes wie eine Cholezystolithiasis, eine Pankreatitis oder ein Ileus sind in dem hier beschriebenen Fall durch die im Rahmen des Klinikaufenthaltes erfolgte Diagnostik (Sonografie, Labor, klinischer Befund) bereits ausgeschlossen. Weitere wichtige Differenzialdiagnosen sind das Magenkarzinom, eine akute oder chronische Gastritis und ein Myokardinfarkt mit atypischer Schmerzprojektion. Rezidivierende Ulzera nach erfolgreicher Therapie einer Helicobacter-pylori-Infektion und Ausschalten anderer Risikofaktoren sollten an andere, seltenere Ulkus-Ursachen denken lassen, z.B. ein Zollinger-Ellison-Syndrom (Abklärung durch Bestimmung des Serumgastrinspiegels nach Sekretinstimulation).

▸ **Therapie:** Gastroduodenale Ulzera – egal ob akut oder rezidivierend - werden bei Nachweis einer Helicobacter-pylori-Infektion mittels Clarithromycin + Amoxicillin (alternativ Metronidazol) (Eradikationstherapie) und zwecks Säurereduktion mit einem Protonenpumpeninhibitor (PPI, z.B. Pantoprazol) behandelt. PPI sind insbesondere bei floriden Ulzera Mittel der Wahl, da sie den H_2-Blockern, Pirenzepin und Misoprostol deutlich überlegen sind. Wichtige begleitende Allgemeinmaßnahmen sind Nikotin- und Koffeinabstinenz und das Meiden ulzerogener Medikamente. Bei endoskopisch nicht stillbaren Ulkusblutungen muss eine operative Therapie (z. B. Ulkusumstechung) erfolgen. Die Vagotomie oder Hemigastrektomie spielen als Therapieverfahren von Magenulcera heute keine Rolle mehr.

▸ **Prognose:** Die Therapie mit einem Protonenpumpeninhibitor, ggf. ergänzt durch eine Eradikationstherapie, führt zu einer Heilungsrate von nahezu 100 %. Werden Risikofaktoren wie Rauchen und Stress gemieden und war die Eradikationstherapie im Falle einer Helicobacter-Infektion erfolgreich, liegt das Risiko eines Rezidivulkus bei unter 2,5 % pro Jahr.

Zusatzthemen für Lerngruppen

- Formen der chronischen Gastritis
- Aufklärungsgespräch zur Gastroskopie
- Zollinger-Ellison-Syndrom

142 Hypothyreose

142.1 Wie lautet Ihre Verdachtsdiagnose?

Hypothyreose, da das TSH massiv erhöht ist, was Ausdruck einer erheblichen Hypothyreose ist. Die Zunahme des Körpergewichts und die Hyperlipoproteinämie sind typische Symptome der Hypothyreose.

142.2 Nennen Sie mehrere Ursachen hierfür! Welche ist bei der Patientin die wahrscheinlichste Ursache?

- **Hashimoto-Thyreoiditis** (chronische Autoimmunthyreopathie): am wahrscheinlichsten, da in dieser Altersgruppe am häufigsten
- **iatrogene Hypothyreose:** z. B. nach Einwirkung ionisierender Strahlen, Medikamente (Thyreostatika, Lithium, Interferon- α), unzureichende Substitution nach Strumektomie
- **kongenitale** (angeborene) **Hypothyreose:** Schilddrüsenaplasie oder- dysplasie und bei endemischer Struma
- **sekundäre Hypothyreose** (fehlende thyreotrope Stimulation, bei Hypophysenvorderlappeninsuffizienz): liegt hier nicht vor, TSH wäre dann nicht messbar oder vermindert
- **tertiäre Hypothyreose:** TSH-Mangel als Folge eines TRH-Mangels

142.3 Welche weiteren Untersuchungen halten Sie für sinnvoll? Welche Befunde erwarten Sie?

- Konzentrationsbestimmung der freien und gebundenen peripheren Schilddrüsenhormone (T_3/T_4): bei manifester Hypothyreose vermindert, bei latenter Hypothyreose normal
- Bestimmung der Thyreoglobulin- (TAK) und der mikrosomalen (anti-Peroxidase) Antikörper (MAK oder TPO-Antikörper): erhöht bei Hashimoto-Thyreoiditis
- Schilddrüsensonografie: kleine echoarme Schilddrüse bei Hashimoto-Thyreoiditis, fehlende Darstellbarkeit der Schilddrüse bei Schilddrüsenaplasie
- Bestimmung des Nüchternblutzuckers wiederholen, ggf. oraler Glukosetoleranztest
- Bestimmung von HDL- und LDL-Cholesterin

142.4 Wie wird die Erkrankung behandelt?

Durch Substitution von Schilddrüsenhormon (T_4, Levothyroxin).

142.5 Was unternehmen Sie wegen der erhöhten Blutfettwerte?

Ausreichende Therapie der Hypothyreose, dann Kontrolle von Cholesterin und Triglyceriden (erst dann ggf. Therapie mit Cholesterinsynthese-Hemmer).

Kommentar

Als Hypothyreose bezeichnet man eine Unterfunktion bis hin zum Funktionsausfall der Schilddrüse mit verminderten Schilddrüsenhormonspiegeln im Blut.

▸ **Ätiologie:** Die eindeutig häufigste Ursache einer Hypothyreose bei erwachsenen Frauen ist eine Schilddrüsenatrophie im Rahmen einer Hashimoto-Thyreoiditis (Autoimmunerkrankung). Diese Erkrankung ist mit einer Reihe anderer endokriner und Autoimmunerkrankungen assoziiert, z. B. dem Morbus Addison, dem Turner-Syndrom und der rheumatoiden Arthritis. Zu weiteren Ursachen s. Frage 142.2.

▸ **Klinik:** Typische klinische Beschwerden einer manifesten Hypothyreose (s. u.) sind Adynamie, ungewollte Gewichtszunahme, Kälteintoleranz, Haarausfall und Ödembildung. Im Rahmen manifester Hypothyreosen werden als Folge der Schilddrüsenstoffwechselstörung sehr häufig Fettstoffwechselstörungen (vor allem Hypertriglyceridämie) beobachtet.

▸ **Diagnostik:** Eine Erhöhung des **basalen TSH** (Thyreoidea-stimulierendes Hormon) ist der empfindlichste Marker zur Erkennung einer Hypothyreose in der Routinelabordiagnostik. Ein Abfall des freien T_4 (fT_4) um den Faktor 2 führt zu einem Anstieg des TSH um den Faktor 100. Bei grenzwertig normalen peripheren Schilddrüsenhormonen deutet ein erhöhtes basales TSH bereits auf eine Unterfunktion der Schilddrüse hin (**latente Hypothyreose**). Bei einer deutlichen Erhöhung des TSH (wie im vorliegenden Fall) sind auch die peripheren Schilddrüsenhormone in der Regel vermindert. In diesem Fall liegt dann eine **manifeste Hypothyreose** vor. Die Hashimoto-Thyreoiditis ist laborchemisch durch den Nachweis von Thyreoglobulin-(TAK) und mikrosomalen (anti-Peroxidase) Antikörpern (MAK oder TPO-Antikörper) gekennzeichnet. Zum Ausschluss einer Schilddrüsenaplasie sollte vor allem im Kindesalter immer eine **Schilddrüsensonografie** durchgeführt werden. Sonografisch sieht man bei einer Hashimoto-Thyreoiditis eine kleine echoarme Schilddrüse.

▸ **Therapie:** Bei einer Hypothyreose wird lebenslang T_4 (Levothyroxin) substituiert. Die Dosis wird so gewählt, dass der TSH-Wert stabil im Normbereich liegt. Beklagt der Patient trotz ausreichend langer und effektiver (TSH normal) Therapie weiterhin Symptome im Sinne einer Hypothyreose, muss nach alternativen Ursachen für die Beschwerdesymptomatik gesucht werden. Bei Fettstoffwechselstörungen (s. Klinik) sollte vor Einleitung einer dauerhaften medikamentösen lipidsenkenden Therapie zunächst der Effekt einer Therapie der Hypothyreose abgewartet werden: Durch den Ausgleich der Hypothyreose wird nicht nur die Fettstoffwechselstörung direkt günstig beeinflusst, sondern auch der Erfolg diätetischer Maßnahmen begünstigt, da eine Gewichtsreduktion durch eine euthyreote Stoffwechsellage erleichtert wird.

Zusatzthemen für Lerngruppen →•

- Hyperthyreose: Ursachen, Therapie
- Struma nodosa
- endokrine Orbitopathie

143 Lebertumor

143.1 Nennen Sie jeweils mehrere benigne, maligne und nicht neoplastische Raumforderungen in der Leber!

- **benigne Lebertumoren:**
  - hepatozelluläres Adenom
  - fokal noduläre Hyperplasie
  - Leberhämangiom
  - intrahepatisches Gallengangszystadenom
  - intrahepatische Gallengangspapillomatose
  - Gallengangsadenom
- **maligne Lebertumoren:**
  - hepatozelluläres Karzinom
  - Lebermetastasen (vor allem Karzinome im Magen-Darm-Trakt, Bronchialkarzinom)
  - cholangiozelluläres Karzinom (kein primärer Lebertumor)
  - Angiosarkom der Leber
- **nicht neoplastische Raumforderungen:**
  - Leberzysten: angeboren – isoliert oder multipel (dann meist hereditär mit Zystennieren) – oder durch Besiedlung mit Fuchs- oder Hundebandwurm erworben
  - Leberhämatom: nach Trauma
  - Leberabszess: durch Amöben oder pyogen (aszendierend über die Pfortader bei entzündlichen Darmerkrankungen oder Cholangitis)
  - nodöse Transformation bei einer Leberzirrhose

143.2 Welche diagnostischen Verfahren sind zur Abklärung einer Raumforderung der Leber hilfreich?

- Sonografie (Farbduplex- oder Power-Doppler-Sonografie mit Kontrastmittel): ermöglicht eine Beurteilung der Vaskularisation des Tumors
- CT der Leber mit Kontrastmittel: ermöglicht eine Differenzierung durch den Vergleich der Dichtewerte

- MRT der Leber
- definitive Abklärung durch sonografisch gesteuerte Biopsie, laparoskopisch oder im Rahmen einer explorativen Laparotomie

143.3 Welche Ursachen des hepatozellulären Karzinoms kennen Sie und welche davon ist die häufigste?

- Leberzirrhose: bei über 80% der Patienten, somit am häufigsten; das Risiko ist bei chronischer Hepatitis B und C sowie Hämochromatose besonders hoch, bei Hepatitis D geringer
- Autoimmunhepatitis
- toxische Leberschädigung durch Aflatoxin B1 (Toxin des Aspergillus flavus), Alkohol oder Medikamente (z. B. Methotrexat)

143.4 Unter welchen Umständen tritt eine fokal noduläre Hyperplasie der Leber besonders häufig auf?

Bei Einnahme östrogenhaltiger oraler Kontrazeptiva.

Kommentar

Die **häufigsten benignen soliden Raumforderungen der Leber** sind das hepatozelluläre Adenom, die fokal noduläre Hyperplasie und das Hämangiom.

Die **häufigsten malignen Raumforderungen der Leber** sind Metastasen extrahepatischer Tumore (vor allem Kolon-, Magen- und Bronchialkarzinom). Sie können solitär oder multipel auftreten.

Häufigster maligner Primärtumor der Leber ist das hepatozelluläre Karzinom (HCC). Es tritt in Europa jedoch deutlich seltener auf als in Asien oder Afrika. Über 80% aller HCC entstehen auf dem Boden einer Leberzirrhose, insbesondere wenn dieser eine chronische Virushepatitis zugrunde liegt. Zu weiteren Ursachen des HCC s. Frage 143.3.

▸ **Klinik:** Patienten mit gutartigen Raumforderungen der Leber sind meist asymptomatisch. In der Regel wird die Raumforderung als Zufallsbefund bei einer sonografischen oder computertomografischen Untersuchung aus anderer Indikation entdeckt. Maligne Lebertumoren äußern sich häufig durch Abgeschlagenheit, eine Hepatomegalie oder Aszitesbildung. Neben der Aszitesbildung treten oft auch andere Symptome einer Leberzirrhose (Splenomegalie, Caput medusae) verstärkt auf.

▸ **Diagnostik:** Die **konventionelle Sonografie** eignet sich gut zur Erkennung hepatischer Tumoren, eine sichere Differenzierung zwischen benignen und malignen Läsionen ist jedoch meist nicht möglich. Bessere Resultate sind – bei erfahrenen Untersuchern – mit der hochauflösenden **Power-Doppler-Sonografie** möglich, insbesondere bei Verwendung von Kontrastmittel, da die unterschiedliche Perfusion und Kontrastmittelaufnahme der suspekten Areale differenzialdiagnostisch hilfreich ist. Für eine ausreichend sichere Differenzierung wird zusätzlich zur Sonografie die Anwendung weiterer Techniken empfohlen: Die **Computertomografie**, die **Kernspintomografie**, die **Blutpoolszintigrafie** und die **hepatobiliäre Sequenzszintigrafie** können je nach Verdachtsdiagnose zur Klärung beitragen, wobei die Kernspintomografie in Verbindung mit dem Sonografiebefund in vielen Fällen zur Klärung der Befunde ausreicht. Bei unklaren Befunden in der bildgebenden Diagnostik sowie bei einer Größenzunahme sollte eine **Biopsie** zur histologischen Diagnosesicherung durchgeführt werden (**Cave:** nicht bei dringendem Verdacht auf ein HCC, s. Therapie!).

Das **Alpha-Fetoprotein im Serum** ist **bei** über 90% aller Patienten mit einem **HCC erhöht** und somit ein sensitiver und spezifischer Tumormarker. CT und MRT ermöglichen eine Differenzierung gegenüber anderen Entitäten.

▸ **Therapie:** Lässt sich der Verdacht auf ein HCC durch die bildgebende Diagnostik erhärten, sollte bei isolierten Tumoren oder solitären Metastasen (bei kurativem Therapieansatz des Primärtumors) eine Leberteilresektion erfolgen, da bei einer Feinnadelpunktion eines HCC die Gefahr einer Aussaat von Tumorzellen im Punktionskanal besteht. Bei kleinen HCCs (3,4 cm) kann eine Radiofrequenzablation als Alternative zur Operation ausreichend sein. Ist der Patient aufgrund einer fortgeschrittenen oder multilokulären Tumorausbreitung oder aufgrund von Kontraindikationen (höhergradige Leberzirrhose) inoperabel, kann palliativ eine Chemotherapie oder eine Chemoembolisation durchgeführt werden. Zur Vermeidung von Komplikationen (insbesondere Ruptur) sollten Leberadenome und sehr große Hämangiome reseziert werden. Kleine Hämangiome und eine fokale noduläre Hyperplasie werden nicht operiert, sondern sonografisch kontrolliert.

▶ **Prognose:** Die mittlere Überlebenszeit des nicht operablen HCC (Mehrzahl der Fälle) beträgt 6 Monate. Benigne Lebertumoren haben eine günstige Prognose.

Zusatzthemen für Lerngruppen

- Leberzirrhose
- Tumoren mit Lebermetastasen
- Aszitespunktion: praktisches Vorgehen, Indikation

144 Heparin-induzierte Thrombozytopenie (HIT)

144.1 Nennen Sie mehrere Ursachen einer Thrombozytopenie!

- durch Antikörper gegen Thrombozyten gesteigerter Thrombozytenumsatz in der Peripherie:
  - idiopathische thrombozytopenische Purpura
  - sekundäre autoimmune Thrombozytopenie, z. B. bei Felty-Syndrom oder SLE
  - medikamentös induzierte Thrombozytopenie, z. B. Heparin-induzierte Thrombozytopenie
  - Posttransfusionsthrombozytopenie
- hämolytisch-urämisches Syndrom
- Thrombozytenverbrauch, z. B. bei Verbrauchskoagulopathie
- Thrombozytenzerstörung, z. B. an künstlichen Herzklappen, bei Dialyse oder extrakorporaler Zirkulation
- Störung der Thrombopoese im Knochenmark durch
  - Knochenmarkschädigung (durch Medikamente, ionisierende Strahlung [Radiotherapie!], Infektionen)
  - Verdrängung, z. B. bei Leukämien
  - Reifungsstörung der Zellen der Thrombopoese, z. B. bei Myelodysplasie (Dysplasien der Megakaryopoese) oder perniziöser Anämie (Megakaryozyten betroffen)

144.2 Was ist die wahrscheinlichste Ursache der Thrombozytopenie bei diesem Patienten?

Heparin-induzierte Thrombozytopenie (HIT).

144.3 Welche Subtypen dieser Thrombozytopenie kennen Sie und welche Form liegt bei dem Patienten vor? Begründen Sie Ihre Aussage!

- **HIT I (nicht immunologischer Typ):** Sie tritt innerhalb der ersten 2 Tage nach Beginn der Heparintherapie auf. Die Thrombozytenzahl fällt meist nicht unter 100 000/µl. Wahrscheinlich liegt diese Form bei dem Patienten vor.
- **HIT II (immunologischer Typ):** Sie tritt in der Regel erst 6 Tage nach Beginn der Heparintherapie auf und verläuft deutlich schwerer mit raschem Absinken der Thrombozytenzahl auf Werte deutlich unter 100 000/µl.

144.4 Was unternehmen Sie? Begründen Sie Ihre Entscheidung für beide Subtypen!

- **HIT I:** Da die Thrombozytenzahl typischerweise spontan wieder zunimmt, kann die Heparintherapie unter Kontrolle des Blutbildes und der PTT weitergeführt werden und muss nicht unterbrochen werden.
- **HIT II:** Bei nachgewiesener (antithrombozytäre Antikörper) oder wahrscheinlicher HIT II muss die **Heparintherapie sofort beendet** werden. Die Antikoagulation kann mit Heparinoid (Orgaran) oder rekombinantem Hirudin (z. B. Refludan) fortgeführt werden.

Kommentar

Die Heparin-induzierte Thrombozytopenie (HIT), d. h. das Absinken der Thrombozytenzahl im peripheren Blut auf Werte unter 150 000/µl unter Therapie mit Heparin, ist eine wichtige Nebenwirkung der Heparintherapie, da die immunologische Form der HIT (s. u.) u. U. lebensbedrohlich werden kann.

▶ **Einteilung:** Man unterscheidet eine **nicht immunologische Form** (**HIT Typ I**) und eine **immunologische Form** (**HIT Typ II**). Die HIT Typ I tritt bei bis zu 10 % aller mit unfraktioniertem Heparin und bei ca. 2 % aller mit fraktioniertem (niedermolekularem) Heparin behandelten Patienten auf. Die HIT Typ II ist wesentlich seltener als die HIT Typ I: Sie wird bei bis zu 3 % aller mit unfraktioniertem Heparin und weniger als 1 % aller mit fraktioniertem Heparin behandelten Patienten beobachtet.

► **Ätiologie, Pathogenese und Klinik:** Die **HIT Typ I** tritt typischerweise innerhalb von 48 Stunden nach Beginn der Heparintherapie auf. Ursache der HIT I ist eine Hemmung des Enzyms Adenylatzyklase. Der Schweregrad der Thrombozytopenie hängt direkt von der applizierten Heparindosis ab. Eine Abnahme der Thrombozytenzahl unter 100 000/µl ist selten. Typische Symptome einer Thrombopenie (z. B. Purpura) treten aufgrund des geringen Thrombozytenabfalls meist nicht auf. Gewöhnlich steigt die Thrombozytenzahl nach wenigen Tagen wieder bis in den Normbereich an, auch wenn die Heparintherapie fortgesetzt wird.

Die **HIT Typ II** wird durch Autoantikörper gegen den Plättchenfaktor 4 an der Zelloberfläche der Thrombozyten verursacht. Die antikörperbeladenen Zellen werden vermehrt abgebaut und es kommt zur Entwicklung einer Thrombozytopenie. Das Ausmaß der Thrombozytopenie ist unabhängig von der Heparindosis. Typischerweise kommt es 5–15 Tage nach dem Beginn der Heparintherapie zu einem Absinken der Thrombozyten auf Werte deutlich unter 100 000/µl oder weniger als 50% des Ausgangswertes, wobei die Thrombozytenzahl nur selten auf Werte unter 50 000/µl sinkt. Bei etwa 20% der Patienten treten dann (meist bei einer Thrombozytenzahl unter 50 000/µl), trotz adäquat verlängerter PTT, z. T. multiple potenziell lebensbedrohlich verlaufende arterielle und venöse Thrombosen auf.

► **Diagnostik:** Ergeben sich aus der **Anamnese** keine Anhaltspunkte für eine zu einer Thrombozytopenie prädisponierenden Grunderkrankung und besteht ein **unmittelbarer zeitlicher Zusammenhang** des Auftretens der Thrombopenie **mit dem Beginn der Heparintherapie**, ist eine HIT sehr wahrscheinlich. Die Verdachtsdiagnose **HIT II** sollte durch **Bestimmung der Heparin-induzierten antithrombozytären Antikörper** gesichert werden.

► **Differenzialdiagnosen:** s. Frage 144.1. Ein wesentliches Kriterium zur Abgrenzung ist die Anamnese (Grunderkrankung, Infekt, Einnahme anderer Medikamente?).

► **Therapie:** Bei der **HIT Typ I** ist es in der Regel nicht erforderlich, die Heparintherapie auf wesentlich teurere Ersatzpräparate (s. u.) umzustellen. Bei begründetem V. a. **HIT Typ II** muss die **Heparintherapie jedoch sofort beendet** und die Antikoagulation sowie ggf. die Therapie einer Thrombembolie mit Heparinanaloga wie Heparinoid (Orgaran) oder rekombinantem Hirudin (z. B. Refludan) fortgeführt werden. Wird sie nicht beendet, kann die Thrombozytenzahl weiter sinken.

Zusatzthemen für Lerngruppen

- praktisches Vorgehen bei einer Heparintherapie: Dosierungen, Indikationen, Komplikationen, Überwachung
- arterielle Embolien
- Diagnose der Lungenembolie

145 Morbus Crohn

145.1 Wie lautet Ihre Verdachtsdiagnose? Führen Sie auf, welche Angaben oder Befunde für die Verdachtsdiagnose bzw. gegen andere Differenzialdiagnosen sprechen!

- Verdachtsdiagnose: **Morbus Crohn**
- Für eine chronisch-entzündliche Darmerkrankung (Morbus Crohn oder Colitis ulcerosa) sprechen Charakter und Lokalisation der Unterbauchbeschwerden, die Diarrhöen, die serologischen Entzündungszeichen, die entzündlichen Veränderungen in Magen und Darm und die Gelenkbeteiligung.
  - Dabei sprechen für einen Morbus Crohn der Befall des Magens, die diskontinuierliche Ausbreitung der Entzündung im Kolon und die perianale Fistel sowie die segmentalen Stenosen.
  - Bei einer Colitis ulcerosa würde man hingegen folgende Befunde erwarten: ausschließlicher Dickdarmbefall (ggf. mit terminaler Ileitis), kontinuierliche Ausbreitung der Entzündung im Darm, keine segmentalen Stenosen, im Röntgen Haustrenschwund, keine Fisteln.
- Gegen eine bakterielle Enteritis spricht die lange Dauer der Beschwerden.
- Gegen andere Darmerkrankungen (ischämische oder kollagene Kolitis, Tumor, Polyp, Morbus Whipple, Divertikulitis) spricht der Endoskopiebefund.
- Gegen eine Appendizitis (von der Klinik her passend) sprechen der Z. n. Appendektomie und die Dauer der Beschwerden.

- Gegen eine Meckel-Divertikulitis spricht der endoskopische Befund (keine entzündeten Meckel-Divertikel).

145.2 **Welche Therapieverfahren kennen Sie?**

- **Ernährungstherapie:** Elementardiäten (Nährstoffe angereichert) oder parenterale Ernährung bei ausgeprägter Malabsorption, Kachexie oder im akuten Schub
- **immunsuppressive Therapie:**
  - 5-Aminosalicylsäure (5-ASA): Langzeittherapie, ausschließlich bei Kolonbefall wirksam
  - Azathioprin: bei schweren Verläufen mit Dünndarmbefall
  - Glukokortikoide, systemisch (z. B. Prednisolon) und/oder topisch (z. B. Budesonidschaum): in Abhängigkeit von der Krankheitsaktivität
  - Infliximab oder Adalimumab (Anti-TNF-α-Antikörper): bei schweren Verläufen (Entzündungsschub), vor allem bei Fisteln
  - operative Therapie bei Komplikationen

! **145.3** **Was sind die Hauptursachen der Anämie bei der vermuteten Erkrankung? Was ist bei der Therapie der Anämie zu beachten?**

- Hauptursachen: **Eisenmangel** durch Resorptionsstörung und Entzündung
- **Therapie:** Eisen sollte bei schwerem Befall parenteral verabreicht werden, da enteral verabreichtes Eisen bei aktiver Entzündung des Gastrointestinaltrakts nur unzureichend aufgenommen wird.

Kommentar

Der Morbus Crohn gehört wie die Colitis ulcerosa zu den chronisch-entzündlichen Darmerkrankungen.

▶ **Ätiologie:** Wie bei der Colitis ulcerosa unbekannt, zahlreiche Befunde sprechen aber für Autoimmunmechanismen, welche die Krankheitsaktivität unterhalten. Aktuelle Untersuchungen weisen auf einen genetischen Hintergrund hin (Variationen im NOD2-Gen).

▶ **Klinik und Differenzialdiagnosen:** Der Morbus Crohn verläuft meist schubweise, selten in Form einer chronisch-kontinuierlichen Entzündung. Leitsymptome des Morbus Crohn sind **nicht blutige Diarrhöen** und **krampfartige Schmerzen** im rechten Unterbauch, die bei erst kurzer Beschwerdedauer leicht mit einer Appendizitis verwechselt werden können, insbesondere wenn Fieber auftritt. Im Vergleich zu vielen anderen mikrobiell bedingten und tumorösen Darmerkrankungen sind bei den chronisch-entzündlichen Darmerkrankungen **extraintestinale Manifestationen besonders häufig**. Eine Gelenkbeteiligung, typischerweise in Form einer **asymmetrischen Oligoarthritis**, tritt bei etwa 20 % aller Patienten mit einem Morbus Crohn auf. Ebenfalls typisch sind okuläre Manifestationen (**Episkleritis**, **Iridozyklitis**) und eine Hautbeteiligung (**Pyoderma gangraenosum:** chronische Hautulzera, vor allem an der unteren Extremität). Seltener als bei der Colitis ulcerosa tritt der Morbus Crohn gemeinsam mit einer **primär-sklerosierenden Cholangitis** auf. Eine typische Manifestation sind **Fisteln** an verschiedenen Stellen des Gastrointestinaltraktes (z. B. perianal, entero-enteral, entero-vesikal). Solche Fisteln sowie Abszesse werden bei bis zu 50 % aller Patienten beobachtet und stellen ein wichtiges Unterscheidungsmerkmal gegenüber der Colitis ulcerosa dar, für die Fisteln untypisch sind (s. a. Frage 145.1).

Der Schweregrad der Erkrankung lässt sich anhand des Aktivitätsindex nach Best abschätzen (▶ Tab. 145.1).

▶ **Diagnostik:** Die Diagnose eines Morbus Crohn ergibt sich aus dem typischen endoskopischen (s. Fall) und radiologischen Bild (diskontinuierlicher Befall, Pflastersteinrelief durch die tiefen längsgestellten Ulzerationen und die umgebenden ödematösen Schleimhautareale [▶ Abb. 145.1], segmentale Stenosen), dem histologischen Befund (transmurale entzündliche Infiltrate, häufig Granulome; bei Colitis ulcerosa nicht transmural, keine Granulome) sowie dem passenden klinischen Bild. Zur Erfassung einer Manifestation im oberen Verdauungstrakt sollte bei Erstdiagnostik immer eine Ösophagogastroduodenoskopie durchgeführt werden. Die Kapselendoskopie und MRT sind komplementäre Methoden zur Diagnostik von Dünndarmläsionen. Die Labordiagnostik zeigt meist eine Erhöhung der Entzündungsparameter (BSG, CRP).

▶ **Therapie:** Sie hängt von der Lokalisation und der Aktivität der Entzündung ab (s. Frage 145.2).

Tab. 145.1 Bestimmung des Aktivitätsindex des Morbus Crohn (CDAI nach Best) (aus Hahn, Checkliste Innere Medizin, Thieme, 2010).

Parameter	Multiplikationsfaktor
Stuhlfrequenz: Anzahl der Stühle in der letzten Woche	2
Grad der Bauchschmerzen (Wochenbericht des Pat., Summe der 7 Tageswerte): 0 = keine, 1 = leicht, 2 = mäßig, 3 = stark	5
Allgemeinbefinden (Wochenbericht, Summe der Tageswerte): 0 = gut, 1 = mäßig, 2 = schlecht, 3 = sehr schlecht, 4 = unerträglich	7
andere Symptome: Iridozyklitis/Uveitis, Erythema nodosum, Pyoderma gangr., Stomatitis aphthosa, Arthralgien, Analfissur, -fisteln, -abszesse, Temp. > 37,5 ° C in der letzten Woche	20 (je Symptom)
symptomatische Durchfallbehandlung: nein = 0, ja = 1	30
Resistenz im Abdomen: nein = 0, fraglich = 2, sicher = 5	10
Hämatokrit: Subtraktion bei Frauen von 42, bei Männern von 47	6
Körpergewicht: (1–(Gewicht/Standardgewicht)) × 100	1

Aktivitätsindex = Summe (Parameterwerte × Multiplikationsfaktor)

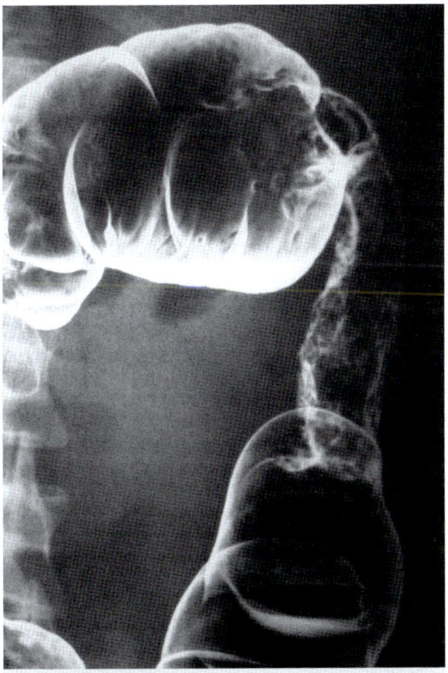

Abb. 145.1 Kolonkontrasteinlauf in Doppelkontrasttechnik bei Morbus Crohn: Befall des Darms vom Rektosigmoid bis zur linken Flexur. Man erkennt eine langstreckige Stenose mit Pflastersteinrelief (aus Stäbler, Ertl-Wagner; Radiologie-Trainer Körperstamm, Innere Organe und Gefäße, Thieme, 2005).

Die **operative Therapie** ist vor allem der Behandlung von Komplikationen (z.B. segmentale Stenosen) vorbehalten, da aufgrund des diskontinuierlichen Befalls und der Möglichkeit einer Ausbreitung auf den gesamten Gastrointestinaltrakt die Erkrankung auch nach Entfernung eines Darmabschnitts in anderen Teilen des Gastrointestinaltraktes fortbesteht und durch den operativen Eingriff nicht geheilt wird.

Neben der **immunsuppressiven und operativen Therapie** sind zusätzliche **supportive Maßnahmen** bedeutsam: Bei der **Behandlung einer Anämie** im Rahmen eines Morbus Crohn ist zu beachten, dass diese häufig als Folge einer Eisenmangelanämie auftritt. Durch eine Eisenresorptionsstörung im Entzündungsschub ist eine enterale Eisengabe oft unzureichend, sodass dreiwertiges **Eisen** (z.B. Eisenglukonat) **vorübergehend parenteral** appliziert werden muss, um die Eisenspeicher aufzufüllen und einen Anstieg des Hämoglobinwertes zu ermöglichen. Trotz der Risiken einer parenteralen Eisengabe (lokale Reaktion bei paravasaler Injektion, Herzrhythmusstörungen), kann durch die effektive Behandlung einer Anämie das Wohlbefinden von Morbus-Crohn-Patienten oft deutlich verbessert werden.

▸ **Prognose:** Der Morbus Crohn ist eine chronische Erkrankung, die eine oft lebenslange immunsuppressive Therapie erfordert.

Zusatzthemen für Lerngruppen →•

- Colitis ulcerosa
- kollagene Kolitis
- pseudomembranöse Kolitis

146 Exogen allergische Alveolitis

146.1 Wie lautet Ihre Verdachtsdiagnose? Welche Differenzialdiagnosen sind denkbar?

- Verdachtsdiagnose: **exogen allergische Alveolitis** – „Farmerlunge". Begründung: Die beidseitige interstitielle Infiltration (Milchglasinfiltrate) sowie die restriktive Ventilationsstörung deuten auf einen interstitiellen Lungengerüstprozess hin, wobei die Berufsanamnese des Patienten an eine exogen-allergische Alveolitis denken lässt.
- **Differenzialdiagnosen:**
  - Alveolitis anderer Genese (z. B. bei einer Kollagenose)
  - Pneumonie
  - toxisches Lungenödem
  - idiopathische Lungenfibrose

146.2 Nennen Sie Untersuchungen, die zur Sicherung der Diagnose beitragen und nennen Sie das zu erwartende Ergebnis!

- Suche nach präzipitierenden Antikörpern (IgG) im Serum gegen Aktinomyzeten und andere verdächtige Antigene
- bronchoalveoläre Lavage (BAL):
  - im Akutstadium: neutrophile Alveolitis
  - im subakuten und chronischen Stadium typischerweise CD8-Alveolitis mit Lymphozytose und einem CD4/CD8-Quotienten von < 1,0

146.3 Wie beraten Sie den Patienten bezüglich Therapie und Prognose der Erkrankung?

- Im Akutstadium sind kurzfristig Glukokortikoide systemisch erforderlich.
- Am wichtigsten ist die Vermeidung des Antigens, im Falle des Patienten also
  - Maßnahmen zur Vermeidung von Schimmelbildung
  - Kontakt mit Heu meiden, Heuarbeiten durch andere erledigen lassen, falls dies nicht möglich ist, Atemschutzmaske tragen.
- Die Prognose im Akutstadium (reine Alveolitis, keine Fibrose) ist günstig: Bei Allergenkarenz kommt es in der Regel zu einer raschen Rückbildung der Alveolitis.
- Bei manifester Lungenfibrose ist die Prognose abhängig vom Schweregrad der Lungenfibrose, da diese irreversibel ist.

Kommentar

Die exogen allergische Alveolitis ist eine interstitielle Lungenerkrankung infolge einer allergischen Reaktion auf organische Stäube.

▸ **Ätiologie und Pathogenese:** Durch Inhalation verschiedener im Staub enthaltener organischer Antigene kommt es zu einer allergischen Reaktion (meist Typ II, seltener Typ I oder IV) mit Ausbildung einer Alveolitis. Typische Auslöser einer exogen allergischen Alveolitis sind **mikrobielle Antigene** wie Aktinomyzeten (in schimmeligem Heu → „Farmerlunge") und Bacillus cereus („Befeuchterlunge"), aber auch **tierische Antigene** („Vogelhalterlunge"), **Chemikalien** (Isocyanat-Alveolitis) und **Medikamente** (z. B. Methotrexat).

▸ **Klinik:** Die exogen allergische Alveolitis kann sich als akutes Krankheitsbild manifestieren –mit **Husten**, **Fieber** und **Dyspnoe** wenige Stunden nach Antigenexposition – oder subakut verlaufen. Bei chronischen Verläufen ist eine langsame Progredienz der Beschwerden typisch.

▸ **Diagnostik:** Wichtig sind die **Berufsanamnese** (s. Ätiologie), der **Röntgen-Thorax** und die **Lungenfunktionsanalyse** (s. Frage 146.1). Die **Blutgasanalyse** zeigt häufig eine respiratorische Partialinsuffizienz (pO_2 erniedrigt, pCO_2 erniedrigt). Bei der differenzialdiagnostischen Einordnung einer Alveolitis unklarer Ätiologie kann die **bronchoalveoläre Lavage** (**BAL**) wichtige Hinweise liefern. Ist die bakteriologische Untersuchung der BAL-Flüssigkeit negativ und somit eine infektiöse Genese unwahrscheinlich, ist eine immunologische Genese der Alveolitis anzunehmen. Im akuten Schub der exogen allergischen Alveolitis zeigt die BAL meist eine neutrophile Alveolitis, ein Befund, der auch bei anderen aktiven interstitiellen Lungenerkrankungen gefunden wird, z. B. bei der idiopathischen Lungenfibrose oder der Sklerodermie. Im chronischen Stadium liegt meist eine lymphozytäre Alveolitis vor mit deutlicher Dominanz der CD8-positiven T-Suppressorzellen (CD8-Alveolitis). Typischer Befund der Lymphozytensubtypisierung der BAL-Flüssigkeit ist daher ein CD4/CD8-Verhältnis von < 1,0 (normal 2,0). Weiter gesichert werden kann die Diagnose einer exogen allergischen Alveolitis durch den **Nachweis von** präzipitierenden **Antikörpern der Subklasse IgG** gegen das verdächtige Antigen.

▶ **Differenzialdiagnosen:** s. Frage 146.1.

▶ **Therapie:** s. Frage 146.3.

▶ **Prognose:** Die Prognose der akuten exogen allergischen Alveolitis ist günstig, da sich die pulmonalen Veränderungen unter Allergenkarenz meist nach kurzer Zeit zurückbilden, sodass eine langfristige medikamentöse Therapie nicht erforderlich ist. Eine Lungenfibrose als Folge einer chronischen Alveolitis dagegen ist irreversibel. Eine fortgeschrittene Lungenfibrose kann die Entwicklung eines Cor pulmonale begünstigen, welches die Prognose deutlich verschlechtert.

Zusatzthemen für Lerngruppen

- idiopathische interstitielle Lungenerkrankungen/Pneumonien (IIP)
- Sarkoidose
- atypische Pneumonien

147 Primärer Hyperaldosteronismus (Conn-Syndrom)

147.1 Welche Erkrankung müssen Sie bei dieser Symptom- und Befundkonstellation ausschließen?

Einen **primären Hyperaldosteronismus** (**Conn-Syndrom**). Richtungsweisend ist der klinische Leitbefund einer hypokaliämischen Hypertonie.

147.2 Anhand welcher Laborparameter kann die Diagnose gestellt werden?

Aldosteron ist erhöht, Renin ist erniedrigt (im Gegensatz zum sekundären Hyperaldosteronismus: Hier ist Renin stark erhöht).

147.3 Welche Formen der primären Variante dieser Erkrankung gibt es und mit welchen Tests können diese unterschieden werden?

- **aldosteronproduzierendes Adenom der Nebennierenrinde** (NNR):
  - Orthostasetest: fixierter Hyperaldosteronismus – kein Anstieg des Aldosterons nach Aufstehen nach nächtlichem Liegen
  - Nachweis eines NNR-Adenoms durch bildgebende Verfahren (CT, MRT)
  - selektive Katheterisierung: Bestimmung von Aldosteron und Renin im Nebennierenvenenblut – bei Adenom Seitendifferenz
- **bilaterale NNR-Hyperplasie:**
  - Orthostasetest oder Captopriltest: regulierbarer Hyperaldosteronismus – Anstieg des Aldosterons nach dem Aufstehen am Morgen bzw. Abfall des Aldosterons nach Applikation des ACE-Hemmers Captopril
  - selektive Katheterisierung: Bestimmung von Aldosteron und Renin im Nebennierenvenenblut – keine Seitendifferenz
- **Dexamethason-supprimierbarer Hyperaldosteronismus:** erhöhtes Aldosteron, aber auch erhöhtes 18-Hydroxykortikosteron, 18-Hydroxykortisol und 18-Oxokortisol; nach Therapie mit Dexamethason normalisieren sich Blutdruck und Aldosteronproduktion

147.4 Nennen Sie mögliche Therapieverfahren!

- **chirurgische Therapie:** Exstirpation eines unilateralen Adenoms
- **medikamentöse Therapie:**
  - Spironolacton: bei bilateraler Hyperplasie oder Patienten mit hohem OP-Risiko bei NNR-Adenom
  - Dexamethason: bei Dexamethason-supprimierbarem Hyperaldosteronismus

Kommentar

Als primären Hyperaldosteronismus (Conn-Syndrom) bezeichnet man eine erhöhte Aldosteronproduktion und -sekretion der Nebennierenrinde, die nicht auf einer Stimulation des Renin-Angiotensin-Systems beruht.

▶ **Ätiologie:** Ursache einer vermehrten Aldosteronproduktion in der Nebenniere kann ein **aldosteronproduzierendes Adenom der NNR**, eine **beidseitige NNR-Hyperplasie** oder eine Stoffwechselstörung (Dexamethason-supprimierbarer Hyperaldosteronismus) sein.

▶ **Klinik und Diagnostik:** s. Frage 147.3. Die **hypokaliämische Hypertonie** ist das klassische Leitsymptom des primären Hyperaldosteronismus und sollte immer Anlass zur **Bestimmung von Renin und Aldosteron i. S.** geben: Die Bestimmung von Aldosteron kann Hinweise auf einen Hyperaldosteronismus geben, die Bestimmung des Renins ermöglicht die Differenzierung zwischen der primären und der sekundären Form (s. Differenzialdiagnose). Beim primären Hyperaldosteronismus ist das **Renin vermindert**, da es durch die autonome Aldosteronproduktion supprimiert wird. Bei einem aldosteronproduzierenden NNR-Adenom ist die Aldosteronproduktion autonom und fixiert, sodass bei Eingriffen in den Regelkreis, z. B. durch **Orthostase** oder **Gabe von Captopril**, die Aldosteronproduktion nicht beeinflusst wird. Im Gegensatz dazu ist der Hyperaldosteronismus als Folge einer bilateralen NNR-Hyperplasie regulierbar, sodass das Aldosteron unter Orthostase ansteigt und nach Captoprilgabe abfällt. Bei unklaren Fällen (Funktionstests grenzwertig, kein Adenomnachweis in **CT oder MRT**) sollte eine **selektive Katheterisierung** der Nebennierenvenen durchgeführt werden. Die Unterscheidung der 3 Formen des primären Hyperaldosteronismus ist von erheblicher klinischer Relevanz, da sich das therapeutische Vorgehen deutlich unterscheidet.

▶ **Differenzialdiagnosen:** Bei einem **sekundären Hyperaldosteronismus** ist die **Reninproduktion erhöht**. Mögliche Ursachen sind z. B. eine Therapie mit Diuretika (Anamnese!), eine Herzinsuffizienz (Klinik!) oder eine Nierenarterienstenose (Doppler-Sonografie!).

▶ **Therapie:** Nach Vorbehandlung mit dem Aldosteronantagonisten Spironolacton sollten bei einem primären Hyperaldosteronismus alle NNR-Adenome operativ entfernt werden (einseitige Adrenalektomie). Bei einer bilateralen NNR-Hyperplasie muss eine medikamentöse Langzeittherapie mit Spironolacton (100–200 mg/d p. o.) erfolgen.

▶ **Prognose:** Bei adäquater Therapie ist die Prognose in der Regel gut, da die Hypertonie kausal behandelt werden kann.

Zusatzthemen für Lerngruppen

- Cushing-Syndrom
- Nebennierenrindeninsuffizienz
- Phäochromozytom

148 Candida-Sepsis

148.1 Nennen Sie die wichtigsten Gründe für die Entwicklung einer Candidiasis und führen Sie Beispiele an!

- Verschiebung und/oder Eliminierung der Darmflora durch eine antibiotische Therapie
- Beeinträchtigung der Infektabwehr:
  - Agranulozytose, Neutropenie (z. B. im Rahmen von hämatologischen Neoplasien, nach Chemotherapie)
  - Immundefektsyndrome, AIDS
  - Niereninsuffizienz
  - Diabetes mellitus
  - Kortikosteroidtherapie

148.2 Nennen Sie weitere systemisch verlaufende Pilzinfektionen!

- Kryptokokkose
- Aspergillose

148.3 Was ist die häufigste Manifestation einer Candida-Infektion?

Soor: weiße, fleckige Beläge auf geröteter Mund- und Rachenschleimhaut.

148.4 Wie sollte die Therapie des Patienten ergänzt werden?

Durch ein Antimykotikum, am ehesten Caspofugin, da eine schwere Candida-Infektion vorliegt.

148.5 Halten Sie bei dem Patienten eine Untersuchung der Augen für sinnvoll, wenn ja, welche Untersuchung? Welchen Befund erwarten Sie?

- Spiegelung des Augenhintergrundes zum Ausschluss eines Augenbefalls
- Befund: Cotton-wool-Herde. Cotton-wool-Herde sind gelblich oder weißlich schimmernde, unscharf begrenzte Herde und Folge eines Ödems in der Nervenfaserschicht, also unspezifisch (kommen z. B. auch bei diabetischer Retinopathie, Retinopathie bei HIV, Zentralvenenverschluss vor).

Kommentar

Eine Candida-Sepsis ist eine massive, systemische Entzündungsreaktion infoder Zirkulation von Candida albicans im Blut.

▶ **Ätiologie und Pathogenese:** Der Hefepilz Candida albicans zählt zu den opportunistischen Krankheitserregern und besiedelt bei einem Teil der gesunden Bevölkerung verschiedene Bereiche des Organismus, ohne dass klinische Symptome auftreten. Bei Gesunden ist Candida albicans u. a. im Stuhlgang, auf den Schleimhäuten von Mund und Rachen oder auf der Vaginalschleimhaut nachweisbar. Eine klinisch relevante Candida-Infektion tritt erst auf, wenn sich der Pilz ungehindert ausbreiten kann. Ursache hierfür kann eine Verschiebung oder Verminderung der natürlichen Bakterienflora (z.B. im Darm) als Folge einer **intensiven antibiotischen Therapie** sein (wie bei dem beschriebenen Patienten). Eine massive Vermehrung von Candida im Darm kann eine Durchwanderung der Darmwand zur Folge haben. Dies begünstigt dann eine hämatogene Streuung und kann zu einer Candida-Sepsis führen. Ein weiterer Grund für eine Ausbreitung von Candida ist eine **Immundefizienz**, z.B. im Rahmen einer Leukämie, eines Lymphoms, einer immunsuppressiven Therapie mit Zytostatika, Glukokortikoiden oder eines Diabetes mellitus. Besonders häufig ist eine Candida-Infektion bei Patienten mit HIV-Infektion, jedoch zählt nur die Candida-Ösophagitis, nicht die oropharyngeale Besiedlung durch Candida zu den AIDS-definierenden Erkrankungen. Kommen wie bei dem beschriebenen Patienten mehrere Risikofaktoren zusammen (Antibiotikatherapie + Diabetes mellitus + COPD), besteht die Gefahr einer Candida-Sepsis. Als Folge der hämatogenen Streuung können verschiedene Organe befallen werden.

▶ **Klinik:** Die klinische Symptomatik der Candida-Sepsis ist uncharakteristisch und entspricht der der bakteriellen Sepsis: Fieber, Tachykardie, Hypotonie, bei Candida-Pneumonie Husten und Dyspnoe.

▶ **Diagnostik:** Einen Befall des Auges erkennt man, bei Ausschluss anderer Ursachen, anhand der Cotton-wool-Herde (s. Frage 148.5) am Augenhintergrund. Die **Spiegelung des Augenhintergrundes** ist deshalb bei vermuteter oder gesicherter systemischer Candidiasis unbedingt erforderlich. Ein Befall der Niere kann durch eine gezielte **Urinuntersuchung** erkannt werden. Eine Candida-Pneumonie zeigt sich im **Röntgenbild des Thorax** in Form fleckiger Infiltrationen mit diffuser Verteilung und kann durch einen Nachweis der Pilze in der **Bronchiallavage-Flüssigkeit** gesichert werden. Ein Nachweis von Candida im Sputum ist hingegen wegen der häufigen oropharyngealen Besiedlung nicht aussagekräftig. Um eine akute Candida-Infektion serologisch diagnostizieren zu können, muss ein **Anstieg der Candida-Antikörper** um mindestens vier Titerstufen vorliegen und/oder müssen IgM-Antikörper nachweisbar sein. Unter einer immunsuppressiven Therapie kann die Antikörperbildung hingegen vermindert sein, sodass ein negativer Befund eine Candida-Infektion nicht ausschließt.

▶ **Therapie:** Als Therapie der Wahl bei lebensbedrohlichen Candida-Infektionen gilt heute **Caspofugin.** Als deutlich günstigere und meist gut verträgliche Alternative bei ähnlicher Wirksamkeit wird bei leichten Verläufen auch **Fluconazol** empfohlen. Amphotericin B wird wegen der deutlich höheren Toxizität heute kaum noch angewendet. Bei invasiven Aspergillosen kommt primär Voriconazol zum Einsatz.

▶ **Prognose:** Die Mortalität der Candida-Sepsis ist hoch (je nach untersuchtem Kollektiv über 50%), da die Erkrankung meist bei immunsupprimierten Patienten (z.B. nach Chemotherapie) oder Patienten mit konsumierenden Begleiterkrankungen (Tumorleiden) auftritt.

Zusatzthemen für Lerngruppen

- Therapie der Sepsis
- Verbrauchskoagulopathie
- Aspergillose

! 149 Wegener-Granulomatose (Morbus Wegener)

149.1 Wie lautet Ihre Verdachtsdiagnose?

Wegener-Granulomatose (**Morbus Wegener**), da der Patient die klassische Symptom- bzw. Befund-Trias dieser Erkrankung aufweist: blutiger Schnupfen mit Borken infolge einer chronischen granulomatösen Entzündung des oberen Respirationstraktes, Husten und Lungenrundherde (Granulome) sowie eine sterile Erythrozyturie mit Proteinurie und Knöchelödemen infolge einer Glomerulonephritis. Die Rötung der Sklera spricht für eine Episkleritis, das schmerzhafte feinfleckige Exanthem (Purpura) für eine Vaskulitis der kleinen Hautgefäße. Diese Befunde sind, wie auch die Arthritis (schmerzhafte Gelenkschwellungen!), typische Organmanifestationen der Wegener-Granulomatose.

149.2 Welche serologischen Tests machen im Falle eines positiven Resultats die Diagnose sehr wahrscheinlich?

- Die **immunfluoreszenzmikroskopische Untersuchung** von mit Patientenserum inkubierten Ethanol-fixierten Granulozyten: Der Nachweis antineutrophiler zytoplasmatischer Antikörper (ANCA) im Zytoplasma der Granulozyten (anhand des Fluoreszenzmusters) macht die Diagnose sehr wahrscheinlich, insbesondere wenn sich gleichzeitig anti-Proteinase-3-Antikörper nachweisen lassen.
- **ELISA** zwecks Suche nach anti-Proteinase-3-Antikörpern im Patientenserum.

149.3 Nennen Sie mehrere diagnostische Maßnahmen, die zur Diagnosesicherung und Erfassung der Krankheitsausdehnung wichtig sind!

- histologische Untersuchung (Nasenschleimhautbiopsie, Hautbiopsie, Lungenbiopsie, evtl. Nierenbiopsie)
- Überprüfung der Nierenfunktion: Kreatinin, Urinsediment (dysmorphe Erythrozyten), Bestimmung der Proteinkonzentration im Urin
- Röntgen-Thorax, Thorax-CT, Bronchoskopie
- neurologische Untersuchung, kranielle Kernspintomografie (▸ Abb. 149.1)

149.4 Wie wird die Erkrankung üblicherweise behandelt?

Mit Glukokortikoiden in Kombination mit Immunsuppressiva, bei hoher Krankheitsaktivität initial meist Cyclophosphamid.

Kommentar

Die Wegener-Granulomatose (Morbus Wegener) ist eine systemische nekrotisierende Vaskulitis vor allem kleiner Gefäße. Sie tritt bevorzugt in der 4. Lebensdekade auf. Seit Kurzem wird die Wegener-Granulomatose offiziell nach einer neuen Nomenklatur als „Granulomatose mit Polyangiitis" bezeichnet.

▸ **Ätiologie und Pathogenese:** Die Ursache ist unbekannt. Man vermutet, dass die Betroffenen die Serinprotease Proteinase-3, die sich in Neutrophilen-Granula befindet, im Rahmen einer Infektion auf der Zelloberfläche überexprimieren, sodass das Enzym zum Zielantigen wird. Nach dieser Hypothese aktiviert die Reaktion der Autoantikörper mit dem Antigen die Granulozyten und löst so die nekrotisierende Vaskulitis aus.

▸ **Klinik: Die Wegener-Granulomatose verläuft in 2 Stadien:**

- **Initialstadium** („Granulomstadium") mit lokal begrenzter Erkrankung: Symptome treten insbesondere am **Kopf** (Rhinitis [s. Frage 149.1], Sinusitis, Otitis, Ulzerationen an der Mund- und Rachenschleimhaut) und an den **Atemwegen** auf (Husten, Stridor [Folge einer subglottischen Larynx- oder einer Bronchialstenose])
- **Generalisationsstadium** (generalisierte Vaskulitis): Zusätzlich zu den Organmanifestationen des Initialstadiums finden sich **Allgemeinsymptome** (Fieber, alveoläre Hämorrhagie bei Kapillaritis), Nachtschweiß, Gewichtsverlust) und ein **pulmorenales Syndrom**, das durch Hämoptysen und eine rapid-progressive Glomerulonephritis charakterisiert ist. Außerdem können eine **Arthritis**, **Myositis**, Polyneuropathie und neurologische

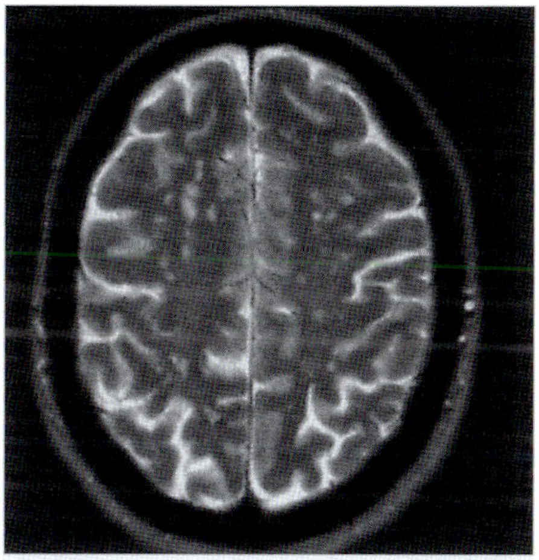

Abb. 149.1 Kranielles Kernspintomogramm (axial, T2-gewichtet, Spinecho-Sequenz) bei Wegener-Granulomatose: Multiple Läsionen in der weißen Substanz subkortikal beidseits als Hinweis auf ZNS-Beteiligung (aus Grehl, Reinhardt; Checkliste Neurologie, Thieme, 2008).

Defizite infolge zerebraler Durchblutungsstörungen bei ZNS-Vaskulitis (▶ Abb. 149.1) auftreten. Dieses Stadium liegt bei dem im Fallbeispiel beschriebenen Patienten vor.

▶ **Diagnostik:** Die Wegener-Granulomatose zählt zu den wenigen entzündlich-rheumatischen Systemerkrankungen, die relativ sensitiv und spezifisch mit einem Seromarker erfasst werden können: Bei über 95 % der Patienten können bei aktiver generalisierter Erkrankung ANCA nachgewiesen werden. Werden die sog. klassischen ANCA (**c-ANCA** = ANCA mit zytoplasmatischem Fluoreszenzmuster) im Immunfluoreszenztest (s. Frage 149.2) und gleichzeitig im ELISA **Antikörper gegen Proteinase-3** nachgewiesen, ist die Wahrscheinlichkeit für das Vorliegen einer Wegener-Granulomatose besonders hoch. Da einerseits im Frühstadium der Erkrankung der c-ANCA-Test oft noch negativ ausfällt und andererseits c-ANCA selten auch bei anderen Erkrankungen (z. B. Infektionen) nachweisbar sind, sollte die Diagnose durch eine **Biopsie** aus einem der befallenen Organe und **histologische Untersuchung** (typischer Befund: Granulome und/oder Vaskulitis) gesichert werden. Nach Diagnosesicherung ist eine umfangreiche **Diagnostik zur Erfassung der Krankheitsausdehnung** erforderlich (s. Frage 149.3), um auch klinisch inapparente Organmanifestationen frühzeitig zu erkennen. Prognostisch besonders bedeutsam ist die Lungen- und die Nierenbeteiligung.

▶ **Therapie:** Die Behandlung ist immunsuppressiv und umfasst bei aktiver Erkrankung in der Regel **Glukokortikoide** und **Cyclophosphamid** oder **Rituximab**, bei leichteren Verläufen oder zur Remissionserhaltung auch alternativ Methotrexat oder Azathioprin. Zur Planung und Überwachung der Therapie sollte ein Rheumatologie, Nephrologe oder Pneumologe mit Erfahrung im Umgang mit Vaskulitispatienten hinzugezogen werden, da die häufigen Begleiterscheinungen der Therapie (z. B. Infektionen, hämorrhagische Zystitis) leicht mit Manifestationen der Vaskulitis verwechselt werden können und somit ein sehr differenziertes diagnostisches und therapeutisches Vorgehen erforderlich ist.

▶ **Prognose:** Seit Einführung der Cylophosphamidtherapie als Standardbehandlung zur Remissionsinduktion hat sich die Prognose der Erkrankung deutlich verbessert. Die mittlere Überlebensrate nach 6–8 Jahren beträgt heute über 80 %. Rezidive sind aber häufig (50–70 %), sprechen dann aber meist auf eine intensivierte Immunsuppression an.

Zusatzthemen für Lerngruppen

- Churg-Strauss-Syndrom
- Panarteriitis nodosa
- Purpura Schoenlein-Henoch

150 Respiratorische Globalinsuffizienz bei dekompensierter Linksherzinsuffizienz

150.1 **Wie bewerten Sie die Blutgasanalyse?**

Bei einem deutlich verminderten pO_2 und einem erhöhten pCO_2 mit vermindertem pH liegt eine respiratorische Globalinsuffizienz mit nicht kompensierter respiratorischer Azidose vor.

150.2 **Was ist die wahrscheinlichste Ursache der Beschwerden und Befunde dieses Patienten?**

Dekompensierte Linksherzinsuffizienz bei Z.n. zweimaligem Myokardinfarkt (s. Anamnese und EKG-Befund).

150.3 **Nennen Sie mehrere weitere Ursachen für eine Ruhedyspnoe sowie jeweils 1–2 Untersuchungen, um diese abzuklären!**

- **andere kardiale Erkrankung** (z.B. Vitium): Echokardiografie, Röntgen-Thorax
- **pulmonale Erkrankung:**
  - Pneumonie: Röntgen-Thorax
  - Lungenembolie: Spiral-CT des Thorax
  - Pneumothorax: Röntgen-Thorax
  - pulmonale obstruktive Ventilationsstörung (z.B. Asthmaanfall, COPD): Auskultation, Röntgen-Thorax
- **neuromuskuläre Erkrankung** mit Erschöpfung der Atemmuskulatur (z.B. Guillain-Barré-Syndrom, Myasthenia gravis): Anamnese, neurologische Untersuchung.
- **Obstruktion der oberen Luftwege** (z.B. Glottisödem): Lokalbefund, Laryngoskopie.

150.4 **Wie würden Sie den Patienten akut behandeln? Begründen Sie kurz die einzelnen Maßnahmen!**

- Sedierung, endotracheale Intubation und maschinelle Beatmung. Begründung: 1. respiratorische Globalinsuffizienz mit respiratorischer Azidose, 2. ausgeprägte klinische Symptomatik (Ruhedyspnoe, Tachykardie), 3. Vigilanzminderung (Aspirationsgefahr!), 4. bei KHK rasche Reoxygenierung erforderlich, da sonst eine erneute Myokardischämie droht (Hypoxämie, erhöhter Sauerstoffverbrauch durch Tachykardie)
- Gabe von Schleifendiuretika i.v. (z.B. Furosemid 40–80 mg i.v.): Vor- und Nachlastsenkung zur Therapie des Lungenödems
- bei erhöhtem Blutdruck Gabe von Glyceroltrinitrat i.v. (Perfusor, Dosis nach RR) zur Vorlastsenkung
- bei prolongierter Herzinsuffizienz evtl. Phosphodiesterasehemmer i.v. (z.B. Milrinon)
- bei Blutdruckabfall Katecholamine (Dobutamin oder Adrenalin) i.v.
- ACE-Hemmer (z.B. Enalapril), falls keine schwere Hypotonie besteht

Kommentar

Als respiratorische Globalinsuffizienz bezeichnet man die Kombination aus Hypoxämie (verminderter arterieller pO_2) und Hyperkapnie (erhöhter arterieller pCO_2).

▸ **Ätiologie:** Zugrunde liegt eine alveoläre Hypoventilation. Sie hat zahlreiche Ursachen (s. Frage 150.3). Im vorliegenden Fall ist sie durch eine Lungenstauung (hierfür sprechen der Husten und die beidseitigen Rasselgeräusche) infolge der dekompensierten Linksherzinsuffizienz bedingt. Die Lungenstauung hat zu Ruhedyspnoe und hierdurch zu einer Erschöpfung der Atemmuskulatur geführt.

▸ **Klinik:** Bei **akuter respiratorischer Globalinsuffizienz** treten wie bei dem beschriebenen Patienten Zeichen der Hyperkapnie (Schläfrigkeit, evtl. auch Kopfschmerzen, Folgen eines erhöhten Hirndrucks) und der Hypoxämie (Luftnot, Tachykardie) auf. Bei **chronischer respiratorischer Globalinsuffizienz** finden sich nur Zeichen der Hypoxämie (Dyspnoe, Tachykardie, Polyglobulie, Trommelschlegelfinger), da eine Anpassung des Säure-Basen-Haushalts an die Hyperkapnie erfolgt: Die Hyperkapnie-bedingte respiratorische Azidose wird durch eine Bikarbonatrückresorption in der Niere ausgeglichen.

▸ **Diagnostik:** Die respiratorische Globalinsuffizienz wird anhand der **Blutgasanalyse** diagnostiziert. Bei dem im Fallbeispiel beschriebenen Patienten zeigt die Blutgasanalyse eine schwergradige respiratorische Insuffizienz. Diese ist akut, da eine metabolische Kompensation der respiratorischen Azidose noch nicht erkennbar ist (Bikarbonat wäre erhöht und nicht erniedrigt/negativ, pH wäre normal oder grenzwertig niedrig), und hat bereits zu einer respiratorischen Azidose geführt.

▸ **Therapie:** Bei **akuter respiratorischer Globalinsuffizienz** wäre durch alleinige Gabe von Sauerstoff zwar ein Anstieg des pO_2 und der Sauerstoffsättigung denkbar, ein Rückgang des erhöhten pCO_2 ist jedoch nicht zu erwarten. Vielmehr ist bei alleiniger Sauerstoffgabe eine rasche Verschlechterung der Situation zu erwarten, da bei einer schweren Hyperkapnie der CO_2-Atemreiz bereits ausgefallen ist. Beseitigt man nun durch eine Sauerstoffgabe die Hypoxämie als letzten verbliebenen Atemreiz, ist eine Zunahme der Hypoventilation und eine weitere Verschlechterung der respiratorischen Situation (Hyperkapnie, Azidose) die Folge. Daher sind eine **Intubation** (Sicherung der Atemwege bei einem bewusstseinsgetrübten Patienten) und eine **maschinelle Beatmung** erforderlich. Durch die Beatmung wird vermehrt CO_2 abgeatmet und ein Ausgleich der respiratorischen Azidose ist die Folge. Die Beatmung muss durch **Maßnahmen zur kausalen Therapie** ergänzt werden (hier Therapie der Linksherzinsuffizienz, s. Frage 150.4).

Bei **chronischer respiratorischer Globalinsuffizienz** hat die Behandlung der Ursache höchste Priorität und führt z.B. bei einer adäquaten Therapie einer Herzinsuffizienz zur Symptomlinderung. Hat die chronische respiratorische Insuffizienz strukturelle Ursachen (z.B. Lungenemphysem, COPD) kann neben einer Sauerstoffgabe (**Cave:** CO_2-Retention) eine intermittierende nicht invasive Beatmung zur Entlastung der Atempumpe (= Atemmuskulatur) erforderlich werden.

Zusatzthemen für Lerngruppen

- metabolische Azidose
- Therapie der chronischen Herzinsuffizienz
- maschinelle Beatmung

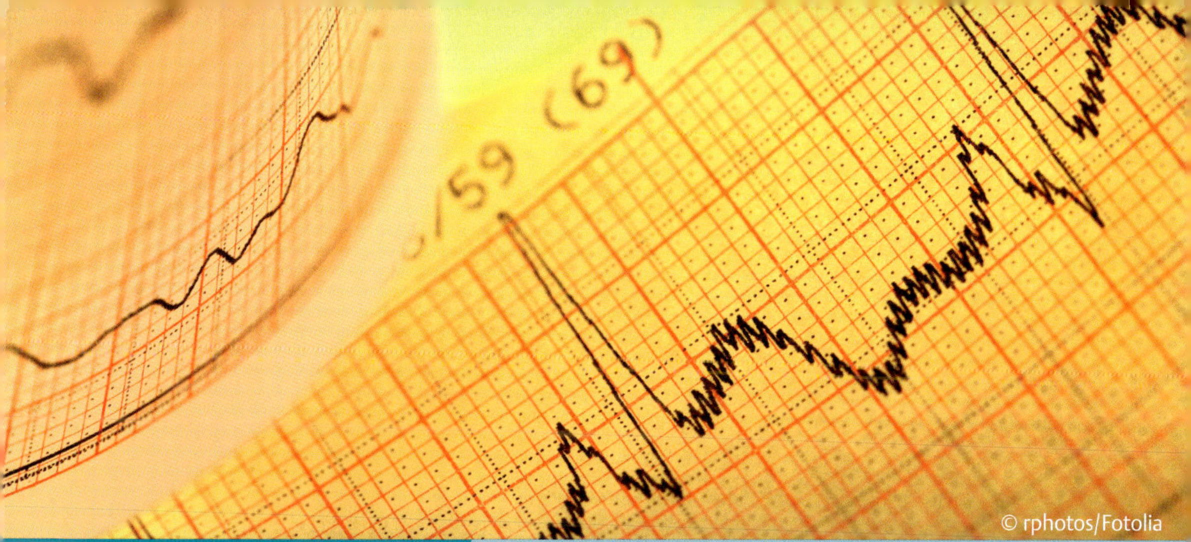

Anhang

Laborwerte – Normalbereiche

Parameter		Normwerte		
		konventionell	**x Faktor =**	**SI-Einheiten**
ACTH	S	9–52 ng/dl	0,2202	2–11 pmol/l
Albumin	S	3,5–5,5 g/dl	10	35–55 g/l
α-Amylase	P/S U	< 140 U/l < 600 U/l		
α_1-Fetoprotein (AFP)	S	< 10 ng/ml		
alkalische Phosphatase (AP)	P/S	65–220 U/l		
Ammoniak	P/S	m: 19–80 µg/dl w: 25–94 µg/dl	0,59	m: 11–48 µmol/l w: 15–55 µmol/l
Antistreptolysintiter	S	< 200 IU/ml		
Antithrombin (AT III)	S	75–120 %		
Bilirubin • gesamt • direkt • indirekt	 P/S P/S P/S	 0,2–1,1 mg/dl 0,05–0,3 mg/dl < 0,8 mg/dl	17,1	 3,4–18,8 µmol/l 0,9–5,1 µmol/l < 13,7 µmol/l
Blutgase (arteriell) • pH • pCO_2 • pO_2 • BE • Standard-Bikarbonat • O_2-Sättigung		 7,36–7,44 35–45 mmHg 90–100 mmHg – 2 bis + 2 mmol/l 22–26 mmol/l 92–96 %	 0,133 0,133 0,01	 4,67–6,00 kPa 12–13,3 kPa 0,92–0,96
Blutungszeit		< 2–8 Min.		
BSG (BKS)	C	m: 3–10 mm (1 h) w: 6–20 mm (1 h)		
carcinoembryonales Antigen (CEA)	S			< 3 µg/l
Chlorid	P/S U	98–112 mmol/l 160–178 mmol/24 h		
Cholesterin • gesamt • HDL • LDL	 P/S P/S P/S	 120–240 mg/dl > 50 mg/dl < 150 mg/dl	 0,026	 3,1–6,2 mmol/l > 1,3 mmol/l < 3,87 mmol/l
Cholinesterase (CHE)	S	3 000–8 000 U/l		
Coeruloplasmin	S	20–60 mg/dl	0,063	1,26–3,7 µmol/l
C-Peptid	S	0,37–1,2 nmol/l	2,97	1,1–3,6 µg/l
C-reaktives Protein (CRP)	P/S	< 5 mg/l		
Creatinkinase (CK)	P/S	< 80 U/l		

B = Vollblut, C = Citratblut, E = EDTA-Blut, P = Plasma, S = Serum, St = Stuhl, U = Urin

 Fortsetzung ▸

Parameter		Normwerte		
		konventionell	x Faktor =	SI-Einheiten
Creatinkinase-Isoenzym MB (CK-MB)	P/S	< 6 % der CK		
Differenzialblutbild: • stabkernige neutrophile Granulozyten • segmentkernige neutrophile Granulozyten • eosinophile Granulozyten • basophile Granulozyten • Monozyten • Lymphozyten	E	 0–5 % 50–70 % (1 800–7 000/µl) 0–5 % (< 450/µl) 0–2 % (< 200/µl) 2–6 % (< 800/ µl) 25–45 % (1000–4800/µl)		
Digoxin	S	0,8–2,0 ng/ml	1	0,8–2,0 µg/l
Digitoxin	S	15–25 ng/ml	1	15–25 µg/l
Eisen	S	m: 80–150 µg/dl w: 60–140 µg/dl	0,179	m: 14–27 µmol/l w: 11–25 µmol/l
Eiweiße • Albumin • α_1-Globulin • α_2-Globulin • β-Globulin • γ-Globulin	S	(Elektrophorese) 3,6–5,0 g/dl (45–65 %) 0,1–0,4 g/dl (2–5 %) 0,5–0,9 g/dl (7–10 %) 0,6–1,1 g/dl (9–12 %) 0,8–1,5 g/dl (12–20 %)	 10 10 10 10 10	 36–50 g/l 1–4 g/l 5–9 g/l 6–11 g/l 8–15 g/l
Elastase-1	St	> 200 µg/g Stuhl		
Erythrozyten	E	m: 4,5–5,9 Mio./µl w: 4,0–5,2 Mio./µl		
Ferritin	S	30–200 µg/l		
Fibrinogen	P	200–400 mg/dl	0,03	5,9–11,8 µmol/l
Folsäure	P	3–15 ng/ml		
Gastrin	S	< 100 pg/ml		< 100 ng/l
Gesamteiweiß	S	6–8,4 g/dl	10	60–84 g/l
Glukose nüchtern	B/S	55–110 mg/dl	0,0555	3,05–6,1 mmol/l
γGT	S	m: 6–28 U/l w: 4–18 U/l		
GOT (AST)	S	m: 18 U/l w: 15 U/l		
GPT (ALT)	S	m: 22 U/l w: 17 U/l		
HbA_{1C}	E	< 6 % des Hb		

B = Vollblut, C = Citratblut, E = EDTA-Blut, P = Plasma, S = Serum, St = Stuhl, U = Urin

Parameter		Normwerte		
		konventionell	x Faktor =	SI-Einheiten
Hämatokrit	E	m: 41–50 % w: 37–46 %		
Hämoglobin	E	m: 14–18 g/dl w: 12–16 g/dl	0,62	8,7–11,2 mmol/l 7,5–9,9 mmol/l
Haptoglobin	S	20–204 mg/dl	0,01	0,2–2,04 g/l
Harnsäure	S	2,6–6,4 mg/dl	60	155–384 µmol/l
Harnstoff	S	10–55 mg/dl	0,17	1,7–9,3 mmol/l
α-HBDH	S	55–140 U/l		
Immunglobulin G	S	0,8–1,8 g/dl	10	8–18 g/l
Immunglobulin A	S	0,09–0,45 g/dl	10	0,9–4,5 g/l
Immunglobulin M	S	0,06–0,26 g/dl	10	0,6–2,6 g/l
INR (international normalized ratio)	C			
Kalium	S U	3,5–5 mmol/l 30–100 mmol/24 h		
Kalzium	S U	2,3–2,6 mmol/l 4,0–5 mmol/l		
Kortisol • 8.00 Uhr • 16.00 Uhr	S	 5–25 µg/dl 3–12 µg/dl	27,59	 140–690 nmol/l 80–330 nmol/l
Kortisol	U	20–100 µg/24 h	2,750	55–275 nmol/24 h
Kreatinin	S	0,5–1,2 mg/dl	88,4	44–106 µmol/l
Kreatinin-Clearance		80–160 ml/min		
Kupfer	S	m: 70–140 µg/dl m: 85–155 µg/dl	0,157	m: 11–22 µmol/l m: 13–24 µmol/l
Laktat	S	9–16 mg/dl	0,111	1–1,8 mmol/l
LDH	S	120–240 U/l		
LAP	S	16–32 U/l		
Leukozyten	E	4 000–10 000/µl		
Lipase	S	30–180 U/l		
Lipoprotein (a)	S	< 30 mg/dl	10	< 300 mg/l
Magnesium	S	1,75–4 mg/dl	0,41	0,7–1,6 mmol/l
MCH (mittlerer Hb-Gehalt des Erythrozyten)	E	27–34 pg		

B = Vollblut, C = Citratblut, E = EDTA-Blut, P = Plasma, S = Serum, St = Stuhl, U = Urin

 Fortsetzung ▶

Parameter		Normwerte		
		konventionell	x Faktor =	SI-Einheiten
MCHC (mittlere Hb-Konzentration der Erythrozyten)	E	30–36 g/dl		
MCV (mittleres Erythrozytenvolumen)	E	85–98 fl		
Natrium S	S U	135–150 mmol/l 120–220 mmol/24 h		
Osmolalität S	S U	280–300 mosm/kg 800–1400 mosm/kg		
partielle Thromboplastinzeit (PTT)	C	20–38 Sek.		
Prolaktin	S	m: < 11 ng/l w: < 15 ng/l	1	m: < 11 µg/ml w: < 15 µg/ml
Phosphat	S	0,77–1,55 mmol/l		
prostataspez. Antigen (PSA)	S	< 3 ng/ml	1	< 3 µg/l
Quick	C	siehe Thromboplastinzeit		
Retikulozyten	E	4–15 ‰ (20 000–75 000/µl)		
Rheumafaktor (Latex)	S	< 20 IU/ml		
spezifisches Uringewicht	U	1,002–1,035		
STH (GH)	S	< 5 ng/l	1	< 5 µg/ml
Stuhlfett	St	< 7 g/24 h		
Theophyllin	S	10–20 µg/ml	1	10–20 mg/l
Thrombinzeit (TZ)	C	14–20 Sek.		
Thromboplastinzeit (Quick)	C	70–100 %		
Thrombozyten	E	150 000–350 000/µl		
TSH • basal • 30 Min. nach Injektion von 200mg TRH	S	 • 0,3–4,0 mU/l • Anstieg > 2 mU/l		
freies Thyroxin (fT_4)	S	0,5–2,3 ng/dl	14	7–30 pmol/l
freies Trijodthyronin (fT_3)	S	3,0–6,0 pg/ml	1,53	4,6–9,2 pmol/l
TBG	S	12–30 µg/ml		
Thyreoglobulin	S	< 50 ng/ml		
Transferrin	S	200–400 mg/dl	0,01	2,0–4,0 g/l
Triglyzeride	S	75–200 mg/dl	0,0112	0,83–2,3 mmol/l

B = Vollblut, C = Citratblut, E = EDTA-Blut, P = Plasma, S = Serum, St = Stuhl, U = Urin

Sachverzeichnis